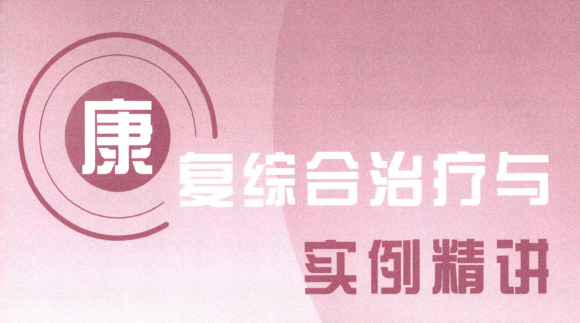

康复综合治疗与
实例精讲

秦艳霞　　王镜海　　刘芳芳 ◎ 主编

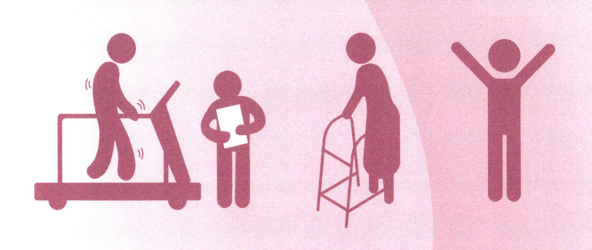

中国纺织出版社有限公司

图书在版编目（CIP）数据

康复综合治疗与实例精讲 / 秦艳霞 , 王镜海 , 刘芳
芳主编 . -- 北京 : 中国纺织出版社有限公司 , 2024. 6.
ISBN 978-7-5229-1891-4

Ⅰ . R49

中国国家版本馆 CIP 数据核字第 2024LB7415 号

责任编辑：傅保娣　　责任校对：王蕙莹　　责任印制：王艳丽

中国纺织出版社有限公司出版发行
地址：北京市朝阳区百子湾东里 A407 号楼　邮政编码：100124
销售电话：010—67004422　传真：010—87155801
http://www.c-textilep.com
中国纺织出版社天猫旗舰店
官方微博 http://weibo.com/2119887771
北京虎彩文化传播有限公司印刷　各地新华书店经销
2024 年 6 月第 1 版第 1 次印刷
开本：787×1092　1 / 16　印张：26.25
字数：515 千字　定价：128.00 元

凡购本书，如有缺页、倒页、脱页，由本社图书营销中心调换

主编简介

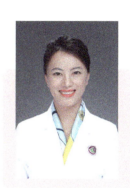

秦艳霞

　　硕士毕业于郑州大学康复医学专业，现工作于香港中文大学（深圳）医学院附属第二医院（深圳市龙岗区人民医院）康复医学科，副主任医师，副教授，教学主任。国家级发明专利 2 项，参与课题 3 项，发表论文 10 篇，参编著作 3 部，2021 年被评为"深圳市十佳康复医师"。

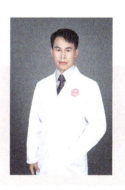

王镜海

　　本科毕业于广州医学院临床医学专业，现工作于南方医科大学第十附属医院（东莞市人民医院）普济康复医学科，主管技师，治疗师长。从事康复治疗 19 年，具有丰富的临床康复治疗经验。擅长重症肌无力、脑卒中、颈椎病、腰椎病、运动损伤及骨折术后等疾病的综合康复评定和康复治疗。任中国康复医学会重症康复专业委员会委员、广东省医院协会康复医学管理专业委员会委员、广东省医学教育协会神经外科专业委员会委员、东莞市意识障碍与促醒分会常务委员、东莞市康复医学会理事、东莞市中西医学会康复专业委员会委员。主持东莞市社会发展科技项目 2 项。

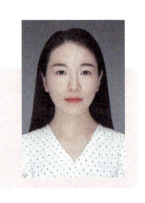

刘芳芳

　　硕士毕业于广州中医药大学针灸推拿学专业，现工作于深圳平乐骨伤科医院（深圳市坪山区中医院）康复科，主治医师。擅用岐黄针、浮针特色针灸疗法，擅长颈肩腰腿痛的针灸治疗、各种术后关节僵硬等康复、运动损伤康复、产后康复、脊柱侧弯，以及脑出血、脑梗死、脑外伤后遗症及神经损伤等中医传统康复治疗。任广东省针灸学会针灸康复结合专业委员会委员，世界中联蜂疗专业委员会理事，广东省中医药学会浮针专业委员会委员，中国针灸学会岐黄针疗法专业委员会委员。

编委会

前　言

随着我国经济、社会的发展，群众对健康质量要求不断增高，医疗模式逐渐从"治病"转向以"健康"为中心，现代康复医学在理念上是以提高机体生存质量从而提高生活质量、健康社会行为为宗旨；在方法上以物理治疗为主，以临床治疗学为本，以工程技术、社会、心理、教育等多种措施为辅；在治疗方向上着重于人体功能（包括认知和感觉）的测定、评估、训练、重建、补偿、调整和适应，通过最大限度地恢复功能来改善个人的健康水平与生活状况。

《康复综合治疗与实例精讲》以临床实用性为出发点，分为神经系统疾病康复治疗、运动系统疾病康复治疗、临床实例精讲三篇，内容浅显易懂、详略得当，能引导临床医生了解疾病的发生、发展及诊疗康复的基本过程，培养年轻医师独立分析问题、解决问题的临床思维能力。在临床实例精讲篇中，结合具体病例，由浅入深，明晰常见疾病的康复治疗思路与治疗流程，贴近临床，实用性强，能够更好地指导基层康复医师与治疗师的临床实践，对从事康复医学的医疗工作者也具有一定的参考价值。

本书在编写过程中参考了大量国内外相关书籍及文献，但由于各位作者临床经验与编写风格存在差异，书中或存在疏漏及不足之处，望广大读者不吝赐教，提出宝贵意见和建议。

编　者

2023 年 12 月

目　录

第一篇　神经系统疾病康复治疗

第二篇 运动系统疾病康复治疗

第三篇　临床实例精讲

第十章　临床病例研究 ·· 394

参考文献 ·· 404

第一篇

神经系统疾病康复治疗

第一章　颅脑疾病

第一节　脑血管病

一、运动障碍的恢复过程和异常动作模式

（一）Brunnstrom 的分析

Brunnstrom 较早提出了脑卒中运动恢复的过程模式，认为中枢神经性瘫痪不同于周围神经性瘫痪，后者主要是肌力方面的变化，而前者主要是运动形式的异常，其原因为上运动神经元受损，失去了对运动系统的控制，而原始的、被抑制的、皮质以下的中枢的运动反射释放，引起了运动模式改变，临床表现为肌张力升高、肌群协调性下降、共同运动、联合反应以及各种异常的姿势反射等。该恢复过程分为 6 期。Ⅰ期为发病后急性期，患侧肢体呈迟缓性瘫痪。Ⅱ期为肌痉挛早期，低级的原始运动（共同运动、联合反应等）开始出现。Ⅲ期为肌痉挛及原始运动最严重阶段。Ⅳ期出现脱离共同运动的随意运动，痉挛开始减弱。Ⅴ期为分离运动期，肌痉挛明显减轻，动作更加灵活。Ⅵ期原始运动和痉挛消失，协调运动基本正常，仅表现在精细动作和运动速度方面的微弱差别。这个过程多数患者要持续 5 周至 3 个月。此期间随意运动从水平低下或消失到重新出现和提高（如果停滞某个阶段，称为"死胡同"），实际上是运动模式的转换过程，这个理论是脑卒中偏瘫评价和治疗的基础。康复治疗中，先抑制早、中期异常运动模式，然后建立起后期的正常运动模式。

（二）异常动作模式

脑卒中异常动作表现在肌紧张的异常、共同运动模式、联合反应及异常姿势反射等

方面。

1. 肌紧张的异常

肌紧张指对身体某部位施以被动运动时，肌肉收缩时发生的动作，或者向反方向牵拉或伸直时肌肉出现抵抗。脑卒中恢复期患侧肢体多出现高度肌紧张或痉挛，其原因非常复杂，机制尚不清楚。一般认为，正常的肌张力主要依靠牵张反射中的紧张性反射来维持。其由肌梭内的核链纤维和Ⅱ类传入纤维组成次级感觉末梢，对缓慢持续牵拉肌肉较敏感，引起的牵张反射持久，属于静态紧张性的收缩。它是全身肌紧张产生的基础，也是维持躯体姿势的最基本反射活动，只有适宜的肌紧张才有正常的动作和行为。次级感觉末梢通过中间神经元与高位中枢有广泛的神经纤维联系，高位中枢可以通过下行抑制系统控制牵张反射。当脑卒中发生时，脑组织对下行系统控制受到破坏，紧张性反射活动的抑制被解除，而引起了肌痉挛。也有学者认为，上神经元损伤后，肌肉、肌腱、关节的黏弹性结构发生一定改变，导致张力增高。

痉挛发生在一个或多个肌群上，其紧张模式是由最强肌肉（群）的牵拉反射来决定的。最强肌肉指抗重力肌，如上肢屈肌为抗重力的优势肌，下肢伸肌为优势肌，其异常时表现如下。

头部：头向患侧倾斜，面部转向健侧。

上肢：呈屈曲模式。肩胛骨后旋，肩胛带下降，肩关节内收内旋；肘关节屈曲，伴有前臂旋前；腕关节屈曲且偏向尺侧；手指内收屈曲。

躯干：躯干向患侧屈曲并转向后方。

下肢：呈伸展模式。骨盆转向患侧后方且上提，髋关节伸展、内收和内旋，膝关节伸展，足跖屈和内翻，足趾屈曲、内收（偶有踇趾伸展）。

2. 共同运动模式

动物实验表明，脊椎动物的屈肌（或伸肌）运动系的神经元之间都存在功能性联系。当上位神经对其控制减弱时，屈肌群（或伸肌群）就可能出现共同性收缩，称为共同运动。它是一种交互抑制关系失衡的表现，都伴有肌张力异常，多表现为肌张力增高甚至痉挛。脑卒中患者做肢体随意运动时，可以表现出各种瘫痪侧肢体的共同运动模式。

（1）上肢共同运动。屈肌运动模式：让患者举起上肢，可见肩胛骨上举和后退，肩关节外展和外旋（或内旋）屈曲；肘关节屈曲，前臂旋后；腕关节掌屈，手指屈曲和内收。伸肌运动模式：让患者向正前方伸展时，可见肩胛骨向前方伸出和下降，肩关节内收、内旋和伸展；肘关节伸展，前臂旋前；腕关节背屈，手指呈内收、屈曲或伸展。

（2）下肢共同运动。屈肌运动模式：让患者屈髋时，可见患侧骨盆上提和后移；髋关节屈曲、外展和外旋；膝关节屈曲；踝关节背屈和内翻，趾关节伸展或背屈。伸肌运动模式：可见髋关节伸展，内收和内旋；膝关节伸展，踝关节跖屈和内翻，趾关节跖屈或内收（也有伸展的）。

3. 联合反应

联合反应属于患侧的异常反射性动作。当随意用力或者给予随意性刺激或活动身体某个部位时，兴奋会传导到身体的其他部位（患侧），强行改变了原有的自主活动。例如，打哈欠、咳嗽、打喷嚏时，可出现患侧上肢的联合反应。又如，走路时，患侧上、下肢可以出现联合反应，上肢呈屈曲状且肩被固定，下肢伸肌运动模式被强化，难以迈步，导致全身平衡困难。联合反应可以从健肢的活动诱发出患肢的活动，患侧上、下肢之间也可以互相诱发出来。联合反应容易强化肌痉挛，妨碍了功能性动作的恢复，如上肢呈持续屈曲状态，则可影响上肢功能恢复，甚至丧失功能。

4. 异常姿势反射

姿势反射是指人类在发育过程中，为了保持一定的姿势和平衡而建立的一系列紧张性反射活动，如紧张性迷路反射、对称性颈紧张反射、非对称性颈紧张反射、阳性支持反射、交叉性伸展反射、抓握反射等，表现特征各异，正常人在出生的 3 ~ 12 个月内见到。随着身体发育，高级神经中枢对其调控、整合、抑制，一般不易被察觉。脑卒中时，这些姿势反射会以夸张的形式出现而被注意。在康复治疗中，既可利用反射活动改善姿势或诱导出随意的正常动作，有时也需要抑制多余的反射活动，避免其产生的不良后果。

（1）紧张性迷路反射。该反射是通过头部空间位置的变换，使前庭器官将冲动沿第Ⅷ对脑神经（位听神经）的前庭支传入脑干综合而成的。仰卧位时全身伸肌紧张性增高，俯卧位时其紧张性下降，而全身屈肌紧张性增高，呈屈曲状态。临床表现如下。

1）取仰卧位时，下肢伸肌痉挛加重。头向后顶压床面，患侧躯干向后退。向前方牵拉肩胛时，有抵抗感。长期卧床的患者，上述症状更明显。

2）翻身时，如果患者向床面伸展颈部，会导致伸肌紧张，妨碍翻身动作执行。

3）患者突然站起时，颈部向后伸展，会诱发下肢伸肌模式，把身体推向后方，使臀部从座位上滑落下去或呈左右不对称姿势。同样，坐位时如果屈曲颈部，可以诱导全身呈屈曲状态而突然跌倒。

（2）对称性颈紧张反射。该反射是通过颈部肌肉和关节的牵张诱发出来的。在正常发育中，该反射同迷路的前庭反射协同起作用，维持幼儿爬行姿势。颈后伸时，两上肢的伸肌和双下肢的屈肌紧张度升高；颈屈曲时，两下肢的伸肌和双上肢的屈肌紧张变强。脑卒中患者临床表现如下。

1）在头或躯干下放入高枕头时，即头或躯干呈半卧位屈曲状态，患侧上肢屈肌和下肢伸肌紧张度增强。坐在轮椅上低头弯背时也可表上述痉挛亢进现象。

2）有的患者步行时低头屈颈，目光注视地面，可使患侧下肢伸肌张力亢进，支撑期出现膝过伸展，足趾屈触着地面，髋关节被推向后方。由于髋及膝部伸肌松弛不下来，易形成弧形步态迈步。此外，因头颈屈曲，而强化了上肢的联合反应，上肢屈肌痉挛亢进。

3）患者欲从床边挪到椅子上，起立时，当伸展颈部时，患侧下肢屈肌紧张增强，膝关节屈曲且上提离开地面，造成起立困难。

（3）非对称性颈紧张反射。该反射也在颈部被诱发出来。左右转动颈部时，与颜面同侧的上、下肢伸肌和后头侧上、下肢的屈肌紧张性增高。脑卒中患者临床表现如下。

1）卧位或坐位时，一般患者将面部转向健侧，容易引起患侧上肢屈曲动作。站位时，将头转向健侧时，患侧下肢屈肌也易出现痉挛，导致站不稳。

2）欲伸展患侧上肢，患者用力将面部转向患侧，企图加强肘伸展动作，否则伸展更加困难。由于上肢屈肌痉挛占优势，有时尽管面部转过来，仍然无法抑制痉挛。

3）下肢肌低紧张者欲站立时，面部屡次转向患侧，主要是为了稳定和强化下肢的伸展活动。

（4）阳性支持反射。该反射是因足跖面，足掌的第一、第五跖趾关节处受到刺激而引起的反应。如反复接触地面，受到压迫或牵拉便可引起该反射持续发生，使下肢伸肌紧张性增高。偏瘫患者临床表现如下。

1）一般患侧足的跖趾关节底部最先接触地面，立即出现下肢全部伸肌痉挛，似如硬木棍，膝呈过伸展状，难以站稳，直到进入摆动期也很难放松下来。下肢产生了一股后推力，身体重心无法转移到患侧下肢上来。

2）足背屈的被动训练时，如果操作者手用力触压上述部位，也可诱发出下肢的伸肌痉挛。

（5）交叉性伸展反射。该反射属于脊髓反射，当一侧下肢受到疼痛刺激时，其下肢发生屈肌收缩反射，而对侧下肢伸肌紧张性增高，呈现伸展状态。偏瘫患者临床表现如下。

1）患者仰卧位屈曲双下肢做"架桥"训练，能将臀部抬起，但是一旦再将健侧离开床面时，患侧下肢会出现伸展使"桥"倒塌，无法主动进行训练。

2）如果把体重压在健侧下肢上，从坐位起立，只要健侧下肢刚一伸直，患侧下肢就反复出现屈曲，接着走路也很难支撑身体。

3）走路时，一旦健侧迈步，患侧下肢会出现完全伸展的模式，很难保持身体平衡。如果接着摆动患侧下肢，显得僵硬而不灵活。

（6）抓握反射。该反射是通过刺激手掌或手指腹部的本体感受器诱发出来的。表现为手指屈曲内收状态。脑卒中患者临床表现如下。

1）在患者手掌中放置某个物品，均可使腕关节手指屈曲兴奋性增高，肘也出现被动屈曲。有学者为防止屈指，常让患者握硬滚筒，如果引起了抓握反射，反而加重了痉挛。

2）患者能主动伸展患侧手指，但在功能性活动中，经常握住后就很难放开。患侧手掌经常像使劲地握着什么东西似的，走路时更明显。

上述各种姿势反射经常是综合在一起对身体产生影响，典型而孤立存在的较少。在康复治疗中，要反复学习动作，但是要避免重复那种异常的动作模式，如果不学习有意义的精细动作，患者只能掌握原始的反射性动作，会导致痉挛的增强，因此，应该尽早指导患者采用正确或接近正常的有效方法。

二、康复开始时机

康复治疗何时介入脑卒中治疗，虽然各国的做法不一，但早期介入已形成共识。介入条件也逐渐明确，WHO 卒中康复专家委员会建议，脑卒中的康复治疗应当遵循 5 个原则：①正确选择病例，掌握适应证和禁忌证；②及早开始主动性康复训练；③分阶段进行康复；④按预定的康复程序进行；⑤实行综合性康复管理。

（一）康复介入的条件

及早实施康复治疗，以减少并发症和改善功能障碍。但何时开始康复，并无统一意见。国外有的提出发病后第 3 日即可开始介入康复治疗，也有的认为发病第 5 日后开始。我国脑血管病康复研究结论认为：一般缺血性脑卒中的康复宜从发病 1 周后开始，出血性脑卒中的康复宜在第 2 周开始。但是每个患者病情不同，开始介入康复的时间只能作为参考，关键要视病情稳定程度来确定，包括基础疾患、原发神经病学疾患和其他并发症、并发症有无及严重程度。这些都是能否实施正规程序化康复的基本条件。

1. 病情稳定

病情稳定指体温、血压、脉搏、呼吸等生命指征平稳，神经系统症状稳定，营养正常，或鼻饲、静脉给营养途径已建立。这类患者应该及早介入康复治疗。但是如果出现意识状态波动，甚至昏迷，功能障碍仍在加重，心律失常、心肌梗死、严重肺部感染、急性肾功能不全、血压过高等病情变化明显的情况，一定要暂缓或慎重康复治疗，甚至禁忌康复介入，此时应以临床救治为主。待上述情况好转后，方可考虑康复的正规化治疗。

2. 血压和心率

一般主张在保证安全的前提下，血压应保持正常范围，心率指标在 100 次 / 分以下，运动训练时不超过 110 次 / 分。对慢性高血压或动脉硬化的老年人，血压降得过低，会使脑灌注量下降，易诱发二次脑卒中，因此收缩压可酌情放宽。参考国内外资料，收缩压一般维持在 140 ~ 160 mmHg 为宜。运动训练后血压可能会上升，但收缩压升高不宜超过 10 mmHg，运动时间不超过 30 分钟，或者运动中适当休息 5 ~ 10 分钟。康复训练中可进行动态血压监测，以保证安全。

3. 体力

体力是维持主动康复训练的基础。体力欠缺训练效果不佳,保持旺盛的体力有助于能力的提高。患者在发病后静养期间,活动减少,体力多下降,营养支持低于发病前。因此,多数患者即使脑卒中较轻或青壮年患者,初入康复训练时,都可感到体力不支、疲倦,如果伴有心脏病、糖尿病,则疲倦现象尤为突出。一般在训练开始的 1 ~ 4 周内,体力不支情况明显,此适应阶段过后,疲劳会逐渐减轻。

对于其他系统疾病引发的疲倦,应当查找原因及时处置,争取改善体力,适时介入康复。有研究者认为,血糖过高或过低都易导致训练中的疲劳甚至危险,如 2 型糖尿病患者用胰岛素调整血糖时,50 岁以下的患者空腹血糖维持在 5 ~ 6 mmol/L;老年或慢性糖尿病患者空腹血糖维持在 5 ~ 7 mmol/L,餐后血糖维持在 7 ~ 10 mmol/L,糖化血红蛋白在 6.2% ~ 8.0%,则可以进行适当的康复训练。

一般将患者体力分为 3 类:①每日可进行 3 小时以上的体力活动;②每日可 1 ~ 3 小时活动;③每日只能低于 1 小时活动。

一般认为,只要能辅助下坐位维持达到 30 分钟,就具备了进入正规康复训练的最少体力。对于早期卧床或尚不能坐位的患者,尽管体力不佳,只要生命体征稳定,可酌情实施床边被动活动。

(二)脑卒中康复治疗的禁忌证

对一般脑卒中患者急性期的治疗而言,康复医学性处置作为辅助性的治疗是必要的。但从保证治疗安全角度考虑,部分患者不宜做康复训练,应以临床医学治疗为主。以下 3 种情况不应进行康复治疗。

(1)病情严重或进行性加重,如深度昏迷、颅压过高、严重精神障碍、血压过高、神经病学症状仍在进行发展等。

(2)伴有严重并发症,如严重的感染(吸入性肺炎等)、糖尿病酸中毒、急性心肌梗死等。

(3)严重的系统性并发症,如失代偿性心功能不全、心绞痛、急性肾功能不全、严重精神病、活动性风湿等。

三、功能障碍的评价

评定的目的主要是寻找妨碍正常功能的原因或出现症状的问题所在,以确定如何改善障碍的康复治疗计划。此外也可以通过评价检查治疗效果,修订康复程序或方法。评价时,多采用量表等工具,所用量表必须具有实用性、有效性(效度)、可信性(信度)。入院时进行初期评定,每个月也可实施中期评定,出院时进行末期评定。一般围绕以下方面进行评价,如意识水平、吞咽障碍、失语、肢体运动控制、躯干控制(平衡水平)、认知能力、感觉、步行、情绪状态、独立性、大小便控制能力、智力水平、参与水平等，为此各地根据当地情况，设计形成了许多脑卒中后功能障碍评价的量表，有单个项目评价的，也有综合性评价的。目前使用较多的如美国国立卫生研究院卒中量表（NIHSS）、哥本哈根卒中量表、斯堪的纳维亚卒中量表（SSS，瑞典）、脑卒中临床神经功能缺损评分标准（中国）、神经功能量表（CNS，加拿大）、脑卒中残损评定法（SIAS，日本）、脑卒中神经功能统一量表（UNSS）、欧洲卒中评分（ESS）、Barthel 指数（BI）、Fugl-Meyer 偏瘫身体功能评价法（瑞典）、Brunnstrom 偏瘫肢体功能分级法，功能独立性量表（FIM，美国）及各种吞咽功能分级标准等。使用中可参考脑卒中常见问题选择某些评价项目和相关的量表进行。为了正确把握功能障碍的评价方法，本部分主要就与障碍相关的基本知识概念及常用评价方法加以介绍。

（一）脑卒中患者常见问题

1. 生物水平

（1）左大脑半球损伤。可表现为右侧偏瘫（如出现利手麻痹，可施利手交换训练）、右半侧身体感觉障碍、失语症、观念失行、观念运动失行等。

（2）右大脑半球损伤。可表现为左侧偏瘫、左半侧身体感觉障碍、左半侧空间忽略、注意障碍、病态失认、穿衣失用等。

（3）双侧大脑半球损伤。常见于多发性腔隙性梗死或多次脑卒中发作等，临床可见两侧肢体瘫痪、躯干肌力低下、假性延髓性麻痹（构音障碍、吞咽障碍）、意欲低下、智力减退等。

（4）脑干损伤。交叉性瘫痪、脑神经损害症状（复视、周围性面瘫、眩晕、耳鸣、吞咽困难等）、共济失调。

（5）小脑损伤。眩晕、共济失调。

2. 能力低下／残疾

（1）基本动作能力障碍。可表现为仰卧位到坐位、跪位、站立等姿势转换及保持能力障碍，尤其双侧身体瘫痪时，因为肌力低下，起立、坐位、站立的保持更加困难。

（2）步行移动能力低下。因步态、使用支具等不同，而步行表现不一（表 1-1）。

表 1-1　脑卒中异常步态表现

部位	姿势	
	患侧站立相	患侧摆动相
躯干	前倾，侧方摆动	前倾，侧方摆动
骨盆	旋转、Trendelenburg 征	上提
髋	外旋、伸展欠充分	屈曲不充分或过屈、外旋

部位	姿势	
	患侧站立相	患侧摆动相
膝	屈膝、抖动、过伸展	伸展不充分
踝	全足底同时着地、尖足、内翻	拖地、足下垂、内翻、过背屈
足趾	屈曲	

（3）日常生活动作能力（ADL）障碍。主要表现在就餐动作、洗漱整容、更衣动作、排泄动作等动作能力低下或不能。有的患者需要护理照料，生活质量下降。

3. 社会性不利 / 残障

脑卒中的功能障碍多为突然出现，如果症状很重，容易产生混乱。正值工作年龄，家庭经济来源成为问题。对于高龄老人来说，还会出现护理照顾的问题，应该用细致妥善的对策来解决。

（1）经济保障。如医疗及生活费用来源方面，保险的种类、公费医疗、社会或社区性福利服务的利用问题。

（2）护理问题。人员、心理、经济能力等问题。

（3）家居环境。间壁、地面、楼梯、扶手、浴室、洗手间设备以及周围环境不适应患者，需要改造的环境。

（4）职业。对病前的工种、设备、通勤方法和工作环境不再适应。

（5）生存质量的考虑。需要扩大生活空间（购物、娱乐、兴趣、教育、驾驶等），理解身体功能的状态，提高满足度，援助患者对生活的要求。

（二）运动功能障碍的评价

脑卒中运动功能障碍属于中枢神经性障碍，表现特点不同于周围神经损伤。目前国内外运动功能评价量表较多，如 Brunnstrom 肢体运动功能评价表、Bobath 评定法、上田敏评定法、Fugl-Meyer 评定法、MAS 评定法都是围绕运动模式和功能评定，但是各有侧重。肌肉张力的评价多采用修改的 Ashworth 量表（TAS）。平衡评价量表有 Romberg 试验、功能性前伸试验（FRT）、Tinet 平衡量表、Berg 平衡评价量表等。另外，关节活动度评定可采用临床骨科的方法。一般认为，常规的徒手肌力评定方法（6 级肌力评定法）不大适用重症障碍患者的肌力定量，因为各种原始反射存在，测定值不稳定或不确切。

（三）步态分析

对脑卒中患者进行步态分析或评估的目的，是为了纠正异常步态，提高步行能力。因此，只有熟悉正常人体步行模式，才可能发现问题所在。目前临床上多采用传统的目测方法分析,也有使用如三维分析系统能够在三维空间里对受试者步行运动规律、力学变化及肌肉活动进行定量的、精确的及客观的评价。

1. 正常人体步行模式

(1)基本概念。

1)一步。一侧足跟着地到另一侧足跟着地期间的动作。

2)步幅。一步动作时双足跟之间的距离。

3)步行周期。一侧足跟着地后,依次同足跟再次着地的连续动作,为步行的基本单位。

4)足夹角。足底长轴与前进方向所成夹角。

5)步行率。每分钟步数,它与年龄、身高、性别有关。

6)每步时间。每个步幅所需时间。

7)每分速度(m/min)。每分钟所走的距离。每步时间及每分速度均可表示步行的速度。为方便起见,也有用测定 10 m 距离内所用时间来表示速度。步行周期分为站立相和摆动相,各相又分成若干期。

(2)决定步行效率的因素。效率较高的步行是重心上下和左右方向移动低幅度,接近与地面平行的直线移动,这种状态下的能量消耗最少。其受 5 个因素影响。

1)骨盆转动。骨盆围绕垂直轴在水平面上旋转运动,转动轴心为髋关节,内旋在站立相初期最大,外旋在摆动相初期最大。每侧为 4°,两侧合计为 8°。作用:骨盆转动可减少垂直向下方的振动幅度。

2)骨盆的侧向移动。当一侧进入站立相时,该侧髋关节垂直处于内收位时,骨盆自然会向该侧移动约 3 cm,由于股骨与胫骨之间形成生理性外翻夹角,使骨盆侧移减少 1/2。

3)骨盆的倾斜。行走时摆动相侧的骨盆在额状面的运动,从水平位置向下倾斜约 5°(重力作用)。作用:可减少重心的垂直向上的振幅。

4)站立相时的膝伸屈活动。膝关节在一个站立相时,表现"伸展—屈曲—伸展—屈曲"的双重膝作用。它具有减少运动冲击、减少重心上升幅度(屈曲)的功能。

5)膝和踝关节的协调运动。站立相时,足跟着地期表现踝关节 0°、膝伸展;然后足底着地期表现踝跖屈、膝屈曲;站立中期时,踝开始背屈,膝伸展;足趾离地期,踝跖屈、膝屈曲。作用:减少重心上升幅度。

2. 常见异常步态原因分析

(1)踝关节跖屈位着地(多见)。

1)伴有足前部位外侧着地(腓肠肌痉挛,短缩 / 胫前肌活动低下)。

2)足底外侧(足内翻)着地(腓肠肌痉挛,短缩 / 胫前肌活动低下)。

3)足趾尖先着地(足趾屈肌群痉挛较强)。

4）足底部向地面摔打（足底全面着地）（小腿三头肌痉挛较弱，且足背肌控制也不充分）。

5）膝过伸展踝关节背屈受限（股四头肌控制不灵下肢着地常变得困难。尤其在下楼梯时患肢内收，多数着地困难）。

6）足底内侧着地者极少（患者病前为足外翻者例外）。

（2）着地阶段膝关节的分析。

1）膝关节从着地期前开始持伸展或过伸展，多数人直至着地仍维持该种肢位。原因可见比目鱼肌挛缩、股四头肌控制不灵（0°～15°）。

2）本体感受器障碍者用膝关节伸展位着地，并确认着地后才开始移动身体。

3）用膝屈曲位着地的人，一旦足底着地，因阳性支持反应的影响，也可见到膝伸肌紧张度增高的现象。

（3）站立中期膝关节的分析。

1）多数情况下，膝的过伸展状态残留，到后来，最终使躯干前进受到限制。因下肢支持体重，大腿四头肌显示异常的紧张，同起初的小腿三头肌痉挛相符，易呈现膝关节的伸展或过伸展。

2）本体感受器障碍时，即使是运动功能水平较高，也经常用膝过伸展位来获得稳定性。

3）控制膝的肌力低下，因心理恐惧导致膝过伸位。

4）少数患者呈现膝屈曲状态。大腿四头肌张力低下时，尤其在站立之初，出现膝屈曲（处于10°～15°状态），直到中期因为膝的不稳定，无助力下步行变得困难。考虑与足背屈控制下肢向前方运动的肌活动能力低下及下肢伸肌群的共同运动受限有关。

（4）站立中期髋关节分析。髋关节的外展肌作用不充分时，出现Trendelenburg步态（臀肌麻痹时所见的摇晃步态），骨盆过度侧向移动。为代偿，多显示躯干前屈，行走时左右摆动躯干和臀部。

（5）站立后期。

1）踝关节。小腿三头肌处于紧张状态，靠其收缩产生前进力（后蹬地力）的能力低下。另踝关节处于背屈状态，着地时间延长。

2）膝关节。因大腿四头肌紧张，关节屈曲减少且延迟。

3）髋关节。为迈腿准备易出现外旋位，导致足尖离地困难。

（6）摆动初期。

1）伸肌共同运动一旦增强，在踝关节上则发生反尖足（足下垂）。膝关节因伸肌紧张屈曲变得困难，导致足尖拖地。另外，由于用力迈出，也经常出现划弧步态。躯干向健侧屈曲。

2）屈肌共同运动模式处于优势时，髋关节和膝关节呈过度屈曲，也经常伴有髋关节外旋。

（7）摆动后期。

1）为了准备足着地，小腿三头肌、大腿四头肌、髋内收肌的紧张度逐渐增大，髋关节也经常表现出明显的内收。

2）急剧迈出小腿，着地前伸膝→屈膝位是一种情况，着地时逐渐伸展膝的情况也有。

（四）日常生活动作的评价

日常生活动作能力（ADL）的评价主要是为了解病后患者独立生活而反复进行的、最必要的基本活动的能力。它是一种综合能力的测定，对制订和修订训练计划，安排患者重返家庭和工作岗位十分重要。量表有 Barthel 指数、功能独立性评定（FIM）、KATZ 指数及 PULSE 简表。这里主要介绍 Barthel 指数分级法（表 1-2），该法将日常生活动作障碍分为轻度、中度、重度 3 级，轻度功能障碍大于 60 分，中度功能障碍 41 ~ 60 分，重度功能障碍小于 40 分。一般入院时 Barthel 指数为 0 ~ 20 分者属于重度，约 35% 死亡，16% 能返回家庭，完全依赖。指数 60 ~ 100 分者，轻度依赖，约 95% 能重返家庭。

表 1-2　Barthel 指数评分法

ADL	自理	稍依赖	较大依赖	完全依赖
就餐	10	5	0	0
洗澡	5	0		
洗漱（洗脸，刷牙，梳头，刮脸）	5	0		
更衣（含系鞋带）	10	5	0	
控制大便	10	5（偶可控制）	0	0
控制小便	10	5	0	0
如厕（含擦，穿衣，冲洗）	10	5	0	
床—椅转移	15	10	5	
平地行走 45 m	15	10	5（用轮椅）	
上下楼梯	10	5	0	

（五）失认症的检查

失认症指对于借助视觉、听觉、触觉等所获得的感觉信息不能认知的障碍，即通过感觉系统却不能知觉物体的现象。如借助视觉时，虽然有视力、色觉等成分的视觉能力，但却无视觉认知，或对视觉物不能称呼，并非失语症所致。失认限定在某种感觉方式上发生，即用一种感觉时不能认知的刺激，来刺激其他感觉系统时却能被认知。如用眼看，什么也不明白,但用触觉、听声音、用语音解释,则很快理解。一般临床上,直接诉说失认症状者少,视觉性失认者常说"看不见,不明白",但是视力检查,几乎未发现视力异常。

1. 视觉性失认

视觉性失认是指虽然视力正常,且触觉和听觉认知也能正常进行,仅视觉性认知处于障碍状态。

(1)功能水平分类。

1)统觉型视觉失认。对形状认知困难,不能判别显示在眼前的两个图形异同,重叠在一起就更难判断。不能临摹或相互配对。病灶在双侧枕叶。检查方法:判断重叠图形中所包含的图形。

2)联合型视觉失认症。又称为认知到命名水平障碍,指把知觉的内容和观念联系起来的活动障碍。这类患者可能会临摹,但是无法理解那些是什么。可能会形态与形态的配对,但是不明白其意,不能命名。病灶在胼胝体、左枕叶内侧面。检查方法:临摹图形,令其回答是什么。

3)同时失认。对逐个认知的综合障碍。虽然对每个视觉对象能够认知,但是对其整体不能认知,看一幅画时能够一个一个地描述和理解内容,但是描述全幅画的整个含义就不理解了。病灶在左枕叶前部或左枕叶外侧部。检查方法:看图说明意义。

(2)根据视觉输入种类的分类。

1)色彩失认。患者对颜色的辨别无障碍,但是丧失了对颜色的认知,即虽然颜色的名字被告知,但是却指示不出其颜色。被提示有2个颜色,可以理解其相同或不同。尽管被告知其颜色的名字,但是却指不出来是哪一个,也说不出其颜色的名字。例如,说不出香蕉的颜色,即使涂上颜色也说不出来。病灶在视觉联合区。

2)颜色与命名离断障碍。属于色彩失认,主要表现在色彩与语言的联合上的障碍。因为患者有色彩知识,让其看香蕉和苹果的画时,可以用相应的色彩涂抹,但是不能命名是什么颜色。另外,可以进行色与色的配对,但是不能用语言来说明。病灶在左枕叶内侧面、胼胝体。

3)相貌失认。不能认识别人的相貌。患者不能认识周围的人或名人,说不出其姓名。例如,看着图可以临摹,但到底是谁却不知道。相貌失认表现为同一张脸也不认识,或在同一角度可以认识,但是改变了角度或有阴影时就不能认识了,也有只认识同一张脸,其他一概不认识。病灶在双侧枕侧叶。

4)物品失认。看见物体而不能说出是什么或不明白是什么。但是摸一摸、听一听其发音就明白了。

5)其他视觉失认。视觉空间失认,指视觉对象空间绝对和相对位置上不能定位以及比较大小困难，又称空间盲。半侧空间忽略属于此列，对患侧空间看不见或略微看到一些。

2. 听觉失认

听觉失认指对语言和自然界的声音等各种差异不能认知，根据声音分类如下。

（1）环境失认。主要是对周围环境的声音不能认知，对狗叫声、汽车声虽然能听到，但是什么声音却不明确。病灶在颞上回、角回、顶叶（下部）。

（2）纯词性耳聋。不能掌握说话声音的障碍，患者对熟知听惯的语言能够听见，但是不懂内容，如同听外语一样。与能听但不明白其意的感觉性失语不同前者当认知后马上就明白其意。后者对口语理解力极差。病灶在左颞叶皮质及皮质下。

（3）感觉性失声乐。听音乐，对音乐的节律、节拍等不能认知的障碍。对两个音的高低是否异同不明白。病灶在左枕叶。

3. 触觉性失认

触觉性失认属于触觉认知障碍范畴，包括形状失认、材料失认（两者也属于皮质性感觉障碍的症状）和触觉性失象征。

（1）形状失认。指不能认知物体的形状差异和大小等障碍，手摸两个物体不能区别其形状和大小等。

（2）材料失认。摸物体能知道物体的大小、形状、但是对于材质的软硬、粗滑等不能认知。

（3）触觉性失象征。对于形状和材料能认知，但是对于触摸对象是什么不知道。这种可以认为是真性触觉失认。

4. 身体失认

由于对身体图形障碍，身体构造知识缺乏，不能认清身体的各部位，搞不清各部位位置的关系的障碍。

（1）单侧身体失认。患者处于似乎不认为自己半个身体存在的状态，对于患侧半身不注意，不关心，也不想使用它，使用手时也如此。病灶在右顶叶后下方。

（2）手指部位失认。患者不能按照口令指出身体的各个部位，对各个部位的称呼也不知道。问眼睛在哪里，虽然能够听到，但是不能指出来。病灶在左半球后1/2处。

（3）手指失认。不能称呼自己的手指，命令其指出某个手指，不明白。检查法：命令患者说出两手指间的手指。

（六）失用症的检查

失用症是指不伴有运动瘫痪、失调、痴呆的完成运动的障碍。其产生的前提是患者首先完全理解应该做什么，而且又具备该方面知识，如果动作完成失败，可称为失用。失用的特征之一为自动性、随意性分解，即患者不能有意图或有意识地完成动作，但有时不自觉地很容易完成某种动作。如不能模仿伸舌头，但在不同场合偶尔可以观察到伸舌动作。与失认的原因一样，是因为脑损伤而产生的获得性症状，但是必须和感觉障碍、失语、失认等作出鉴别。

Hecaen 失用的分类如下。

1. 意念运动性失用

这是意念中枢与运动中枢之间联系受损引起的。由于两者联系的损伤，运动的意念不能传达到运动中枢，因此患者不能执行运动的口令，也不能模仿他人的动作。但是由于运动中枢对以往学习过的动作仍有记忆，有时能下意识地、自动地进行常规的动作。例如，给患者勺子时，他能够自动地用勺子盛东西吃，但是告诉他，用勺子吃东西时，他却不会使用勺子了。病灶在缘上回运动区、运动前区，以及胼胝体。

检查方法如下。

（1）模仿动作。操作者示范举起自己某手指，口头命令患者模仿进行，不能模仿者为阳性。

（2）按照口头命令动作。不执行指令的患者为阳性。

1）颜面颊部动作。口头指令患者吹灭火柴或伸舌头。

2）四肢性动作。让患者按照指令表演举手礼、使用牙刷、使用锤子钉钉子、用脚踢球等动作。

3）全身性动作。让患者表演鞠躬、跳舞、拳击等动作。

2. 意念性失用

正常有目的性的运动需要经历"认识—意念—运动"的过程。认识到需要运动时就有了运动的动机，产生了运动的意念，做出运动的计划，控制肌力、肌张力、感觉、协同运动，才能完成有目的的运动。意念中枢的受损（在左顶下回、缘上回），不能产生运动的意念，即使肌力、肌张力、感觉、协同运动正常也不能产生运动称为意念性失用。这种患者精细动作完成较为困难，各种基本动作的逻辑顺序混乱，可以完成一套动作中的一些分解动作，但是不能将各个组成部分合乎逻辑地连接成为一整套动作。例如，让患者点烟，患者把火柴当作烟叼在嘴里面，而用烟卷去划火柴盒。

3. 结构失用

结构失用以空间失认为基础，基本动作没有失用，但是固定和视觉空间有关的正确位置尚有困难。患者不能描绘和搭拼简单的图形。病灶在常在非优势侧顶叶和枕叶交界处。

检查方法如下。

（1）画空心十字试验。不能完成者为阳性。

（2）火柴棒拼图试验。操作者用火柴棒拼成各种图形，让患者模仿。

（3）拼积木。取 Wechsler 智力测试的积木四块，依次排成下列四种图形，再让患者复制。

（4）几何图形临摹法。

4．穿衣失用症

以视觉空间失认为基础的失用症。表现为对所穿衣服各部位辨认不清，因而不能穿衣服。可伴有身体失认症。病灶常在右顶叶、枕后叶。

检查方法：让患者自己穿衣、穿鞋，如果对衣服部分反正、左右、手穿不进袖子、系扣、系鞋带有困难者为阳性，能在合理时间完成者为阴性。

5．步行失用

患者不能发动迈步步行的动作，但能越过障碍和上楼梯。如果在前方放置一障碍物（如砖头），会迈出第一步，并且可以继续向前走，但是不容易拐弯。病灶在运动区皮质的下肢区。

检查方法：根据患者不能发起迈步动作，但是，遇到障碍物时能够自动越过，遇到楼梯能够上楼梯，走路时拐弯困难等一系列异常表现来确定。

四、脑卒中常见并发症的康复

（一）肌痉挛

1．临床表现

肌痉挛有碍运动的正确执行，严重者可导致肌肉、肌腱及关节挛缩，影响生活质量。临床表现如下。

（1）患者在启动快速转换运动方面存在困难。

（2）姿势变化会引发痉挛增强或减弱。常见上肢屈肌和下肢伸肌痉挛模式。

（3）原动肌和拮抗肌的肌电图检查有异常兴奋波形。

2．综合处置

（1）预防各种影响痉挛的因素。各种疼痛、感染、用力、压力性损伤、排尿困难、结石、便秘、温度、衣服和鞋子不合适、骨质疏松、失眠、精神紧张、情绪激动不安等因素都可导致痉挛加重。

（2）正确地指导运动控制训练。痉挛主要是肌肉长度相关性变化和运动控制障碍。如能维持软组织长度，运动训练消除不必要的肌活动，将训练协同收缩作为特定的目标，则痉挛不会发展到严重的程度。有学者主张训练动作不应过度用力，即采用中度以下强度，缓慢持续牵伸软组织，会使肌张力明显下降，推测与牵张受体、疲劳或对新的伸屈姿势的适应有关。

Sahrman 研究肘屈伸动作，发现痉挛产生的主要原因不是拮抗肌的牵张反射，而是原动肌收缩募集受限和延迟，并且运动结束后原动肌收缩终止也发生延迟。因此，建议治疗重点应强化有效的交替运动，而不应该直对痉挛治疗。上述研究提示，正确实施牵张技术以牵引痉挛肌肉；注意作业活动中，避免反复使用代偿运动模式，减少不必要的肌肉参与；利用作业活动增加主动肌和拮抗肌的协调性。

（3）通过体位摆放或矫形器保持痉挛肌持续牵张，防止挛缩。体位包括在床上、轮椅或扶手椅子上的任何静态姿势，都应该强调体位摆放的重要性。合理的摆放主要是注意头和颈的对线，躯干对线，盂肱关节对线，肩胛骨对线，维持外展、外旋、肘伸展位和长屈肌的长度。患者并非整日接受康复治疗，多数时间处于坐位和卧床休息中，即处于体位制动状态，容易引起痉挛和挛缩，因此也应该把体位摆放视为积极的康复治疗。

对于痉挛波动明显的患者，可采用矫形器，或者低温塑板、树脂板制作的肢体矫形器，均可抑制痉挛或防止挛缩。国外也有用石膏材料制作肢体管套（型），用在上下肢痉挛部位，进行持续固定牵张，具有较好的效果。

（4）物理因子治疗。

1）冷疗。冰袋冷敷痉挛肢体或把肢体浸入冷水中 20 分钟可缓解痉挛，也可用冰块按摩需治疗的部位。

2）热疗。红外线照射、湿热敷疗法、温水浴均有缓解痉挛、止痛的作用。

3）经皮电刺激疗法。据报道其可降低肌痉挛，每次治疗效果维持数 10 分钟到 24 小时。反复应用，可获得持续性效果。

（5）肌电生物反馈训练。研究表明，此训练可减少休息时的痉挛肌活动，可以用于控制拮抗肌活动训练。

（6）经颅电刺激疗法。重复经颅磁刺激（rTMS）和经颅直流电刺激（tDCS）技术对抑制肢体痉挛、提高随意运动能力具有疗效。此技术也可用于认知障碍、失语症及脑卒中后抑郁症、焦虑症等的康复治疗。

（7）脊髓电极刺激疗法。将特制电极埋藏在体内，通过电刺激脊髓相应节段，改变突触前抑制、牵张反射，抑制痉挛状态。

（8）手术治疗。适用于综合疗法无效的严重痉挛患者。手术方法包括选择性背根切除术、脊髓切断术、脊髓切开术、矫形外科手术等。

（9）常用药物治疗。

1）巴氯芬。通过激活突触前抑制的神经递质 GABA 的 β 型受体，实现对痉挛的控制。用法：开始为每次 5 mg，每日 2～3 次，以后每 3 日或 5～7 日增加 5 mg，直到出现理想效果后用维持量。每日最大剂量在 80 mg，一般服药后 1 周起效。不能突然停药，应逐渐减量。除了口服之外，巴氯芬还可以经髓鞘内注射。尤其对口服巴氯芬效果不佳的重度痉挛患者，可早期鞘内注射。不良反应：肌张力过低、疲劳、头晕、感觉异常，甚至诱发癫痫。此药与三环类抗抑郁药并用时，作用增强。

2）盐酸乙哌立松。在体内阻滞了肌梭传入神经纤维以及运动神经纤维发出冲动，达到了松弛骨骼肌的作用。用法：初次剂量成人每次 25 mg，每日 3 次，3 日后每次 50 mg，每日 3 次。每日最大剂量不超过 400 mg。不良反应：困倦、头痛、失眠、恶心、腹泻等。

3）替扎尼定。主要作用于脊髓和脑干网状系统，能拮抗中枢 α 肾上腺素受体的活性，使脊髓中间神经突触前末梢兴奋性氨基酸释放减少，或者抑制神经递质氨基己酸的活性，改善肌肉痉挛。用法：初始剂量 2 ~ 4 mg，夜间单次给药。4 日后增加到 4 ~ 6 mg，达到效果且不良反应小时用维持量。每日最大剂量 36 mg。不良反应：嗜睡、口干、乏力、低血压等。

4）其他。地西泮、可乐定、吗啡类等药物也具有缓解痉挛作用。

3. 神经化学阻滞疗法

（1）苯酚。又称石炭酸，用于临床治疗肌痉挛挛缩约 50 年历史。苯酚是一种神经崩解剂，可使组织蛋白凝固。将其注射到周围神经附近，能减少神经到肌肉的冲动，维持疗效时间较长，一般通过针电极定位运动点之后，注射 2% ~ 7% 石炭酸水溶液 1 ~ 20 mL，注射无效时可重复注射。注射后如有疼痛感，可用非甾体类药物或三环类抗抑郁药物，缓解疼痛，也可用经皮电刺激方法止痛。

（2）无水乙醇。用于功能丧失、痉挛较严重的患者。无水乙醇可以使神经细胞脱水、变性、硬化，丧失传导功能，属于不可逆性阻滞，应慎用。

（3）神经肉毒素。作用于周围运动神经的末梢、神经肌肉接头处，抑制突触前膜对乙酰胆碱的释放，引起肌肉松弛麻痹。因其毒性作用较强，因此初始注射剂量必须严格掌握，应根据年龄、体重、肌肉部位确定剂量。一般注射后 1 周开始逐渐发生作用，疗效可持续 3 个月。

上述疗法使用时均应配合运动疗法进行。

（二）失用综合征

脑卒中患者因长期卧床制动、运动不足，均可引起以生理功能衰退为主的失用综合征。在日常临床医护工作中，非常戒备长期卧床，尽量让患者早期离床活动，为回归日常生活而努力。不必要的安静卧床，可使全身出现退行性变化，也可能导致原有疾病的恶化。当然，病变局限在身体某个部位时，为治愈局部病灶，不排除该部位的安静休息。如急性关节炎、骨折时，其患肢通常进行生理活动的力量都没有，肌肉的过度收缩必然有碍于原疾病的治愈，安静作为治愈疾病的体内环境稳定因素是不可缺少的。安静，一方面作为治疗手段利用，另一方面由于安静容易继发退行性病变，如何处理这种不良反应，成为康复医学的重大课题。因长期卧床或安静引起的继发性障碍中，骨骼肌萎缩和肌力低下最明显，其次骨、关节系统、呼吸系统、循环系统、自主神经系统、皮肤组织，甚至中枢神经系统等均有不同的功能退化，这种变化包括组织学、生化学、生理学等方面变化。

1. 肌萎缩

长期卧床制动、运动不足时，一般组织学可见肌纤维直径缩小、横纹减少等退变，肌纤维绝对量比健侧减少30%～40%，神经肌结合部和肌梭形态几乎无变化，肌肉内神经纤维多正常，肌肉内的结缔组织比肌纤维增加。

不活动的肌肉在相当短的时间内变细，其张力及耐久力也下降，这属于肌组织的失用性萎缩。另外，如将支配某肌的神经阻断，那么脱离了神经支配的肌肉也会快速陷入萎缩状态，肌肉变细小，张力下降。神经冲动不能到达，无相应的肌收缩运动，这就是肌组织的失神经萎缩，又称完全性失用性萎缩。失用性萎缩和失神经萎缩有着根本不同。肌肉一旦失去神经，会出现失神经现象，如对乙酰胆碱感受性升高等各种特异变化，萎缩继续发展，即肌组织不停地分解、吸收甚至消失。而失用性萎缩无此现象，肌纤维虽有减少，但不会消失，一般认为这与神经末梢分泌微量的激素样物质营养肌肉有关。为维持正常肌肉，其必要的肌活动是其最大限度的20%～30%的肌收缩，而正好相当于日常生活中所需的肌收缩力。

对于失用性肌萎缩的康复防治，首先是预防运动器官障碍。已经发生肌萎缩时，应强化随意性收缩活动，去除产生失用性萎缩的原因。了解失用性肌萎缩和失神经性萎缩的区别，可试用电刺激方法促进萎缩恢复及防止萎缩的恶化。

2. 关节挛缩

在关节的活动度限制上，一般被分为挛缩和强直。由皮肤、肌肉、神经等构成关节体外部的软组织的变化，而引起的运动障碍，称为挛缩。由关节端、关节软骨、关节囊、韧带等构成关节体本身变化，而引起的运动障碍，称为强直。痉挛性偏瘫中，一个极重要的且频发的并发症即肩关节挛缩。有学者将其分类为肩胛上臂关节囊炎、肩胛关节周围炎、肩半脱位（亚脱臼）、肩手的综合征。肩胛上臂关节囊炎发生时，根据穿刺出来的渗出液便可证明，且疼痛明显，炎症消退后，多数有关节囊的粘连，广泛地出现肩关节的挛缩。肩胛关节周围炎发生时，关节的活动度受限。多数人同时发生从肩到上肢的肩手综合征。

组织学方面的研究较多，就其共性而言，首先对关节固定后，局部的循环障碍导致软组织的细胞浸润，纤维析出，结缔组织增生，引起关节腔的狭小，关节软骨的变性坏死。关节腔内的纤维愈合，向骨性强直发展起来。

操作方法主要是关节活动度的维持及增大的训练，为了预防康复治疗中意外事故的发生，应遵照以下原则或方法。

（1）关节活动度维持性训练。每日3次，每次要进行全方位的活动度训练。因肌力低下或疼痛自身无法训练时，可施助力运动。关节有炎症者在训练时，要防止疼痛产生，不适当的或过度的运动都是有害的。

（2）关节活动度增大性训练。对挛缩肌肉牵拉时，要稍稍超越疼痛的范围，并短时间维持该肢位。在骨萎缩、麻痹的某些部位，特别要注意避免因训练造成的组织损伤。关节运动时，要注意上下固定好，按照正确的方法进行，切勿急剧粗暴用力进行活动度增大训练。如以关节活动度增大、减轻疼痛为目的的"松动疗法"也可以采用。

3. 骨质疏松症

实践证明，机械性刺激可引起骨量的变化，而长期卧床、关节固定、弛缓性麻痹等都可因减少对骨的机械性刺激，导致失用性骨萎缩，又称为骨质疏松症。这时尿钙量增加，平衡呈负值。骨量的下降几乎和负钙平衡成正比，由于骨量的减少，骨的物理性质也发生了改变。当骨被吸收及骨量减少超过 25% 时，X 线检查可见骨小梁数目减少、变细，间隙增宽，骨密度降低，即一般所谓的"失矿物质""脱钙""脱石灰化"。在骨吸收过程中，不仅无机物质失去，同时有机物质也失去。骨质疏松也可伴随年老而出现，一般视为正常生理现象。骨的发育生长过程中，既有骨组织形成（成骨细胞作用）过程，也有骨组织吸收（破骨细胞作用）过程，实际是反复不停地吸收和重建。生长期骨的增加量超过吸收量，成人期两者大体相等，进入老年期时骨的吸收量又超过了增加量，而表现为骨质疏松。如有前述因素的影响，则骨质改变更加明显。

在缺少肌肉反复收缩的情况下，供给骨髓内的氧浓度下降，从而刺激了破骨细胞，促进了分解骨组织的溶酶体酶的分泌。Jee 和 Amold 实验发现，骨皮质血管减少时，出现血流量减少，骨形成和骨吸收速度（动态平衡）没有变慢，与其相反，而是骨被改建，也就是说，因为骨组织乏氧，成骨细胞的成骨能力没低下，而是破骨细胞的溶骨能力提高了。

失用性骨萎缩的康复如下。

（1）适当的运动。制订科学的运动处方。由于压电效应电流的变化可影响成骨细胞及破骨细胞的功能，在康复措施中，把能够产生这种电刺激效果的机械因素作为重点来掌握。如为了产生出强度较大的电流量，应给予快速负重，急速的负重方法比缓慢的负重更有利于骨的形成。沿着骨轴的方向给予周期性压力对治疗和预防骨质疏松很重要。骨承受肌肉和重力负荷，其负重能力与骨的横截面积承受的力有关。如果已出现骨萎缩，负荷过大就会引起骨折，产生疼痛，即使轻微的骨折也会出现疼痛，造成功能障碍。因此，在康复训练中，主动运动、抗阻运动等负荷增大时，必须注意受力情况，防止发生骨折。

（2）脉冲电刺激。脉冲电磁场（PEMFS）可能通过作用于破骨细胞、成骨细胞、软骨内成骨、骨局部调节因子、基因表达及骨代谢，实现防治失用性骨质疏松的目的。

（3）药物治疗。适当补充含有维生素 D 的钙制剂。

（李嘉琪）

第二节 偏瘫

一、现代康复治疗

目前主张早期康复，即生命体征稳定，神经系统功能障碍不再进展，脑梗死发病1周后、脑出血宜在第2周即开始进行康复治疗。偏瘫的康复操作方法较多，每种疗法均有其优势，目前的康复治疗更趋向于综合治疗，即将各种技术结合在一起，取长补短，互相补充。其中主要有物理治疗（运动疗法、物理因子疗法）、作业治疗、康复辅助器械、中医传统康复疗法及药物治疗。

（一）弛缓期的康复治疗

弛缓期偏瘫患者常见肌肉松弛、肌张力低下、无自主性运动等现象，其康复目标主要是预防肌肉痉挛、预防关节挛缩畸形、预防并发症及继发性损伤、加强患侧肢体控制能力。

1. 运动疗法

对于偏瘫患者，常用的运动治疗是神经生理疗法，又称神经促通术、神经易化技术等。常用的方法有Bobath技术、Brunnstrom技术、PNF疗法、Rood疗法、Vojta疗法，以及近年来的运动再学习疗法、强制性运动疗法、运动想象疗法等。临床应用时要注意选择并有机地结合运用。

（1）良肢位摆放。

1）患侧卧位。头于舒适的体位，躯干稍向后仰，腰背部放枕头支撑以确保肩胛前伸，肩关节屈曲80°～100°，肘伸展，前臂旋后，从背部看肩胛内缘紧贴胸壁，患者无不适感。健侧上肢放在身体上或后边的枕头上，患侧下肢可置于屈髋、屈膝和背屈、外翻踝的肢位，健侧下肢放在舒适体位。

注意事项：床放平，不主张抬高床头及半坐卧位，此体位受迷路反射的影响使下肢伸肌张力增高。患手内不放任何物体，避免引起抓握反射使指屈肌痉挛。强调变换，任何舒适的体位均不超过2小时，以防发生压力性损伤。

2）健侧卧位。躯干的横轴要基本保持与床的平面垂直，避免半仰卧或半俯卧，在胸前放枕头支撑患侧上肢于肩屈80°～100°为宜。患侧下肢也要用枕头支撑，以保持髋、膝关节微屈，踝关节于中间位，患肢应保持肩关节前伸90°左右的各关节伸展位。健侧肢体放在任何舒适的体位即可。

3）仰卧位。发病初期不能耐受其他体位时应用。头部由枕头给予足够的支撑，但枕头不应过高，以避免引起颈椎的屈曲，诱发对称性紧张性颈反射（上肢的屈肌、下肢的伸肌处于优势的倾向）。患侧肩胛下、骨盆下要垫高 2 ～ 3 cm，以使肩胛和骨盆前伸并防止肩胛回缩和髋关节外旋。膝屈曲，患臂放在体旁的枕头上，肩关节前伸，手臂伸展、外旋稍抬高。为避免刺激足底的阳性支撑反射，不应在足底处放支撑物试图抵抗踝跖屈。

4）床上坐位。避免患者处于半仰卧位，应尽可能为患者选择最佳体位，即髋关节屈曲近于直角，脊柱伸展，用足够的枕头牢固地叠加起来支持背部帮助患者达到直立坐位，头部无须支持，以便患者学会主动控制头部的活动，在患者前方放置桌子，使患者双手交叉放在上面，以抵抗躯干前屈。

5）轮椅上坐位。躯干尽量靠近椅背，臀部尽量靠近轮椅的后方，患侧髋、膝、踝关节尽量保持 90° 直角以上。为防止躯干下滑，造成患侧下肢伸肌张力的升高，治疗师可将患者头部和躯干前屈，以促进轮椅坐位的维持；也可在患者背后放置枕头或木板以促进躯干的伸展，患侧上肢放在扶手上或双手交叉放在身前的桌子上，保持肩胛骨向前伸展。

（2）关节被动活动。卧床期的被动活动是早期治疗中的重要部分。做被动活动时，患者应于舒适体位，多数情况下被动活动可在仰卧位下完成。一般先从近端关节开始，从近至远各个关节依次进行，操作者一手固定关节的近端，另一手活动同一关节的远端，而不能跨越数个关节握住肢体的末端。那样不容易控制关节的确切活动，并可能引起小的损伤。每一个关节均要全范围、全方位、平滑而有节律地进行。一般每日 2 ～ 3 次即可。值得注意的是，脑卒中后患者容易受限的关节是：患侧踝关节背屈，髋关节伸展、内旋、外展，手指伸展，腕关节背屈，肘关节伸展，前臂旋前、旋后，肩关节屈曲、外旋的运动。注意防止关节损伤及肌肉、肌腱的损伤。

（3）坐起训练及延长坐位的保持时间。早期坐起的标准：患者意识清醒，无运动禁忌的心脏病和全身并发症，入院后神经系统症状无加重。对于有意识障碍水平的患者，其坐位训练的开始条件：意识障碍已停止加重，运动障碍已停止加重，全身状态稳定，并且意识障碍在嗜睡状态以上。

目标：延长坐位的保持时间，保持床边坐位 30 分钟。如果练习坐起的过程中出现血压（收缩压）下降 30 mmHg 以上，脉搏增快到 120 次 / 分以上，即出现直立性低血压时，应该立即中止坐起，返回原位，展开针对直立性低血压的治疗措施。进行坐起时，采用逐渐增加角度、逐渐增加时间的被动坐起方式。逐渐达到可以保持或接近达到 90° 的坐位。患者有床上坐位保持能力后，进一步到床边坐位。坐位下要诱导后倾骨盆在中立位，使躯干保持在中立位的状态，头部尽可能保持在中立位。

注意事项：特别注意患者的血压，避免直立性低血压对脑细胞的不利影响。

（4）床上翻身。

1）向健侧翻身。①健侧足置于患足下方；②患者进行 Bobath 握手训练，双侧上肢向头的上方举（与床面垂直）；③双侧上肢肘伸展，在头的上方做水平摆动；④双上肢向健侧摆动的同时，利用惯性将躯干上部向健侧旋转；⑤治疗师协助骨盆旋转完成翻身动作；⑥返回仰卧位动作训练：治疗师一手将患侧上肢保持于伸展位，并嘱患者肩向前伸，患侧下肢外展并尽量向支撑面后方转移。治疗师另一手协助患者的骨盆向后方旋转，增加躯干旋转的角度，在下部躯干旋转首先完成的前提下，逐渐完成躯干上部的旋转。

2）向患侧翻身。姿势基本同上，因为可以充分利用健侧上、下肢，所以一般不需要辅助。

（5）桥式运动。弛缓期以双桥运动为主，除可训练患侧下肢功能处，还有利于便盆的放入。需注意适当扶持膝立位，以免损伤患髋。

（6）从床上坐起。一般多采用从患侧坐起，双手做 Bobath 握手，先取患侧卧位，指示患者一边用健侧前臂支撑上身，一边起坐。治疗师一手在患者头部给予向上的辅助，另一手辅助患者下肢移向床缘下。

（7）患侧下肢屈伸控制训练。下肢屈伸控制训练是防止画圈步态的基本动作，具体方法如下。①患者取仰卧位，治疗师先托住患足足底，在不伴有髋关节外展、外旋的状态下被动地屈曲患侧下肢，足部保持背屈位和外翻位；待由于伸肌痉挛而施加于足底的压力消失后，指示患者徐缓地伸展下肢，并在伸展的不同阶段控制住下肢，以达到有控制的伸展。②上述动作能较好地控制之后，可以进行自发的踝背屈练习。治疗师给予辅助时，为防止出现足内翻，应托住足的外缘，向踝关节施加背屈方向的压力。③练习髋关节屈曲状态下膝关节维持各种角度的伸展。④练习髋关节伴有内收、内旋的屈曲运动。⑤屈膝下的髋关节屈伸练习：患者取仰卧位，患膝以下垂于床边，治疗师用手将患者的足趾完全背伸，拇指在患者足背部向下压，抑制踝关节跖屈，解除膝屈曲的肌紧张，直至被动运动时无抵抗；再令患者用自己的力量将患足抬起放回治疗台，维持膝关节屈曲位。必要时治疗师对膝关节给予辅助。⑥伸髋下的屈膝练习：患者取仰卧位，患膝以下垂于床边，治疗师保持患肢踝关节的背屈，在不使髋关节屈曲的条件下，尽可能地屈曲膝关节，然后伸展，反复进行这样的运动，但要注意避免出现伸肌痉挛并在不引起伸肌痉挛的条件下逐渐扩大伸展范围。⑦骨盆旋前、屈膝下的伸髋练习：患者取仰卧位，健侧下肢伸展，患侧下肢立膝，指示患者用患足抵住床面，然后伸展髋关节，并使骨盆向前回旋。⑧髋关节内收下的膝关节屈、伸练习：患者的姿势、体位同上，患侧髋关节内收，使患肢越过中线到达健侧，患足踏于健侧墙面并上下移动。

以上动作反复进行直至患者独立、协调地完成。这样做可以有效地抑制下肢伸肌痉挛和共同运动模式，易化下肢负重及步行所必需的分离运动。

注意：在进行下肢控制训练时，避免出现上肢联合屈曲反应和肩的后撤。同时避免下肢屈曲时屈肌与伸肌的同时收缩和伴有伸肌痉挛的伸展控制。

（8）下肢负重的准备训练。患侧下肢伸直，足部背屈、外翻，支托在治疗师下肢前部，治疗师沿纵轴施加一定的阻力，然后指示患者进行站立位膝关节伸屈的运动，治疗师将手置于患膝下方，针对膝关节的伸展施加一定的抵抗，以选择性地引起股四头肌的收缩。患者能控制下肢的伸展之后，可进行髋关节伸展状态下的膝关节屈曲的练习。

（9）仰卧位下髋关节内收、外展的控制。患者取仰卧位，患侧膝屈曲位，足放在床面，进行主动的髋关节内收、外展运动，治疗师可从膝部内侧、外侧方给予一定的辅助力量或阻力，然后指示患者练习在各个角度控住，此运动能够较好地控制之后，再练习患侧下肢保持在中立位，健侧下肢进行内收、外展的运动；上述动作还可以在骨盆离开床面的状态下进行。患者能够较好地控制以后，可以仅用一侧下肢支撑身体，在另一侧足底离开床面的状态下进行上述动作的练习。此训练对患者日后的步行训练极其有意义，患者可潜意识学会当健侧下肢摆动时怎么样去控制患侧下肢，有利于患者在步行站立期站立。

（10）坐位平衡反应诱发训练。①患者取坐位，治疗师坐在患侧，两手于患者健侧下肋部交叉，利用双手和躯干的合力辅助患者完成患侧躯干伸展运动，以调整患者躯干正常的对线关系，抑制患侧躯干肌的痉挛。②当进行以上运动完全没有抵抗感时，治疗师一手插入患侧腋下辅助患侧躯干伸展，另一手从后方伸到健侧腰部诱导健侧躯干侧屈，并让患者用健侧前臂支撑身体，治疗师利用对其头部或肩胛带的辅助诱发患者头和胸廓的调整反应，将身体恢复为正常的坐位，通过反复练习，可以使其患侧负重，提高坐位平衡反应的水平。③随着运动功能的改善，治疗师要逐渐减少协助，做到仅扶持患侧上肢保护肩关节，完成患侧躯干主动伸展运动。

对惧怕向前跌倒的患者，还应进行以髋关节为中心的身体前倾训练，或由治疗师固定双侧上肢予以保护，或用训练球辅助诱发躯干前倾的平衡功能。

该训练对患者的站立和行走都非常重要。

（11）上肢功能训练。

1）挤压肩关节。患者取仰卧位或健侧卧位，患侧上肢充分伸肘上举。治疗师一手握住患手，与患者手掌相对，使患者腕背伸，另一手放于患侧肘部，保持患侧肘伸直，将肱骨推入关节窝，同时帮助患者做前屈、外展活动，进一步患者可主动用力送肩推治疗师的手活动肩胛骨，这时治疗师可推压给予阻力。

2）上肢分离运动与控制能力训练。患者取仰卧位，支持患侧上肢于前屈90°，让其上抬肩部使手伸向天花板或让患侧手随治疗师的手在一定范围内活动，让患者用手触摸自己的前额、嘴等或患肩外展呈90°，治疗师以最小的辅助完成屈肘动作，嘱患者用手触嘴，然后缓慢地返回至肘伸展位。

3）主动辅助运动。患者双手十指交叉，患侧拇指在上，双手相握，用健侧上肢带动患侧上肢做肩关节屈曲运动，整个运动过程中注意保持肘关节伸直位，以避免肩关节在屈曲位内旋而造成肩关节损伤。

4）患侧上肢负重训练。①患者取坐位，上肢保持肩关节外展、外旋、前臂旋后位支撑于床面；②上肢伸展并支撑体重，身体重心向前、后、左、右各方向移动；③当无须对患侧伸肘给予辅助时，治疗师从肩部垂直向下施加压力，并进行小范围的肘关节伸、屈运动；④对上肢屈肌挛缩严重、不能保持患肢伸展的患者，治疗师立于其身后，控制患者的双手，使上肢完成伸展、外旋以抑制上肢屈肌痉挛模式，同时向前推动躯干，以促使躯干和上肢的伸展。

5）肩胛带活动度训练。弛缓期肩关节的被动活动范围要控制在正常活动度的 50%。具体方法：①患者取仰卧位或健侧在下方的侧卧位，治疗师握住患侧上肢保持肘伸展位和肩关节外旋位，然后进行肩胛向前方、上方、下方的运动；②进行肩关节内旋、外旋运动时，治疗师一手固定肱骨近端，另一手固定腕关节，在 90° 范围内活动；③当肩胛骨被动运动无抵抗时，患者取仰卧位训练上肢上举。在无痛的情况下，尽量扩大上肢上举的范围，并在此基础上配合肘关节屈伸的训练。训练中，治疗师在患者的腋下和肩部后方给予一定的支持，可以防止肩胛带出现后撤和下压等异常动作。在肘关节的后上方轻微拍打肱三头肌，帮助患者进行肘部的伸展。当患者的上肢在伸展的位置下均能主动控制时，再指示患者从起始体位主动上举上臂，并练习上肢的控制能力。

（12）其他运动疗法。

1）Rood 疗法的应用。对于弛缓性瘫痪，应采取快速、较强的刺激以诱发肌肉的运动，常用方法有以下几种。①快速刷擦：在关键性的肌肉或主动肌群的皮肤区域上快速刷擦。②整体运动：通过肢体的整体运动来促进肌肉无力部位收缩。③刺激骨端：适当地在骨端处敲打、快速冰敷和振动。④诱发肌肉收缩：固定肢体远端，在肢体近端施加压力和阻力来诱发深部肌肉的活动。

2）PNF 疗法的应用。病情稳定 2 周后开始做被动感觉刺激下的对角螺旋运动。

2. 作业治疗

弛缓期偏瘫的作业治疗目的主要是避免挛缩与异常姿势、获得身体对称性、良好平衡反应下的重心转换、建立患者对双侧肢体的意识以避免腰痛、肩痛等继发性情况。

主要方法：肢体正确的位置摆放，双手交叉过身体中线的活动，模拟性的日常生活活动动作，如抹桌子、擦玻璃、推椅子等，诱发上肢其他功能及手功能的出现，预防、控制痉挛和异常运动模式的出现和发展，治疗师引导和帮助下的偏瘫侧上肢的活动，如手背撞球、堆套杯、推牌、滚圆棒等。

3. 物理因子疗法

临床常用的操作方法如下。

（1）针对脑部病灶的治疗。碘离子直流电导入法、超声波疗法、心脑血管循环治疗、小脑顶核电刺激及经颅磁刺激疗法等，有利于脑部病灶的吸收、消散及侧支循环形成，改善脑组织的血供和代谢。用法：一般每日 1 ~ 2 次，每次 15 ~ 30 分钟。

（2）针对瘫痪肢体的治疗。

1）电脑中频。用肌萎缩处方及电体操处方，肌萎缩处方电极置放在肢体大肌群及肩胛带肌上、电体操处方电极置放在伸腕肌、踝背屈肌及肩胛带肌上。每次各 20 ~ 30 分钟，每日 1 ~ 2 次。

2）功能性电刺激。电极置放在伸腕肌、踝背屈肌及肩胛带肌上。每次各 20 ~ 30 分钟，每日 1 ~ 2 次。

4. 康复器械辅助训练

（1）电动站立斜床。每次 20 ~ 30 分钟，每日 2 次。

（2）卧位或坐位 MOTOmed 训练。每次 20 ~ 30 分钟，每日 2 次。坐位时注意保护，防止髋关节过度外旋而损伤。

5. 药物治疗

（1）脑细胞活化剂。胞磷胆碱、吡拉西坦、神经节苷脂、神经生长因子等药物，对脑细胞的功能恢复有一定帮助，可酌情选用。

（2）改善脑部微循环药物。银杏叶制剂、丁苯酞等，可选择使用。

（3）神经兴奋药。用于动力不足症状如疲劳、消极、反应迟钝、注意力不集中等，可选用此类药物以促进患者在康复治疗中增加患者的体力、耐力、注意力及主动性。常用药物如下。①哌甲酯：用于情绪、注意和加速思考过程。②右旋苯异丙胺：作用同哌甲酯。③金刚烷胺、溴隐亭、左旋多巴、卡比多巴：用于情感淡漠、疲劳和认知功能损伤。④莫达非尼：用于多发性硬化和脑外伤患者的疲劳和日间睡眠过多。⑤美金刚：用于改善情绪、注意、疲劳和认知功能损害。

（二）痉挛期的康复治疗

痉挛期偏瘫患者常见患肢痉挛、异常的姿势反射、异常的运动模式及腱反射亢进。康复治疗的主要目的是抑制痉挛、抑制异常的运动模式、促进关节分离运动。

1. 运动疗法

（1）被动或主动牵伸痉挛肌群。

1）压手。患者取坐位，上肢保持肩关节外展、外旋，前臂旋后位支撑于床面；上肢伸展并支撑体重，利用身体重心垂直向下施加压力。

2）上肢牵伸。患者取仰卧位，治疗师站在患者患侧，治疗师一手托住患者患肢肘关节，防止牵伸过程中肘关节屈曲，另一手握住患肢远端，屈曲肩关节，牵拉患者屈肌张力；将肩关节外展，牵拉患者内收肌张力。

3）下肢牵伸。①患者取仰卧位，髋关节和膝关节屈曲 0°，治疗师坐于患者患侧，一手握住患者患侧下肢踝关节上端，另一手掌握住患足足跟部，前臂内侧抵住患者脚掌外侧缘，以足跟为支点，将患足掌部向头侧牵拉小腿三头肌。②或者治疗师用大腿前部抵住患者患足掌外侧缘，一手压住患膝，另一手稳住患足，治疗师重心前倾，牵拉小腿三头肌。

（2）床上活动。

1）上部躯干屈曲和旋转。首先使患者健侧肩胛前伸，逐渐使上部躯干旋转。治疗师站在患侧，面向躯干将患者前臂放在自己的肩上，然后双手重叠放在患侧肩胛上。治疗师用手或侧屈自己的颈部来固定患手，逐渐使上部躯干旋转，需要防止患手向下滑落。当上部躯干反复旋转时，整个上肢的肌张力将受到抑制。向两侧重复进行该运动直到治疗师的帮助减到最小。

2）下部躯干的屈曲和旋转。患者取仰卧位，双上肢平放在身体两侧，治疗师将患者双下肢屈曲（髋、膝关节均屈曲80°），治疗师将一手放在患者骶尾处，用上臂或身体支撑患者屈曲的双下肢，然后侧移体重使患者腰椎屈曲；另一手保持患者胸廓向上。

3）分夹腿运动。患者取仰卧立膝位，两髋同时做外旋到中立位的反复运动，回位困难时可在健膝内侧施加阻力，加强联合反应来促进患髋由外旋回到中立位，应注意避免分腿时髋外旋过猛，进一步可进行患腿分合运动。

4）摆髋训练。患者取仰卧立膝位，双膝一同从一侧向另一侧摆动。当患侧跟上健侧髋由外旋位向内旋位摆动时感觉困难，可给予适当帮助。

5）仰卧位屈膝运动。患者取仰卧位。下肢由伸展位开始做屈膝运动，足跟不能离开床面。初期有困难者可在稍屈膝位开始，治疗师可帮助控制足跟不离床或稍给予助力。

6）桥式运动。患者取仰卧位，双上肢放在身体两侧。治疗师帮助患者将双髋关节、双膝关节屈曲，双足平放在治疗床上。教患者先收腹，骨盆向上向后倾斜，治疗师用另一只手向下压脐周，患者把臀部抬离床面，控制住，尽量达到充分伸髋，保持5～10秒。在此动作容易完成后，可以在臀抬起后，再抬起健腿保持单腿支撑，即单桥运动。

（3）坐位训练。

1）1级坐位平衡训练（静态平衡）。患者坐于椅子上或床边，双足平放于地上，双手放于膝部，保持稳定。

2）2级坐位平衡训练（自动态平衡）。患者在坐位下用健手从身体一侧向另一侧反复抬起—放下一物体，并不断把物体向后外侧摆放。

3）3级坐位平衡训练（他动态平衡）。患者在坐位下能对抗各方的推拉，迅速地维持平衡。

4）坐位下患肢负重训练。坐位双足平放于地面，双上肢Bobath握手伸肘，肩充分前伸躯干前屈抬头，向前向患侧方向触及目标物，注意足跟不能离地，健腿不能代偿。

5）坐位下屈膝踝背屈训练。坐位下屈膝，要求屈膝过程中足跟不能离开地面，或膝关节自然屈曲，做踝背屈。

（4）头颈躯干的训练。

1）头转向健侧牵拉患侧躯干。患者取坐位双足平放于地面，患手支撑床面，头及躯干向健侧旋转，尽量向后看，治疗师手放在患者背部，控制患者躯干，保持患手位置，肘关节伸直。

2）骨盆屈伸分离运动。患者取坐位双足平放于地面，治疗师坐在患者前面，双手放在骨盆的两侧，嘱患者伸髋的同时吸气，促进骨盆前倾，屈髋的同时呼气，促进骨盆后倾。

3）双手向前触地。患者取坐位双足平放于地面，双上肢 Bobath 握手伸肘，肩充分前伸躯干前屈，双手尽量触地。治疗师控制患者躯干和双手。

4）向偏瘫侧转移重心。坐位双足平放于地面，患手支撑床面，肘关节伸直，中心向偏瘫侧倾斜，头向健侧—侧屈，使患侧躯干最大程度牵拉。

（5）站立训练原则。人体支撑面由大至小，身体中心由低至高，静态平衡至动态平衡，睁眼下训练至闭眼下训练，无头颈参与活动至有头颈参与活动。

1）1 级站立平衡训练。利用姿势镜，保持正确的站姿，重心在两腿之间。

2）2 级站立平衡训练。站立位，让患者用健手向前方、两侧方取物，或旋转躯干，头向两侧方、后方看。

3）3 级站立平衡训练。向各方轻推患者，让患者迅速恢复平衡。

4）患腿负重站立活动。患者站稳后，嘱患者将健腿抬起作相应的活动。

5）健腿负重的站立活动。患者站稳后，嘱患者用患腿向前移动或踏上台阶，练习重心的转移。

6）立位下膝关节稳定性控制训练。患者背靠墙站立，做 0°～15° 有控制的缓慢屈膝动作。

（6）转移训练。

1）床上卧位下左、右移动。先将健足伸到病足下方。用健侧腿抬起病腿向一侧移动。用健足和肩支起臀部，同时将臀部移向该侧。臀部侧移完毕后，再慢慢将肩、头移向该侧。

2）卧—坐转移。①从健侧位坐起：头、颈和躯干侧屈，侧卧位。健侧臂外展放于胸前，提供支撑点。患腿跨过健腿，将体重前移至床边。用健侧上肢支撑床面侧屈起身。在他人辅助下坐起。步骤基本同上，帮助者在下方肩部提供助力。②从患侧位坐起：侧卧位，健足推动患足，小腿移至床外。健手掌插在患侧腋部支撑，用力推动躯干，手掌边推动边后撤，躯干用力侧屈坐起。

3）坐—站转移训练。患者坐于凳或床上，双足平放于地面，治疗师帮助患者双手交叉向前伸够到面前的凳子。肘关节要伸直，头向前超过脚。移开凳子，治疗师帮助患者双手交叉向前伸，把重心提高，向更远的地方够治疗师的手或其他目标。躯干前倾双腿负重，将重心向前移到足前掌部，先伸髋后伸膝，抬臀离开凳后挺胸站立。治疗师可将双手放到患者骨盆两侧帮助患者向前推。坐下时上述过程逆转，先嘱患者屈膝，然后使体重缓慢下落。

（7）步行训练。

1）步行的条件。①患腿负重达 3/4 体重；②站立达 3 级平衡；③有主动屈髋屈膝能力。

2）步行训练顺序。平行杠内步行，治疗师帮助步行，助行器辅助步行（四腿拐、双拐、单拐），独立步行。①促进髋关节伸展和重心转移：治疗师站在患者身后，两手掌分别放在患者两侧臀大肌促进髋伸展，推动患者使重心转向患侧。若膝关节无过伸可鼓励患者向前迈一小步，然后重心转移到健腿。鼓励患腿向前摆动，治疗师向前向下压骨盆以防止提髋并帮助重心前移，每一个行走周期都要缓慢准确地练习。②帮助躯干旋转促进行走：治疗师位于患者身后，双手放在患者双肩上，四指在肩的前面，拇指在后面，患腿向前迈时，治疗师推健侧肩向前，使躯干旋转，有节奏地与步行配合。③帮助屈膝：患者健腿向前迈后，治疗师将手放在腘窝处，刺激膝关节屈肌收缩，感觉到屈肌收缩后协助患腿以屈膝的模式向前摆动。④固定胸椎引导躯干向前：治疗师站在患侧先协助患者挺胸，一手放在患者胸骨处，另一手放在胸椎处，然后鼓励患者向前走。⑤站立相开始时刺激髋伸肌：治疗师位于患者的患侧，用一手先将患侧上肢前伸至肩关节屈曲 80°，另一手放在患侧髋伸肌处，当患足着地时用力、快速地拍打臀大肌直到髋关节伸展。⑥摆动相开始时刺激髋屈肌：治疗师站在患侧，一手握住患侧上肢使其伸至肩关节屈曲 80°，在患腿启动摆动相时用另一手快速拍打髋关节屈肌，直到足跟着地为止。⑦直线行走：在地上贴一条胶带或用油漆画一条直线，患者向前走，每一步都要横跨在直线上。⑧侧方交叉步行：患者向健侧步行时，治疗师站在患侧，一手扶住患侧骨盆，另一手放在健侧肩部，健腿向侧方迈一步，患腿从健腿的前方跨过去，动作过程中保持双腿平行。患者向患侧步行时，治疗师仍站在患侧，一手放在髂嵴上使患侧躯干延长，另一手放在对侧骨盆使体重侧移至患腿，健腿从患腿前面向患侧跨。⑨上下楼梯训练：上楼先上健腿，后上患腿，下楼先下患腿，再下健腿。⑩助行器的使用：偏瘫患者常用的助行器有行走架、三脚拐、四脚拐、手杖，根据患者的平衡能力来选择。有学者认为，只有患者在不使用手杖不能步行时才给他使用手杖。但是临床工作中并不是所有的患者都能恢复到独立步行，故要根据具体情况来决定患者的助行器使用。手杖的高度：平股骨大转子或肘关节屈 30°，腕关节背伸 30°，小足趾前外侧 15 cm 处至背伸手掌面的距离即为手杖的高度。手杖步行：三点步行，先伸出手杖，再迈出患足，最后迈出健足；两点步行，先同时伸出手杖、迈出患足，再迈出健足。

（8）共济失调的训练。上肢着重训练动作的准确性、速度和节奏性，如指鼻训练、木插板训练、编织作业、棋类游戏、手指的抓握屈伸等。下肢着重训练稳定性、协调性、平衡能力，如单足或双足抬离地面，准确回原位，向左右转弯行走，侧走，坐位平衡、站立平衡，在平衡板或平衡训练器上练习平衡等。

（9）其他运动疗法。

1）Rood 疗法。采取缓慢、较轻的刺激以抑制肌肉的异常运动，常用的方法如下。①轻刷擦痉挛肌群的拮抗肌，以此来诱发关键肌肉的反应。②利用缓慢牵张来降低颈部和腰部伸肌，肩胛带回缩肌，股四头肌的肌张力。③通过非抗阻性重复收缩来降低肩部和髋部肌群的痉挛。④将患者放置在负重体位上，通过负重时的挤压和加压来刺激力学感受器，促进姿势的稳定。例如，为了降低上肢痉挛，促进前臂和手部的负重能力，肱骨头在关节盂内的位置必须正确，不能内收和内旋；同样，对下肢负重，髋关节必须处于中立位，没有屈曲和内收。⑤按照个体所需选择适当的模式。例如，如果伸肌张力增高应避免使用整体伸展的运动模式。

2）PNF 疗法。①给颈部肌抗阻增加躯干肌反射活动可以增强四肢肌肉的收缩力。此技术应用于脑血管病偏瘫上，对加速瘫痪肢体运动功能恢复有肯定的效果。②对上肢屈肌张力增高，治疗时手触及肩部肌肉，使肩胛骨充分前伸，牵拉上肢辅助完成 D1 屈式，D1 伸式阻力加在肱三头肌，达到抑制松弛痉挛肌的作用。也可给患者最大抗阻，运动达全范围或维持到等长收缩。阻力因人而异，允许患者做缓慢、稳定、协调的运动而不产生异常运动。

3）强制性运动疗法（CIMT）。①患者满足的条件：穿戴强制性装置后要有足够的平衡和安全能力，主动伸腕 20°、拇指外展 10°；患手除拇指外至少有其他两个手指在 1 分钟内连续伸展 3 次，每次 10°。因为小范围的运动不需要过度用力，所以上述标准据此原则制订。②治疗方案：在 90% 的清醒时间内，用连指手套限制健手的使用，鼓励患者多使用患手。患手进行为期 2 周、每周 5 日、每日 6 小时的强制训练。训练任务包括投掷沙包、抓取物品、堆垒方块、翻阅杂志、翻转扑克、擦写黑板、自主进食。鼓励患者尽量使用患手，无论训练与否。

2. 作业疗法

在针对进入痉挛期患者的治疗过程中，要抑制痉挛，在训练过程中避免急速的、过度用力的动作；在患侧上肢痉挛比较明显的阶段，避免做对手抓握要求较高的动作，可利用负重练习或在负重状态下进行相关作业活动以降低患侧上肢的痉挛。针对协同运动的出现，必须设法打破这种模式，逐步建立各个关节的分离运动。

（1）上肢近端控制训练。

1）肩胛骨灵活性训练。①患者取坐位，治疗师一手扶持患侧上肢近端，另一手托住肩胛骨下角，辅助患者按逆时针方向完成肩胛骨上举、外展、下降和内收动作，然后根据患者情况进行相反方向的运动。随着主动运动的出现，逐渐过渡到助力运动、主动运动。②患者取站立位，让患者患侧上肢肘关节伸展、腕关节背伸，手指伸展，放置在治疗台上。治疗师协助控制肘关节于伸展位，患者身体向患侧倾斜，使患侧躯干伸展、肩胛骨上举。③嘱患者自己将健手搭在患肩上，患侧肩关节向自己鼻子的方向运动，使肩胛骨前伸，矫正肩胛骨后缩畸形。

2）肩胛带负荷训练。①面向治疗台转移重心：患者面对治疗台，双手支撑于治疗台上。患肢肘关节于伸展、腕关节背伸，手指伸展，用上肢支撑体重，此时让患者身体重心分别做前移和左右交替转移的动作，练习肩关节各方向的控制。②背向治疗台转移重心：患者背向治疗台，双侧伸展、外旋、腕关节背伸，手指伸展，支撑在治疗台上，髋关节、膝关节伸展，使臀部离开治疗台，上肢充分负重，骨盆完成前倾、后倾运动。③膝手卧位转移重心：患者取膝手卧位，治疗师协助患肢肘关节伸展，根据患者上肢负重水平，用移动身体重心的方法调整负荷。治疗师可在肩胛骨处施加外力，或垂直向下、前后、左右轻微摆动，使上肢远端固定，活动近端，缓解上肢痉挛。④侧卧位伸肘：患者取患侧在上方的侧卧位，双下肢屈曲，患侧肩关节屈曲、肘关节伸展、前臂旋后、腕关节背伸，治疗师握患手，沿上肢纵轴向肩关节处施加压力，同时患者予以对抗。

3）滚筒训练。①患者在治疗台前取坐位，台面上放置滚筒，患者双手交叉，患侧拇指在健侧拇指上方，双侧腕关节置于滚筒上。②治疗师站在患侧，嘱患者利用健侧上肢完成以下动作：肩关节屈曲→肘关节伸展→前臂旋后→腕关节背伸，然后将滚筒推向前方。③紧接着在健肢协助下，完成肩关节伸展→肘关节屈曲→前臂旋前→腕关节背伸，将滚筒退回原位。

4）磨砂板训练。患者坐在磨砂板前方，根据患者上肢功能水平调节好磨砂板的角度。对上肢功能较差的患者，可选用双把手磨具，利用健侧上肢带动患肢完成肩关节屈曲、肘关节伸展、腕关节背伸的运动，治疗师一手协助患手固定磨具手把，另一手促进肘关节的伸展。

5）上肢操球运动。患者取坐位，让患者将手放在Bobath球上，利用肘关节的屈曲、伸展，尽可能将球推向前方。在此过程中，治疗师立于患侧，根据患者功能情况予以适当的辅助，可双手扶持肩关节，矫正姿势。

6）患者取坐位，双手握体操棒，两手间距离与肩同宽，双肩屈曲，肘关节伸展，肘关节支撑在治疗师的腿上，治疗师协助患者握棒，同时维持腕关节背伸。

7）上肢分离运动强化训练。患者面对墙壁，双手抵住墙壁使肩关节屈曲90°，肘关节伸展，强化肩关节屈曲、肘关节背伸的分离运动；然后健侧手离开墙壁，身体旋转

90°，患侧肩关节外展90°，肘关节伸展，强化肩关节外展、肘关节伸展、腕关节背伸的分离运动。

（2）手功能训练。

1）木钉板训练。将木板放在患者的前面，木钉放在容器内，患者每次拿起一个木钉插入孔内，然后将木钉逐个拔起放回容器，用每次插入和拔出的速度来测验手功能进步的情况。

2）对指功能的练习。将拇指与其余4指相接触，对指要到位、用力。

3）分指动作的练习。可利用分指器进行练习，练习到分指能充分到位。

（3）常见的作业治疗活动。

1）治疗性游戏。①治疗性棋类：可提高肌力、改善关节活动度（ROM）、改善肢体协调性。②治疗性投圈：改善上肢ROM，提高眼手协调能力。③推磨砂板作业：抑制上肢屈肌痉挛运动模式。④镶嵌作业：改善和提高手的精细功能。

2）工艺疗法。可提高上肢肌力和耐力，改善肩、肘、腕、手指和躯干活动范围，提高平衡能力，提高手指灵巧性和复杂操作能力，提高感觉功能，如泥塑、硅胶土作业、黏土作业、陶瓷；工艺编织。

3）职业技巧训练。模拟工作训练，为更好进入实际工作状态奠定基础，如木工作业、车缝作业、纺织作业、办公室作业。

（4）日常生活活动能力训练。

1）床—轮椅转移训练。①轮椅到床的转移：将轮椅靠近床边，患者健侧靠床，与床边成30°～45°角，刹车，竖起脚踏板；双足全脚掌着地，膝关节屈曲（不超90°），重心前移，健手扶轮椅扶手起立；健腿向前方迈出一步，以健腿为轴，身体旋转，用健手支撑床面，重心前移，弯腰慢慢坐下。②床到轮椅的转移：将轮椅靠近床边，患者健侧的斜前方，刹车，竖起脚踏板；患者从床上起立后，用健手扶远端轮椅扶手；以健侧下肢为轴，身体旋转，坐在轮椅座垫上。

2）进食训练。单手用勺进食，可采用特殊的碟或用了防滑垫的碗以固定碗，可用毛巾缠绕餐具手柄起到加粗作用。

3）洗漱动作训练。①拧毛巾：将毛巾拴在水龙头上，用健手将毛巾冲湿、拧干。②刷牙、剃须：将牙刷或剃须刀柄加大、加长，或在柄上加一尼龙搭扣圈或C形圈，使手掌套入，便于握持使用。③梳头：使用长柄或弯柄梳。④洗澡：使用长柄洗擦具。

4）穿衣动作训练。①穿脱上衣训练。套头上衣的穿脱：穿衣时，先将患侧上肢穿衣袖至肘以上，再穿健侧衣袖，最后套头。脱衣时，先将衣身拉到胸以上，再用健手拉住衣服，在背部从头脱出，出健手，最后脱患手。开身上衣的穿脱：穿衣时，先将患手伸入袖内，再将衣领拉到肩部，然后用健手转到身后拉过衣服穿上袖子，最后系扣。后伸臂有困难者穿衣时可按穿套头上衣的顺序进行。脱衣时，先将患侧脱至肩以下，将健侧衣领拉到肩以下，让两侧自然下滑，健手先出，再脱患手。②穿脱裤子训练。床上穿脱裤子：患者坐起将患腿屈膝屈髋，放在健腿上；患腿穿上裤腿后尽量上提，健腿穿上裤腿；然后躺下，做桥式动作把裤子拉到腰部，最后放下臀部，整理系带。脱的顺序与穿相反即可。坐位穿脱裤子：患腿放在健腿上，套上裤腿拉至膝以上，放下患侧；健腿穿上裤腿，拉到膝以上后，站起来向上拉至腰部，然后整理。脱的顺序与穿相反即可。③穿袜、穿鞋训练。患足穿袜子：先找好袜子上下面，用健侧手指将袜口张开，手掌对足掌，将脚伸入袜口，再抽出手指整理袜底、袜面，将袜腰拉到踝关节处，最后从足跟处向上拉平整理。健足穿袜子：健腿立膝，足平放在床上，用踇趾压住袜口一端，向上拉袜子，将袜尖整理合适后，拉袜腰至踝关节处、整理；也可将健脚放在患腿上，与患脚穿法一样。穿鞋、脱鞋：应选择穿脱方便的鞋，对弯腰有困难的患者，可用简易穿鞋器协助穿脱。家人到市场上买一普通鞋拔子，用一圆棍将鞋拔子固定在上即成穿鞋器。改造衣裤：为了便于穿脱，不穿套头衫，上衣尽量不用扣子，改用拉链或尼龙搭扣；裤子不用腰带，改用松紧带；不穿系带鞋，改穿船形鞋，以简化操作。

（5）自助具应用。帮助患者提高日常生活能力的器具包括加粗手柄的匙、勺，系扣器、穿衣棒、穿袜自助器、带吸盘的刷子、固定式的指甲刀、特制的切菜板等。

（6）矫形器的应用。

1）肩吊带。能预防肩关节半脱位，但无证据支持可改善肩痛。

2）手休息位夹板。固定腕、手指、拇指于功能位：腕关节伸展20°～30°，掌指关节屈曲40°～45°，指间关节屈曲10°～20°，拇指在其余4指的对侧。

3）抗痉挛夹板。腕关节的位置为伸腕30°，掌指关节屈曲45°，指间关节完全伸展，手指有分指器分开，拇指位于外展和伸展的位置。

4）踝足矫形器。用于偏瘫后足下垂内翻畸形。

5）膝踝足矫形器。用于偏瘫后膝关节无力，足下垂。

（7）轮椅的选择。

1）座位的宽度。座位与臀部两侧之间，应留有适当的空位，空位两边应各为2.5 cm。

2）座位的深度。坐好后，膝部后方与座位前沿之间空隙约为6.5 cm。

3）座位的高度与脚踏板的高度。座位的高度与脚板高度相配合，坐好后，大腿后近腘窝处与坐垫之间的空隙约为4 cm。脚踏板与地面的高度约为5 cm。

若轮椅的扶手可拆卸，可方便转移患者，座位若有可拆卸的洞，可方便大小便。

3. 物理因子治疗

（1）针对脑功能的恢复，可继续应用促进脑细胞恢复及增加脑循环的物理因子治疗，如脑循环治疗仪、小脑电刺激仪等。

（2）针对患肢可用以下方法。①生物反馈疗法：将电极贴于患侧前臂伸肌群，跟随仪器的指示做"刺激、用力、休息"的动作，通过这种刺激反馈锻炼患者主动运用肌肉的能力。同样，将电极贴于下肢胫前肌、股四头肌、臀大肌，可以锻炼相应的肌肉。②功能电刺激：将电极置于上肢的伸肌（肱三头肌、前臂的诸伸肌），提高伸肘、伸腕和伸指能力；将电极置于下肢的屈肌（股二头肌、半腱肌、半膜肌、胫前肌），改善屈膝和踝背屈的功能。这种电极的摆放方式可以对抗上肢的屈肌痉挛和下肢的伸肌痉挛。③痉挛肌治疗：将一组电极贴于痉挛肌的两侧肌腱，另一组电极贴于拮抗剂的肌腹，分别调节电流大小，通过交互抑制的原理来降低肌张力，锻炼拮抗肌的肌力。

4．康复器械辅助治疗

（1）CPM。设定关节活动范围，并可随时间的增加而增加，实现"循序渐进"锻炼的全过程。

（2）上、下肢 MOTOmed。仪器有主动运动和被动运动训练模式，能自动感受运动中的肢体情况，采用反向运动缓解肢体情况。

（3）用减重支持系统进行步行训练。使还不具备独立步行条件的患者较早地进行步行训练，刺激了患者的脊髓步行发生器和大脑的步行中枢，激活受累大脑半球感觉和运动区的活动，可以有效地避免早期拖拉训练导致的误用综合征即偏瘫步态。

（4）肌力训练。用等速测试治疗仪及股四头训练器训练相应肌群的肌力及耐力。

（5）平行杠训练。可进行下肢负重、平衡、步行等训练。

（6）用站立架进行站立训练。

5．药物治疗

主要是针对痉挛、疼痛等并发症用药。

（三）改善期的康复治疗

患者痉挛现象渐渐减轻，关节出现分享运动，协调性及平衡功能基本接近正常，此期主要训练目标是加强肢体运动协调性及稳定性，增强肌力及运动耐力的训练，加强动态平衡能力，进一步改善步态及生活活动能力。主要训练内容是双侧肢体协调性训练、运动协调性训练、提高运动速度训练、精细运动训练及步态训练等。

二、偏瘫常见问题的康复方案

（一）痉挛

1．消除诱发因素

常见的诱发因素有尿路感染、便秘、压力性损伤、深静脉血栓、疼痛、膀胱过度充盈、骨折、异位骨化、内生足趾甲、精神紧张因素（焦虑、抑郁）、过度用力、疲劳等。

2. 良姿位的摆放

不管是卧位还是坐位，均可借助枕头、扶手板等小物件使痉挛状态的肢体处于抗痉挛体位。

3. 手法治疗

（1）关节活动度训练。包括主动和被动关节活动度训练。关节的各个方向均要活动，一般重复 3 ~ 5 次。每日进行关节活动范围训练是处理痉挛的最基本方法，可有效地预防由于肌张力升高和肌肉活动不平衡而发生的肌肉短缩和关节囊挛缩，还可使亢进的牵张反射活动减弱，从而减轻肌痉挛。

（2）牵伸训练。每日针对痉挛肌群做牵伸训练，牵伸要缓慢并在关节活动末端保持 5 ~ 10 秒，一般重复 5 次，对痉挛较严重的患者需要重复更多次或者在关节活动末端保持的时间更长一点以达到放松效果。需要重点牵伸的上肢肌肉包括胸大肌、肩内旋肌群、肱二头肌、前臂旋前肌、屈腕肌和手部肌肉，下肢肌肉包括髂腰肌、髋内收肌、髋内旋肌群、腘绳肌和小腿三头肌。

（3）肌腱挤压法。治疗师对痉挛肌肉的肌腱进行长时间的挤压，可激活高尔基腱器从而产生抑制作用，使痉挛肌肉放松。通常每次挤压 10 秒左右，重复 3 次即可产生即时放松效果。

（4）轻刷法。利用轻刷法使拮抗肌收缩，通过交互抑制使痉挛的主动肌放松。

（5）关节负重法。长时间的关节负重可以有效地缓解痉挛作用。患者处于坐位时，通常将患侧上肢肩外展后伸、伸肘、前臂旋后、腕背屈、手掌放平置于身体同侧，利用自身重力给患侧上肢加压负重，维持 3 ~ 5 分钟，可以有效缓解上肢的屈肌痉挛模式。下肢负重通常要借助支具和器械来进行。

（6）运动训练。利用神经生理学疗法和运动再学习方案，对患者进行功能性训练，改善患者的肢体控制能力，可有效地减轻痉挛对肢体运动功能的影响。

4. 物理因子治疗

（1）低频电刺激。通过电流直接刺激痉挛肌肉，使之产生强烈的收缩，引起肌腱上高尔基腱器的兴奋，经 I b 纤维传入脊髓，产生反射性地抑制主动肌痉挛的作用；或通过刺激拮抗肌的收缩来交互抑制主动肌痉挛的程度。通常每次治疗 20 分钟。

（2）生物反馈疗法。应用电子仪器，将人们正常意识不到的身体功能变化转变为可以被人体感觉到的信号（视觉、听觉反馈），再让患者根据这些信号，主动地、有意识地学会控制自身不随意功能的训练方法。此方法可短暂放松痉挛肢体，持续时间不长，因此临床应用不广。

（3）冷疗法。用冰块快速刷擦拮抗肌 15 ~ 30 秒或直接对痉挛肌冰敷 20 分钟左右，均可对痉挛产生抑制作用，但是中国人通常较排斥冷疗，故临床上使用不多。

（4）热疗法。常包括熏蒸疗法、湿热敷疗法和蜡疗法，通常治疗 15～20 分钟可产生痉挛的缓解作用。

（5）其他物理因子疗法。水疗法、超声疗法和直肠电刺激。

5. 器械治疗

（1）电动起立床训练。起立床训练可以有效地抑制下肢的痉挛，特别是小腿三头肌的抑制作用更明显，每次站立 20～30 分钟，每日 2 次。

（2）楔形板站立训练。对于站立平衡比较好的患者可以使用楔形板站立，以牵伸下肢，特别是小腿三头肌和腘绳肌，通常站立 10～15 分钟。

（3）MOTOmed 智能训练系统。仪器有主动运动和被动运动训练模式，能自动感受运动中的肢体痉挛情况，采用反向运动缓解肢体痉挛情况。治疗时间为每次 20 分钟。

（4）肢体气压治疗。肢体气压治疗通过循序挤压肢体，产生挤压和按摩的作用可以有效地缓解痉挛，特别是对脊髓损伤导致的高肌张力状态。每次治疗 20 分钟。

（5）等速治疗仪。利用等速治疗仪的主动辅助运动模式，可有效的牵伸痉挛肌群同时训练拮抗肌肌力，能够有效抑制主动肌痉挛。通常角速度设定为每秒 60°，在最大活动范围内训练 10～15 分钟。

（6）平板训练。通过临床观察发现，20 分钟的快速平板训练可以有效地减轻患者下肢的痉挛状态，而且持续时间较长。特别是对于腘绳肌、小腿三头肌和胫前肌的痉挛缓解更明显。

6. 支具治疗

可利用上肢或下肢矫形器矫正痉挛。如用于内收肌痉挛的外展矫形器，用于屈肘肌痉挛的充气压力矫形器，用于足下垂内外翻的踝足矫形器等。其作用除了能防止肌痉挛的加重外，还能防止挛缩，应早期积极采用。

（二）手的抓握及伸展功能障碍康复训练要点

（1）在患手没有活动时，治疗师被动活动手部各个关节，帮助患者进行手部抓握及伸展训练，伸展五指—握拳反复进行。

（2）刺激无力的肌肉。用拍打、叩击、按摩、软毛刷或冰块等快速刺激前臂掌侧和掌心，引起肌肉收缩，之后引导患者进行手的主动抓握；刺激前臂背侧和手背，则引导患者用力伸展手指。

（3）患手手指伸展，治疗师用手勾住患者手指用力对抗，引导患者手指屈曲用力；将一厚毛巾放于患手中，治疗师抓住另一头帮助拧毛巾，可促进患手的抓握。治疗师被动使患手处于屈曲抓握位置，然后将手紧贴患者手指，给予轻微的阻力，引导患者伸展手指。

（4）采用皮球、弹力球、弹力圈等有弹性的器具，进行手指的屈曲，伸展训练。

（5）持物训练，抓握的物体直径由大到小变换，逐渐增强手指的抓握能力；抓握的物体直径由小到大，逐渐增强手指的伸展能力。

（6）利用弹力带进行手指的伸直或屈曲练习，用橡皮泥进行手指屈曲伸展锻炼。①粗大手对指锻炼：将治疗泥捏成一锥体形粘在平面上，将手指、拇指放入治疗泥，使手指在锥体上靠近。②粗大手指屈曲锻炼：将治疗泥放在手掌，屈曲手指成握拳状，用力捏橡皮泥。③粗大手指伸展锻炼：将手指和拇指放在对指位，将泥环放在掌指关节和近端指间关节之间，向外伸展手指（伸展和外展）。

（7）木插板训练。木插板有大、中、小3个型号。训练抓握功能时，可由大到小，由易到难，先训练抓握大号的木插板，最后抓握小号的，根据患者上肢功能的情况，将木插板放置在不同的位置进行训练；训练伸展功能时，由小到大，先训练将握住的小号木插板放开，最后到将握住的大号木插板放松打开。

（8）套彩筒训练。打开手指将放置在不同位置的彩筒握住，套到不同高度的杆子里；或将套在杆子里的彩筒拿出来放到盒子里或桌子上。

（9）套圈训练。用手指将圈圈握住拿起，用力向外抛出，在抛出时需要手指松开圈圈。

（10）扔网球训练。将网球从一个盒子中拿出来扔到不远处另一个盒子中去，也可以直接用一个网球扔到地上弹起再接住。

（11）双手抛球训练。患者双手抱住一个篮球向上扔出，让自己接住；也可以和治疗师或家属一起进行双人游戏。

（12）单手拍球或双手交替拍球。要求手指伸展。

（13）双手交替传球。将球在健手和患肢之间进行传递。

（14）患者在身前双手垂直握住一根木棍，在治疗师的帮助下，患者松开患手，向上越过健手再抓住木棍交替进行。在动作熟练后，患者可单用患手垂直握住木棍，然后稍微松手使木棍下落，再迅速握住。

（15）上肢智能康复系统。利用该系统进行虚拟的抓握打开训练。

（16）物理因子治疗。用神经肌肉电刺激、功能性电刺激、肌电生物反馈等，刺激背侧指伸肌促进手指伸展，刺激掌侧指屈肌促进手指屈曲，刺激掌心大小鱼际促进手指对掌功能。

（三）早期步行的问题及方法

（1）支撑期患侧下肢负重较差，早期治疗师可以借助腿扎或者长腿支具让患者在立位找到负重的感觉，同时治疗师要运用 Bobath 中拍打叩击技术帮助患者找到负重的力点（拍打股四头肌、臀大肌和臀中肌等），在患者找到负重的感觉后，慢慢减少腿扎或支具的支撑直至完全取掉，这时治疗师可以协助患者稳定骨盆，让患者重心前后左右转移；较高难度负重训练方法，让患者侧身靠墙站立（健侧靠墙并且健侧脚紧贴墙壁）强迫患者使用患侧腿负重，治疗师指导患者身体慢慢离开墙壁。或者治疗师协助固定患者患侧腿，让健侧腿前后迈步（此时要避免膝过伸），也可以让患者背靠墙壁做下蹲动作等。

（2）支撑期下肢伸肌与屈肌过度同时收缩抑制了肢体的运动，使患肢成了不可动下肢，这种情况下不仅抑制了平衡反应也阻碍患肢进入摆动相。当患者下肢在后方进入摆动期时，由于下肢伸肌模式影响难以完成迈步动作，为了防止骨盆代偿，应在控制骨盆稳定的前提下辅助膝关节出现屈曲分离运动，通常会要求患者俯卧位下完成屈膝动作（按照先离心收缩再静力收缩最后向心收缩的顺序进行诱导屈膝动作的产生），此时可以借助悬吊系统或者弹力训练带来减轻或加强训练阻力。在患者可以独立完成伸髋状态下膝关节屈曲分离运动后改为立位下练习髋关节伸展膝关节屈曲运动，这时可以要求患者倒后走或者侧方交叉迈步走等以加强分离动作的产生。

（3）不可忽略的就是踝关节背屈问题，早期可以借助弹性绷带"8"字缠绕法或者借助 AFO 来缓解足下垂问题以避免划圈步态的产生，待患者踝关节能够主动背屈以后，立刻停止辅助器具的使用，防止患者产生依赖。

为了能让患者尽早建立正常的步态意识，早期可以借助减重跑台帮助患者步态训练，开始可以给予患者较大支持并且在治疗师辅助下完成步态训练，每日 2 次，每次 20 分钟，待患者步态改善后可以慢慢给予较少支持直至患者完全能够独立在跑台上行走。

为了改善步态，除了使患者膝关节、踝关节获得良好的选择性运动之外，骨盆与肩胛带旋转训练也是必不可少的，骨盆与肩胛带的旋转是改善步态协调性的重要训练，肩胛带旋转可以促使上肢摆动，改善肩胛带后撤下沉。骨盆旋转可以抑制下肢痉挛和共同运动，躯干的旋转可以避免强化两侧的分离，促使双侧交互运动，使步态向正常化发展。

骨盆旋转训练时患者取立位，治疗师双手置于患者骨盆两侧，在原地辅助骨盆旋转。在治疗师感觉阻力减少或消失后发出行走指令，双手辅助骨盆交替旋转。肩胛带旋转训练，步行训练前做双手交替摸对侧大腿的摆动动作，一般是要求患者做到 20 ~ 30 次，步行时要求治疗师双手扶持患者双肩，行走中配合下肢运动进行摆动，如出现异常运动模式则停止步行，再一次练习原地旋转，直至步态接近正常。

（四）偏瘫患者常用支具的选择及使用

偏瘫患者佩戴支具主要是预防和矫正关节挛缩和变形并一定程度上补偿其功能，主要可以分为以下几个方面。①稳定与支持：通过限制肢体或躯干的异常运动来保持关节的稳定性，恢复承重或运动能力。②固定与矫正：对已出现畸形的肢体或躯干，通过固定病变部位来矫正畸形或防止畸形加重。③保护与免负荷：通过固定病变的肢体或关节，限制其异常活动，保持肢体、关节的正常对线关系，对下肢承重关节可以减轻或免除长轴承重。④代偿与助动：通过某些装置如橡皮筋、弹簧等来提供动力或储能，代偿已经失去的肌肉功能，或对肌力较弱部分给予一定的助力来辅助肢体活动或使瘫痪的肢体产生运动。

偏瘫患者早期为了防止足下垂和髋外旋等问题会要求患者佩戴可调节式踝足矫形器（主要针对卧床患者），这种矫形器一般会配有衬垫防止压力性损伤，保证患者可以长时间穿戴，在足跟的下方会配有金属长条（简称丁字鞋）防止髋关节外旋。

在患者初步具有站立和步行功能以后，一般会选择高温热塑板材的踝足矫形器，这种矫形器稳定性较好，并且轻便，可以穿入鞋内使用不影响美观，主要防止患者足下垂和足内外翻等，对于肌张力不是很高的患者，采用弹性绷带"8"字缠绕法也可以起到足托的作用。

当患者步行能力有所提高时，为了更加完善步态通常会选择踝关节可动式踝足矫形器，这种矫形器不会限制患者踝关节的背屈，同样可以防止患者足下垂以及内外翻，对步态的改善有较大的帮助。

深感觉障碍的训练：深感觉又称本体感觉，是指来自肌、腱、关节等的位置觉、运动觉和振动觉（例如，人在闭眼时能感知身体各部的位置、动作等）。此外，在本体感觉传导通路中，还传导皮肤的精细触觉（如两点辨别觉等）。

深感觉障碍患者通常表现为关节运动的控制能力下降；活动时身体姿势的调整和平衡能力下降以及关节不稳等，所以在步态训练过程中即使患者有足够的肌力及运动能力，通常也表现出步态不稳无法迈步或者有踩棉花感，患者往往会通过视觉来代偿，大大降低了步行能力，因此在偏瘫患者康复进程中，在强化肢体的运动功能同时，也要强调本体感觉的恢复及神经肌肉的控制能力。

对于深感觉障碍患者通常会让患者先在视觉反馈代偿下寻找肢体运动的感觉，然后慢慢减少视觉的依赖。①在平坦的地面上标示数条直线让患者踩线行走，开始时可以低头看着线条，然后不看线条行走，交替进行训练。②在地面上放置矮凳或者塑料杯，让患者使用患侧脚踏上矮凳或塑料杯，这时要求患者不能把杯子踩倒或者踩碎。③在患者患侧脚下放置个足球，让患者踩着球划半圈。④在患者脚下放置圆棍，在不看脚下的同时让患者来回滚动木棍并且保证木棍不离开脚底。⑤在患者患侧脚前放置足球，要求患者把球向前方踢出等。

除了借用这些简单的器具之外，还可以选择平衡仪、平衡板等对患者进行训练，在使用平衡仪时要求把平衡仪调成动态，按照从简单到困难的顺序帮助患者设置治疗处方，开始可以选择单轴方向的活动（前后、左右或者斜角运动等），待患者完成较好时可以让患者完成多轴方向的运动（如划圈、曲线等）或者不定点显示让患者迅速把中心移动到所显示的点，要求在显示器视觉反馈提醒下让患者去感觉肢体位置的改变。对于平衡板的使用要求患者双脚站在平衡板两端，做前后或者左右摆动，开始时治疗师可以同时站在平衡板上协助患者摆动，之后要求患者独自完成，摆动速度不宜太快，要求患者去感受双脚前后或者左右位置的改变。

三、中医康复治疗

（一）中医辨证要点

中医学认为，脏腑功能失调、气血亏虚是发病的基础，劳倦内伤、忧思恼怒、饮食不节、用力过度或气候骤变等多为发病诱因。在此基础上痰浊、瘀血内生，或阳化风动，血随气逆，导致脑脉痹阻或血溢脑脉之外，脑髓神机受损而发为脑卒中。

基本病机为阴阳失调，气血逆乱，上犯于脑。若肝风夹痰，横窜经络，血脉瘀阻，气血不能濡养机体，则见中经络之证，表现为半身不遂，口眼㖞斜，不伴意识障碍；若风阳痰火蒙蔽神窍，气血逆乱，上冲于脑则见中脏腑重证，络损血溢，瘀阻脑络，而致猝然昏倒，不省人事。本病多属于本虚标实之证，肝肾阴虚，气血衰少为致病之本，风、火、痰、气、瘀为发病之标。

脑卒中的中医辨治原则，应注意急性期、恢复期和后遗症期的标本缓急，选择不同治法治法方药。急性期标实症状突出，急则治其标，治疗当以祛邪为主，中经络者常以平肝息风、化痰通腑、活血通络为法；中脏腑闭证当以通腑醒神、化痰开窍为法，脱证则以救阴回阳固脱为法。恢复期和后遗症期多为虚实夹杂，邪实未清而正虚已现，当标本兼治、扶正祛邪，用育阴息风、益气活血等法。

偏瘫的临床常见证候、治法、代表方剂如下。

1. 风痰瘀血，痹阻脉络

治宜活血化瘀，化痰通络。方选半夏白术天麻汤加减。

2. 肝阳暴亢，风火上扰

治宜平肝泻火通络。方选天麻钩藤饮加减。

3. 痰热腑实，风痰上扰

治宜化痰通腑。方选星蒌承气汤加减。

4. 气虚血瘀

治宜益气活血，扶正祛邪。方选补阳还五汤加减。

5. 阴虚风动

治宜滋养肝肾，潜阳息风。方选镇肝息风汤加减。

6. 络脉空虚，风邪人中

治宜祛风通络，养血和营。方选大秦艽汤加减。

7. 痰热内闭清窍

治宜清热化痰，醒神开窍。方选羚羊角汤配合安宫牛黄丸。

8. 痰湿蒙塞心神

治宜温阳化痰，醒神开窍。方选涤痰汤配合苏合香丸。

9. 元气败脱，神明散乱

治宜益气回阳固脱。方选参附汤、独参汤等加减。

（二）中医康复治疗思路

1. 中药汤剂

脑卒中偏瘫大多为本虚标实，虚实夹杂。气血失调为本，痰瘀互结为标。遵循中医"急则治其标，缓则治其本"的原则，对于急性发作，以治痰、息风为主，且活血化瘀宜早用。无论是出血脑卒中还是缺血脑卒中，发病后其基本病理都为脑脉瘀滞不畅。活血化瘀可改善脑组织血管微循环，有利于功能恢复；偏瘫后期，多以"本虚"为主，兼以"标实"，多见为气虚血瘀，当以补阳还五汤加减治疗。兼肝肾阴虚者，加滋肝肾、填精髓、强筋骨之品；兼阳虚者，加温阳通经之品。兼有痰者，合半夏白术天麻汤加减；若久病不愈，加虫类药搜风通络。

2. 注意区分是松弛性瘫痪还是痉挛性瘫痪

一般来说，松弛性瘫痪者多气虚、阳虚，治宜加大补气药量，并加附子、巴戟天、淫羊藿等；而痉挛性瘫痪则多肝肾阴亏虚，引起内风，治宜滋肝肾、舒筋骨、息风止痉。

3. 针灸对偏瘫有很好疗效

根据虚实给予选穴针刺。急性期中脏腑者常用醒神开窍法促醒，中经络及恢复期能促进肢体功能恢复，可获显效。

（三）中医康复治疗方案

1. 辨证论治

（1）风痰瘀血，痹阻脉络。

主症：半身不遂，口舌㖞斜，舌强言謇或不语，偏身麻木，头晕目眩。舌质黯淡，舌苔薄白或白腻，脉弦滑。

治法：息风涤痰，活血通络。

方药：半夏白术天麻汤加减。

法半夏 12 g，茯苓 15 g，白术 12 g，胆南星 9 g，天竺黄 12 g，天麻 12 g，香附 12 g，丹参 15 g，大黄 6 g（后下）。

临证参考：本证以标实为主，临证时应针对风、痰、瘀各证候要素的权重，可以调整处方药物或剂量。

一般发病早期，风象突出者，可以加重平肝息风之力，如选用钩藤、石决明等。病情平稳后，以痰瘀阻络为主，重在活血化瘀，可选用鸡血藤、伸筋草、地龙等。进入恢复期，渐显气虚之象时，注意及早使用甘平益气之品，如太子参、茯苓、山药等，此方选用酒大黄是以涤除痰热积滞为目的，用量宜轻，不可过量，若确有腑气不通，可改用生大黄。风痰互结，瘀血阻滞，日久易从阳化热，故临床上用药不宜过于温燥，以免助热生火。

（2）肝阳暴亢，风火上扰。

主症：半身不遂，偏身麻木，舌强言謇或不语，眩晕头痛，面红目赤，口苦咽干，心烦易怒，尿赤便干。舌红或红绛，舌苔薄黄，脉弦有力。

治法：平肝泻火通络。

方药：天麻钩藤饮加减。

天麻15 g，钩藤15 g，生石决明30 g（先煎），川牛膝18 g，黄芩12 g，山栀12 g，夏枯草12 g，益母草15 g，海藻15 g，全蝎6 g。

临证参考：此证见于脑卒中急性期，往往病情迅速变化，需根据症候演变及时调整治疗方案，若症见意识恍惚、迷蒙者，为风火上扰清窍，由中经络向中脏腑转化，配合灌服牛黄清心丸或安宫牛黄丸以开窍醒神；若风火之邪挟血上逆，加用凉血降逆之品以引血下行。如出现大便秘结，腑气不通，应及时通腑泄热。如喉中有痰，舌苔黄腻，可加用胆南星、天竺黄、瓜蒌等清热化痰之品。如出现呕血，可加用凉血降逆之品。

（3）痰热腑实，风痰上扰。

主症：半身不遂，口舌㖞斜，言语謇涩或不语，偏身麻木，便干便秘，头晕目眩，咳痰或痰多。舌质黯红，苔黄或黄腻，脉弦滑或偏瘫侧脉弦滑而大。

治法：清热涤痰，通腑泄热。

方药：星蒌承气汤加减。

大黄10～15 g（后下），芒硝10 g（分冲），全瓜蒌15～30 g，胆南星6～10 g。

临证参考：脑卒中病急性期常因中焦气机不利、痰热壅滞、腑实不通而见痰热腑实之证。及时运用化痰通腑法治疗，一可通畅腑气，去痰通络，敷布气血，促进上身不遂等症的恢复；二可清除肠胃痰热积滞，使浊邪不得上扰神明；三可急下存阴，以防阴劫于内、阳脱于外。正确运用化痰通腑法，掌握通下的时机，是治疗痰热腑实的关键。如热象明显者，加山栀子、黄芩清热泻火，加强清热之力；年老体弱津亏者，加生地黄、麦门冬、玄参，以增液行舟。

（4）气虚血瘀。

主症：半身不遂，口舌㖞斜，言语謇涩或不语，偏身麻木，面色㿠白，气短乏力，口角流涎，自汗出，心悸便溏，手足肿胀。舌质黯淡，舌苔薄白或白腻，脉沉细、细缓或弦细。

治法：益气活血，扶正祛邪。

方药：补阳还五汤加减。

黄芪30～120g，当归12g，赤芍15g，川芎15g，桃仁12g，红花9g，地龙12g。

临证参考：本证多见于脑卒中恢复期。气虚明显者，可加党参、太子参以益气通络；肢体麻木者，可加木瓜、伸筋草、防己以舒筋活络；上肢偏废者，可加桂枝以通络；下肢瘫软乏力者，可加续断、桑寄生、杜仲、牛膝以强壮筋骨；急性期气虚伴血瘀者，不宜过早重用黄芪，以免助热生火，加重病情，脑卒中后逐渐出现健忘、神情呆滞者，可加石菖蒲、郁金、远志等化痰开窍。

（5）阴虚风动。

主症：半身不遂，口舌㖞斜，舌强言謇或不语，偏身麻木，失眠，手足心热。舌质红绛或黯红，少苔或无苔，脉细弦或细弦数。

治法：滋养肝肾，潜阳息风。

方药：镇肝息风汤加减。

川牛膝30g，代赭石30g（先煎），龙骨30g（先煎），牡蛎30g（先煎），龟甲20g（先煎），白芍15g，玄参15g，天门冬12g，川楝子10g，茵陈20g，麦芽15g，钩藤15g，菊花10g。

临证参考：本证多见于脑卒中恢复期患者，常与素体阴虚有关，在救治脑卒中急症时应注意顾护阴津，祛邪而不伤正。对于阴虚阳亢明显者，也可以选用镇肝息风汤加减。为防滋阴碍胃，可加健脾益胃之品。心烦失眠者，可加栀子以清心除烦，加珍珠母以镇心安神；头痛重者，可加夏枯草以清肝息风，加川芎、白芷、全虫等以祛风活血止痛。

（6）络脉空虚，风邪人中。

主症：手足麻木，肌肤不仁，或突然口眼㖞斜，语言不利，口角流涎，甚则半身不遂。舌苔薄白，脉浮弦或弦细。

治法：祛风通络，养血和营。

方药：大秦艽汤。

秦艽12g，当归12g，细辛3g，羌活6g，防风6g，白芷6g，川芎9g，白芍12g，独活9g，生地黄12g，甘草6g。

临证参考：本证以急性期多见，有风热表证者，可去羌活、防风、当归等药，加桑叶、薄荷、菊花以疏风清热；仅见口眼㖞斜而无半身不遂等症者，可用牵正散加荆芥、防风、白芷以散风祛邪；兼表热者加金银花、连翘、薄荷以疏散风热；必要时加红花以活血化瘀。

（7）痰热内闭清窍。

主症：起病骤急，神昏或昏愦，半身不遂，鼻鼾痰鸣，肢体强痉拘急，项背身热，躁扰不宁，甚则手足厥冷，频繁抽搐，偶见呕血。舌质红绛，舌苔黄腻或干腻，脉弦滑数。

治法：清热化痰，醒神开窍。

方药：羚羊角（山羊角代）汤加减。

羚羊角（山羊角代）骨30 g（先煎），珍珠母30 g（先煎），竹茹15 g，天竺黄15 g，石菖蒲10 g，远志5 g，夏枯草15 g，牡丹皮15 g，配合灌服或鼻饲安宫牛黄丸。

临证参考：本证多见于脑卒中重症患者，其症候演变迅速，治疗当以祛邪为先，重在清热化痰、醒神开窍，并注意通畅腑气，升清降浊。神昏而口噤不开、吞咽困难者，应选用静脉注射液治疗，同时可鼻饲中药或灌肠给药等。痰多者，可加竹沥、胆南星以清热涤痰；热甚者，可加黄芩、栀子加强清热；神昏重，可加郁金以醒神开窍。

（8）痰湿蒙塞心神。

主症：素体阳虚，湿痰内蕴，发病神昏，半身不遂，肢体松懈，瘫软不温，甚则四肢厥冷，面白唇黯，痰涎壅盛。舌质黯淡，舌苔白腻，脉沉滑或沉缓。

治法：温阳化痰，醒神开窍。

代表方剂：涤痰汤加减。

法半夏15 g，陈皮10 g，茯苓15 g，胆南星15 g，竹茹15 g，石菖蒲10 g，郁金15 g，远志5 g，配合灌服或鼻饲苏合香丸。

临证参考：本证属阴闭证，多与患者素体心脾气虚、痰湿内蕴有关，治疗应针对痰湿之症候要素，选择燥湿化痰之品；邪入腑脏，窍闭神昏，当以配开窍醒神之品。因药性多辛温、苦温，应注意避免温燥太过，耗伤津液，需根据症候的演变随时易法更方，如出现化热征象，当佐以清热之剂。

2. 中成药治疗

（1）静脉给药。

1）清开灵注射液40 ~ 60 mL加5% ~ 10%葡萄糖注射液500 mL静脉滴注，每日1 ~ 2次。适用于肝阳暴亢，痰热腑实证。

2）醒脑静注射液10 ~ 20 mL加5%葡萄糖注射液250 ~ 500 mL静脉滴注，每日1 ~ 2次。适用于肝阳暴亢，痰热腑实证；或中脏腑实证。

3）血塞通注射液200 ~ 400 mg加25% ~ 50%葡萄糖注射液40 ~ 60 mL静脉注射或加5% ~ 10%葡萄糖注射液250 ~ 500 mL静脉滴注，每日1次。适用于各种证型。

4）丹参注射液或复方丹参注射液20 ~ 40 mL加5% ~ 10%葡萄糖注射液250 mL静脉滴注，每日1 ~ 2次。适用于各种证型。

5）盐酸川芎嗪注射液80 ~ 120 mg加5% ~ 10%葡萄糖注射液250 ~ 500 mL静脉滴注，每日1次。适用于瘀血阻络证。

6）疏血通注射液4 ~ 6 mL加5% ~ 10%葡萄糖注射液250 ~ 500 mL静脉滴注，每日1 ~ 2次。适用于各种证型。

7）参麦注射液 20 mL 加 50% 葡萄糖注射液 40 mL 静脉注射；或 40 ~ 60 mL 加 10% 葡萄糖注射液 250 mL 静脉滴注，每日 2 次。适用于脑卒中之脱证，或由闭而脱，气阴俱伤的危急证。

8）参附注射液 5 ~ 20 mL 加 50% 葡萄糖注射液 40 mL 静脉注射；或 20 ~ 100 mL 加 5% ~ 10% 葡萄糖注射液 500 mL 静脉滴注，每日 1 ~ 2 次。适用于脱证或由闭而脱、阳气暴脱之危急证。

9）灯盏花素注射液 8 ~ 16 mL 或灯盏细辛注射液 20 ~ 40 mL 加 5% 葡萄糖注射液 250 ~ 500 mL 静脉滴注。适用于各期各型脑卒中。

（2）口服制剂。急性期随证选用安宫牛黄丸、苏合香丸、紫雪丹、新雪丹、至宝丹。

1）脑栓通胶囊，每次 3 粒，每日 3 次。适用于各种证型。

2）复方丹蛭片，每次 5 片，每日 3 次。适用于气虚血瘀或痰瘀阻络之偏瘫。

3）步长脑心通胶囊，每次 3 片，每日 3 次。适用于气虚血瘀之偏瘫。

4）华佗再造丸，每次 8 g，每日 2 次。适用于气虚血瘀或痰瘀阻络之脑卒中偏瘫、失语、口眼㖞斜、肢体拘挛麻木。

5）脑卒中回春丸，每次 3 片，每日 3 次。适用于气虚血瘀或痰瘀阻络之脑卒中偏瘫，口㖞，失语。

6）大活络丸，每次 1 丸，每日 2 次。适用于气虚血瘀或痰瘀阻络之脑卒中后遗症、偏瘫、麻木、肢体拘挛。

以上药物，原则上每一种类选用 1 种，根据病情虚实程度，选择一类或两类合用。

（魏　冰）

第三节　颅脑损伤

随着经济的不断发展，脑外伤患者越来越多。脑外伤不但死亡率高，而且经常导致不同程度的残疾。因此，即使患者度过了急性期抢救，他们的生活也将发生巨大的改变。脑外伤已经成为全世界主要的健康和社会经济问题，是经济发达国家引起年轻人死亡和致残的一个主要疾病。为了减少致残率、改善残存功能，康复治疗已成为脑外伤治疗中至关重要的一环，颅脑损伤康复也成为神经康复中仅次于脑血管病的康复对象。但脑外伤康复又有其特殊性，绝不能等同于脑血管病康复，其康复的复杂性、难度远远大于脑血管病，因为脑外伤损伤的部位常是多发的，病理是复杂多样的，不仅仅是肢体功能的康复，还牵涉中枢高级功能障碍的康复，且康复疗程长，费用多，所以脑外伤康复成为神经康复中难度最大的康复对象。正因如此，脑外伤受到神经外科、内科，特别是康复医学界的高度重视，得到了迅速的发展。

一、概述

创伤性颅脑损伤（TBI）是指由于头部受到钝力或锐器作用力后出现脑部功能的改变，如思维混乱、意识的改变、癫痫发作、昏迷、局部感觉或运动神经功能的缺损。

颅脑损伤分为原发性损伤与继发性损伤。原发性损伤是由直接暴力所致的颅内局部损伤或者打击部对侧的对冲伤，有一些则是由于切应力所致的弥漫性轴索损伤（DAI）。继发性损伤是指由于脑缺氧、代谢障碍、颅内血肿、颅内压增高等所致的脑损伤。

在患病率和死亡率方面，近年随着我国的车辆数明显增加，交通事故所致的颅脑损伤明显增多。在所有外伤性死亡原因中，颅脑损伤占第 1 位，为 1/3 ~ 1/2，而接近一半的颅脑损伤死亡发生在受伤现场、转运途中或者急诊室，总体的颅脑损伤死亡率为每年（22 ~ 35）/10 万，该数字随地区、种族、性别、年龄组等不同有一定的差异，而近年的死亡率的发展趋势各个报道结果也不一。

在性别方面，男性比女性的发病危险性更高。有研究报道，男女总体比例达到（2.8 ~ 4.0）：1，所有年龄组均是男性比女性更高。中国的研究报道男女比例为（1.7 ~ 2.5）：1。在美国的急诊科颅脑损伤研究中，总体的男女比例为（1.5 ~ 1.7）：1，该比值在青春或青年期更高（超过 2：1），而在老年组，女性的发病率更高。

在年龄方面，颅脑损伤呈现 3 个年龄高峰。发病的年龄段高峰出现在幼年、青春期的后期至成人早期即青壮年期、75 岁以上的老年期。中国有关的流行病学研究显示，发病最高峰出现在 40 ~ 49 岁（每年 97/10 万），这可能与中国经济生活水平有关。

在受伤原因方面，交通事故为首要原因，占一半以上，其次为摔伤或高空坠落，娱乐活动、枪击伤等也是颅脑损伤的病因。

二、颅脑损伤的分类

关于颅脑损伤严重程度的分类方法，文献中对颅脑损伤严重程度有多种分级方法。

（一）格拉斯哥昏迷量表（GCS）

GCS 目前使用最广泛。GCS 是根据患者对不同刺激的睁眼、口头表达以及运动反应能力来分级，13 ~ 15 分为轻度，9 ~ 12 分为中度，<9 分为重度。

但是，距离外伤的时间、血流动力学参数指标及麻醉镇静或兴奋类药物常会影响 GCS 的得分。

为了弥补 GCS 缺少瞳孔变化和神经系统体征等重要内容，难以反映患者全面情况，

Born 于 1985 年在 GCS 的基础上，增加了脑干反射计分法，称为格拉斯哥—莱吉昏迷量表（GLCS），分为 5 种脑干反射，共 6 级计分（0 ～ 5 分），分数越少伤害程度越重，而且损伤平面不同，计分也不同，故可以根据计分结果来反映脑干损伤平面，其计分方法如下。

（1）额眼轮匝肌反射。反映间脑—中脑交接处功能，即将患者眉尖皮肤，用拇指向外上方牵拉，再用叩诊锤拇指，如引起该侧闭目反射时为 3 分，提示脑干上部损伤。

（2）垂直性眼前庭反射。反映间脑—中脑交界处功能，即将患者头做快速屈伸俯仰动作，如出现眼球上下垂直运动者评为 4 分。

（3）瞳孔对光反射。反映中脑功能，用光照射瞳孔可引起收缩瞳孔的反射时评为 3 分。

（4）水平性眼前庭反射。反映脑桥功能，即将患者颈部快速左右转动，出现水平眼震或侧向凝视时评为 2 分。

（5）眼球心反射或称迷走反射。反映延髓功能，即用手压迫患者眼球，出现心率减慢者评为 1 分。

（6）无任何反射。反映脑功能已经完全丧失，评为 0 分提示脑干重度损伤。

（二）健忘持续时间与严重程度的关系

在奥姆斯特德研究中，结合意识丧失和颅内病变的情况来判定严重程度。

意识丧失或记忆缺失时间少于 30 分钟为轻度，30 分钟至 24 小时为中度，超过 24 小时或出现颅内血肿、挫裂伤、死亡为重度。

（三）目前国内应用较多的是根据病情轻重进行分类

该分类是根据昏迷时间、阳性体征及生命体征将病情分为轻、中、重及特重型。

（1）轻型。伤后昏迷时间 0 ～ 30 分钟，有轻微头痛、头晕等自觉症状，神经系统和脑脊液（CSF）检查无明显改变。

（2）中型。伤后昏迷 12 小时以内，有轻微的神经系统阳性体征，体温、呼吸、血压、脉搏有轻微改变。

（3）重型。伤后昏迷 12 小时以上，意识障碍逐渐加重或再次出现昏迷，有明显神经系统阳性体征，体温、呼吸、血压、脉搏有明显改变。

（4）特重型。脑原发损伤重，伤后昏迷深，有去皮质强直或伴有其他部位的脏器伤、休克等。

三、颅脑损伤的并发症

（一）外伤后癫痫

外伤后癫痫（PTE）是颅脑损伤的重要并发症之一。首先区分两个概念：外伤后癫痫与外伤后癫痫发作，前者是一个独立的诊断，后者仅是可能与外伤直接相关的一个症状。

颅脑损伤后 2 次或 2 次以上的非诱发性的癫痫发作称为外伤后癫痫。据统计，有 86% 的颅脑损伤患者在 1 次癫痫发作后 2 年内出现第 2 次发作，该比率也会随着随访期限的延长而增加。颅脑损伤占癫痫病因的 5%，症状性癫痫的病因中颅脑损伤占 20%。由于各个研究选择的对象不同，所报道的发生率为 4% ~ 53%。

外伤后癫痫发作通常又分为 3 种类型：急性癫痫发作、早期癫痫发作和晚期癫痫发作。通常的研究不包括那些受伤后立刻或数分钟内就出现的癫痫发作，即急性癫痫发作（通常指伤后 24 小时内发作），其病理机制和临床表现尚不明确，可能由外伤直接诱发所致。早期癫痫发作是指患者在颅脑损伤直接影响期间的发作，通常定为 1 周。晚期癫痫发作通常指外伤后超过 1 周的非诱发性癫痫发作。研究报道，在伤后 4 周内的癫痫发作，其中 90% 出现在第 1 周。而晚期发作主要出现在伤后 1 年内，虽然伤后数年以上也可能发作。

外伤后癫痫早期发作的独立危险因素有急性颅内血肿和急性硬膜下血肿（儿童）、严重的损伤（包括意识丧失或伤后记忆丧失 > 30 分钟）；晚期发作的危险因素有早期的外伤后癫痫发作和急性的颅内血肿尤其是硬膜下血肿、脑挫裂伤、严重的损伤（包括意识丧失或伤后记忆丧失 > 24 小时）、受伤时年龄超过 65 岁。

抗癫痫药物曾被用于预防颅脑损伤后癫痫的发生，据统计在 20 世纪 70 年代有 60% 的神经外科医师对于颅脑损伤患者预防性使用抗癫痫药物。此后进行了大量前瞻性的随机双盲对照研究，包括苯妥英钠、苯巴比妥、卡马西平等药物以及联合用药，考察这些药物能否预防颅脑损伤后早发或晚发的癫痫。虽然许多研究证实这些药物在治疗的第 1 周能抑制癫痫的发作，但是大多数研究并没有显示它们能降低晚发的外伤后癫痫的发生率。

对于外伤后癫痫则应根据情况应用抗癫痫药物予以治疗，以卡马西平、丙戊酸钠为宜，切忌用苯妥英钠，因为有研究表明，苯妥英钠可影响脑损伤的恢复。一旦所选药物有效，维持血药浓度直至完全不发作 2 ~ 3 年，再根据情况逐步减量，如停药后无发作则视为临床治愈。对难治性癫痫药物治疗无效时，可考虑手术治疗。

（二）脑积水

重型颅脑损伤患者并发脑积水十分常见，CT 诊断的发生率为 1.3% ~ 8.0%，尤其多见于外伤后蛛网膜下隙出血或出血破入脑室者。外伤性脑积水应尽早发现，并及时采取干预措施，否则可能对患者的病情、功能或预后产生重要的影响。

创伤后脑积水有急、慢性之分，伤后 2 周之内发生者为急性脑积水，伤后 3 周至 1 年发生者为慢性脑积水。但对急、慢性脑积水的发生率并无确切的报道。急性脑积水，尤其伤后 3 日之内发生者多为梗阻性脑积水或高颅压性脑积水，主要由于血凝块阻塞了中脑水管、第四脑室出口、基底池所致，或者红细胞阻塞了蛛网膜绒毛妨碍 CSF 吸收所致。慢性脑积水发生在伤后 3 周至 1 年，一般是交通性脑积水或正常压力性脑积水，主要由于重型颅脑损伤时 SAH 降解的红细胞阻塞蛛网膜绒毛导致蛛网膜纤维变性造成 CSF 吸收障碍所致。脑膜炎等颅内感染、小脑挫伤、第四脑室受压、幕上血肿伴对侧脑室扩大、颅内压增高与创伤后脑积水的发生有关。

高颅压性脑积水表现为脑外伤后持续昏迷或意识一度好转又转差,骨窗外膨,张力增高,患者出现头痛、喷射性呕吐、视物模糊等精神意识障碍症状。正常压力性脑积水表现为三联征,即认知障碍、步行困难及括约肌功能障碍,其中步态不稳较早出现,尿失禁较晚出现,精神障碍表现为近事遗忘,思维行动迟缓。这是额叶受到压迫的原因,这些症状起病隐袭,并渐进性加重。

外伤性脑积水为一逐渐进行性疾病,因此,CT 的动态观察尤为重要,包括测定 Evans 指数、头围、蝶鞍等。CT 主要表现为 Evans 指数(CT 查脑室双侧额角最大宽度除以颅的最大宽度)≥ 0.3,头围扩大,蝶鞍破坏。具体表现为:对称性脑室扩大,以侧脑室周围特别是额角最为显著,额角部可见因脑脊液渗漏而出现间质性水肿,表现为低密度区,有时 CT 正常,有时仅表现为第三脑室扩大;脑室扩大重于脑池的扩大,不伴脑沟变宽、脑组织软化,需要与外伤性脑萎缩相鉴别。

预防外伤性脑积水可采取下列措施。

(1)尽量消除各种形成脑积水的因素,积极处理原发性损伤,清除血肿,解除压迫。

(2)降低颅内压,改善脑脊液循环。

(3)蛛网膜下隙出血患者可在无脑疝危险因素下腰椎穿刺放出血性脑脊液,出血多者可用腰大池置管持续外引流。

(4)脑室积血者行侧脑室穿刺外引流术,有血凝块时可注入尿激酶溶解血凝块和纤维蛋白,以避免血块堵塞室间孔和中脑水管;对有占位效应者可手术消除脑室内血肿,对出血仅局限在脑室内无占位效应者也可经腰大池引流。

(5)加强抗感染治疗,预防中枢神经系统感染。

(6)尽量减少不必要的大骨瓣减压;颅骨缺损者尽快行颅骨修补术,恢复颅腔容积的稳定性。

(7)脑室或蛛网膜下隙出血后要长期随访以期尽早发现可能出现的脑积水症状,及时处理,有效降低重型脑外伤的死残率。

急性脑积水给予适时干预,如脑脊液充分引流,血肿腔及脑室尿激酶液化冲洗,腰椎穿刺或置管恒压引流等治疗,使脑室系统出血的患者,颅内压迅速降至正常,脑室系统内的血凝块较快液化,脑脊液颜色逐渐变澄清,脑脊液血红蛋白含量明显降低,经过治疗多可完全缓解,如效果不好,可转为脑室—腹腔分流术治疗。

对于明显影响患者功能和预后的慢性脑积水,应积极进行分流手术,一般预后较好。脑室—腹腔分流术具有简单、安全、术后缓解率高等优点,目前应用较广。但仍有感染和再梗阻的可能。按所测定患者脑脊液压力选择不同压力阀的分流管，颅内压（ICP）高于 140 mmH₂O 者用中压阀，ICP 低于 140 mmH₂O 者用低压阀。损伤后 6 个月内行脑室分流术的疗效好，损伤 6 个月以上脑组织形成广泛软化灶，并出现胶质增生，因此术后改善差。腰椎穿刺放脑脊液试验阳性及腰椎穿刺放液后症状改善的患者行脑室分流术的疗效好。脑室—腹腔分流术后 2 周复查头颅 CT 时可有明显的改善。步态障碍为主或步态障碍先于智力障碍出现者分流效果好，而以智力障碍为主要症状的患者术后效果不理想。

（三）外伤性脑梗死

外伤性脑梗死（TCI）是因损伤引起局部脑血液供应障碍，导致脑组织缺血损害及神经功能障碍的一种病理状况，是颅脑损伤的并发症之一，是脑梗死的一种特殊类型。动物研究发现，大鼠冲击伤后 12 小时脑血管内即有大量微血栓形成，此后逐渐增多，伤后 7 日逐渐下降，此外在脑内血栓相对集中区域还发现大量的变性神经元。这提示颅脑损伤引起脑内广泛血栓形成，可能是外伤后脑梗死的原因之一。

TCI 在临床上也并不少见，国内有陆续的研究报道，尤其多见儿童外伤性基底核腔隙性脑梗死。并发大面积脑梗死者少见，有报道在收治的 1 496 例颅脑创伤患者中，并发大面积脑梗死 35 例，仅占 2.34%。有学者将 TCI 分为 5 型：Ⅰ 型，腔隙性梗死型；Ⅱ 型，单脑叶型；Ⅲ 型，多脑叶型；Ⅳ 型，挫伤出血型；Ⅴ 型，小脑与脑干型。其中 Ⅰ、Ⅱ 型疗效较好，Ⅲ ~ Ⅴ 型病情严重，病死率和致残率高。年龄、低血压或休克、蛛网膜下隙出血、脑挫裂伤、硬膜下血肿、并发脑疝、并发糖尿病等因素是颅脑损伤继发外伤后脑梗死的危险因素。

单纯灶状梗死内科综合治疗疗效可靠；单纯大面积脑梗死及并发颅脑损伤的灶状梗死积极手术减压，及时改善微循环，可取得良好的效果；并发重型颅脑损伤以及老年人的大面积脑梗死预后差。小儿外伤性脑梗死多有明确轻微头外伤史，多发生于一侧基底核区，诊断主要依据临床表现和影像学检查，以保守治疗为主，早期发现和治疗是成功的关键。

（四）外伤性低颅压综合征

外伤性低颅压综合征是指患者侧卧腰椎穿刺压力在 7.84 kPa（80 cmH₂O）以下所产生的综合征。可能原发于伤后脑血管痉挛，使脉络丛分泌脑脊液的功能受到抑制；也可能继发于脑脊液漏、休克、严重脱水、低钠血症、过度换气以及手术或腰椎穿刺放出过多的脑脊液等。

头痛为主要症状，多发生在伤后 1 ~ 2 小时或 2 ~ 3 日后，位于前额及后枕部，随头位的升高而加剧，并可向全身放射。采取平卧位或头低位时头痛即减轻或消失。其次是眩晕和呕吐，每于头位变动时或剧烈头痛之后，即出现头昏、目眩、恶心、呕吐，患者常有脉搏细速、血压偏低、畏光、乏力、畏食、失水及颈僵等表现，严重时可出现意识障碍，轻者嗜睡，重者昏迷。少数患者尚可出现自主神经症状，如生命体征显著波动，面部和颈部皮肤阵发性潮红，甚至个别患者因脑组织失去脑脊液的托浮和衬垫作用，使脑神经直接受到挤压或牵扯而出现瞳孔不等大和（或）外展肌麻痹等征象。外伤性低颅压综合征的诊断主要依靠临床特点和腰椎穿刺测压来确诊。

外伤后低颅压综合征的治疗，可因不同的病因而略有差异，但基本原则相同，常用的操作方法如下。

（1）平卧休息，不睡枕头，必要时采取足高头低位。

（2）增加液体摄入量，每日经口服或静脉均匀滴注生理盐水 1 000 mL 及 5% 葡萄糖注射液 2 500 ～ 3 000 mL。

（3）给予含 5% CO_2 的氧气吸入，每小时 5 ～ 10 分钟，可使脑血管扩张、阻力减小，促进脑脊液分泌。

（4）静脉注射蒸馏水每日 10 ～ 15 mL，可以反射性刺激脑脊液的生成，但必须注意溶血反应。

（5）必要时每日静脉滴注 0.5% 低渗盐水（500 ～ 1 000）mL，有增加脑脊液的功效。

（6）应用有利于改善颅内低压的药物，如麻黄碱、神经垂体素、皮质甾体等。对继发性颅内低压的患者，则应针对病因及时处理，如行脑脊液漏修补术。如能及时诊断并治疗，一般预后较好。

四、颅脑损伤后的康复治疗原则

（一）急性期的康复治疗

颅脑损伤患者的生命体征稳定，特别是颅内压持续 24 小时稳定在 2.7 kPa 以内即可进行康复治疗，主要包括：①定时变换体位；②保持良好肢位；③关节被动活动；④呼吸道的管理；⑤并发症的治疗。

对于中、重度患者即使意识状态不清也要进行一定的床旁康复治疗，以预防压力性损伤形成，防止关节挛缩和失用综合征。重症监护室的护士应了解一定的康复知识，如翻身时应注意防止牵拉瘫痪的上肢，以防止肩关节半脱位的形成，应了解对于偏瘫患者如何进行良好肢位摆放才能防止关节畸形的发生等。

要保持每日进行 1 ～ 2 次全身肢体每个关节 3 ～ 5 次的被动活动，活动时注意手法要轻柔、缓慢，避免疼痛及以骨化的产生。

呼吸管理是脑外伤性损伤全身管理中重要的一环。除脑外伤的脑干损伤累及呼吸中枢产生呼吸障碍外，还可因并发胸部损伤、腹腔出血、呼吸道阻塞产生呼吸障碍，呼吸障碍使呼吸道内的分泌物无法排出，易并发肺炎，肺不张又进一步加重呼吸障碍，因而这类患者常做气管插管及气管切开，施行人工呼吸或呼吸机呼吸。这要求对呼吸障碍进行严密管理，防止呼吸道阻塞及肺部感染。这些并发症使肺气体变换功能降低。肺部炎症引起的高热使脑细胞耗氧增加,二者均加重脑细胞缺氧使脑细胞进一步损伤,神经功能障碍更加严重,而且又是脑外伤患者死亡的重要原因之一。

保持呼吸道通畅,防止肺部感染。定时变换体位、体位引流、振动排痰、叩击背部等均是有效的保持呼吸道通畅、防止肺部感染的有效措施。

早期坐位训练是一个有争论的问题。反对者认为,在脑外伤时常伴有高颅内压存在,应保持绝对安静,过早坐起易增加脑疝的危险性。赞同者认为,脑外伤伴昏迷患者卧床时间长,易发生直立性低血压。是否早期坐位训练因患者病情而异,就是从患者的康复为出发点,根据患者病情障碍程度进行层次化康复。病情重、昏迷重、并发症多、持续颅内压高于25 mmHg具发生脑疝的危险,严禁坐位。病情轻、昏迷浅、并发症少,颅内压稳定在20 mmHg以内,在严密监视下逐步坐起。在进行中,一旦意识障碍加重、颅内压升高就应立即停止。

(二)恢复期的康复治疗

1. 特点

关于颅脑损伤者的认知、语言、吞咽、运动感觉障碍、平衡障碍等的康复训练与脑卒中有很多相似之处,但颅脑损伤者障碍的特点如下。

(1)患者多较年轻、既往体健。

(2)认知和行为障碍突出。

(3)多个系统损伤并存。

(4)多有失用综合征。

(5)常并发骨折、其他脏器损伤等。

(6)有时影像学变化与临床体征不符。

(7)恢复期相对更长。

2. 恢复期的康复治疗

(1)多有认知和行为障碍,对康复训练造成一定的困难。

(2)病情常较复杂,常为多系统病变同时存在,如既有锥体束损害又有锥体外系损害,还可同时并发共济失调,在训练中应准确找出问题点。

(3)患者常因未进行早期康复而出现失用综合征,如关节挛缩畸形、异常姿势、异常步态等,须及时纠正,必要时需手术治疗,以利康复的进行。异位骨化的发生率也较脑血管病患者常见,应积极防治。

(4)气管套管的拔除。逐渐堵管,检测血氧含量,直至连续堵管48小时而血氧含量仍在正常范围内时则可考虑拔除套管。

(5)胃管的问题。在吞咽功能有改善的情况下,应积极进行吞咽功能训练,及早拔除胃管;在短时间内无拔除胃管的情况下,应尽早做胃造瘘。

（6）尿管的问题。应做好膀胱的管理，一定要定时定量进水，夹闭尿管定时开放，保持膀胱功能。

（7）外伤后癫痫的处理。不主张预防性应用抗癫痫药物，对于确诊的外伤后癫痫患者，可根据发作类型合理使用抗癫痫药物。

（8）脑积水的处理。对于脑积水的高危患者，应定期进行 CT 或 MRI 检查，注意临床症状变化，适时进行脑室—腹腔分流手术。

（9）颅骨修补问题。对于外伤或手术造成的颅骨缺损，应视患者一般情况以及缺损部位、大小、颅内压、感染等情况，并结合病程时间，考虑是否行修补手术。

五、颅脑损伤后功能障碍的评定与治疗

（一）意识障碍

脑外伤后意识障碍的患者经急性期治疗后，部分患者可完全恢复意识，但重度损伤者可持续昏迷或成为植物状态，或恢复部分意识成为最小意识状态。处于持续性植物状态（PVS）的患者，其脑病变已处于亚急性期或慢性期，此时神经元胞体和突触变性已不可逆。因此，到目前为止，对于 PVS 患者尚无任何有效的操作方法。某些神经营养药物虽然在动物实验中对于神经再生有促进作用，但在临床应用中对于 PVS 患者无效。对脑组织进行电刺激虽然对某些患者有效，但目前仍有争议。对患者进行积极的营养支持和妥善的护理非常重要。

脑外伤急性期常用格拉斯哥昏迷量表评分来判定患者的意识状况，操作简单，临床应用较广。但研究发现，格拉斯哥昏迷量表并不适用于恢复期患者，而常选用扩展的格拉斯哥昏迷量表或者残疾等级量表。多种神经电生理检查和神经影像学检查也用于意识障碍严重程度的判定和预后的预测，如脑电图、诱发电位、功能磁共振、单光子发射型计算机断层仪等。恢复期的康复治疗措施主要有以下几方面。

1. 常规基本治疗

（1）继续针对病因及并发症的治疗。对于外伤性损伤患者应及时实施止血、脱水、抗感染等治疗，必要时进行手术清除血肿、去骨瓣减压等处理，脑积水患者应及时行脑脊液分流术，预防和治疗呼吸道感染、尿路感染、压力性损伤，防止关节挛缩、肌肉痉挛、肢体静脉血栓形成等。保证营养摄入，维持水电解质平衡。对并发有其他器官外伤或原发性高血压、糖尿病、冠心病者，需积极采取措施予以控制。

（2）药物治疗。伤后可予以增加脑血流量药物、促进中枢神经细胞代谢药物及神经功能恢复药物等。同时要慎用有碍于进行中的神经恢复的药物，如苯妥英钠。

（3）传统的康复治疗。运动治疗、职业治疗、日常生活活动等训练，可有效预防并发症，增加与环境的接触，促进意识的恢复。

（4）中医治疗。中药、针灸、按摩等治疗，可协助促醒、改善肢体运动、抑制痉挛等。

（5）康复护理。对患者皮肤、呼吸道、营养、大小便等全面管理，并提供感觉刺激，达到促进恢复的目的。康复护理是维持患者生存的关键。

2.刺激性治疗

刺激性治疗包括环境刺激法、操作刺激法、感觉刺激法、药物刺激法及神经电刺激法。

（1）环境刺激法。尽管缺乏有效的报道，但仍然广泛应用于临床中。具体方法是让患者有计划地接受自然发生的环境刺激，如阳光、空气、湿度等，有助于促通皮质与皮质下的联系。

（2）操作刺激法。该法是一种条件反射法，也是行为治疗的一种方法，即对患者的某一行为作出反应，使患者从中吸取教训，调节其行为。也就是说，根据条件操作的原理对自发的或诱发出的反应给予系统性增强。

（3）感觉刺激法。可让患者接受声、光、言语、面孔等刺激，改变大脑皮质的抑制状态，达到自身调节而加快意识恢复的目的。

（4）药物刺激法。一些特殊的药物对脑损伤可起到促进恢复的作用，如 TRH、苯丙胺等，但目前仍在广泛研究中。

（5）神经电刺激法。包括背侧丘脑电刺激、脑干中脑电刺激、小脑电刺激、高颈髓后索电刺激及周围神经刺激等，但确切的疗效证据尚在研究中。

3.高压氧治疗

高压氧使大脑内毛细血管血氧增加，改善缺血半暗区的缺氧状态，促进侧支循环的生成，使神经细胞功能得以恢复。高压氧治疗开始要早，疗程也可能需要较长时间，同时要注意高压氧的禁忌证和不良反应。

（二）精神心理障碍

1.脑外伤后抑郁

脑外伤后抑郁的发生率早期研究报道为 6% ~ 77%，差异如此之大可能与选择的病例、随诊时间、精神疾病的诊断标准缺少统一性有关。急性期发生的严重抑郁的平均持续时间为 4.7 个月（1.5 ~ 12 个月），少数病例在好转后又复发。而焦虑性抑郁的持续时间（7.5 个月）要明显长于非焦虑性抑郁（1.5 个月）。1 个月后迟发的严重抑郁的平均持续时间为 4.0 个月。脑外伤后 1 年内的严重抑郁障碍发生率基本稳定在 25% 左右，有些患者好转，也有些患者又出现，轻度抑郁的发生率则上升至 12%。

脑外伤后严重抑郁患者较早期的症状表现为抑郁情绪、体重下降 / 食欲减退、精神运动性兴奋、无力、内疚感，而迟发（6 个月后）出现的症状常为兴趣减退或快感缺乏、失眠、失去自我价值感、思考或集中能力下降、自杀倾向，而其他一些症状如体重增加、食欲增强、睡眠过度、精神运动性迟滞等，与非抑郁组无显著性差异。

一般认为，严重抑郁障碍持续时间较长（6个月或以上）者才可能影响到脑外伤的长期预后，持续3个月以内对预后的影响很小。存在严重的抑郁与社会心理预后较差有明显的相关性。严重抑郁对日常生活能力的预后也有不利的影响，对患者的参与康复训练的主动性和早期的社会交往都有负面的影响。

2. 脑外伤后焦虑

根据DSM-V标准，脑损伤后焦虑应诊断为脑外伤继发的焦虑障碍，并作出合适的分类，包括普通型焦虑障碍、惊恐发作、强制性强迫症和创伤后应激障碍。文献报道，脑外伤后焦虑障碍的发生率为11%～70%。

3. 脑外伤后躁狂

Shukla等报道了20例闭合性脑外伤后出现躁狂综合征的患者，发现躁狂与创伤后癫痫尤其是复杂部分性（颞叶癫痫）有显著的相关性，但是与双相型障碍的家族史无相关性，与脑损伤的类型或严重程度、肢体或智力缺损、社会功能水平、精神心理障碍的个人史或家族史都没有明显的相关性。继发性躁狂一般在脑损伤后3个月左右发作，持续约2个月，而兴奋或开放的情绪平均持续5～7个月。

4. 脑外伤后精神障碍

精神障碍多见于重度颅脑损伤患者。急性期在意识恢复过程中，可出现谵妄、幻觉、兴奋、躁狂、易激惹、攻击行为等症状，但经过治疗后，随着病情好转可在短期内恢复。而恢复期的精神障碍则多为脑部有器质性损害所致，如瘢痕、囊肿、脑膜粘连、神经元退变、脑萎缩和脑室扩大，尤其是额叶、边缘系统损伤，表现为妄想、幻觉、癔症样发作、人格改变、行为异常等，常并发有认知功能和情绪心理障碍。器质性精神障碍恢复较为困难，并影响患者的预后，药物和心理治疗的效果相对较差。

5. 治疗

（1）药物治疗。在抗抑郁药物的选择上通常考虑到它们的不良反应，轻度的抗胆碱能活性、降低癫痫发作的阈值和轻度的镇静作用是3个最主要的考虑因素。研究发现，舍曲林对于轻度脑外伤患者的心里烦闷、发怒、攻击性症状都有显著的改善作用，对于认知功能也有一定的改善作用。选择性5-羟色胺再摄取抑制药（SSRI）作为抗抑郁药的不良反应相对更小。较常用的有西酞普兰、舍曲林、帕罗西汀。曲唑酮是一种选择性的抗抑郁药，也能抑制5-羟色胺的再摄取。也有报道关于脑外伤后抑郁的兴奋性药物治疗，包括苯丙胺和哌甲酯。

丁螺环酮对5-羟色胺1A受体有激动作用，而对多巴胺能D_2受体有拮抗作用，已被证明是一种安全有效的抗焦虑药，对认知功能的影响比地西泮（安定）或其他抗焦虑药要小，而且没有成瘾性。地西泮对脑外伤后焦虑障碍可能是有效的，但是其不利的作用如镇静、行为失去控制、记忆受损等都限制了它在这些人群中的使用，而且禁忌长时间使用。一般更推荐使用短效药物，如劳拉西泮或奥沙西泮，临床发现它们出现的认知和镇静的问题要少些。近几年，抗抑郁药也越来越多地被用于治疗焦虑障碍，FDA 也已经批准它们用于治疗普通型焦虑障碍、惊恐发作、社交恐怖症、创伤后应激障碍和强制性强迫症。SSRI 可考虑作为治疗脑外伤相关的焦虑障碍的一线用药，不良反应小，耐受性更好。对于继发性躁狂的治疗尚无系统性的研究，可乐定（每日 600 μg）对于逆转躁狂症状是有效的。锂剂、卡马西平和丙戊酸的疗效也有一些个例报道。

（2）其他治疗。电休克治疗在脑外伤患者并非禁忌，在其他操作方法无效时可考虑使用。社会干预和合适的心理治疗对于脑外伤后抑郁也能发挥重要的作用。脑外伤后焦虑障碍的治疗还包括个体的心理治疗、行为疗法、社会心理治疗，当焦虑症状非常严重而且导致明显的损害时，应考虑使用抗精神病药物。

（三）认知障碍

脑外伤后常见认知障碍表现为信息处理的速度和效率降低，注意力和专注力容易分散，学习和记忆障碍，知觉混乱和自我意识丧失，交流障碍，执行功能障碍等。

1. 注意力障碍

大脑额叶在有目的的主动注意和集中注意中起着重要作用，海马及与之联系的尾状核是实现选择注意的重要器官，中脑和上脑桥平面以上网状结构的上行激活系统被认为是保证觉醒和注意力的最泛化状态的脑机构。这些部位的任一部位损伤，都将导致注意力下降，或者影响注意系统的某一特定方面。不同程度、不同年龄和性别的脑外伤患者均可出现注意力损害，儿童脑外伤患者的注意力更易受损，因为儿童的注意力正处在不断地发育过程中。临床上表现为患者注意力不集中，不能完成复杂的工作，难以同时执行 2 种以上的任务。

评价方法包括符号划消测验、同步听觉系列加法测验、Stroop 测验和儿童每日注意力测验法。

注意障碍的康复包括唤起注意力训练，自我管理策略和环境改进，外部辅助获取及组织信息，心理支持等。康复方法如使用电脑游戏，通过画面、声音、特制的键盘与鼠标等，吸引患者的注意；专门编制的软件，让患者操作完成，训练注意、警觉性、视觉等；虚拟的应用：借助于计算机技术及硬件设备，实现一种人们可以通过视、听、触、嗅等手段所感受到的虚拟环境，进行注意力、信息处理能力、学习及记忆能力的训练。

2. 记忆力障碍

记忆力是不同脑部位都参与的复杂联合活动（信息多数存储在大脑皮质，也有信息存储在边缘系统、丘脑、脑干网状结构等部位），不同脑部位存储信息的功能是不同的。脑外伤后会一段时间失去意识，同时伴有失定向、意识混乱，以及情节记忆受损等症状，称为创伤后遗忘（PTA），其特点为顺行性遗忘。PTA 可以持续几分钟或几个月不等，它对于判断脑外伤的轻重程度和预后有重要的参考价值。对 PTA 最简单的评价是询问患者在外伤后能够记起的第一件事以及患者能够记起的外伤前的最后一件事，以此判断 PTA 的持续时间。

记忆障碍是脑外伤患者最常见、最持久的认知缺陷，不同程度的脑外伤均可导致记忆力的损害。脑外伤记忆障碍的特征：遗忘速率加快，语义主动组织缺陷，信息主动提取困难。从内容上看，各种材料的记忆能力普遍下降；从性质上看，长时记忆、短时记忆及瞬时记忆均明显受损。

外显记忆指有意识回忆信息的一种记忆形式，包括情节记忆和语义记忆等。内隐记忆指未意识其存在能无意识提取的过程，即个体没意识到提取信息这个环节以及所提取的信息内容，只是通过完成某项任务才能证实其保持有某种信息，包括程序性记忆、知觉表征系统所中介的知觉启动效应、语义启动和联想启动等。脑外伤患者的外显记忆与内隐记忆呈分离现象，外显记忆受损而内隐记忆正常。

记忆障碍的评价方法包括韦氏记忆量表、日常记忆问卷、Rivermead 行为记忆测试（RBMT）、剑桥前瞻性记忆测试、Galveston 定向力及遗忘症测定（GOAT）等。

记忆障碍的常用康复方法如下。

（1）外部刺激法。临床上常用的是补偿性策略，如写记事本、日记、策划等；对传统的外部辅助记忆工具的改进，如日记本结合自我指导训练；新的电子辅助记忆设备的应用，如电子辅助记忆器和声音组织器及虚拟现实技术对记忆的训练等。

（2）内部刺激法。口语记忆法适用于右半脑损伤或形象记忆差者，如首词记忆法、组块、联想、时空顺序、因果关系、自身对照、编故事法等；视形象技术。

无错性学习是新近提的比较多的一种训练记忆障碍的技术，即在学习中消除错误，从易到难，不让其经历失败。Tailby 等提出，无错性学习是内隐记忆和外显记忆联合作用的结果。

（四）言语及吞咽功能障碍

吞咽障碍多见于脑损伤患者，临床表现为液体或固体食物进入口腔，吞下过程发生障碍或吞下时发生呛咳、哽噎，可引起营养不良、脱水、心理障碍、吸入性肺炎、窒息等并发症，是导致脑损害患者生存质量下降、病死率升高的重要因素。

吞咽功能是多个层次和水平相互调节的一种复杂的生理活动，任何一个层次或者水平的损伤都可能造成整个调节网络的破坏，从而造成吞咽困难。

临床常用的评价方法包括床旁评估（洼田饮水试验、修订饮水试验、反复唾液吞咽试验等）和功能检查（VF 检查、吞咽光纤内镜检查、脉冲血氧定量法等）。研究表明，单纯应用床旁评估法检测患者有无吞咽障碍漏诊率极高，临床工作中要根据患者的具体情况选择相应的评价和检查方法。已有研究显示几种临床评价与功能检查结合运用，能更好地反映吞咽时的病理生理学和机械学变化，指导临床康复和治疗。

吞咽障碍治疗时首先要明确患者自身的意识状态，有无口腔、面部的感觉障碍，腭部的控制情况，舌的运动以及有无反射等一般情况，从这些结果综合考虑决定必要的训练和食块的形态。

1. 基础训练

包括舌肌、唇等吞咽肌的功能训练，如吹气、鼓腮、缩唇、微笑、吸吮等动作。

2. 摄食训练

躯干上抬 30° 仰卧位，头部前屈，给予患者易于吞咽的食物，如菜泥、果冻和蛋羹等，每次摄入量以 1/2 汤匙（1 ~ 4 mL）开始，然后酌情增加到 1 汤匙，进食速度以 30 分钟内摄入 70% 的食物量（首次食物量为 50 ~ 100 mL，随着吞咽功能的改善可逐渐增加）。

3. 理疗刺激

包括咽部冷刺激法、针刺疗法、低频脉冲电治疗等，这些刺激疗法能重新建立吞咽反射的皮质控制功能，可促进组织血液循环，改善咽部肌肉的灵活性和协调性，防止咽部肌萎缩，改善吞咽功能。另外，心理支持、营养支持也很重要。

脑外伤后吞咽障碍的预后和损伤部位、昏迷时间、气管插管史、精神状态、鼻饲管留置时间等因素有关，长期临床观察结果显示，大部分脑外伤患者的吞咽障碍 1 年后可基本恢复正常。

（五）运动功能障碍

脑外伤患者由于受伤原因、部位、病情严重程度等不同，遗留的运动功能障碍也复杂多样，可因锥体束损害表现为偏瘫、单肢瘫、双侧瘫，也可出现帕金森综合征、共济失调、舞蹈样动作等锥体外系表现。不仅如此，这些患者还常并发复合伤，如周围神经损伤、脊髓损伤、骨折、关节损伤等，对患者的运动功能也经常造成影响。部分脑外伤患者可同时存在以上多种运动功能障碍。

1. 偏瘫

这是脑外伤直接累及单侧皮质的结果，但也可因出血、缺氧或其他继发损伤产生。此种运动障碍类似脑血管偏瘫，常更为复杂，多并发其他严重的障碍。特别是与学习能力有关。

2. 双侧偏瘫

累及躯干及所有四肢、双侧脑外伤的结果。其程度可轻度到重度，且常不对称，随意运动可以全部消失，且可表现反射活动占优势。

3. 平衡障碍

几乎所有中度到重度脑外伤均存在平衡障碍，有些患者似乎没发觉感觉运动障碍。平衡障碍只有在做体育、娱乐等运动中，需要高水平平衡运动时表现出来。

4. 共济失调及不协调

这是由于小脑及基底核受损，部分是由于深感觉系统受损，患者可表现为单侧或双侧共济失调，影响运动流畅。有的也可出现意向性震颤。

针对脑外伤患者运动功能障碍的特点，康复评定和治疗常需要个体化。

（郭兴富）

第二章　神经肌肉疾病

第一节　帕金森病

　　帕金森病（Parkinson disease，PD），是神经内科仅次于阿尔茨海默病的第二大常见的神经退行性疾病，具有高患病率、高致残率和慢性病程等特点，目前正逐渐成为人口与健康领域中一个被高度和广泛关注的重要科学问题和社会问题。康复治疗对于改善患者的躯体功能、减少意外损伤、提高患者的生活质量具有重要的临床意义。

一、概述

（一）定义

　　帕金森病由英国医师 James Parkinson（1817 年）首先描述，是一种常见的中老年慢性、进行性中枢神经变性疾病，临床表现以静止性震颤、运动迟缓、肌强直和姿势步态异常等为主要特征。

（二）流行病学特点

　　帕金森病是中老年人常见的中枢神经系统退行性疾病，目前我国患者人数已超200 万，65 岁以上人群总体患病率约为 1.7%，并随年龄增加而升高，白种人高于黄种人，黄种人高于黑种人，发病年龄一般在 50～75 岁。但不同生活环境、不同地区的相同人种，患病有差异。经过年龄标化后显示的患病率，男女之比接近 1 或男性略多于女性。在北京、上海等一线城市，患者治疗率低于 40%，农村偏远地区更低。

（三）病因和发病机制

　　本病的病因和发病机制十分复杂，目前认为 PD 发病有多种因素参与其中，通过氧化应激、线粒体功能衰竭、细胞凋亡、免疫异常等机制导致黑质多巴胺能神经元大量变性丢失而发病。

1. 环境因素

环境中的 1- 甲基 -4 苯基 -1，2，3，6- 四氢吡啶（MPTP）和某些杀虫剂、除草剂是 PD 的发病危险因素。研究表明，MPTP 在脑内经通过抑制黑质线粒体呼吸链复合物 I 活性，使 ATP 生成减少，自由基生成增加，促使 DA 神经元变性死亡。

2. 遗传因素

帕金森病多为散发病例，约 10% 为家族性帕金森病，目前分子遗传学研究已经有 6 个与家族性帕金森病相关的致病基因被克隆，证明该病与遗传因素有关系。

3. 年龄老化

帕金森病 40 岁以前发病少见，随年龄增长，正常成年人脑内黑质多巴胺能神经元数目渐进性减少，纹状体内多巴胺递质水平逐渐下降。但临床只有当黑质多巴胺能神经元数目减少 50% 以上，纹状体多巴胺递质含量减少 80% 以上，才会出现帕金森病运动障碍的症状，而正常人通常不会达到这个水平，因此，年龄被认为只是本病的促发因素。

（四）临床表现

该病起病缓慢，初发症状以震颤最多，症状常从一侧上肢开始，逐渐波及同侧下肢、对侧上肢及下肢，四肢症状常不对称。

1. 运动功能障碍

（1）静止性震颤。这是 PD 最常见的初发症状，多自一侧上肢远端开始，拇指和示指呈"搓丸样"震颤，节律 4 ~ 6 次 / 秒，安静状态下明显，入睡后消失，精神紧张时加重。随病情发展，几个月到数年后震颤逐渐波及同侧下肢及对侧上下肢，最后可出现下颌、唇、舌及颈部的震颤。部分患者尤其是高龄老人可不出现震颤。患者可出现随意运动受限、手指精细活动能力下降。

（2）肌强直。强直多自一侧上肢的近端开始，逐渐蔓延至远端、对侧及全身，多表现为伸肌和屈肌张力同时增高。由于肢体及躯干的屈肌群和伸肌群均受累，检查者感受到的阻力增高始终一致，称为"铅管样肌强直"，若合并有肢体震颤则表现为"齿轮样肌强直"。由于这些肌肉的强直，常出现特殊的姿态，头部前倾，躯干俯屈，上肢肘关节屈曲，前臂内收，腕关节伸直（路标现象），指间关节伸直，拇指对掌（猿手），髋关节和膝关节略弯曲。部分患者常伴有腰背部关节疼痛而被误诊。

（3）动作迟缓。由于随意运动的减少以及运动幅度的减少，导致患者启动困难和动作缓慢，表现为各种主动运动减少，如面部肌肉强直，表情肌少动，双眼凝视，瞬目减少，面无表情而呈现"面具脸"。由于手及前臂肌肉的强直，手部精细活动障碍，书写时越写越小，尤其是在行末时写得特别小，呈"写字过小征"。

（4）姿势步态异常。步行障碍是帕金森患者最突出的表现。最初表现为下肢拖曳、上肢自动摆臂减少，随病情进展出现双上肢伴随动作较少或消失，双下肢步幅变小、步伐变慢，起步困难。有时患者表现为突然不能抬起双脚，好像双脚被粘在地上一样，称为"冻结"现象，多见于转弯、通过狭窄的通道、穿越繁华的街道或要到达目的地时。患者一旦启动后即以极小的步伐前冲，不能及时停步或转弯，称为"慌张步态"，这是帕金森病患者的特有体征。随着病情进展，患者由于起床、翻身、行走，进食等活动困难而显著影响日常生活能力，导致残疾。

2. 认知功能障碍

帕金森病患者精神症状发生率也较高，精神活动缺乏，性格顽固，常抑郁、幻视、妄想，思维迟钝或易激动，认知障碍或痴呆。

3. 构音障碍

因口、咽部肌群运动障碍，患者吞咽活动减少，发声缓慢、不协调，语调变低，发音吃力，甚至吐词不清，他人难以听懂，部分伴有鼻音化构音和语速的变化，可伴有流涎和吞咽困难。

4. 自主神经功能障碍

自主神经功能紊乱较多见，主要表现为多汗、流涎、顽固性便秘、直立性低血压、面部皮脂腺分泌过多等。

二、康复评定

进行评定前，应先了解患者的临床特点和分级，用药前后的症状变化，通过综合性评估，确定患者现有的各种功能障碍，制订个体化康复治疗方案。

（一）运动功能评定

1. 肌力评定

通常采用手法肌力测定（MMT）来判断肌肉的力量。PD 患者多伴有肌张力增高，MMT 不能敏感地察觉肌力的下降，可采用等速测试或等长测试的方法评估肌力。

2. 肌张力评定

大多采用 Ashworth 痉挛量表或改良 Ashworth 痉挛量表。

3. 关节活动度评定

由于肌肉强直、关节活动减少，关节及周围组织粘连，PD 患者关节活动受限。因此，做关节活动度评价，需要评定主动关节活动度和被动关节活动度。测量所使用的仪器设备通常为通用量角器、电子量角器、指关节测量器等。

4. 平衡功能评定

由于帕金森病患者基底神经核多巴胺分泌细胞的枯竭，其平衡和姿势控制能力退化，并伴有进行性运动功能减退。原发性 PD 患者的平衡功能，尤其是站立平衡功能是其康复评价中的关键。康复评定中常用的方法包括主观评定和客观评定两个方面。主观评定以观察和量表为主，客观评定主要是指平衡测试仪评定。

（1）简易评定法。可通过观察患者静态平衡和动态平衡来评估。

静态平衡法：如 Romberg 检查法、强化 Romberg 检查法。

动态平衡法：坐、站立时移动身体，在不同条件下行走，如足跟碰足趾、足跟行走、足尖行走、走直线、走标志物、侧方走、倒退走、走圆圈等。

（2）量表评定法。由于不需要专门的设备，评定简单，应用方便，临床应用广泛。目前信度和效度较好的量表主要有 Berg 平衡量表、Tinnetti 量表、Brunel 平衡量表，以及"站起—走"计时测试等。

（3）平衡测试仪。近年来国际上发展较快的一种定量评定平衡能力的仪器，可精确地测量不同状态下人体重心位置、移动的面积和形态，以此评定平衡功能障碍或病变的部位和程度。

5. 姿势评定

观察患者静态、动态的姿势变化。根据动作模式姿势反射的检查，评定其是否能完成正确的姿势反射。患者自然站立，观察患者头、颈、躯干、四肢的姿势，是否存在头部前倾、躯干俯屈、肩内收、肘关节屈曲、腕关节伸直、前臂内收、髋关节和膝关节弯曲的情况。推动患者，是否有跌向一侧或向后跌的倾向，或整个身体坐下。可利用平衡仪及三维动作分析系统进行姿势分析。

6. 步行能力评定

帕金森病患者步距变小是其步态异常的主要原因，小步、拖曳步态是帕金森病的特征性异常步态。临床通常采用定性分析和定量分析法。

（1）定性分析法。定性分析法主要通过目测患者的步态作出判断，其准确性或可靠性与评定人员技术水平和临床经验有直接关系。一般采用自然或习惯步态，来回步行数次，治疗师通过前面、侧面和后面进行反复观察。需要注意全身姿势和步态是否协调，包括步行节律是否均匀，双上肢摆臂是否协调，重心转移是否稳定、流畅、对称，各关节姿态与角度、患者神态与表情是否自然，以及辅助装置（矫形器等）的作用是否起效等。

（2）定量分析法。定量分析法是借助器械或专门设备对步态进行运动学和动力学的分析，数据较定性分析更为准确。

足印法：足印法是步态分析最早期和简易的方法之一。检测时在患者足底涂上墨汁，患者走过铺上白纸的步行通道（一般为 4 ~ 6 m），留下足迹，通过测量便可以得到相关数据。也可以在黑色通道上均匀撒上白色粉末，让患者赤足通过通道，留下足迹。

动力学分析：动力学分析法是通过对步行时足底作用力和反作用力的强度、方向和时间进行分析的一种方法，以此发现步态异常的原因。例如，利用测力平台分析患者身体运动时的垂直力和剪力，并与运动学参数结合分析内力，或通过表面肌电图反映运动中肌肉的活动模式。

（二）言语功能评定

帕金森病的言语障碍是一种运动减少型构音障碍，表现为音调单一、音量减弱、声音嘶哑、发声吃力、不协调、言语清晰度下降等，部分伴有鼻音化构音和语速的变化。Frenchay 构音障碍评定法是国际上常用的构音器官功能检查法，张清丽、汪洁等根据汉语特点，对 Frenchay 构音障碍评定法进行了修改。该评定法包括 M 反射、呼吸、唇、颌、软腭、喉、舌、言语 8 个大项和 29 个分项，每个分项按损伤严重程度分为 a ~ e 5 级，a 为正常，e 为严重损伤，根据 a 级所占的比例评定构音障碍的损伤程度。

（三）吞咽功能评定

1. 饮水试验

饮水试验由洼田俊夫在 1982 年提出。先让患者坐位下像平常一样喝下 30 mL 水，然后观察和记录饮水时间、有无呛咳、饮水状况等。分级标准及判断标准见表 2-1。

表 2-1 饮水试验的分级及判断标准

分级	判断标准
Ⅰ级，可一次喝完，无呛咳	正常：Ⅰ级，5 秒内喝完
Ⅱ级，分两次以上喝完，无呛咳	可疑：Ⅰ级，喝水时间超过 5 秒；Ⅱ级
Ⅲ级，能一次喝完，但有呛咳	异常：Ⅲ ~ Ⅴ级
Ⅳ级，分两次以上喝完，且有呛咳	
Ⅴ级，经常呛咳，难以全部喝完	

2. 反复唾液吞咽测试（RSST）

RSST 是一种评定吞咽反射能否诱导吞咽功能的方法。让患者尽量取坐位，或卧床时采取放松体位，检查者将手指放在患者的喉结及舌骨处，嘱患者尽量做快速反复吞咽动作，当确认喉头随吞咽动作上举并越过示指后复位，即完成一次吞咽动作，观察在 30 秒内患者吞咽的次数和力度。如患者口干难以吞咽时，可在舌面注入少许水，以利吞咽。

3. 吞咽障碍的辅助检查

包括影像学检查和非影像学检查，如电视荧光放射吞咽功能检查、电视内镜吞咽功能检查、超声检查、放射性核素扫描检查、测压检查、肌电图检查、脉冲血氧定量法等。

（四）认知功能评定

认知功能包括感觉、知觉、注意、记忆、理解等，属于大脑皮质的高级活动范畴。帕金森病患者不同程度伴有认知功能下降。

1. 简明精神状态检查法（MMSE）

MMSE有30个测试项目，包括时间与地点定向、语言（复述、命名、理解指令）、心算、瞬间与短时记忆、结构模仿等，满分30分，用时5～10分钟。

评分标准：文盲＜17分，小学文化程度＜20分，中学以上文化程度＜24分，即考虑患者存在认知功能障碍。

2. 长谷川痴呆量表

时间和地点定向、命名、心算、即刻和短时听觉词语记忆与MMSE相似，无"复述、理解指令、结构模仿"3项，有"倒背数字、类聚流畅性、实物回忆"3项，满分30分。

3. Loewenstein作业治疗认知评定

Loewenstein作业治疗认知评定成套测验（LOTCA）基本涵盖了检测认知功能的各个方面LOTCA成套检测法。评定一次需30～45分钟，包括定向力、视知觉、空间知觉、动作运用、视运动组织思维运作、注意力及专注力7个项目。

（五）日常生活能力评定

1. Barthel指数（BI）或改良Barthel指数（MBI）

目前是国际上通用的ADL量表。内容包括进食、洗澡、修饰、穿衣、控制大便、控制小便、如厕、床椅转移、平地行走及上、下楼梯10项。

2. 功能独立性评定（FIM）量表

FIM评估的是患者现在实际上做什么，而不是器官和系统障碍程度。FIM包含6个类别18项：自我料理（进餐、梳洗、洗澡、穿上衣、穿下衣、如厕）、括约肌控制（小便和大便的控制能力）、转移能力（床、椅、轮椅之间的转移并站起的能力）、运动能力（平地行走、上下一层楼或12～14级楼梯的能力）、交流（理解和表达的能力）和社会认知（社会交往和解决问题的能力），其中13项是运动性ADL，5项是认知性ADL。

（六）帕金森专科量表

Hoehn-Yahr分级表根据患者临床症状严重程度的不同，将Hoehn-YahrI Ⅱ级评为早期PD，Hoehn-Yahr Ⅲ级评为中期PD，Hoehn-Yahr Ⅳ～Ⅴ级评为晚期PD（表2-2）。

表2-2 Hoehn-Yahr分级表

分级	判断标准
Ⅰ级	身体一侧震颤、强直、运动减缓或只表现为姿势异常
Ⅱ级	身体双侧震颤、强直、运动减缓或姿势异常，伴或不伴中轴体征
Ⅲ级	类似于Ⅱ级提到的所有症状和体征，只是程度加重
Ⅳ级	患者的日常活动好使在其努力下也需要部分甚至全部的帮助
Ⅴ级	患者需借助轮椅或被限制在床上

修订的 Hoehn-Yahr 分级表是目前国际通用的记录帕金森病病情程度的定性分级量表（表 2-3）。

表 2-3　修订的 Hoehn-Yahr 分级表

分级	判断标准
0 级	无症状
1 级	单侧肢体疾病
1.5 级	单侧肢体合并躯干受累
2 级	双侧肢体疾病，但无平衡障碍
2.5 级	轻微双侧肢体疾病，后拉试验可恢复
3 级	轻至中度双侧肢体疾病，某种姿势不稳，独立生活
4 级	严重残疾，仍可独自行走或站立
5 级	无帮助时只能坐轮椅或卧床

Hoehn-Yahr 分级与生活功能程度根据功能障碍水平和生活能力障碍水平综合评定，在 Yahr 的分级基础上，又根据日常生活能力分级，Ⅰ级和Ⅱ级为一期，生活能自理；Ⅲ级和Ⅳ级为二期，生活部分自理；Ⅴ级为三期，生活不能自理，需全面借助（表 2-4）。

表 2-4　Hoehn-Yahr 分级与生活功能程度

分期	日常生活能力	分级	临床表现
一期	正常生活不需帮助	Ⅰ级	仅一侧障碍，一般功能障碍很轻或不明显
		Ⅱ级	两侧肢体或躯干障碍，但无平衡障碍
		Ⅲ级	轻度姿势反射障碍，日常生活可独自完成，劳动能力稍稍受限
二期	日常生活需部分帮助	Ⅳ级	重度姿势反射障碍，重度功能障碍，但可勉强完成站立、行走，日常生活需要部分借助，丧失劳动能力
三期	需全面帮助	Ⅴ级	日常生活不能完成，需完全借助

三、康复治疗

帕金森病是中老年人群常见的慢性、进行性、神经退行性疾病，早期诊断治疗，可更好地改善帕金森病患者的症状，甚至延缓病情发展。但是目前所应用的治疗手段，不论是药物治疗还是手术治疗，只能改善患者的症状，并不能阻止病情的发展，更无法治愈。康复治疗在 PD 的综合治疗中占有重要的地位。虽然药物治疗和康复治疗不能改变 PD 患者的最终结局，但在通过药物缓解症状的同时开展对 PD 的康复治疗，对于改善患者的运动能力、减少意外损伤、提高患者的生活质量具有重要的临床意义。帕金森病康复治疗应遵循"方式分级选择、难度宜简不宜繁、运动量宜小不宜大、运动时间宜短不宜长"的原则。

（一）运动疗法

通过主被动活动、肌肉牵伸与放松、步态训练、耐力训练等缓解、改善帕金森患者躯体功能，改善患者日常生活能力，同时预防失用综合征，预防跌倒。

1. 关节活动度训练

由于帕金森病患者肌张力增高，主动运动受限，长此以往关节活动度必然受到影响。关节活动度训练目的是维持和改善全身各关节的活动范围，防止关节及其周围组织粘连和挛缩。主要针对颈、肩、肘、腕、指、髋、膝、躯干，在患者耐受范围采取主动与被动活动各关节，同时配合短缩肌肉和肌腱的持续牵伸，能够预防和改善受限的关节。而胸廓的关节松动训练可以维持或改善胸壁、躯干的活动度，进一步改善患者的呼吸功能。通过对帕金森病患者四肢、肩胛、躯干、骨盆采取 PNF 治疗技术，可以改善患者关节活动度，加强近端关节的控制，提高步行功能。

2. 放松训练

研究发现，帕金森病患者在做放松动作时，大脑皮质放电活动异常，可能为运动抑制皮质系统异常和传入运动感觉综合系统减弱导致。因此，正确的放松训练对帕金森病患者的治疗有积极的作用。临床常用的放松训练方法是缓慢的节律性旋转训练，如颈部和躯干的旋转练习、腰背部伸展和骨盆倾斜运动。

3. 肌力训练

帕金森病患者近心端肌群可能更容易在早期受累，而且受累程度较远心端为重。肌力训练重点是胸肌、腹肌、腰背肌及股四头肌等近心端大肌群，同时配合躯干屈肌、腘绳肌和跟腱的牵伸，这样能形成更好的姿态并维持肌肉长度的平衡，对改善姿势、步态、吞咽、言语及保证活动安全性非常重要。临床常用的训练方法有徒手训练法、功率自行车、弹力带、哑铃等。

（1）躯干核心肌群的训练。①躯干训练：躯干的前屈、后伸、侧屈及旋转训练。②腹肌训练：仰卧位屈膝抱胸训练、仰卧位直腿抬高训练、仰卧起坐训练。③腰背肌训练：飞燕训练、五点支撑训练、三点支撑训练。④臀肌训练：俯卧位下伸膝交替向上抬起下肢。

（2）下肢伸膝肌训练。伸膝肌负重受体产生的本体反射的消失可能导致腿部伸肌肌肉的活动减少。常用方法有股四头肌训练器训练、坐位下踝关节处负重伸膝训练、靠墙蹲马步等。

4. 平衡训练

帕金森病患者肌强直，姿势异常，重心转移困难，常导致无法保持某一体位下的平衡，易跌倒。因此，治疗师需要训练患者坐、站、行中的平衡功能，当重心发生偏移时，能够做出正确的姿势调整。

（1）坐位平衡训练。①患者取坐位，治疗师调整患者身体姿势，先做头部运动保持平衡，患者可向上、向左、向右旋转。②患者将双上肢交叉平举，躯干直立，治疗师在前方引导患者向不同方向运动；或让患者向不同方向伸手去抓物品。③治疗师在后方压迫一侧骨盆，患者被动躯干旋转；或令患者抵抗治疗师的阻力旋转。

（2）站立位平衡训练。①在平行杠内保持站立或平衡（静态和动态），同时重心转移，抛球练习。②患者站立时双足分开 25 ~ 30 cm，重心向左右、前后移动；或单腿支撑平衡训练。训练中可以让患者先在软垫上进行站立训练过渡到硬质地面训练，由宽基底面过渡到窄基底面训练，由静态平衡过渡到动态平衡训练。③平衡板训练。④躯干左右旋转训练等。在训练过程中，可增加任务活动，由近及远，由简单到复杂。

（3）虚拟现实平衡游戏训练。虚拟现实（VR）技术作为一种新兴的康复技术，已广泛应用于临床。虚拟现实游戏提供动静态结合姿势控制活动，对帕金森病患者的躯干控制、重心转移等进行训练，可调整帕金森病患者躯干节段性对线，有效改善四肢的协调能力，改善踝关节控制。同时游戏中的视觉反馈可以让患者在视觉跟踪的基础上，获知自身在空间里的定位及运动方位，协调身体位置。

5. 步行功能训练

步行功能训练主要纠正患者摆臂减少、步行拖曳、步伐变慢、起步困难等功能，提高患者步行的协调性、灵活性，保证安全性。研究证明，强调步态重塑和运动控制再学习的物理治疗可以帮助患者克服姿势不稳的问题。

（1）上下肢协调性训练。①步行训练前，训练患者站立时双目向前看，身体站直，保持良好的起步姿势；支撑相初期足跟先着地，再全脚掌着地，后期小腿三头肌正确用力并控制踝关节；摆动相踝关节尽量背屈，跨步要慢，上肢协调大幅度摆动，上下肢保持协同合拍，也可做左右转向、前后迈步、侧方迈步的训练等。②站立位，治疗师双手分别拉住患者双手，或治疗师手持两根体操棒，让患者持另一端，在治疗师引导下患者建立正确的步行节奏和姿态。

（2）步行控制训练。步行功能训练时，为保持姿势和步态，建立一个更稳定的基础，需注重患者脚的位置。①步行节律训练可利用音乐节律或鼓点节奏、治疗师喊口令等有节奏的训练方式，促使患者加快步行启动和速度。教会患者适当的足跟到足趾行走模式，配合双臂摆动。治疗师在患者步行时，喊"一、二、一"的口令，或击掌的方式，让患者按照一定的节律向前迈步，可以缓解"冻结"现象。②利用视觉诱导法用有色布条或物品在地面等距离处做好鲜明标志，患者利用视觉向调整步幅并迈步。

（3）重心控制训练。①患者正立位，治疗师纠正不良姿势，让患者体会躯干挺直立正的感觉。治疗师左右、前后轻推患者，患者在稳定支撑面上体会下肢承重的变化。

②跨越障碍物练习，利用障碍物进行大步行走，注意重心在两足之间的转移。

（4）转身训练。患者转身时采取较大弧度的圈而非原地旋转，避免失去平衡及姿势稳定性，从而降低跌倒的风险。借助语言和视觉提示指导患者有意识地迈大步，可以帮助患者克服"冻结"现象和"慌张步态"。

其他具体练习还包括做有氧活动以提高耐力，强化背伸肌和腹部肌肉力量从而使站立姿势更笔直，并牵伸躯干。

6. 呼吸训练

帕金森病患者主动运动减少，持续肌张力增高，姿势异常，腹肌减弱，胸廓运动度下降，多缺乏胸廓运动，呈现腹式的浅呼吸，继而诱发肺活量降低、限制性呼吸障碍。具体方法有：①胸廓松动；②呼吸训练，教会患者深呼吸训练，深吸气后，可屏住呼吸，使气体充斥整个胸腔，达到增大胸腔的目的，鼓励患者最大限度地延长呼气时间，尽可能长时间地发"f"或者"s"，通过延长呼气时间，增加呼吸肌活动度从而增加呼吸容量、声门下气流压和声强。

7. 帕金森病康复体操

由于帕金森病是慢性、进行性疾病，患者需要每日进行主动的全身性活动，以减缓病程，预防功能下降。帕金森病康复体操包括面肌训练、头颈部屈伸旋转训练、躯干屈伸旋转训练、四肢训练、站立位训练、步行训练等，是目前帕金森病临床行之有效的辅助治疗手段。

（二）作业疗法

帕金森病患者肢体功能障碍严重影响患者的日常生活能力以及生活质量。

1. 针对性训练

（1）上肢练习。双手做左右轮替前臂旋前旋后活动、写毛笔字、扔球拍球活动、打羽毛球、翻书训练、双手循环画圈、手摇车练习等牵伸上肢，改善关节活动度的训练。如有手灵活性障碍，可进行精细动作协调性训练，如搭积木、黏土操作、织毛衣、绣十字绣、电脑键盘打字、旋螺丝作业、开门锁、手对指练习等，加强掌指关节活动。

（2）下肢练习。进行倒走训练、上下楼梯训练、左右脚踏地训练、左右脚高抬腿练习、转移训练，改善下肢协调性。

（3）呼吸困难、发音和构音障碍练习。进行吹纸、吹气球、吸管练习、唱歌等趣味性较强的呼吸项目练习。

2. 日常生活能力训练

根据 ADL 功能评定的结果，进行日常生活活动的指导。

（1）早期训练。相当于 Hoehn-Yahr 分级 Ⅰ～Ⅱ级，患者日常生活受限不明显，主要表现在活动的细节方面，如步行时感觉不稳、刮胡子不干净、扣纽扣有困难等，但几乎不需要帮助，训练以全身性运动为主，如帕金森病康复体操。鼓励患者按照正常的生活规律进行，必要时进行针对性的 ADL 训练。如穿脱衣服方面，尽量选择纽扣较大、尼龙搭扣或者拉链式、伸缩性大、容易穿脱的衣服，指导患者选择舒适放松不费力的体位穿脱衣服。

（2）中期训练。相当于 Hoehn-Yahr 分级 Ⅲ 级，患者日常生活活动受限，需要他人给予帮助。此期需要进行穿衣、如厕、进餐、自我修饰、转移、步行等方面的 ADL 训练，指导患者在省力体位下，适当选择辅助用具，使活动易于操作。如进餐，由于患者上肢及头面部肌肉协调运动障碍，影响患者使用餐具，咀嚼、吞咽困难。患者可选择质地较软、稀稠适当、易于吞咽的食物，使用防滑垫，通过近端固定的长柄勺，肘关节支撑于桌面，完成将食物送入口中的动作。此期，还需要在日常生活活动中进行关节活动度训练、平衡功能训练、步行功能训练、胸廓活动度训练，预防关节挛缩、纠正姿势、改善呼吸功能。

（3）晚期训练。相当于 Hoehn-Yahr 分级 Ⅳ~Ⅴ 级，随着病情发展，患者日常生活活动严重受限。此期，治疗师应最大程度维持患者残存的活动功能，加强患者活动的安全监督。在 ADL 训练中，选择舒适体位，借助辅助用具，采取能量节省技术，减少患者的做功。如取物时，患者可使用取物器；进餐时，将食物打成流质，使用吸管；坐起时，利用遥控器抬高上部床面；步行时，使用助行器。此期需要防止压力性损伤、误吸、营养不良等，同时适当进行心理治疗。

（三）物理因子疗法

1. 低频经颅磁刺激（rTMS）

低频经颅磁刺激是通过时变磁场在颅内产生感应电流，刺激皮质神经元和（或）神经纤维从而达到治疗作用的一种技术。帕金森病患者中枢运动传导时间缩短，通过低频经颅磁刺激可以延长中枢运动传导时间，从而改善临床症状。

2. 温热疗法

热疗可以缓解帕金森病患者肌强直的症状，如蜡疗、红外线治疗、短波疗法、蒸汽熏蒸疗法等。温水浴和漩涡浴对缓解肌强直也有一定疗效。

3. 功能性电刺激（FES）

功能性电刺激通过刺激支配肌肉的神经使肌肉收缩，可以帮助患者完成某些功能，如手的抓握、步行、吞咽等。

（四）构音训练

患者由于面部肌肉强直，发音肌群出现发音不协调，表现为言语功能障碍。常规言语治疗包括面肌训练、唇舌运动、发声、音量、韵律、语速、呼吸控制等方面的训练。

治疗前，先放松颈部肌群，基础训练方法包括放松训练、构音运动训练、发音训练、呼吸训练、环境补偿、节奏训练、克服鼻音化训练等。

具体方法如下。

1．鼓腮训练

令患者用力鼓腮，通过推动口腔气体牵伸面部肌肉，治疗师可给予一定阻力，改善唇部肌肉的僵硬程度、活动幅度。

2．舌唇运动

做舌的上、下、前、后运动，缩唇、咧嘴、吹口哨等动作，或冰块刺激、软毛刷轻刷舌面，可改善舌、唇的运动协调性，从而改善患者发音的清晰度。

3．唱歌训练

唱歌是整合听觉和感觉的运动过程，具有一定的节律性，作为听觉上的外提示可以改善发声运动。

4．PNF 技术

运用等张组合，以抗阻吸气开始，随后对延长的呼气进行抗阻，在呼气的过程中，尽可能地朗读单数或数数，这对言语控制和构音有较好的作用。

5．励—协夫曼言语治疗（LSVT）

LSVT 技术始于 20 世纪 80 年代末，主要是针对帕金森病的言语障碍进行的康复治疗。该技术基于 PD 患者言语障碍可能存在的发病机制，治疗训练包括重复式发音训练和阶梯式发音训练，通过提高音量，增加发声运动的幅度，改善发声运动障碍的感知能力。LSVT 注重高强度的训练，同时兼顾呼吸的控制，从而达到改善长期言语交流的目的。

有研究报道，在常规言语治疗的同时配合延迟听觉反馈仪和语音放大设备等，可提高患者言语交流能力。

（五）吞咽训练

帕金森病患者吞咽障碍通常是由于舌的控制力丧失和咀嚼肌运动障碍致食团推动无力、咽肌收缩延迟、口腔容纳功能减退的结果，因此，吞咽障碍多发生于口腔准备期和口腔期。重要的是，当不能满足患者热量及液体需要时，会造成营养缺失。

具体方法如下。

1．吞咽功能肌肉的训练

也包括对配合吞咽的呼吸肌力量的锻炼，如呼吸肌力量锻炼（EMST）。

2．空吞咽练习

患者放松体位，可躯干前倾位，做空吞咽动作，反复练习，可改善患者对吞咽的感知能力。

3．舌灵活性训练

治疗师可以通过教习口腔运动操防止渗漏和误吸。

4．提供代偿策略

选择适宜的代偿方式，有助于进食安全。

（六）认知训练

帕金森病患者认知障碍症状的发病通常十分缓慢。早期受影响的认知领域包括注意力、记忆力、学习能力、执行功能及视觉空间功能，到晚期最终进入痴呆状态。执行功能损害是帕金森病最突出的认知损害。虽然患者信息处理可能变慢，但言语功能及推理能力似乎得以幸免。目前对于帕金森病患者表现的认知障碍还没有成熟的康复训练方法，但尽量减少应用可引起精神错乱的药物是非常重要的预防措施。

（七）心理疗法

帕金森病患者中抑郁症的患病率40%～50%，表现为更容易出现内疚感或自责的悲伤情绪，甚至自杀倾向，但真正的自杀率较低。在药物治疗的基础上，患者、家人及照顾者要给予更多的心理支持，鼓励患者正确对待疾病，解除消极、悲观、抑郁、不安情绪。根据患者社会背景、文化层次、兴趣爱好不同而采取个体化的治疗措施。具体方法如下。

1. 培养患者多方面的兴趣

鼓励患者阅读、唱歌、运动、书写、针织、种植花草等，转移患者注意力，加强与外界的沟通，在社会活动中实现自我价值的提升。

2. 创造轻松安静环境

避免情绪激动、紧张、焦虑，在选用以情制情法、文娱疗法和音乐疗法时以轻快、幽雅为宜，用色彩疗法时选用冷色、粉红色，使精神安静。

3. 科普宣教

采取认知疗法，让患者了解自身疾病，鼓励患者正确对待疾病，树立积极乐观的态度，配合治疗。

（王镜海）

第二节　阿尔茨海默病

一、概述

（一）定义

阿尔茨海默病（AD）是发生于老年和老年前期，以进行性认知功能障碍和行为损害为特征的中枢神经系统退行性病变。临床上表现为记忆障碍、失语、失用、失认、视空间能力损害、抽象思维和计算力损害、人格和行为改变等。阿尔茨海默病是老年期最常见的痴呆类型，占老年期痴呆的50%～70%。我国65岁老年人患病率为3%～7%。

（二）病因和发病机制

AD 分为家族性 AD 和散发性 AD，家族性 AD 呈常染色体显性遗传，多于 65 岁前起病。有关 AD 的发病机制，可能是 β - 淀粉样蛋白的生成与清除失衡导致了神经元变性和痴呆发生。

（三）临床表现

AD 起病隐匿，持续进行性发展，主要包括认知功能损害症状、非认知性神经精神症状。分为痴呆前阶段和痴呆阶段。

1. 痴呆前阶段

主要有记忆轻度障碍，学习和保存新知识的能力下降。语言、执行功能和注意力出现轻度障碍，不影响日常生活能力。

2. 痴呆阶段

患者认知功能障碍影响了日常生活能力，分轻度、中度、重度 3 期。轻度主要表现为记忆障碍，首先是近期记忆受损。随着病情的发展，可出现远期记忆减退；视觉空间感知障碍常导致外出找不到回家的路；人格方面可能出现障碍如不爱清洁、自私多疑等；易出现焦虑和抑郁情绪。中度记忆障碍继续加重，工作和学习能力下降，组织、计划和管理能力等执行功能明显障碍，还会出现失语、失认、失用等症状，有明显行为和精神异常，人格改变。重度患者上述症状逐渐加重，可出现哭笑无常、情感淡漠、言语能力丧失，失去吃饭、穿衣等简单的生活能力，瘫痪卧床，尿便失控，日常生活无法自理。

3. 辅助检查

（1）脑脊液检查。可发现 Aβ42 水平降低，总 tau 蛋白和磷酸化 tau 蛋白增高。

（2）脑电图检查。早期主要是波幅降低和 α 节律减慢，病情进展可出现广泛的 θ 活动，额、顶叶明显，晚期为弥漫性慢波。

（3）影像学检查。CT 见脑萎缩、脑室扩大，MRI 检查显示双颞叶、海马萎缩，SPECT 灌注成像可见顶叶、颞叶和额叶及海马区血流和代谢下降。

4. 康复的适应证和禁忌证

（1）适应证。痴呆前阶段及痴呆阶段的轻、中度痴呆患者。

（2）禁忌证。重度痴呆患者，以及伴有严重脑血管病，严重肝脏、肾脏、心脏等疾病和极度虚弱、严重骨质疏松等痴呆患者禁用。

二、康复评定

（一）痴呆筛选量表

1. 简易精神状态量表（MMSE）

MMSE 共有 19 项检查，其中包括时间定向、地点定向、语言即刻记忆、注意力和计算能力、短程记忆、物体命名、语言复述、阅读理解、语言理解、言语表达和图形描画等内容，总分为 0 ~ 30 分。我国学者依据我国的实际情况，将评分按文化程度进行了标准化。

2. 画钟表试验

画钟表试验是一个简单、敏感、易行的认知筛查量表，对痴呆筛查确诊率约为 75%。①方法：要求患者画一表盘面，并将表示时间的数字标在正确的位置上，然后，命患者画上分针、时针，将时间指到 9 点 35 分。②记分：画一封闭的圆 1 分；数字位置标记正确 1 分；12 个数字无遗漏 1 分；分针、时针位置正确 1 分。3 ~ 4 分为认知功能正常；2 分、1 分、0 分为轻、中和重度的认知功能障碍。

3. 长谷川痴呆量表

该量表是一种简易实用的量表，其评分简单，敏感性和特异性较高。我国学者依据我国的实际情况，将其评分按文化程度进行了标准化。总分文盲< 16 分、小学文化程度< 20 分、中学以上文化程度< 24 分则评为痴呆。

（二）记忆功能评定

现应用较为广泛的为韦氏记忆量表，是一套测量记忆的标准化量表，共有 10 项分测验。A ~ C 测长时记忆，D ~ I 测短时记忆，J 测瞬时记忆，记忆商数（MQ）表示记忆的总水平。

（三）注意力评定

常用的有听认字母测试、声辨音、视跟踪、划消测验、连线测验等以评定听觉注意和视觉注意。

（四）认知障碍评定

1. 失认症评定

包括视觉失认、触觉失认、疾病失认、躯体失认等评定。

2. 失用症评定

包括结构性失用、运动性失用、意念性失用、意念运动性失用、穿衣失用、步行失用等评定。

（五）躯体功能评定

针对患者可能存在的躯体功能障碍，如关节活动度、肌力、肌张力、平衡、步态、言语、吞咽等问题，应选择相应的量表进行评定。

（六）日常生活能力评定

常采用 Barthel 指数（BI）或改良 Barthel 指数（MBI）和功能独立性评定（FIM）量表评定。

（七）社会功能评定

可采用社会生活能力量表评定社会生活能力状况。已开发出阿尔茨海默病生活质量量表（QOL-AD）。

三、康复治疗

（一）药物治疗

药物治疗包括改善认知功能和控制精神症状的药物。

1. 改善认知功能的药物

目前用于改善轻、中度 AD 患者认知功能的主要的药物是胆碱酯酶抑制剂（ChEI），如多奈哌齐、加兰他敏等。

2. 控制精神症状的药物

根据患者在疾病的某一阶段出现的精神症状给予相应药物控制，如抗抑郁药物和抗精神病药物。

（二）认知训练

根据认知功能评定的情况，制订针对性的训练，包括智力训练、记忆训练、注意力训练、失用症训练、失认症训练等。

1. 智力训练

智力包括常识、社会适应能力、计算力、分析和综合能力、逻辑联想能力、思维的灵活性等。训练内容难度选择应适当，坚持反复训练。可使用逻辑联想训练、思维灵活性训练、分析和综合能力训练、理解和表达能力训练、社会适应能力训练、常识训练、数字概念和计算力训练等。

2. 记忆训练

针对评估中记忆损害的类型与程度，采取不同的训练方式，循序渐进增加难度，训练中应多给予鼓励。常用的方法有瞬间记忆训练、短时记忆训练、长时间训练、无错性学习、提示法、PQRST 法等。PQRST 法是给患者一篇短文，按照预习 P（preview）、提问 Q（question）、阅读 R（read）、陈述 S（state）和回答问题检验 T（test）的程序进行训练促进记忆。也可以根据现有的资源，采用计算机软件、笔记本、录音机、日程表及定时提醒器、闹钟、手机等进行记忆训练。

3. 注意力训练

可采用猜测游戏、删除作业、时间感训练、数目顺序等训练方法。

4. 失用症训练

根据评定的结果，可针对性地采取意念性失用、结构性失用、运动性失用、穿衣失用、步行失用等训练。

5. 失认症训练

主要采用功能适应性的康复方法进行视觉失认、触觉失认及听觉失认的训练。

6. 推理及解决问题能力的训练

可采用指出报纸中的消息、排列数字、问题状况的处理、从一般到特殊的推理、分类训练、实际定向方法进行训练。

（三）物理治疗

（1）主要针对患者存在的躯体运动功能障碍进行相应的肌力训练、关节活动度训练、平衡功能训练、步态训练等运动疗法治疗。不断纠正患者可能出现的异常姿势，训练其坐位平衡、站位平衡，以及由卧位到坐位、坐位到站位及行走的动态平衡。保证步态协调、稳定，防止跌倒。

（2）可应用光疗法、磁疗法、高压氧治疗等物理因子治疗以改善患者功能。

（四）作业治疗

根据患者的功能障碍情况，选择患者感兴趣并能帮助其恢复功能和技能的作业活动进行治疗。加强手的精细、协调、控制能力，最大限度地改善手的功能与提高患者生活自理、工作及休闲娱乐能力，提高其生活质量。

（五）言语治疗

根据评定的结果，不同的失语类型可采取相应的言语训练方法。

（六）吞咽治疗

根据吞咽障碍评定的结果可采取相应的吞咽功能康复训练方法。

（七）行为和心理治疗

1. 行为治疗

常用的方法是改变激发患者异常行为的刺激因素，从而减少异常行为带来的后果。

2. 心理治疗

常用的方法是支持性心理治疗、缅怀治疗、确认治疗、扮演治疗、音乐治疗等。

（八）康复工程及环境

居住环境要舒适，室内明亮，光线要柔和，避免噪声刺激，远离危险物品和障碍物，如应用自动开关的水龙头、加盖的电器插座。浴室要简单易用、地面防滑，安装具有自动冲洗装置的便盆。物品分类固定位置放置，容器上提供标签便于记忆。在房间醒目的地方放置提醒语标志、日程表或时钟，帮助患者保持定向力。应用电子辅助装置，如发音的电子表、定时提醒器帮助患者记忆。

（王镜海）

第三节 癫痫

癫痫是一组由大脑神经元异常放电引起的短暂性以大脑功能障碍为特征的慢性脑部疾病，具有突然发作、反复发生的特点，可以表现为运动、感觉、意识、精神等多方面的功能障碍。国际抗癫痫联盟（ILAE）和国际癫痫病友联合会（IBE）联合提出的癫痫的定义是：至少一次痫性发作，临床发作是由于脑内存在慢性持久性异常所致，伴有相应的神经生物学、认知、精神心理及行为等多方面的功能障碍。这一定义突出了癫痫慢性脑功能障碍的本质，强调了癫痫伴随的多种障碍。

一、癫痫的检查和评定方法

（一）神经电（磁）生理检查

1. 脑电图（EEG）检查

EEG 检查对癫痫诊断的阳性率为 40% ~ 60%，是癫痫最有效的辅助诊断工具，结合多种激发方法，如过度换气、闪光刺激、药物、睡眠等，以及特殊电极如蝶骨电极、鼻咽电极，至少可以在 80% 患者中发现异常放电，EEG 表现为棘波、尖波、棘（尖）波综合和其他发作性节律波。发作期和间歇期均可记录到发作波，发作波的检出是诊断癫痫重要的客观指标，对癫痫灶的定位、分型、抗癫痫药物的选择、药物剂量的调整、停药指征、预后判断均有较大的价值。

EEG 可分为头皮脑电图和深部脑电图，头皮脑电图定位效果差，深部电极脑电图定位效果好，因其创伤性患者难以接受，而且安装部位有限，不能反映全脑状况，临床使用受到限制。在我国 EEG 已成为癫痫的常规检查方法。目前，偶极子 64 导脑电、动态脑电图和视频脑电等可以长时间记录患者在日常活动中脑电图，并可记录发作时的录像，与脑电图进行同步分析，使癫痫的诊断更准确、定位更精确。

2. 脑磁图（MEG）检查

MEG 检查是一种无创性测定脑电活动的方法，其测量的磁场主要来源于大脑皮质锥体细胞树突产生的突触后电位。在单位脑皮质中，数千个锥体细胞几乎同时产生神经冲动，形成集合电流，产生与电流方向正切的脑磁场。人脑产生的磁场强度极其微弱，在评价神经磁信号时需要极为敏感的测量装置，把极微弱的信号从过多的背景噪声中提取出来。因此，脑磁场测量设备必须具有可靠的磁场屏蔽系统、灵敏的磁场测量装置及信息综合处理系统。其特点有：磁场不受头皮软组织、颅骨等结构的影响；有良好的空间和时间分辨率；对人体无侵害，检测方便。目前 MEG 的传感器允许同时记录多达 300 个通道，对癫痫灶的定位非常准确，但设备和检查费用昂贵。

（二）神经影像学检查

1. CT、MRI 检查

CT、MRI 的临床应用，对癫痫的病因、性质和定位有很大的帮助，明显提高了癫痫病灶的检出率。MRI 是一种无创性脑功能成像技术，具有良好的时间和空间分辨率，其中功能性磁共振（fMRI）、磁共振频谱仪（MRS）、磁共振弛豫（MRR）等相继应用于癫痫的临床和研究。fMRI 可用于癫痫手术治疗前运动、语言记忆功能区的定位。MRS 可以在分子水平上无损伤地研究神经系统的活动，可以观察不同类型癫痫的神经代谢特点，测评药物及手术的疗效。

2. 正电子发射断层扫描（PET）和单光子发射断层扫描（SPECT）

近年来发展起来的脑功能影像学检查，如 PET、SPECT 不仅能准确发现病变部位，而且可直接测定局部功能状态，是致痫灶定位的有效方法。

PET 是目前癫痫灶定位最精确和直观化的手段之一，可从生化、代谢、血流灌注、功能、化学递质及神经受体等方面对癫痫灶进行显像和定量分析，从而可能为 EEG、CT、MRI 检查阴性的癫痫患者提供致痫灶的定位诊断。目前临床使用最多的是 ^{18}F-FDG PET。Engel 发现发作间期致痫灶的局部葡萄糖代谢降低，而发作期原来葡萄糖代谢降低区反而增高，这种发作间期低代谢而发作期高代谢的区域，可确定为致痫灶。^{18}F-FDG PET 能较敏感地探测到功能性癫痫灶，并予以定位，目前已被公认为癫痫外科术前最佳的无创伤性定位方法。但 ^{18}F-FDG PET 的代谢改变区并非均是癫痫灶，与 EEG、MRI 相结合，相互弥补不足，可大大地提高癫痫的诊断和定位特异性。

SPECT 可直接反映脑血流灌注的变化，间接反映全脑代谢功能，不受放射性核素摄取时间的限制，在癫痫发作间期，病灶呈低血流区，在发作期呈高血流区，使得通过脑血流及脑代谢功能进行痫灶定位成为可能，有研究显示，利用发作期与发作间期减影技术，癫痫定位的效果良好，对癫痫的手术治疗有指导作用。

（三）神经心理学检查

癫痫患者常常合并智能减退、认知障碍和情感、心理异常，临床上常使用各种神经心理量表对患者智力、情感、心理、行为等方面进行评价，根据存在的问题制订针对性的康复治疗方案。常用的神经心理检查量表有癫痫患者生存质量专用量表（QOLIE-31）、韦氏记忆量表、汉密尔顿抑郁、焦虑量表等。

二、治疗

癫痫治疗在近 10 年有了较大的进展，主要体现在抗癫痫新药在临床越来越多的使用，癫痫外科定位及术前评估的完善和手术治疗，生酮饮食等。

（一）病因治疗

对于病因明确的痫性发作，应针对病因进行治疗，如低血糖症、低钙血症等代谢紊乱者，维生素 B₆ 缺乏者，颅内占位性病变，药物导致的痫性发作等。

（二）药物治疗

明确诊断后，正确的抗癫痫药物（AED）治疗是控制癫痫发作的首选方案。合理、规范、有规律的 AED 治疗，可使 60%～70% 得到完全控制且停药后无发作，但有 20%～30% 的患者经系统、合理的药物治疗无效，称为难治性癫痫。AED 需要长期服用，因此，应综合考虑治疗的时机、药物潜在的不良反应、患者的职业、心理、经济和家庭、社会环境等诸多情况。AED 用药的原则有：①根据癫痫发作类型及特殊的病因，结合患者的具体情况合理选药（表 2-5）；②合理选择用药时机；③坚持单药治疗原则，必要时多药配伍治疗；④适当调整用药剂量，足疗程用药；⑤密切检测药物的不良反应；⑥缓慢换药，谨慎减量、撤药等。

表 2-5　不同类型癫痫或癫痫综合征 AED 的选择

发作类型或综合征	首选 AED	次选 AED
部分性发作（单纯及复杂部分性发作、继发全身强直阵挛发作）	卡马西平、托吡酯、奥卡西平、丙戊酸、苯巴比妥、扑米酮	苯妥英钠、乙酰唑胺、氯巴占、氯硝西泮、拉莫三嗪、加巴喷丁
全身强直阵挛发作	丙戊酸、卡马西平、苯妥英钠、苯巴比妥、托吡酯	氯巴占、氯硝西泮、乙酰唑胺、拉莫三嗪
失神发作	乙琥胺、丙戊酸	乙酰唑胺、托吡酯
强直发作	卡马西平、苯巴比妥、丙戊酸	苯妥英钠、氯巴占、氯硝西泮
失张力及非典型失神发作	丙戊酸、氯巴占、氯硝西泮	乙酰唑胺、氯巴占、苯巴比妥、拉莫三嗪
肌阵挛发作	丙戊酸、氯硝西泮、乙琥胺	乙酰唑胺、氯巴占、苯巴比妥、苯妥英钠
婴儿痉挛症	促肾上腺皮质激素、托吡酯、氯硝西泮	氨己烯酸、硝基西泮

从最近的癫痫治疗指南可以看到以下新趋势。

（1）下列情况应开始新药治疗。不能从传统抗癫痫治疗中获益；不适合传统抗癫痫药治疗的情况，如属于禁忌证、与正在服用的药物有相互作用（特别是避孕药等）、明显不能耐受传统抗癫痫治疗、处于准备生育期等。

（2）尽量单药治疗。第一次单药治疗失败，换一种药物仍然采取单药治疗（换药过程应谨慎进行）；下列情况下才考虑联合治疗：①先后应用两种药物单药治疗仍没有达到发作消失；②权衡疗效与安全性后，认为患者所受到的利益大于带给他的不利（例如不良反应）。

（3）药物治疗应取得疗效与安全性的最佳平衡。

（4）个性化治疗。对于儿童，要考虑对认知功能、语言能力的影响；处于生育年龄的妇女，尽量选择新药治疗，考虑与口服避孕药的相互作用、致畸性等；老年人，考虑药物的相互作用和对认知功能的损害。

（5）对患者生活质量和认知功能的影响。1990 年以来，FDA 已陆续批准 8 种新型抗癫痫药：托吡酯（TPM）、加巴喷丁（GBP）、奥卡西平（OXC）、拉莫三嗪（LTG）、左乙拉西坦（LEV）、噻加宾（TGB）、唑尼沙胺（ZNS）。从新的指南和专家共识中，可以发现：新药已经有明显的趋势进入一线的治疗选择，疗效肯定，安全性好，临床使用经验正在逐步完善；TPM、GBP、OXC 都最好选择单药治疗；应根据患者具体的特点做出个性化的治疗选择；取得药物疗效及安全性的最佳平衡，提高患者的生活质量应是癫痫治疗的最终目标；新一代广谱抗癫痫药的疗效和安全性得到临床专家的广泛认可，在美国等国家已作为一线药物的治疗选择之一，更可作为某些特殊患者（生育妇女和老年患者等）的首选用药。

（三）癫痫持续状态（SE）的治疗

癫痫持续状态是癫痫连续发作之间意识尚未完全恢复又频繁再发；或癫痫发作持续 30 分钟以上不自行停止。癫痫持续状态是内科常见的急症，若不及时治疗可因高热、循环衰竭或神经元兴奋性毒性损伤导致永久性脑损害，致残率和死亡率很高。任何类型的癫痫均可出现癫痫状态，其中全面性强直—阵挛发作状态最常见，危害性也最大。其治疗的目的是迅速控制抽搐，预防脑水肿、低血糖、酸中毒、过高热、呼吸循环衰竭等并发症，积极寻找病因。

（1）迅速控制抽搐。可使用地西泮、异戊巴比妥钠、10% 水合氯醛、副醛等药物。

（2）对症处理。保持呼吸道通畅，吸氧；进行心电、血压、呼吸监护；查找诱发癫痫状态的原因并治疗。

（3）保持水、电平衡，甘露醇静脉滴注防治脑水肿。

（4）对于难治性癫痫持续状态，硫喷妥钠及静脉滴注咪达唑胺有效；也有研究显示异丙酚开始用于控制难治性癫痫持续状态，其疗效逐渐得到重视，目前还需要进一步利用大样本随机对照试验结果评价其疗效和安全性。

（四）外科治疗

以往对癫痫的手术治疗存在一定的误区，认为任何癫痫患者均可实施手术治疗，癫痫患者手术后可万事大吉，不用再服用任何药物，但事实并非如此。手术治疗主要适用于难治性癫痫。

原则上，癫痫手术的适应证是年龄在 12 ~ 50 岁，AED 难以控制的癫痫发作，排除智力低下或精神病，智商在 70 分以上的癫痫患者。手术方式多种多样，按手术原理可以分为切除癫痫放电病灶、破坏癫痫放电的扩散通路、强化抑制结构 3 种手术方式，具体手术有脑皮质病灶切除术、前额叶切除术、选择性杏仁核、海马切除术、多处软膜下横纤维切断术（MST）、大脑半球切除术、胼胝体切开术、脑立体定向毁损术、电刺激术、伽玛刀（γ 刀）治疗术、迷走神经刺激等。手术方式根据癫痫发作的类型和癫痫灶的部位进行选择。外科手术治疗的效果主要取决于病例及手术方式选择是否适当、致痫灶的定位是否准确和致痫灶是否彻底切除。

（五）预防已知的致病因素

预防各种已知的致病因素，如产伤、颅脑外伤、颅内感染性疾病等，及时控制婴幼儿期可能导致脑缺氧的情况如抽搐和高热惊厥等，推行优生优育，降低癫痫的发病率。

三、康复

虽然使用目前的抗癫痫药物能使 2/3 的患者的癫痫发作得到控制，但这些患者仍然存在着许多与癫痫有关的问题，如抗癫痫药物的不良反应、心理—社交障碍、长期服药常使患者合并智能减退、认知障碍等。其余 1/3 的患者由于频繁的癫痫发作，需要定期随访以及进行多学科评估以确保康复计划的全面性和为患者个体定制。康复的目标是消除或减少疾病导致的医学和社会的后果。对患者的辅导和教育是一项重要的因素。

长期治疗的精神和经济负担、痫性发作时间的不确定性和行为的失控性、社会的偏见等多方面的压力，使患者常伴有明显的心理和行为异常。以往癫痫治疗多注重控制发作，忽略了患者的自身感受，随着医疗模式的改变，国内外学者已经注意到患者的情感、心理以及家庭和社会环境等方面在癫痫治疗中的重要作用，在正规的抗癫痫药物治疗的同时全面考虑其身体、心理和社会等因素，提高其生存质量，使癫痫患者得到真正的康复。

癫痫的康复涉及医疗、心理、教育、职业、社会等诸多方面，康复原则是除对因、对症治疗外，尽早进行个体化、综合性康复训练，提高患者的生活质量。

（一）体育疗法

通过一定程度的体育训练，可以增强体质，调整各器官间的协调和平衡功能，减少药物的蓄积；增强信心，消除自卑心理，缓解忧愁和抑郁情绪。运动方式、运动量应根据患者病情和身体情况合理安排，避免进行危险的过量的体育活动。

（二）智能减退、认知障碍

癫痫患者常常伴有智力减退、认知功能障碍，是其预后不良的重要因素，其发生机制是多方面的，如痫样放电导致神经元功能紊乱，造成的脑组织持续性损害；癫痫灶的代谢异常；幼年期起病的癫痫造成的脑组织发育障碍；发作期伴发的低氧血症、高碳酸血症、兴奋性神经递质的过度释放，造成的神经元不可逆损害；另外，某些癫痫综合征在慢波睡眠相出现的持续性痫样放电导致的睡眠障碍；某些 AED 引起的神经元兴奋性降低，均可影响认知功能。影响癫痫患者认知功能的因素多种多样，如癫痫灶的部位、发病年龄和发作类型、抗癫痫药物的不良反应、家庭社会因素、患者本人受教育程度等。因此，控制癫痫发作，避免选用对认知功能影响大的抗癫痫药物，控制用药种类，密切监测药物认知损害的不良反应，从而把认知功能损害控制到最小限度。

癫痫患者的认知功能损害表现不一，主要有注意力、推理能力、视觉空间能力、视运动协调能力、抽象概括能力、计划判断能力、表达能力的减退和记忆力障碍等，其中以记忆力障碍最常见。对于记忆力障碍而言，记忆力全面改善虽然不太可能，但是学习助记术有助于解决最常见的日常记忆问题。在记忆康复计划中，应考虑下列问题：日常生活中认知功能障碍的心理教育疗效的需要、个性和情感反应的影响，以及对记忆问题的个人感受。训练目标必须是定制的、小的尽可能具体的、完全能够满足患者的需要和希望。

应对患者进行单独的、针对性神经心理评定，以确定认知功能康复的范围。认知功能障碍常用的康复方法是通过认知功能评价，针对患者存在的认知缺陷，对患者进行重复训练，通过反复练习建立起自动性行为，训练应注重目的性、趣味性和实用性。避免使用已经缺损的认知功能，使用其他方法帮助患者补偿缺损的认知成分，如对记忆障碍的患者可以使用一些外部存储工具（如工作日程表、笔记等），将复杂事务分解成简单成分，或者通过联想等方式帮助记忆。

（三）心理和精神障碍

适当的体力劳动和脑力劳动对健康是有利的，应当鼓励。

癫痫患者由于家庭、社会、抗癫痫药物的不良反应等因素常存在异常心理，不仅可以加重躯体疾病，而且导致癫痫患者的行为退化和异常。异常行为和心理常表现为抑郁、恐惧、攻击性、焦虑、逆反等负性情绪；自卑、性格孤僻、社会交往障碍；适应能力差，喜欢固定不变的生活方式；学习障碍、害怕困难、缺乏自信、易放弃的退缩行为；对治疗措施产生无望和歪曲的判断，治疗依从性差等。

心理治疗是癫痫治疗过程中重要的操作方法，全面评定患者存在的心理障碍，针对性地开展心理治疗，减轻患者心理负担，稳定情绪，经过综合训练，提高患者的学习、工作能力和适应性，提高抗挫折和自控能力。目前常用的心理操作方法有支持性心理治疗、催眠术、松弛训练、生物反馈疗法、森田疗法等。另外，也可短期针对性使用药物治疗，如抗抑郁药物、抗焦虑药等。

（四）提高家庭和社会支持，改善患者的生存质量

癫痫患者应有良好的生活习惯和饮食习惯，避免过饱、疲劳、睡眠不足或情感波动。食物以清淡为主，忌辛辣，最好能戒烟酒。除带有明显危险性的工作（如驾驶、高空作业、游泳等），不宜过分限制。更重要的是解除其精神负担，不要因自卑感而脱离群众；

让其树立战胜疾病的信心；医师需要对患者耐心解释，使其对疾病有正确的认识。

癫痫患者往往存在生活、就业、婚姻、与亲友关系不融洽、经济水平偏低等家庭和社会问题。强大的家庭和社会支持是患者正确面对疾病、战胜疾病的基础。随着社会的发展和进步，癫痫患者的生活质量日益为人们重视，生活质量包括发作状态、情感生活、任务与休闲性活动、健康状态、经济状态、家庭关系、社会交往、记忆功能等多个方面。

影响癫痫患者生活质量的因素有患者的智力水平、认知功能、受教育水平、家庭和社会的支持等多种因素。家庭康复是癫痫治疗中的重要一环，许多患者需要家庭的看护和照料，让患者的亲友了解癫痫的基本知识，给癫痫患者以足够的关心、理解、尊重和支持，督促患者按时、按规定服用药物，提高药物治疗的依从性，合理安排日常生活，避免不良嗜好的养成，释放负性不良情绪，保持良好心理状态，增强患者的责任感，鼓励患者积极参加有益的社交活动，克服自卑心理，指导患者承担力所能及的社会工作，同时避免危险活动和工作，让患者在自我实现中体会到自身的价值，从而提高战胜疾病的信心。

社会支持在癫痫患者康复中具有重要的作用。通过立法保护癫痫患者的学习、受教育、婚姻、生育、就业等的合法权益，增加患者的各项福利和医疗保险，改善癫痫患者的经济状况。向全社会进行癫痫科普教育，纠正社会上某些人群对癫痫患者的歧视和错误看法。促进癫痫患者参与社会活动，培养乐观豁达的性格，减少自卑感，提高抗癫痫药物治疗的依从性，减轻疾病的症状，减缓疾病的发展，提高患者的生活质量。

（五）职业康复

在国外，有一些非营利性机构为癫痫患者提供职业康复服务，以培训患者并协助其找到工作。职业康复服务的内容主要包括以下几点。

（1）诊断性评估。评估其残疾状况，确定职业需要技能的目前状况。

（2）辅导。确定目标，作出选择，确定职业需要培训的技能并提供支持。

（3）培训。基本和特殊职业技能，记忆和注意的代偿技巧，工作搜寻策略，面试技巧，工作指导，个人简历书写和合法权利。

（4）咨询。在职培训计划和其他支持性工作经历和职业教育。

（5）工作安排。在竞争性的工作岗位、在家或支持性的社区就业或有保护的场所。

（6）协助。与相关的专业机构进行协助。

（王镜海）

<h1 style="text-align:center">第四节　重症肌无力</h1>

重症肌无力（MG）是以骨骼肌神经肌肉接头处病变为主的自身免疫性疾病，主要临床表现为受累肌肉极易疲劳，经休息或应用抗胆碱酯酶药物可以使症状减轻或缓解。任何年龄均可发病，10～35岁最多见。20～40岁发病的患者，女性多见，男女之比约为3∶2；40～60岁发病的患者，以男性多见，常合并胸腺瘤。发病率为（4.3～6.4）/10万。感冒、精神刺激、服用禁忌药物、过食寒凉生冷、房事过度、腹泻等均可加重病情。

一、概述

（一）病因和发病机制

重症肌无力的确切病因尚不明确。电镜观察发现，重症肌无力神经肌肉接头突触后膜皱褶变少变浅，平均面积减少。多数患者伴发胸腺不同程度的肥大，横纹肌血管周围常有淋巴细胞集结。近年来大量试验证明，患者血液中存在作用于乙酰胆碱受体抗体，导致神经肌肉接头突出后膜有效乙酰胆碱受体的数目减少和乙酰胆碱传递功能障碍，引起肌肉无力症状。另外，重症肌无力与胸腺有密切关系，10%～15%的重症肌无力的患者合并胸腺瘤，70%～80%伴胸腺肥大，淋巴滤泡增生；胸腺中还有肌样细胞。而胸腺瘤患者中33%～75%合并重症肌无力，无论有无胸腺瘤病变，胸腺切除后80%重症肌无力有满意效果。约5%的MG患者在病程的某一时间合并甲状腺功能亢进；还可合并甲状腺炎、系统性红斑性狼疮、类风湿关节炎、天疱疮等其他自身免疫性疾病。研究表明，其发病可能与遗传因素有关，卜碧涛等观察了2 100例MG患者，发现除DRB1等位基因0901和1301外，Ⅲ类抗原基因型中C4A4和S42与MG也密切相关。国内近年来对AChR Ab阴性MG患者的发病机制进行了研究，主要有两方面：吕传真等发现MG患者血清中有针对神经肌肉接头处突触前膜抗体，且与病情相关；李柱一等发现MG患者血清中有非IgG成分致病。另外，MG患者Th1和Th2分泌的IFN-γ和IL-4及其相应mRNA表达均增高。

（二）临床表现

1. 症状与体征

MG起病多隐匿，最常见的症状为眼肌无力。最初为一侧或双侧眼睑下垂，复视，经休息后症状消失或明显缓解，以后再度加重。肢体无力以近端为重，患者从座位上站起，上楼，或举臂过头均感困难。延髓肌受累时表现为讲话过久声音逐渐低沉且带鼻音，咀嚼及吞咽困难，重症患者可因呼吸肌麻痹及继发肺炎而死亡。肌无力症状多在午后或傍晚加重，早晨和休息后减轻。受累肌群肌力减弱，四肢腱反射可正常、减低或消失，但无感觉障碍。

重症肌无力患者突然发生呼吸肌无力，以致不能维持换气功能时，称为危象。常因感染、精神刺激、手术、分娩或使用药物不当（如抗胆碱酯酶药物不足或停用，使用肾上腺皮质激素，以及某些有阻断神经肌肉接头作用的抗生素等）所诱发。危象可危及生命，病死率为 40% ~ 44%，危象发生率为 24.6% ~ 26.7%。

2．分型

（1）成年重症肌无力。

1）Ⅰ型，即单纯眼肌型，自始至终仅眼外肌受累而不累及全身其他部位的骨骼肌为其特点。

2）Ⅱ型，为轻度全身肌无力型。不伴明显延髓肌麻痹者称为Ⅱa型，伴有明显延髓肌麻痹者称为Ⅱb型。

3）Ⅲ型，又称为急性进展型。常在首次症状出现后数月之内发展至包括延髓肌、肢带肌、躯干肌和呼吸肌的严重肌无力。

4）Ⅳ型，为晚发型全身肌无力型。由上述Ⅰ、Ⅱa或Ⅱb型发展而来，常在首发症状出现后数年或数十年之后出现全身肌无力。

5）Ⅴ型，为肌无力而伴有肌萎缩者。

（2）儿童重症肌无力。约占我国重症肌无力患者中的 10%。该组病例的绝大多数仅限于眼外肌麻痹、眼下垂等单纯眼肌麻痹。有 1/4 的患者可自行缓解。仅少数患者累及全身骨骼肌。儿童重症肌无力中还有两种特殊亚型。

1）新生儿肌无力。占肌无力母亲分娩的婴儿中的 10% ~ 14%。在出生后的第 1 日即出现无力，表现为吸吮困难，哭声低沉。新生儿肌无力的发生与母亲血液中抗 AchRAb 通过胎盘到达体内有关。多数婴儿在 2 周后逐渐好转。

2）先天性肌无力。指出生或生后短期内出现婴儿肌无力，并持续存在眼外肌麻痹。这组患儿母亲虽无重症肌无力，但其家族中或同胞兄妹中有肌无力病史。

（3）少年型重症肌无力。指 14 岁以后 18 岁前起病的重症肌无力，此型肌无力患者以单纯眼睑下垂，或斜视、复视等为多见，但吞咽困难或全身肌无力者较儿童多见。也有部分患者仅表现单纯脊髓肌无力。

危象分为 3 种。①肌无力危象：由本病的发展和抗胆碱酯酶药物不足引起。临床表现为吞咽、咳嗽不能，呼吸窘迫、困难甚至停止的严重状况，体检可见瞳孔扩大，全身出汗、腹胀、肠鸣音正常和新斯的明注射后症状好转等特点。②胆碱能危象：由抗胆碱酯酶应用过量引起。除肌无力的共同特点外，患者有瞳孔缩小，周身出汗，肌肉跳动，肠鸣音亢进，肌内注射新斯的明后症状加重等特征。③反拗性危象：由感染、中毒和电解质紊乱引起，应用抗胆碱酯酶药物后可暂时减轻，继之又加重的临界状态。

大多数重症肌无力患者可并发不同程度的胸腺异常，少数患者合并有胸腺肿瘤。约

5% 肌无力患者在病程某一时间合并甲状腺功能亢进，甲状腺功能亢进加重时，肌无力可能恶化。

（三）辅助检查

1. 抗胆碱酯酶药物试验

肌内注射甲基硫酸新斯的明 0.5 ~ 1 mg，15 ~ 30 分钟后症状明显好转；或氯化依酚氯铵 2 ~ 10 mg 静脉滴注，1 分钟内症状好转可确诊。

2. 肌电图检查

重复电刺激受累肌肉的运动神经，肌肉动作电位幅度逐渐降低，降低 10% 以上，可为肌无力提供诊断。单纤维肌电图，可见兴奋传导延缓或阻滞，相邻电位时间差值延长。

3. 免疫学检查

70% ~ 93% 重症肌无力患者可查出血清抗 AchRAb。

4. 胸腺 CT 或 MRI 检查

合并有胸腺瘤的患者可有胸腺异常的改变。

5. T_3、T_4 检查

合并甲状腺功能亢进者 T_3、T_4 明显异常。

6. 肌疲劳试验阳性

令患者连续睁闭眼 50 次，或双眼上视 1 分钟即出现垂睑，或让患者仰卧位时连续抬头 30 ~ 40 次，胸锁乳头肌收缩力逐渐减弱，最后甚至不能抬起，即为肌疲劳试验阳性。

7. AChR 抗体滴度测定

约 80% 患者血清中 AChR 抗体滴度明显增高，但眼肌型患者仅有 70% 左右 AChR 抗体滴度增高。

8. 其他

可查类风湿因子、抗核抗体及 LE 细胞等。

二、康复方法

重症肌无力治疗原则是提高神经—肌肉接头处传导的兴奋性，应用抗胆碱酯酶药物，避免使用抑制乙酰胆碱产生或释放的药物；或配合应用免疫治疗。若发生危象，首先要保持呼吸道通畅，必要时立即进行正压人工呼吸，气管插管或气管切开；充分吸痰或给予适当抗生素，防止肺部并发症。禁用和慎用奎宁、氯仿、吗啡、哌替啶、链霉素、卡那霉素、新霉素、黏菌素、多黏菌素 A、多黏菌素 B、紫霉素、巴龙霉素等均有加重神经肌肉接头传递或抑制呼吸肌的作用的药物。地西泮、苯巴比妥等镇静剂，对部分精神紧张、情绪不稳定的病例常有改善症状之效，但呼吸衰竭、严重缺氧者必须慎用。

1. 抗胆碱酯酶药

其作用机制是抑制胆碱酯酶的活性，使终板有足够的乙酰胆碱供神经传递，改善肌无力症状。但是长期使用会促进 AchR 的破坏，特别是在抗 AchR 存在的情况下，这种破坏作用更大，因此长期用药弊多利少。晚期重症患者由于 AchR 严重破坏，常出现耐药性。胆碱酯酶抑制剂主要不良反应有腹痛、胀气、腹泻、恶心、呕吐、流涎、肌肉抽动、瞳孔缩小、肌束震颤、意识障碍、血压下降、心搏骤停。

（1）溴化吡啶斯的明 60 mg，每日 3 ～ 4 次口服。作用时间 4 ～ 6 小时，毒性为新斯的明的 1/8 ～ 1/4，且治疗量与中毒量相距较大，故治疗量时一般不出现胃肠症状，一旦过量，则不良反应立即出现，易于及时纠正。适用于治疗眼肌型、延髓型和全身型肌无力。

（2）溴化新斯的明 15 mg，每日 3 ～ 4 次口服，病情严重者可以每次服 30 ～ 40 mg。长期用药时，患者对药物耐受量逐渐增加。对吞咽困难者，在饭前 30 ～ 45 分钟服用有利于进食。口服 30 ～ 45 分钟开始显效，作用持续 2 ～ 3 小时。其缺点为作用时间较短，腹痛、腹泻较明显。为对抗不良反应，必要时可给予小量阿托品。

（3）酶抑宁，又称美斯的明，最初为 2.5 ～ 5 mg，每日 3 次口服。服后 20 ～ 30 分钟显效，作用持续 3 ～ 5 小时。对眼外肌和咽喉肌无力者疗效较好，并可用于不能耐受溴化胆碱酯酶抑制剂的患者。本品治疗量与中毒量非常接近，容易药物过量和蓄积中毒。

2. 肾上腺皮质激素

抑制自体免疫反应，对 T 淋巴细胞抑制作用最强；抑制乙酰胆碱受体抗体合成，使神经—肌肉接头处突触后膜上的乙酰胆碱受体免受或少受自身免疫攻击所造成的破坏，早期可使病情加重。适用于各种重症肌无力，其有效率为 96%，缓解和显效率为 89%，对 40 岁以上的患者疗效最好，至少应用 6 个月。适应于成年人特别是 40 岁后起病的全身肌无力，延髓肌无力而病程在 1 年之内，抗胆碱酯酶药物不满意者；胸腺肿瘤或胸腺增生已做胸腺切除而临床症状不能改善者；胸腺手术无指征，做胸腺放射治疗前，机体免疫功能活跃者；儿童重症肌无力，病程在 2 年以上且无任何恢复征象，或儿童肌无力累积全身骨骼肌且对抗胆碱酯酶药物无效时。约有 66% 的患者可出现向心性肥胖、高血压、糖尿病、白内障、骨质疏松、无菌性股骨头坏死、胃溃疡及精神症状等。

（1）大剂量冲击疗法。泼尼松 50 ～ 100 mg，每日 1 次口服，或隔日口服；或地塞米松 10 ～ 20 mg，加入 5% 葡萄糖注射液 250 mL 中每日 1 次静脉滴注，至症状改善后改为口服。症状改善后仍需维持大剂量皮质激素 8 ～ 12 周，此后较快减量至隔日 60 mg，并逐步减量至隔日 15 ～ 30 mg 口服，并继续维持数年。个别患者需要长达 5 年以上，此种给药的缺点是反应较大，用药初期常有症状加重期，其机制为激素使淋巴细胞转移到骨髓和淋巴结，使其产生抗体减少，减轻自身免疫损害。激素对乙酰胆碱受体离子通道有直接阻滞作用，使 N–M 传导减弱，也可能是大剂量激素对糖皮质激素受体（GR）明显的下调有关。大剂量激素使高亲和力的 GR 短期迅速下降，机体突然出现激素作用不足，使症状加重。当下调达到一定程度时，GR 水平稳定，激素作用水平恢复，肌无力症状好转。因此，这种给药方法仅适用于已做气管切开或已有人工辅助呼吸准备的严重患者。不应在严重的、已有呼吸困难而没有条件做人工辅助呼吸或虽有条件而没做好人工辅助呼吸准备的情况下应用。

（2）渐增法。泼尼松 10 ~ 20 mg 口服，每日 1 次，隔日 30 ~ 40 mg，逐步增加至隔日 80 ~ 100 mg，直至肌无力症状改善后，稳定剂量 8 ~ 12 周，然后逐步缓慢减量至隔日 30 mg，维持数年。这种操作方法不良反应少，治疗中加重期少见，适用于门诊治疗。皮质激素的疗效，在 73% ~ 100%，缓解期数周至 1 年，平均 3 ~ 6 个月，部分患者可从此而逐步稳定。激素治疗的好坏与患者血清中抗 AchRAb 水平不相平衡。

3. 免疫抑制剂

（1）环磷酰胺 100 mg 口服，每日 3 次；或 200 ~ 400 mg 静脉滴注，每周 2 次；或 1 000 mg 加入 5% 葡萄糖注射液 250 mL 中，每 5 日静脉滴注 1 次，连用 10 ~ 20 次，总量 10 ~ 30 g。适用于泼尼松治疗不满意、不能耐受或减量后即复发者，胸腺切除术后效果不佳及不能或不想手术者。长期应用将引起白细胞数减少，但能较快的使血清抗体水平降低。白细胞 $< 10 \times 10^9$/L 时减量，白细胞 $< 3 \times 10^9$/L 或血小板 $< 6 \times 10^9$/L 停药。

（2）硫唑嘌呤 50 ~ 200 mg 口服，每日 2 ~ 3 次。连续使用将抑制 T 淋巴细胞功能，继之使血清抗体水平降低。常与泼尼松或其他免疫抑制剂联合试用，适应证与环磷酰胺相同，有脱发、血小板及白细胞减少。白细胞 $< 2.5 \times 10^9$/L 减量，$< 2.0 \times 10^9$/L 停药。

4. VEP 联合疗法

泼尼松龙、环磷酰胺和长春新碱联合给药，适用于胸腺肿瘤不适应手术的患者，可收一定的疗效。

5. 氯化钾

10% 氯化钾 10 mL 口服，每日 1 ~ 2 次；有增强抗胆碱酯酶药物敏感性的作用。

6. 螺内酯

螺内酯 20 ~ 40 mg 口服，每日 3 次，通过抑制排钾贮钠的作用，增高血清钾浓度和膜细胞兴奋性而改善肌无力。长期服用螺内酯的不良反应可有乳房发育、男性女性化等。

7. 麻黄碱

麻黄碱 25 mg 口服，每日 3 次。

8. 肌无力危象治疗

肌无力危象是一种危急状态，病死率为 15.4% ~ 50%。不管何种肌无力危象，基本的处理原则完全相同：①保持呼吸道通畅，当自主呼吸不能维持正常通气量时应尽早气管切开和人工辅助呼吸。②积极控制感染，选用有效而足量的抗生素，可静脉滴注林可霉素、哌拉西林、红霉素、氨苄西林、头孢菌素、氯霉素等。③皮质激素（地塞米松、泼尼松或甲泼尼龙），大剂量开始（地塞米松每日 10～20 mg 或甲泼尼龙每日 10～20 mg/kg）逐步递减法，可以大大降低病死率、缩短危象期。在足量的抗生素应用条件下，即使合并肺部感染，仍应给予激素疗法。④少用或不用抗胆碱酯酶药物，胸腺切除后出现的危象患者可以短期应用新斯的明 1 mg 加于 5% 葡萄糖盐水中静脉滴注，控制滴速在每分钟10 滴左右，切忌加大剂量或加快速度，以防心搏骤停。⑤严格气管切开和鼻饲护理，保持呼吸道湿化，严防窒息和呼吸机故障。缩短 MG 危象持续时间，降低 MG 病死率除了寄希望现存及新的免疫疗法，减轻疾病严重程度外，积极预防和治疗诱因可以减少危象的发生，及时或预防性气管切开辅助呼吸，合理应用抗生素，积极预防和治疗肺部并发症，加强呼吸道管理有利于进一步改善危象的预后，明显降低病死率。

（1）肌无力危象。应立即肌内注射新斯的明 0.5～2 mg，或以 0.5～1 mg 静脉滴注，必要时可定期重复注射，直至症状改善，能吞咽后改为口服。同时应谨慎调整合适剂量，防止从肌无力危象转为胆碱能危象。

（2）胆碱能危象。首先立即停止一切抗胆碱酯酶药物，给予阿托品 0.5～2 mg 肌内注射或静脉滴注，每 15～30 分钟重复 1 次，待毒蕈碱样中毒症状减轻后，逐渐延长间隔时间和减量，直至症状消除。同时还可给予解磷定 200～400 mg 溶于 5% 葡萄糖注射液500 mL 中静脉滴注，直至肌肉松弛和肌力恢复。

（3）反拗性危象。应及早停用抗胆碱酯酶药物，注意维持呼吸功能，血压和水电解质平衡，2～3 日后，再从小量应用抗胆碱酯酶药物。

9. 胸腺治疗

（1）胸腺切除。适用于 20～30 岁起病的女性，全身肌无力，抗胆碱酯酶药物治疗反应不满意者，不管是否合并胸腺瘤或胸腺增生，抗 AchRAb 是否升高，均可做胸腺切除。约有 70% 的患者胸腺切除后，症状缓解或治愈，好转率随胸腺切除后时间的延长而增加。年龄 14 岁以下患者是否需做胸腺切除，意见尚不一致。胸腺是免疫中枢器官、T 细胞的成熟中枢和肌样上皮细胞所在处，因此胸腺切除是重症肌无力的根本性治疗。但手术后危象是导致手术后死亡的最常见原因之一。

（2）胸腺放疗。适用于：①12 岁以上各型肌无力，无论有无胸腺增生；②胸腺瘤手术前准备，借放射治疗缩小肿块，为手术切除提供条件。常用方法为深部 X 线或 ^{60}Co 照射，总剂量为 3 000～5 000 rad。放射治疗第 1 周肌无力可能加重，以后逐步适应，疗效出现在放疗结束后 6 个月至 3 年。无严重不良反应，多数患者能坚持治疗。

10. 脾切除

Gekht 对 20 例经胸腺切除、胸腺区放疗、激素治疗、血浆交换法治疗无效的 MG 患者采用脾切除，症状缓解率达 65%。

11. 血浆交换

其机制是通过定期用正常人血浆或血浆代用品置换患者血浆，降低血浆 AchRAb 浓度来治疗重症肌无力。特点为起效迅速，但不持久，一般 6 ~ 10 日后症状复现。仅适用于重症肌无力危象或胸腺切除术前准备。其交换方法为，按体重的 5% 计算血容量，每次交换患者血浆 1 000 ~ 2 000 mL，连续 5 ~ 6 次为 1 个疗程。缺点为医疗费用太高，不能推广。血浆交换合并泼尼松及硫唑嘌呤治疗可延长缓解期。

（王镜海）

第五节　进行性肌营养不良症

一、概述

进行性肌营养不良症是一组原发于骨骼肌的遗传性变性疾病。临床上主要表现为不同程度和部位的进行性加重的肌肉无力及萎缩。也可累及心肌。其中假肥大型肌营养不良症（简称 DMD）是我国最常见的 X 性连锁隐性遗传，发病率约为 1/3 500 活男婴，女性为基因携带者，所生男孩约 50% 发病；大多在 4 ~ 7 岁发病，一般不超过 20 岁死亡。也有个别患者发病较晚，20 ~ 30 岁才开始发病。

（一）病因和发病机制

进行性肌营养不良症的发病原因曾有许多学说，如血管源性、神经源性，肌纤维再生错乱和肌细胞膜功能障碍等。每种说法均有它的支持点和不支持点。然而，不管何种形式的进行性肌营养不良症，几乎都与遗传有关，其中以 Duchenne 和 Becker 型肌营养不良的研究最为深入。

1. Duchenne 型肌营养不良症（DMD）

研究表明，DMD 由于 X 染色体的短臂上 XP21-XP223 序列的基因缺陷所引起。该区的基因具有制备 dystrophin 的功能，这种蛋白质位于肌细胞膜的内层，是一种细胞骨架蛋白，能与肌动蛋白结合。在基因缺陷的 Duchenne 肌营养不良症患者中，肌纤维缺乏 dystrophin，因而引起肌细胞膜功能障碍，使大量的游离 Ca^{2+}，高浓度的细胞外液和补体成分进入肌纤维内，引起肌细胞内的蛋白质释放和补体激活，导致肌原纤维断裂、坏死和巨噬细胞对这些坏死组织的吞噬、清除。因此，在 XP21-XP223 基因的调控下，肌细胞膜下蛋白 dystrophin 生成障碍是 DMD 患者细胞膜功能异常的原因，是发病的主要机制。

2. Becker 肌营养不良症（BMD）

BMD 与 DMD 相同，也由 Rc8DNAXP21-223 和 LI28DNA 序列之间的基因异常引起。虽然染色体和分子生物学的研究尚未探明所有肌营养不良症的基本位置和致病过程，但是随着分子生物学研究的深入，特别是 cDNA 和限制性片段长度多态探针的应用，各种肌营养不良症的基因位点和致病过程将逐步得到了解。

（二）临床表现

1. 症状和体征

进行性肌营养不良症临床表现是全身对称性骨骼肌无力，肌肉萎缩，近端为主，症状进展缓慢，但多呈进行性加重。

2. 分型

（1）DMD。儿童最为常见，属于性链锁隐性遗传，几乎仅见于男孩，女性为基因携带者，很少发病。临床特征以骨盆带肌肉的无力为突出症状，多数伴有肌肉的假性肥大。本病发病年龄较早，极容易被误诊误治，大多数患者在学龄前才被发现。大部分从开始学走路即有异常，行走较晚，对称性肢体无力，下肢尤为明显，走路时左右摇摆不稳，动作笨拙，易于跌倒，行走速度慢或不能奔跑，上下楼梯费力，脊柱前凸挺胸，腹部隆起似鸭行，两足撇开，部分患者不会蹦或蹦不高，蹲下站立困难，从卧位直立时需先俯卧，用双手支撑，逐渐将两手移近两足，再用两手逐渐交替循下肢上移，然后直立。小腿异常增粗、变硬，四肢近端变细，症状随年龄增长进行性加重。病情进一步发展则导致两臂不能上举，完全不能行走，卧床不起，全身肌肉萎缩，最后因合并呼吸系统感染，心力衰竭或营养不良而死亡。部分患儿智力低下。检查翼状肩胛，挺腹，胸大肌、腰大肌及肢体近端肌肉萎缩，双腓肠肌假性肥大、硬、鸭步、高尔征（Gower sign）阳性；腱反射早期消失，后期肌腱挛缩和关节僵硬畸形。血清肌酶谱异常升高。

（2）BMD。又称良性假肥大型肌营养不良症，10 ~ 30 岁多见，性别无差异。临床特点是骨盆带及肩胛带肌无力，初期两侧可不对称，病程数年后两侧无差别。首发症状为步履缓慢，鸭步，起蹲困难，或举臂、梳头无力。进展缓慢，病程长，出现症状后 25 年或 25 年以上才不能行走，多数在 30 ~ 40 岁时仍不发生瘫痪。随着病程进展而缓慢出现起坐不能，依靠轮椅行走。预后较好。

（3）面—肩—肱型肌营养不良症。属于常染色体显性遗传，男女均有，青春期起病。临床特点是面肌无力，常不对称。面部表情淡漠，不能露齿，口唇突出增厚，闭眼不全，闭嘴不紧，喝水时水从口角流出等，逐渐发展至两臂举高困难，垂肩。经过长时间后也可累及躯干、骨盆带肌肉及胫前肌，引起下肢无力，肌肉萎缩而致垂足和脊柱前凸。但一般不影响远端肌肉，心肌不受影响。血清酶正常或轻度增高。病程进展极慢，常有顿挫或缓解。检查有肌病面容，口轮匝肌假性肥大，鼓腮漏气，闭眼不全，双臂不能上举，垂肩，上臂肌肉萎缩。

（4）肢带型肌营养不良症。属于常染色体隐性遗传，偶为显性遗传，常散发，无性别差异。起病于儿童或青年，首先影响骨盆带肌群及腰大肌，行走困难，不能登楼，步态摇摆，易于跌倒；有的则只累及股四头肌。病程进展极慢，晚期可侵犯肩胛带肌群。若肩胛带肌群首先受累，则为肩—腓肌型营养不良；若不属于面—肩—肱型则属于肢带型。

（5）远端型肌营养不良症。甚少见，为常染色体显性遗传。通常在 40～60 岁起病，首先影响手部小肌肉、胫前肌和腓肠肌。进展缓慢。偶可累及肢体近端肌肉。肌腱反射正常，晚期可以降低或消失。血清肌酶谱正常。

（6）眼肌型肌营养不良症。临床少见，遗传类型尚不明确。根据临床表现又可分为数个亚型。

1）单纯眼肌型。起病于任何年龄，但以 30 岁左右起病者较多，偶见于儿童。眼睑下垂为常见首发症状。多数患者双侧受累，起病急袭，无复视、头晕等症状。一侧眼外肌受累者可有复视，病程缓慢进展，常在数年后累及全部眼外肌运动，出现眼球固定，并可影响上面部肌肉，以眼轮匝肌为著。部分病者可出现轻度面瘫，咬肌无力，也有部分病例可累及颈肌和肩胛带，但不出现肌肉萎缩。肌腱反射消失。血清 CPK 可有轻度升高。

2）眼咽肌型。临床甚为少见，多 30～40 岁起病。以缓慢进展的眼外肌、吞咽肌麻痹为特点，咽部症状常在眼外肌麻痹后数年出现吞咽、构音困难。少数病例吞咽困难先于眼部症状数月数年。少数病例还可出现广泛性肢体和躯干的肌肉萎缩和眼球运动障碍及腱反射消失。检查眼外肌麻痹和腱反射消失。

3）眼脑躯体神经肌病。临床上极少见，常在 15 岁以前发病。临床表现为在慢性进行性眼外肌麻痹的基础上伴发视网膜色素层炎，生长缓慢，耳聋，智能减退。检查共济失调，腱反射降低；心肌传导阻滞，心肌病变；脑脊液蛋白质增高，脑电图及血清肌酶谱正常。

进行性肌营养不良症，除假性肥大型外，多数不影响寿命。晚期病者可因严重肌肉萎缩而出现肢体挛缩和畸形。卧床者应注意预防压力性损伤，继发肺部感染等并发症。

（三）辅助检查

1. 血清肌酶谱

CPK、CK-MM、LDH、LD-1、AST、HBDH、PK 增高。

2. 肌电图检查

本病呈典型肌源性损害表现，放松时出现正锐波、纤颤电位、运动单位电位时限缩短、多相电位增多、重收缩时呈病理干扰相等，在与神经源性肌萎缩鉴别时有较大价值。

3. 肌肉活检

发现肌肉中结缔组织和脂肪组织所占比例增多，可予以确诊。

4. 心电图检查

可出现房室传导阻滞及心律失常。

5. 尿液

尿肌酸排出增多，肌酐减少。

（四）诊断和鉴别诊断

1. 诊断

根据隐匿起病，持续进展的肌无力，肌萎缩，多数为近端肌肉受累，有阳性家族史；血肌酸磷酸激酶增高，肌电图呈肌源性损害即明确诊断。

2. 鉴别诊断

（1）多发性肌炎。肌肉无力疼痛且有压痛，起病急，肌酶谱增高，肌电图呈肌源性改变。慢性多发性肌炎，无遗传病史，病情进展较急性多发性肌炎缓慢。血清肌酶正常或轻度升高，肌肉病理改变符合肌炎的表现，而且皮质甾体激素的治疗效果较好。

（2）神经性肌萎缩。肌肉萎缩，肌电图呈神经源性改变，神经传导速度异常。

（3）运动神经元病。肢体无力，肌肉萎缩，不对称，肌肉纤维颤动，肌电图呈神经源性改变。肌酶谱无异常。

（4）重症肌无力。眼睑下垂，晨起及休息后减轻，午后及劳累后加重。神经重复电刺激阳性，抗胆碱酯酶药物有效。

（5）少年型近端型脊髓性肌萎缩症（Kugelberg–Welander 进行性肌萎缩）。属于常染色体显性和隐性遗传，青少年起病，四肢近端肌萎缩，对称性分布，貌似肌病，但有肌束震颤，肌电图为神经源性损害，肌肉病理为群组性萎缩。

（6）肌强直性营养不良。常染色体显性遗传，病变基因位于第19对染色体上（19q13.3）。临床表现为多组肌群的萎缩和肌强直，并有身体其他多系统受累，如晶状体、皮肤、心脏、内分泌和生殖系统等。发病多在30岁以后，进展缓慢。肌强直往往在肌萎缩之前数年或同时发生，主要影响手部动作、行走和进食。例如，用力握拳后不能立即将手指伸直，需重复数次后才能放松；或用力闭眼后不能立即睁开；或开始咀嚼时不能张口等。用叩诊锤叩击四肢肌肉、躯干肌肉甚至舌肌时，可见局部肌球形成，持续数秒后才恢复原状。还可累及头面部肌肉，如上睑、颞肌、咬肌、面肌、胸锁乳突肌等，尤其颞肌和咬肌萎缩最为明显。

（7）腓骨肌萎缩症。双下肢远端无力及肌肉萎缩，界限在大腿下1/3处；伴有感觉障碍。常有弓形足，无假性肥大。

二、康复治疗

肌营养不良症至今尚无有效治疗措施。做好遗传咨询、产前检查、携带者的家谱分析和检查是预防本病发生的重要措施。下列药物可以试用。

（1）加兰他敏 2.5～5 mg 肌内注射，每日 1 次。若有疗效，常在第 3～4 周出现。40 日为 1 个疗程，也可间断反复应用。

（2）肌生注射液 400～800 mg 肌内注射，每日 1 次，1 个月为 1 个疗程。部分病例可以改善临床症状。

（3）别嘌呤醇 50～100 mg 口服，每日 3 次，3 个月为 1 个疗程。主要不良反应为食欲减退和恶心。

（4）三磷腺苷 20 mg 口服，每日 3 次；或 20～40 mg 肌内注射，每日 1 次。

（5）普尼拉明 15～30 mg 口服，每日 3 次。近年来有学者应用钙通道阻滞剂治疗假性肥大型肌营养不良，可以缓解肌无力症状。

（6）维生素 E 0.05～0.1 g 口服，每日 3 次。

（7）三磷酸尿核苷（尿三磷 UTP）20～40 mg 肌内注射，每日 1 次，不少学者报告对部分肌营养不良症有效。

（8）甘氨酸每日 10～20 g，分次服；或白阿肢每日 100 g，分次服，用以促进肌酸代谢。

（9）肾上腺素，毛果芸香碱疗法每日皮下注射 1∶1 000 肾上腺素 0.13 mg，以及毛果芸香碱 0.1 mg，30 日为 1 个疗程，用以调整自主神经功能状态。

（10）地塞米松 7.5 mg，隔日 1 次顿服，1～3 日为 1 个疗程。适用于肌活检炎性改变的肢带型肌营养不良，炎性变明显者效果较好。

（11）联苯双脂 6～12 mg，每日 3 次口服。

（王镜海）

第六节　多发性硬化

一、概述

多发性硬化（MS）是发生在中枢神经系统的脱髓鞘疾病，临床表现以病变部位多，以及具有反复地复发缓解过程为特点，即具有时间和空间的多发性，以髓鞘脱失、神经胶质细胞增生、不同程度的轴索病变和进行性神经功能紊乱为主要特点。因其发病率较高，呈慢性病程，倾向于年轻人罹患，故成为重要的神经系统疾病之一。

（一）流行病学特点

MS 的自然病程无明显规律性，病程较难以估计，平均病程 25～35 年。轻者 10 年后仍无明显功能障碍。严重者数月至数年致残，极少数病例进展迅速，几周内死亡。80%～90% 的患者呈缓解复发病程；复发多见于疾病的早期，其病后 1 年内复发者约占 30%，2～10 年复发者约占 20%，10～30 年复发者约占 10%；多数患者随着复发次数的增多，神经功能障碍加重。约有 10% 的患者病情逐渐恶化，没有缓解，常称为原发进展型 MS，多见于呈痉挛性截瘫的脊髓型患者。死亡原因多数是继发感染、体力衰弱，少数患者直接由于脑病病损死亡。

（二）主要功能障碍

由于病理损害的部位不同，临床表现不尽相同，常见的功能障碍如下。

1. 运动功能障碍

皮质脊髓束受损可引起痉挛性瘫痪，小脑和脊髓小脑通路受损造成小脑性共济失调，以及深感觉障碍导致感觉性共济失调。在疾病后期可以出现感觉刺激（如床被的接触）引起的痛性屈肌痉挛反应。

2. 感觉障碍

常由于脊髓丘脑束、脊髓后索损害引起。最常见的主诉为麻刺感、麻木感，也可有束带感、烧灼感、寒冷感或痛性感觉异常。疼痛作为早期症状也是常见的，多见于背部、小腿部或上肢。

3. 其他

（1）少数患者发病开始即出现尿急、尿频、尿潴留或尿失禁等膀胱功能障碍。

（2）肠道的功能障碍，表现为便秘或大便失禁。

（3）男性常伴有性功能障碍即阳痿和性欲低下。

（4）体像障碍。

（5）顽固性呃逆。

（6）部分患者病变累及到自主神经系统，引起心血管功能的改变。

（7）失语。

（8）精神症状。

（9）约 3% 的患者还有明显的大脑病变相关的局灶性癫痫。

二、诊断要点

（一）病史特点

目前，临床上采用 Poser 诊断标准。青壮年发病，中枢神经系统病损、病灶多发，病程波动，有缓解和复发这些典型表现，是诊断的主要依据。

（二）鉴别诊断

有一些疾病或综合征酷似多发性硬化应予以鉴别。

（1）急性播散性脑脊髓炎。

（2）亚急性联合变性。

（3）颅内多发病灶的血管源性疾病的多发脑梗死。

（4）抗磷脂抗体综合征。

（5）系统性红斑狼疮性血管炎。

（6）特发性主动脉炎。

（7）颅内炎症性疾病。

（三）临床分型

主要依据临床病程特点分为表 2-6 中的几种类型。

表 2-6　MS 的临床分型

临床病程分型	特点
复发缓解型（RRMS）	临床呈急性发作，在数日或数周（治疗或非治疗后）后病情趋于缓解，临床神经功能几乎完全恢复
继发进展型（SPMS）	常在复发缓解型的基础上，每次发作后临床神经功能不能完全恢复，神经功能呈阶梯样减退
原发进展型（PPMS）	临床发病后病情呈进行性发展，神经功能进行性减退
进展复发型（PRMS）	在病情进行性发展的基础上，患者仍有发作。此类型相对较少

三、康复评定

（1）判定疾病的发作阶段，并对已有复发经历的患者了解其复发的原因或诱因。

（2）功能障碍的评定。根据患者的具体病情和功能障碍种类进行相应的肌力、肌张力、偏瘫全身运动功能、言语、吞咽、认知、心理、排尿、排便功能、疼痛等方面的评定。

（3）残疾分级评定。MS 所致残疾的分级评定可参照 Hyllested 的残疾分级（表 2-7）或残疾状态扩展评分（EDSS）等。

（4）如患者病情出现新的变化，应重新进行相应的康复评定。

表 2-7　Hyllested 的残疾分级

分级	特点
一级	各方面事情均能自主处理，日常活动无需他人照料，书写正常
二级	轻度病残，行走困难，户外活动需用手杖，户内活动无需他人帮助，双上肢运动轻度障碍，书写相对困难
三级	中度病残，行走困难，户外活动需用双拐或他人帮助，户内活动需扶靠家具，部分日常生活需他人照顾
四级	重度病残，各种日常生活完全需要他人照顾
五级	完全病残，卧床不起，大小便失禁，生活完全处于监护状态下

四、康复治疗

（一）控制病情

1. 发作期治疗

（1）皮质甾体药物。在急性发作时首先选用皮质甾体药物治疗，可抑制炎症、缩短病程，常用的药物是甲泼尼龙，NICE 的 MS 诊断和治疗指南推荐甲基泼尼松龙大剂量、短程应用，每日 500 ~ 1 000 mg 静脉注射，连用 3 ~ 5 日；或每日 500 ~ 200 mg 口服，连用 3 ~ 5 日；不允许频繁使用（一年内不能超过 3 次）或随意延长大剂量激素使用时间（超过 3 周）。其他常用药物有 ACTH、地塞米松、口服泼尼松等。

（2）β-干扰素。主要应用于复发缓解型 MS 患者。国外报道应用 IFNβ-1 b，小剂量为 1.6 MU，每周应用 2 次，皮下注射，连续 2 年；大剂量 8 MU，用法同前。另一种为 IFNβ-1 a，每周应用 1 次，每次剂量 6 MU，肌内注射，连续应用 2 年。对 RRMS 的复发率减少 30% ~ 40%。

（3）格拉替雷。主要用于复发缓解型 MS 患者。国外报道可与干扰素联合应用，用量每日 20 mg，皮下注射，连续应用 1 ~ 2 年。

2. 缓解期的治疗

重点应为预防复发。

（1）免疫抑制剂。主要有硫唑嘌呤、环磷酰胺及环孢霉素。常用于复发频率较高的患者。但不良反应较高，患者常在治疗过程中必须停药。硫唑嘌呤常用剂量为每日 100 ~ 200 mg，可连用数月，其后期效果可维持数年。环磷酰胺每日 400 ~ 500 mg，10 ~ 14 日为 1 个疗程，后期效果也可维持数年。

（2）转移因子及丙种球蛋白。转移因子常用剂量为 1 U，皮下注射，每周应用 1 次，连用 1 个月；每月 1 次，用 6 个月；其后每 2 个月 1 次，用 1 ~ 2 年。丙种球蛋白每月应用 1 次，共 3 个月，其后每 3 个月或 6 个月应用 1 次，间歇应用 1 ~ 2 年。

（3）β – 干扰素治疗。见发作期治疗。

（4）自体外周造血干细胞移植（APBSCT）。主要用于进展型 MS 的治疗。

最新的治疗指南不建议使用环磷酰胺等免疫抑制剂，不使用结核菌素等免疫调节剂，不主张长期的皮质醇激素治疗、全身的放疗，高压氧治疗也不推荐。

（二）康复措施

循证医学结果显示，及早、合理的康复可以取得较好的临床效果。

1. 康复目标

（1）最大限度地恢复受损的神经功能。

（2）最大限度地恢复患者功能性活动能力的水平，并尽可能地恢复他们的社会活动能力。

（3）康复应与其他治疗相结合，共同致力于降低多发性硬化复发的危险性。

2. 康复原则

康复治疗宜早期参与，在疾病的发作期和缓解期康复的原则和目的不同。

（1）发作期康复训练原则。

1）在病情有所缓解时，即应开始康复训练。

2）最早以被动活动训练为主，保持各关节的正常活动范围。

3）在原发疾病稳定后，就应有计划地开始进行主动的康复训练。

4）过度疲劳可能是多发性硬化的复发的诱因，因此训练强度以患者略感疲劳为度。

5）有必要在疾病早期对患者进行健康宣教，使患者及早认识到康复训练的必要性。

（2）缓解期康复训练原则。

1）逐步增加康复训练的强度和时间。持续有规律的康复训练可以帮助患者恢复肌肉的张力，增加肌肉耐力和骨骼的强度。

2）注重提高患者日常生活能力的训练，鼓励有能力的患者多参与家庭活动和必要的社会劳动。

3. 康复训练方法

（1）物理疗法。根据患者的不同功能障碍来制订科学的康复训练计划。

对于松弛性瘫痪的肢体首先要注意良肢位的摆放，进行被动的全关节活动范围训练，利用大脑的可塑性和功能重组理论，应用神经生理学和运动再学习理论，诱发主动活动的出现，加强力弱肌肉的运动能力。也可利用中频电疗和针灸方法保持肌肉的张力和肌肉容积。

非松弛性瘫痪期的患者，则根据具体情况，提高各关节的控制力，可以安排肌肉力量和耐力锻炼，有异常运动模式的患者则应注重异常模式的纠正。

有小脑病变者或本体感觉障碍者，则应加强协调和平衡功能的训练等。

对于肌肉痉挛严重或出现痉挛性疼痛的患者，通过训练和指导，如仍然妨碍功能恢复者，应进行抗痉挛治疗。对伴神经性疼痛者可应用卡马西平或苯妥英那等药物治疗。

（2）作业疗法。以日常生活活动训练为基础，训练目的是提高患者的独立生活能力。其他作业内容的安排须参照患者发病前后的具体情况，即患者主观的康复意向和客观上患者可能恢复的程度，保持患者康复的兴趣和积极性，以获得最大限度的配合，获取最理想化的效果。有的患者需要继续工作，则应该根据其工作特点，安排相关的内容。

（3）心肺功能训练。主要针对有心肺功能障碍者。训练中应监测心肺情况，确保康复治疗的安全性和有效性。

（4）言语和吞咽治疗。根据患者的失语状况、构音障碍及吞咽障碍的情况，确定治疗方案。短期的吞咽困难可以采用鼻饲的方法，长期的吞咽困难可采用经皮内镜胃管植入术。言语障碍常影响患者与他人的交流，言语治疗主要是尽可能地提高和维持患者的言语清晰度；恢复不理想者应选择非口语语言的交流方式来取代日常的言语交流。后者需要患者家属、护理人员和其他经常需要和患者沟通的人在言语治疗师的帮助下，探讨如何提高患者交流能力的方法。

（5）大小便功能训练。对神经源性膀胱患者，应进行尿流动力学检查，依其结果可参照脊髓损伤后的康复原则进行治疗。

（6）视力。对多发性硬化视神经受到波及可以引起视力下降，或是侵犯动眼神经后眼球运动受到限制，临床康复多采用补偿的方法。

（7）疼痛控制。多发性硬化患者的疼痛可以是神经痛或是源于运动减少和错误运动的骨骼肌肉痛。适当的康复训练，如合理的运动、保持良姿位都有助于减轻疼痛，部分患者则需要服用止痛药物和（或）抗痉挛药物，物理治疗如超短波、低频激光等也有疗效。部分神经痛患者还需服用抗抑郁或抗焦虑药物。

（8）性功能障碍。多发性硬化的患者可出现性功能障碍，表现为勃起困难、润滑不良和性快感消失。疾病本身可影响性生理，也可能与疾病后的情绪变化如抑郁和焦虑相关，还有可能与伴发的糖尿病、脉管疾病或服用某些药物有关。对于情感变化相关的性功能障碍心理疏导和必要的药物治疗会有改善，也可应用西地那非治疗。

（9）认知训练。根据患者认知的缺失，具体的学习和记忆力、注意力、计算力、执行能力缺失，进行相关的训练，也可应用茴拉西坦、石杉碱甲或安理申多奈哌齐等药物治疗。应引起注意的是部分患者的认知能力下降也与其情感的变化或服用药物有关，治疗前应注意区分。

（10）情感障碍及精神异常的治疗。多发性硬化患者常伴有不良的情绪改变，早期是情绪极易波动，逐渐转为抑郁焦虑，疲劳常为抑郁的重要表现。严重者可以导致精神分裂症状。早期发现患者的情绪变化，进行适宜的心理疏导，帮助患者调节情绪，安稳睡眠。有抑郁表现者，可应用西酞普兰，也可使用 SSRI 类药物，如氟西汀、帕罗西汀等药物，焦虑明显的选用苯二氮䓬类药物，常用的是劳拉西泮。出现严重的精神分裂症状者可应用利培酮、奥氮平或奋乃静等药物治疗。

（王镜海）

第三章　其他神经系统疾病

第一节　结核性脑膜炎

一、概述

结核性脑膜炎（TBM）是由感染结核分枝杆菌引起的一种非化脓性脑膜炎，是肺外结核最严重类型，常继发于粟粒性结核以及肺和其他器官的结核病灶，在患者抵抗力降低和发生变态反应下发病。结核性脑膜炎临床上以低热、乏力、消瘦、头痛、呕吐、精神障碍、脑神经受损、颅压高和脑膜刺激征阳性等为主要表现。近年来，由于疫苗的大量应用，儿童发病率明显下降，而成年人则有增多趋势。早期诊断、及时合理治疗是提高疗效和减少死亡的关键。

（一）病因和发病机制

结核性脑膜炎主要发病机制是在人体高敏状态下，结核分枝杆菌感染蛛网膜下隙，引起的一种变态反应性炎症。儿童大多继发于粟粒性肺结核经血行播散，感染脑、脑膜和蛛网膜；婴幼儿则多来源于原发复合征，以纵隔淋巴结的干酪性坏死，病灶破溃到血管，细菌大量侵入血液循环引起本病者多见；部分患者由脑内结核球、结核性中耳炎或脊柱结核直接蔓延引起。成年人结核性脑膜炎可由原发病综合征、肺、泌尿生殖系和消化道等结核引起。

（二）分型

1. 浆液型

其特点是浆液渗出物只限于颅底，脑膜刺激征及脑神经障碍不明显，脑脊液改变轻微。此型属早期病例。

2. 脑底脑膜炎型

炎性病变主要位于脑底,但浆液纤维蛋白性渗出物可较弥散。其临床特点是明显的脑膜刺激征及脑神经障碍,有不同程度的颅内压增高及脑积水症状。但无脑实质局灶性症状,脑脊液呈典型的结核性脑膜炎改变。此型临床上最为常见。

3. 脑膜脑炎型

炎症病变从脑膜蔓延到脑实质。可见脑实质炎性充血,多数可见点状出血,少数呈弥散性或大片状出血;有闭塞性脉管炎时,可见脑软化及坏死。部分病例可见单发或多发结核球,可引起局灶性症状。本型以 3 岁以下小儿多见,远较前两型严重,病程长、迁延反复,预后恶劣,常留有严重后遗症。

4. 结核性脊髓软硬脑膜炎型(脊髓型)

炎性病变蔓延到脊髓膜及脊髓,除脑和脑膜症状外。有脊髓及其神经根的损害症状。此型多见于年长儿,病程长、恢复慢,如未合并脑积水,病死率不高。但常遗留截瘫等后遗症。

(三)临床表现

1. 自然病程发展一般表现

起病隐匿,病程较长,症状往往轻重不一,其自然病程发展一般表现如下。

(1)结核中毒症状。低热、盗汗、食欲减退、全身倦怠无力、精神萎靡不振。

(2)颅内压增高和脑膜刺激症状。头痛、呕吐、视神经盘水肿,脑膜刺激征如凯尔尼格征、布鲁津斯基征阳性。但老年 TBM 患者临床表现为头痛伴呕吐的少见。

(3)脑实质损害。表现为萎靡、淡漠、谵妄、妄想等精神症状或意识障碍;抽搐,有时呈癫痫持续症状;也可表现为偏瘫、交叉瘫、截瘫。

(4)脑神经损害。脑神经损害以动眼神经、展神经、面神经和视神经受损为主,可表现为瞳孔不等大、眼睑下垂等。这些脑神经损害症状是因颅底炎性渗出物的刺激、侵蚀、粘连或压迫所致。

2. 典型结核性脑膜炎临床表现

(1)前驱期(早期)。1 ~ 2 周,一般起病缓慢,在原有结核病基础上,出现性情改变,如烦躁、易怒、好哭,精神倦怠、呆滞、嗜睡或睡眠不宁,两眼凝视,食欲缺乏、消瘦,并有低热,便秘或不明原因的反复呕吐。年长儿可自诉头痛,初可为间歇性,后持续性头痛。婴幼儿表现为皱眉、以手击头、啼哭等。

(2)脑膜刺激期(中期)。1 ~ 2 周,主要为脑膜刺激征及颅内压增高表现。低热,头痛加剧可呈持续性。呕吐频繁、常呈喷射状,可有感觉过敏,逐渐出现嗜睡、意识障碍。典型脑膜刺激征多见于年长儿,婴儿主要表现为前囟饱满或膨隆,腹壁反射消失,腱反射亢进。若病情继续发展，则进入昏迷状态，可有惊厥发作。此期常出现脑神经受累病状，最常见为面神经、动眼神经及展神经的瘫痪，多为单侧受累，表现为鼻唇沟消失、眼睑下垂、眼外斜、复视及瞳孔散大，眼底检查可见视神经炎，视神经盘水肿，脉络膜可偶见结核结节。

（3）晚期（昏迷期）。1～2周，意识障碍加重，反复惊厥，进入半昏迷、昏迷状态，瞳孔散大，对光反射消失，呼吸节律不整，甚至出现潮式呼吸或呼吸暂停。常有代谢性酸中毒、脑性失铁钠综合征、低钾积压症等水、电解质代谢紊乱。最后体温可升至 40℃以上，终因呼吸循环衰竭而死亡。

3．非典型结核性脑膜炎

（1）较大儿患结脑时，多因脑实质隐匿病灶突然破溃。大量结核菌侵入脑脊液引起脑膜的急骤反应。起病急，可突然发热、抽搐，脑膜刺激征明显，肺及其他部位可无明显的结核病灶；外周血常规白细胞总数及中性粒细胞百分比增高；脑脊液轻度浑浊，白细胞数可 $\geq 1 \times 10^9/L$，以中性粒细胞占多数，易误诊为化脓性脑膜炎。

（2）有时表现为颅内压持续增高征象，低热、进行性头痛、逐渐加剧的喷射性呕吐。可见视神经盘水肿及动眼神经、展神经、面神经受累症状，脑脊液压力增高、白细胞轻度增多、蛋白增多、糖减少、氯化物正常，脑超声检查提示脑室扩张或有中线位移，脑扫描可见放射性素浓染区，易被误诊为脑脓肿或脑肿瘤。

（3）因中耳、乳突结核扩散所致者，往往以发热、耳痛、呕吐起病，易误诊为急性中耳炎，出现脑膜刺激征时易误为中耳炎合并化脑，如出现局限性神经系统定位体征，则易误为脑脓肿。

（4）6个月以下的婴儿，全身血行播散性结核时，可继发结核性脑膜炎，或同时发生结核性脑膜炎，发热、肝脾淋巴结肿大，可伴有皮疹，但胸片可见粟粒性肺结核。

（四）辅助检查

（1）血常规：白细胞多数正常或轻度增高，中性粒细胞增多。

（2）红细胞沉降率增快。

（3）结核菌素试验：可呈阳性反应，但病情严重，免疫力低下而呈阴性反应。

（4）脑脊液检查。

1）一般及生化检查。压力增高，外观透明或呈毛玻璃样，放置数小时可有纤维蛋白薄膜形成，细胞数多在（0.025～0.5）× 10^6/L。60%～90% 病例以淋巴细胞为主，疾病早期或严重病例可以多形核白细胞占优势（占 60%～70%），有些病例早期脑脊液偶尔在正常范围，以后白细胞逐渐增多，有的细胞总数中有相当数量的红细胞（既有新鲜的，也有陈旧的）这是由于合并脑血管炎而血管通透性增加所致。蛋白含量中度增加，达 1～2 g/L，也有高达 5.0 g/L 以上，提示脑脊液通路发生障碍。糖含量早期可正常，而后糖含量可降至 2.24 mmol/L 以下。和化脓性脑膜炎相比，本病糖的减低出现较晚，而且程度也较轻，有少数病例脑脊液糖含量不降低。氯化物早期可正常而后降低，65% ～ 90% 的患者氯化物低于 198 mmol/L。

2）细胞学检查。特征性改变为混合性细胞反应，即在脑脊液细胞分类中有相当比率的多形核白细胞，也有一定比率的激活型单核细胞、小淋巴细胞、转化型淋巴细胞、浆细胞和淋巴细胞。

3）结核分枝杆菌抗原测定。用乳胶凝免疫测定法，酶联免疫吸附试验（ELISA）以及放射免疫法检测结核分枝杆菌抗原有助于早期诊断，但特异性和灵敏度有待提高。

4）结核分枝杆菌检查。用离心沉淀或薄膜涂片有 15% ～ 30% 可查出结核分枝杆菌；结核分枝杆菌培养和动物接种可提高阳性率，但需 2 ～ 6 周才有结果。用 PCR 技术，体外扩增基因的方法合理选择引物可特异、灵敏、快速和早期检出结核分枝杆菌。

5）其他。测定乳酸含量及免疫球蛋白，血清与脑脊液的溴化物的比值，荧光素钠渗透试验有助于诊断，但均为非特异性检查。

（5）CT 或 MRI 检查。可显示脑内结核球，脑基底池渗出及脑实质病变，以及脑积水所致脑室扩大，脑梗死所致大小病灶。

（6）X 线检查。胸部、脊柱放射线检查若发现结核病灶有助于诊断。

二、西医治疗

（一）抗结核药物治疗

1. 治疗原则

（1）早期用药。一经确诊就要用药，此时结核菌对药物极为敏感，药物易渗入病灶，可发挥良好的抗结核菌作用。

（2）联合用药。采用 3 种以上抗结核病药物，联合应用，可增强疗效，防止和延缓细菌耐药性的产生。

（3）足量用药。使血液和病灶中有较高的血药浓度，以发挥最好的药物疗效，延缓和减少耐药菌株的产生。常用药每日用量：异烟肼 0.3 g，利福平 0.45 ～ 0.6 g，乙胺丁醇 15 ～ 25 mg/kg，对氨基水杨酸钠 8 ～ 12 g，链霉素 0.75 ～ 1 g。

（4）全程规律用药。为保证抗结核治疗效果，须全程规律用药。开始治疗阶段一般持续用药 2 ～ 3 个月，危重病例 4 ～ 6 个月，以后改为 2 种或 1 种抗结核药物连续或间歇用，以巩固疗效，防止复发。全程 1 ～ 2 年，具体时间视病情而定。近年来抗结核药提倡顿服法，将全日量在早饭前或晚饭后 1 小时，1 次顿服，可提高血中药物高峰浓度，延长有效浓度维持时间，提高疗效，对患者坚持规律地用药更有益。

2. 药物选择

首选杀菌药，辅以抑菌药。临床常用的异烟肼、利福平、吡嗪酰胺为细胞内杀菌药；链霉素为细胞外杀菌药，可根据病情酌情选用。抑菌药有对氨基水杨酸和乙胺丁醇等。选择能通过血脑屏障的药物，如异烟肼和吡嗪酰胺等。

3. 治疗方案

在结核性脑膜炎早期应用链霉素＋异烟肼（INH）＋吡嗪酰胺（PZA）＋激素是治疗渗出期较为理想的方案。对于晚期顽固性或慢性结核性脑膜炎脑脊液中蛋白含量很高或合并椎管梗阻者，除按以上方案治疗外，还可用 INH＋激素鞘内注射治疗。

成年人结核性脑膜炎治疗方案：早期或渗出期的治疗首选药物是链霉素、异烟肼和激素。具体方案如下。

第一方案（常规方案）：链霉素＋异烟肼＋激素。链霉素 0.5 g 肌内注射，每日 2 次，总量 120 g。异烟肼 0.2 g 口服，每日 3 次，总疗程 1.5 年。泼尼松 10 mg 口服，每日 3 次，疗程 2～3 个月。此方案中异烟肼可依病情轻重增减，病情重者用大剂量时每千克额体重不少于 10 mg，病情不太严重者每千克体重 8～10 mg。

第二方案（强化方案）：链霉素（SM）＋异烟肼（INH）＋激素＋吡嗪酰胺（PZA），鞘内注射。本方案适用于病情较重，如伴有昏迷、颅内压增高、弛张热、呼吸困难呈潮式呼吸等。

链霉素剂量和用法同第一方案，疗程可视病情需要适当延长。异烟肼 600～900 mg，每日分 3 次口服，疗程同第一方案。泼尼松 10 mg 口服，每日 3 次，疗程 2～3 个月。鞘内注射：泼尼松龙 10～25 mg＋INH 100 mg，每周 2～3 次，疗程为 10～15 次；或醋酸可的松 10～25 mg＋INH 50～100 mg，每周 2～3 次，疗程为 10～15 次。

第三方案（后续方案）：INH＋PZA＋PAS，INH＋RFP（利福平）＋PZA＋EMB（乙胺丁醇），INH＋KM（卡那霉素）＋RFP＋EMB。

以上药物剂量及给药方法：INH 600～900 mg，分 3 次口服，疗程 1.5 年。PZA 1.0 g 口服，每日 3 次。PAS 8～12 g，分 3 次口服或一次静脉滴注。RFP 600～900 mg，顿服或分 2～3 次口服。卡那霉素 0.5 g 肌内注射，每日 2 次，总量为 120 g。EMB 1.0 g，分 3 次口服。

在强化治疗阶段至少有 2 种杀菌药，巩固治疗阶段至少有 1 种杀菌药，再配以抑菌药乙胺丁醇或 PAS。结核性脑膜炎的抗结核治疗，由于药物剂量大，品种多，疗程长，往往会引起许多不良反应，如链霉素引起头晕和平衡障碍，异烟肼和利福平引起肝损害，异烟肼引起精神症状和周围神经损害，乙胺丁醇影响视力等。

（二）肾上腺皮质激素的应用

激素有抗感染、抑制纤维化、抗中毒、溶解渗出物等作用，结核性脑膜炎患者在足量抗结核治疗的同时，最好同时应用小剂量激素。有以下几种情况可以应用：①中毒症状明显，高热持续不退者；②有颅内高压症状或随时有发生脑疝危险者；③有蛛网膜下隙阻塞现象和各种神经系统缺损症状者；这些意味着绝大多数结核性脑膜炎患者应同时用激素。为了避免结核性炎症的扩散，激素只能小剂量应用，如地塞米松每日 5 mg 或氢化可的松每日 100 mg 加入液体中静脉滴注。

（三）对症治疗

1．颅内高压

可用 20% 甘露醇 125 ～ 250 mL 静脉滴注，每日 4 ～ 6 次；复方甘油果糖注射液 500 mL 静脉滴注（每分钟 2 mL），每日 1 ～ 2 次。

2．脑积水

晚期结核性脑膜炎易引起严重脑积水，紧急情况下先做脑室引流术，在脑疝缓解后，再做脑分流术。

3．改善神经系统代谢的药物

可用 B 族维生素及大剂量维生素 C、吡拉西坦和脑活素类等药物。

三、中医治疗

（一）辨证治疗

1．邪犯心脑

主症：头痛发热，继发呕吐，神昏谵语，四肢抽搐，全身微汗出，大便秘结，舌苔焦黄枯燥，脉洪数而有力。

治法：清热生津。

方药：白虎加人参汤加减。

生石膏 30 g（打碎先煎），知母 12 g，黑山栀 12 g，连翘 30 g，青蒿 15 g，石斛 12 g，菖蒲 15 g，人参 10 g。

加减：四肢抽搐者加钩藤、全蝎、地龙以熄风止痉，大便秘结、腑气不通者加大黄、枳实以通腑泄热，呕吐频繁者加竹茹、姜半夏等以降逆止呕。

2．肝热动风

主症：低热不退，午后热甚，颈项强直，头晕头痛，嗜睡或烦躁不安，口干咽躁，舌红苔白，脉弦数。

治法：清热平肝熄风。

方药：大青叶汤加减。

大青叶 30 g，桑白皮 30 g，柴胡 12 g，钩藤 20 g，夏枯草 15 g，全蝎 15 g，蝉衣 15 g，甘草 6 g。

加减：里热炽盛加生石膏、知母以清泻里热，意识异常者加郁金、石菖蒲以化痰开窍，抽搐者加蝉蜕、山羊角粉以熄风止痉。

3. 阴虚动风

主症：身热头痛，颈项强直，嗜睡，四肢蠕蠕抖动，舌暗红苔黄，脉濡细弱。

治法：滋阴熄风。

方药：生脉散加减。

鲜生地 15 g，石斛 15 g，玄参 12 g，麦冬 15 g，龙骨 30 g，僵蚕 15 g，五味子 12 g，全蝎 15 g，钩藤 20 g，炙甘草 6 g。

加减：低热盗汗加地骨皮、胡黄连清泻里热，意识异常加郁金、石菖蒲、山羊角粉化痰开窍。

4. 阴液亏虚

主症：发热头痛，呕吐，颈项强直，嗜睡或昏迷，四肢蠕动或抽搐连作，形体消瘦，神疲乏力，头晕，颧红盗汗，舌红少苔，脉细数。

治法：滋阴降火。

方药：月华丸加减。

麦冬 15 g，生地 10 g，熟地 10 g，山药 20 g，百部 15 g，女贞子 15 g，沙参 15 g，茯苓 15 g，菊花 12 g，竹茹 15 g，炙甘草 6 g。

加减：发热重者可加地骨皮、胡黄连清泻里热，呕吐严重者加姜半夏、旋覆花降逆止呕，头痛甚者加川芎、白芷，抽搐者加全蝎、蜈蚣以息风止痉。

5. 脾肾虚衰

主症：发热呕吐，手足抽搐，昏睡无神，面色淡白，大便色青，舌淡苔白，脉迟缓，指纹青紫。

治法：温补脾肾，平肝熄风。

方药：六君子汤加减。

党参 15 g，黄芪 15 g，白术 12 g，茯苓 15 g，附片 6 g，天麻 10 g，远志 12 g，南星 12 g，炙甘草 6 g。

加减：抽搐甚者酌加全蝎、蜈蚣以熄风止抽，呕吐甚者加竹茹、姜半夏和胃止呕。

（二）辨证使用中成药

1. 邪犯心脑

牛黄镇惊丸 1 丸或安宫牛黄丸 1 丸口服，每日 2 次；牛黄清心丸 3 丸口服，每日 2 次。醒脑静脉滴注射液或清开灵注射液 40 ~ 60 mL 加入 5% 葡萄糖注射液 250 mL 中静脉滴注，每日 1 次，10 ~ 14 日 1 个疗程，根据病情可连用 2 ~ 3 个疗程。

2. 肝热动风

神犀丸 1～3 岁每服 1/3 丸，3～6 岁每服 2/3 丸，6 岁以上每服 1 丸，每日 2 次。牛黄清热散，1～3 岁每服 0.5 g，3～6 岁每服 1 g，6 岁以上每服 1.5 g，每日 2～3 次。清热镇惊羚翘解毒丸，1～3 岁每服 1/3 丸，3～6 岁每服 2/3 丸，6 岁以上每服 1 丸，每日 3 次。葛根素注射液或清开灵注射液 40～60 mL 加入 5% 葡萄糖注射液 250 mL 中静脉滴注，每日 1 次，10～14 日 1 个疗程。

3. 阴虚动风

养阴清肺丸 1 丸口服，每日 3 次。养阴清肺膏 1 匙口服，每日 3 次。脉络宁注射液 20 mL 加入 5% 葡萄糖注射液 250 mL 中静脉滴注，每日 1 次。

4. 阴液亏虚

时疫清瘟丸，1～3 岁每服 1/2 丸，3～6 岁每服 1 丸，6 岁以上每服 1～2 丸，每日 2 次。扶正女贞素片 3 片口服，每日 3 次。生脉注射液 30 mL 加入 5% 葡萄糖注射液 250 mL 中静脉滴注，每日 1 次，10～14 日 1 个疗程。根据病情可连用 2～3 个疗程。

5. 脾肾虚衰

黄芪注射液 20 mL 或刺五加注射液 30 mL，加入 5% 葡萄糖注射液 250 mL 中静脉滴注，每日 1 次。或参芪扶正注射液 250 mL 静脉滴注，每日 1 次，10～14 日 1 个疗程，根据病情可连用 2～3 个疗程。

（三）其他疗法

1. 针灸疗法

（1）颅内压增高。

主穴：三阴交、内关、印堂、百会、四神聪穴。

配穴：呕吐纳呆配足三里、中脘穴。失眠配内关透外关、失眠穴。

手法：由百会沿头皮斜刺透于四神聪穴。

其他为直刺手法，刺入皮肤后捻转进针得气后留针 20 分钟，然后用泻法捻运出针。每日上、下午各 1 次，1 周后改用每日 1 次。

（2）上肢瘫痪。

主穴：肩三针、肩、曲池、合谷穴。

配穴：尺泽、后溪穴。

（3）下肢瘫痪。

主穴：环跳、足三里、承山穴。

配穴：血海、犊鼻、阳陵泉、委中穴。

（4）耳聋。取听宫、听会、翳风、中渚、风池、外关、手三里穴。

（5）失语。取增音、哑门、廉泉、合谷、风市穴。

（6）健忘。取脾俞、心俞、神门、三阴交穴。灸志室、百会穴。

（7）智差。取内关、涌泉、百会、风池穴。

2．推拿疗法

开天门、推坎宫、揉太阳、捏印堂、揉外劳宫、推上三关、通下六腑、清肺经、冷水点内劳宫等，适用于高热昏迷者。

3．外治

（1）中药外敷。吕祖一枝梅（《医宗金鉴》）加减外敷：方用雄黄、巴豆仁、朱砂、银朱、蓖麻仁、麝香、红矾、蟾蜍、轻粉，经炮制成膏。用法：8岁以下每次1副，9～12岁每次2副。将一支梅盛于容器中，大蒜一头去皮捣成蒜泥与一支梅搅匀成糊状。患者仰卧，双纱布覆盖双眼，将搅匀的一枝梅均涂在前额，上至发际下0.5 cm，下至眉弓上0.5 cm，两侧盖住太阳穴，另涂百会穴。覆盖纱布用胶布固定四周。8小时取下。可见敷药处有红斑晕色，肿起发泡，越多效果越好。一般贴敷1次即可有满意疗效。如病情需要可在前额皮肤恢复正常后再敷第2次。注意敷药期间忌食小米饭7日。切记该药不可入口、眼，不沾手。凡与药物接触过的容器、用具及敷料应立即处理掉，不可留置。本药剂不会产生不良反应。

（2）用红矾蒸气熏手心或局部，每日20～90分钟，1.5～3个月为1个疗程。

（3）结核性脑膜炎头痛时，蝎尾3只，牙皂5 g，寒水石5 g，细辛2 g，天南星2 g，共研细末，然后加入麝香1.5 g，冰片3 g，研匀。用少量药末吹入鼻内，每日上、下午各3～4次。病情减轻后减少吹药次数。

4．专验方

（1）清瘟止抽方。桑叶9 g，菊花9 g，地龙9 g，蚤休9 g，僵蚕9 g，黄芩9 g，钩藤12 g（后下），石决明30 g（先煎），蒲公英30 g。水煎后均分3份，每次冲服山羊角粉0.5 g，每日服3次。用于热甚抽搐者。

（2）化痰熄风汤。僵蚕10 g，全蝎15 g，地龙10 g，胆星10 g，枳实10 g，菖蒲10 g，郁金6 g，茯苓10 g，远志6 g，竹茹5 g。水煎服，每日1剂。用于神昏抽搐者。

（3）熄风开窍汤。龟板10 g，鳖甲10 g，牡蛎15 g，白芍12 g，麦冬10 g，钩藤10 g，生地10 g，蝉衣6 g，全蝎6 g。水煎服，每日1剂。用于阴虚风动者。

（4）胆星丸。胆南星12 g，天竺黄6 g，白附子6 g，天麻3 g，僵蚕3 g，丹皮5 g，全蝎3 g，地骨皮5 g，胡黄连5 g，朱砂1.2 g，牛黄0.9 g，麝香0.6 g，共为细面，炼蜜为丸，每丸重0.3 g，每服2～4丸，每日服2次。用于反复抽搐者。

（秦艳霞）

第二节 化脓性脑膜炎

一、概述

化脓性脑膜炎简称化脑，是由各种化脓性细菌感染引起的脑膜炎症。临床以畏寒、发热、头痛、呕吐、烦躁、抽搐或意识障碍，脑膜刺激征阳性及脑脊液改变为特征。常与脑脓肿同时存在，有较高的致死率和致残率，是严重的颅内感染之一。脑膜炎双球菌所致的流行性脑脊髓膜炎多发生在冬、春两季。任何年龄均可发病，以儿童与老年人多见。近年来，由于抗生素的广泛应用，病死率已由 50% ~ 90% 降至 10% 以下。本病属于中医头痛、痉病、惊风、温病等范畴。

（一）病因和发病机制

常见的致病菌有脑膜炎双球菌、肺炎双球菌、流感嗜血杆菌，其次为大肠埃希菌、变形杆菌、肠球菌属、金黄色葡萄球菌及铜绿假单胞菌等。

起病急，伴有全身感染中毒症状，常见皮下出血斑点，重者发生感染中毒性休克。

肺炎双球菌性脑膜炎多见于婴儿及老年人，也可发生于大叶性肺炎兼有败血症的病程中，化脓性细菌多经血行感染；可由中耳炎、乳突炎、鼻旁窦炎、颅底骨折、头面部软组织感染、颅内静脉窦血栓形成等邻近病灶的直接侵犯；也可由颅内病灶蔓延而来如脑脓肿破裂；少数病例无明显的感染原因，可能是病原菌通过上呼吸道或其他小伤口侵入而引起感染；医源性感染也是造成化脑的常见原因，如颅脑手术感染、腰椎穿刺、鞘内注射药物等。细菌首先进入血液循环，引起菌血症和败血症，然后通过脉络丛进入脑室系统，感染脑脊液、脑、脑膜、蛛网膜下隙及脑室系统，形成化脓性脑膜炎。

肺炎双球菌性脑膜炎常起病急骤，病情凶险、预后较差，病程迁延，可能再复发。流感杆菌性脑膜炎主要侵犯 1 岁以下的婴儿，少见于 4 岁以上的儿童，成年人更罕见。

（二）临床表现

1. 症状和体征

（1）全身感染中毒症状。急性起病，不同程度畏寒、发热，全身不适及上呼吸道感染症状。继之出现严重的头痛，伴有恶心、呕吐、嗜睡、谵妄，甚至昏迷。

（2）脑膜刺激症状。头痛剧烈，多位于额顶部或全头部，也可沿颈部向脊背部放射。由于蛛网膜下隙的炎症毒性物质，刺激神经根使颈部伸肌痉挛，患者感觉颈项强直。体检可发现颈项发硬、强直或后仰，克尼格征和布鲁津斯基征阳性。但在婴幼儿和年老或病情严重者则此征可不明显。

（3）颅内高压症。头痛、恶心、呕吐是最早期和最常见的症状，可有视物模糊、视盘水肿。常伴头晕、眩晕、脉搏缓慢、血压升高，严重者出现抽搐、昏迷、意识障碍等。这是由于毒物刺激脉络丛产生过量的脑脊液和脑血管通透性增加产生脑水肿所致。晚期可因渗出物堵塞、粘连脑室和蛛网膜下隙引起脑积水所致。

（4）局灶性神经症状。脓性渗出物可沉积在颅底，造成脑脓肿、局灶性脑实质坏死、软化或脑血栓形成。可产生脑神经麻痹的症状和体征，表现为上睑下垂、斜视、复视，面神经麻痹，失语、偏瘫、偏盲、偏身感觉障碍等。部分患者可出现局限性和全身性癫痫发作，重者脑疝形成而死亡。

（5）各种急性化脓性脑膜炎的特点。

1）肺炎球菌性脑膜炎。多见于 2 岁以内的幼儿或 50 岁以上的成年人，常伴有肺部炎症或中耳炎、乳突炎、鼻窦炎、败血症或颅脑外伤。早期颈项强直不明显。药物较难渗入病灶内而致疗效不佳，以致病程迁延或反复发作。硬膜下积液或积脓、脑脓肿、脑积水等并发症较多见。

2）流感杆菌性脑膜炎。多见于 2 岁以内的幼儿，起病较肺炎球菌性脑膜炎稍缓，疾病早期的上呼吸道感染症状比较明显。偶见皮疹。有时病变累及脑实质，发生脑膜脑炎。常并发硬膜下积液，易出现轻度贫血。

3）大肠埃希菌脑膜炎。多见于 3 个月内的婴儿，尤其是新生儿和早产儿。病菌主要来自母亲产道或婴儿肠道、脐部。患腹泻时肠黏膜通透性增加，更易发病。成人及较大小儿中耳炎，小婴儿脊柱裂、尿布疹也可能患本病。

4）金黄色葡萄球菌性脑膜炎。各年龄均可发病，多发生在夏季，常伴有皮肤化脓性感染，如脓皮病、毛囊炎、蜂窝织炎、新生儿脐炎等。可同时伴有肺炎、肺脓肿、肝脓肿、骨髓炎等。部分病例于疾病早期可见有猩红热样或荨麻疹样皮疹。

5）铜绿假单胞菌性脑膜炎。多见于颅脑外伤的病例，也可因腰椎穿刺或腰椎麻醉时消毒不严而污染所致，病程进展较缓。

2. 并发症

化脓性脑膜炎在病程中有时可出现全身性并发症，如弥散性血管内凝血（DIC）、细菌性心内膜炎、肺炎、化脓性关节炎、肾炎及虹膜睫状体炎等。

（三）辅助检查

1. 血常规检查

急性期白细胞计数升高，中性粒细胞明显增多。

2. 脑脊液检查

压力多中等增高，有的可增高 400 mmH$_2$O 以上，外观多浑浊或呈脓样，细胞数增多，为（1.0 ~ 10）×10^9/L，以中性多核粒细胞和脓细胞为主，病情好转或慢性期以淋巴细胞为主，蛋白含量增高或显著增高，糖含量降低可至 0.5 mmol/L 以下甚至为"0"，通常脑脊液糖量减少与脑膜炎的严重程度成正比，随病情好转，糖含量也逐渐恢复。氯化物含量也降低，脑脊液中 pH 值降低，乳酸、磷酸己糖异构酶、溶菌酶、乳酸脱氢酶等的含量均有明显增高。

3. 细菌学检查

为了确定病原菌，应早期（尽可能在治疗以前）做脑脊液涂片和细菌培养，一般涂片查细菌可靠性为 30% ~ 40%，故同时应做细菌培养。涂片检查细菌的阳性率为 70% ~ 80%，细菌培养的阳性率 80% ~ 90%，在应用抗菌药物后阳性率明显减低。许多患者多伴有菌血症，使用抗菌药物前应常规进行血培养。

4. 免疫学检查

脑脊液免疫球蛋白测定：正常人脑脊液中无 IgM，化脓性脑膜炎则明显增高，IgA 也明显增高，IgG 稍有增高。应用对流免疫电泳，乳胶凝集，协同凝集，反向血凝试验等检测抗原。近年来，应用放射免疫试验（RIA）和酶联吸附试验（ELISA）均可检出脑脊液微量的病原菌抗原，有助于快速诊断。

5. 特异性细菌抗原测定

利用免疫学技术检查患者脑脊液、血、尿中细菌抗原为快速确定病原菌的特异方法。特别是脑脊液抗原检测最重要，血尿抗原阳性也有参考价值。

常用方法有：①对流免疫电泳；②乳胶凝集试验；③免疫荧光试验；④酶联免疫吸附试验；⑤鲎蛛溶解物试验等。

6. 酶学检查

常用脑脊液乳酸脱氢酶活性检查，化脓性脑膜炎患者脑脊液中此酶明显升高。

7. 头颅 CT 检查

疾病早期当渗出物沉淀时，可见蛛网膜下隙扩大、模糊。晚期如并发脑积水、脑脓肿、脑梗死或硬膜下脓肿时，可见脑室扩大、脑实质内低密度病灶及占位性病灶。

二、西医治疗

（一）抗生素的应用

选择易通过血脑屏障，并通过血脑屏障达到脑脊液中有效浓度的抗生素。及时给予有效的抗生素，早期进行抗菌治疗是降低病死率、改善预后的关键。

为使血液和脑脊液药物浓度短期内升高，给药途径多采用静脉输入，病情严重时可进行鞘内注射。

临床应用时，可按不同年龄常见引起化脑的细菌选用抗生素，待细菌结果培养后，病原菌一旦明确，再及时调整用药。

（1）脑膜炎双球菌、肺炎双球菌及流感杆菌引起者首选青霉素、氯霉素和磺胺嘧啶钠，耐药菌株感染时，改用头孢菌素类；金黄色葡萄球菌感染可选用新头孢菌素，必要时加万古霉素。

（2）大肠埃希菌、肺炎杆菌、铜绿假单胞菌、沙门菌属及变形杆菌等革兰阴性杆菌，多用氨基糖苷类，病情严重者可选用新头孢菌素类。

（3）婴幼儿化脓性脑膜炎为避免耳毒性、肾毒性的发生，可首选第三代头孢菌素类。常用药物如下。

1）苄青霉素 2 000 万 ~ 2 400 万 U 静脉滴注，儿童 40 万 ~ 60 万 U/（kg·d），分 4 ~ 6 次静脉滴注。若病情好转，7 日后可改为肌内注射，直至脑脊液正常后 5 ~ 10 日停药，疗程至少 3 周。化脓性脑膜炎易在脑膜上形成纤维蛋白膜及粘连，影响药物渗入吸收，因此临床上用药剂量宜大，时间宜长。

2）氨苄西林 8 ~ 12 g/d 静脉滴注，小儿 150 ~ 250 mg/（kg·d）静脉滴注，疗程 3 ~ 4 周。

3）头孢噻肟 4 ~ 12 g/d 静脉滴注，儿童 100 ~ 150 mg/（kg·d），分 2 ~ 4 次。该药能很好地透过血脑屏障达到有效杀菌浓度。

4）头孢曲松 2 ~ 4 g/d 静脉滴注，儿童 20 ~ 80 mg/（kg·d）。对革兰阳性菌和阴性菌都有强大抗菌活性。

5）头孢他啶 2 ~ 4 g/d，8 ~ 12 小时 1 次，儿童 30 ~ 100 mg/（kg·d），分 2 ~ 3 次给予，严重者可增至 150 mg/（kg·d）。该药抗菌活力强，对革兰阳性、革兰阴性菌及铜绿假单胞菌感染均具有较强作用。

6）万古霉素 1 ~ 2 g/d，儿童 20 ~ 40 mg/（kg·d），分 2 ~ 4 次。为一窄谱抗生素，对革兰阳性菌感染者效果好，对耐药金黄色葡萄球菌较为敏感，可选择应用。

7）氨基糖苷类可用丁胺卡那霉素 400 mg/d 静脉滴注，或庆大霉素 16 ~ 24 万 U 静脉滴注，儿童依体重减量。治疗过程中应注意耳毒性和肾毒性。

8）磺胺嘧啶钠 1.5 ~ 2.0 g，每日 2 次，首次倍量静脉滴注；主要用于脑膜炎双球菌性脑膜炎，肾功能不全者禁用。

9）对难治性感染还可选用其他的新 β - 内酰胺类抗生素：①β 酶抑制剂的复合制剂，如青霉矾氨苄西林；②单胺菌素类，如噻肟单酰胺菌素；③碳青霉烯类，如亚胺硫霉素。

（二）控制脑水肿降低颅内高压

20% 甘露醇 125 ~ 250 mL，快速静脉滴注；15 ~ 30 分钟内输完，酌情每隔 4 ~ 6 小时或 8 ~ 12 小时重复注射。10% 甘油果糖 250 ~ 500 mL，每日 1 次，静脉滴注。利尿酸钠每次 0.5 ~ 1 mg/kg，每日 2 ~ 4 次，或呋塞米每次 20 ~ 40 mg，每日 2 ~ 4 次，肌内注射或静脉滴注。根据病情可酌情应用肾上腺糖皮质激素，以抗感染、减少渗出和水肿。大量长期脱水，要注意发生心力衰竭和肺水肿、电解质紊乱及肾损害等并发症。

（三）对症治疗

（1）加强营养，注意皮肤及口腔护理，及时纠正水、电解质、酸碱平衡紊乱。根据病情可输注新鲜血浆、全血和人体白蛋白。

（2）高热者给予物理和药物退热降温。

（3）高热抽搐或癫痫发作，可选用卡马西平、苯妥英钠、丙戊酸钠、氯硝西泮等。

（4）重症患者要进行心电监护，严密观察生命指征，积极防治心力衰竭、心源性休克及弥散性血管内凝血的发生。

（5）维持高热量、富有营养的流质饮食，经鼻饲管喂入。

（6）对昏迷患者要注意口腔护理、压力性损伤护理；注意气道通畅，可将头偏向一侧，及时吸痰，清除呕吐物。必要时做气管切开，防止局部感染；眼睑不能闭合者，注意保护角膜，可用生理盐水洗眼、涂以眼膏或敷盖凡士林纱布。

（7）高热者，嘱患者多饮水，出汗多者，注意补充盐分，如饮淡盐水或菜汤。加强口腔护理，保持皮肤清洁干燥。

（8）伴有癫痫者，发作时要注意安全，避免外伤，使用牙垫，以防舌咬伤，保持呼吸道通畅，必要时做人工呼吸；癫痫持续状态在用药的基础上，密切观察瞳孔、心率、呼吸、血压变化。

（四）积极处理并发症

（1）脑脓肿形成者须做穿刺抽脓或脓肿切除术。术前抗菌治疗至少2周。硬膜下积脓、积液者可行硬膜下穿刺。

（2）急性阻塞性脑积水可从前囟或经颅骨钻孔穿刺。若有活动性感染，应局部注入抗生素，病情严重者可用导管做持续外引流。感染控制后仍有梗阻，应考虑做脑室—心房或脑室—腹腔分流术。

（3）量子血液疗法。严重感染者可采用紫外线照射和充氧自血回输疗法，有杀菌和调整免疫功能的作用。采血回输量每次200 mL，每3～5日重复1次。

三、中医治疗

化脓性脑膜炎常有高热，急性期酌情使用清开灵注射液；病情稳定后配合中医辨证论治，可缩短病程。后遗症期可发挥中医特长，配合针灸、按摩，加快康复。

（一）辨证论治

1. 热邪犯卫袭表

主症：咳嗽，流涕，畏寒，发热，头痛呕吐，颈项强直，舌质红，舌苔黄，脉浮数。

治法：清热解毒，辛凉解表。

方药：银翘散加减。

金银花 15 g，连翘 9 g，薄荷 6 g，淡竹叶 9 g，牛蒡子 10 g，淡豆豉 9 g，桔梗 9 g，芦根 10 g，石膏（先煎）20 g，板蓝根 30 g，甘草 5 g。

加减：呕吐明显者加竹茹、半夏以降逆止呕，头痛明显者加元胡、石决明以止痛，里热甚者重用石膏加黄芩、板蓝根、野菊花以清热解毒。

2. 热毒犯脑动风

主症：壮热不退，剧烈头痛，频繁抽搐，颈项强直，昏迷或抽搐。新生儿、婴儿可拒乳，烦躁不安，啼哭尖叫，囟门饱满，呕吐喷射；大便干结。舌红苔黄，脉数有力或脉弦数。

治法：清热泻火，熄风止痉。

方药：白虎汤和水牛角钩藤汤加减。

水牛角 60 g（先煎），钩藤 15 g，生地黄 12 g，桑叶 10 g，菊花 9 g，川贝 9 g，竹茹 10 g，白芍 10 g，茯神 10 g，石膏 75 g，知母 12 g，大黄 9 g（后下），白僵蚕 10 g，寒水石 10 g，甘草 6 g。

加减：呕吐频繁者加用玉枢丹止呕降逆，频作抽搐者加全蝎、僵蚕、地龙以熄风镇惊者加紫雪丹以止痉，昏迷者加牛黄清心丸以清热开窍，烦躁明显者加龙胆草、石决明以清泻肝火，嗜睡谵妄者加郁金、牛黄、辰砂以清心安神，喉间痰多稠者加鲜竹沥、胆南星以清化痰液，大便干结者加大黄、玄明粉以通便泻热。

3. 脓毒瘀阻脑窍

主症：壮热不退或稍降又升，头痛不止，昏睡、惊厥、颈项强直，婴儿囟门突起。或有失明、耳聋、面瘫、肢体瘫痪等症。舌紫绛苔黄燥，脉弦细。

治法：清热消痈，祛脓开窍。

方药：清温败毒饮合桃红四物汤加减。

金银花 12 g，黄芩 10 g，黄连 10 g，石膏 50 g（先煎），蒲公英 10 g，生薏苡仁 10 g，败酱草 10 g，皂角刺 12 g，桃仁 9 g，赤芍 9 g，生地黄 10 g，玄参 10 g，生甘草 6 g。

加减：头痛剧烈囟门凸起者加龙胆草、决明子、车前子以泻肝利湿止痛，颈项强直、呕吐者加葛根、白芷、半夏、竹茹以降逆止呕，失明耳聋、视力减退者加决明子、青葙子、蔓荆子、蝉蜕以清心明目，瘫痪者加地龙、赤芍、桑枝、鸡血藤以舒经活络。

4. 阴竭阳脱

主症：短时间内壮热突降，皮下瘀斑紫暗，面色苍白，口唇青紫，汗出肢冷，昏迷不醒，气息浅微，舌淡暗苔灰白，脉微欲绝。

治法：益气固脱，回阳救逆。

方药：生脉散和经验方参附龙牡救逆汤加减。

人参 15 g，麦冬 15 g，五味子 12 g，制附子 20 g，生姜 10 片，生龙牡 15 g，甘草 6 g。

加减：神昏者鼻饲安宫牛黄丸以开窍醒神，瘀点明显者加用生地、牡丹皮、赤芍、紫草以凉血活血化斑。

5. 邪热伤阴

主症：恢复阶段，发热渐退，头痛减轻，神志已清，神倦乏力，时有肢体抽动，唇红口干咽燥，五心烦热，舌红少津或无苔，脉细数。

治法：清退虚热，益气养阴。

方药：大定风珠合沙参麦冬汤加减。

生地15 g，麦冬12 g，玉竹12 g，板蓝根30 g，五味子12 g，阿胶9 g（烊化），鸡子黄1个（药煎后加入），龟板10 g，鳖甲10 g，生扁豆15 g，天花粉15 g，生甘草3 g。

加减：抽动不止者加当归、僵蚕、地龙以养血柔痉，低热不减者加青蒿、白薇，神昏者加菖蒲、远志。

6. 正虚邪恋

主症：体温时高时低，低热或不发热，精神萎靡，倦怠无力，面色无华，四肢欠温，食欲缺乏，舌淡苔白，脉沉弱无力。

治法：祛邪扶正，托脓解毒。

方药：补中益气汤加减。

太子参10 g（炖服），黄芪15 g，白术9 g，升麻6 g，白芷9 g，穿山甲（代）9 g，皂角刺9 g，蒲公英20 g，黄芩12 g，虎杖15 g，炙甘草6 g。

加减：气虚明显者加黄精、女贞子、旱莲草、茯苓、陈皮，血虚者加当归、生地、白芍、鸡血藤，虚热者加鳖甲、知母、丹皮、地骨皮，阳虚甚者加肉桂、菟丝子、补骨脂、鹿角霜。

（二）辨证使用中成药

1. 热邪犯卫袭表

清热解毒口服液10～20 mL，或羚翘解毒丸1丸，或紫雪丹2 g，每日2～3次，口服。

2. 热毒犯脑动风

醒脑静注射液30 mL，或清开灵注射液40～60 mL，加入5%葡萄糖注射液250 mL中，每日1次，静脉滴注，10～14日为1个疗程。安宫牛黄丸1丸或局方至宝丹1丸口服或鼻饲，每日2次。

3. 脓毒瘀阻脑窍

清开灵注射液40～60 mL，加入5%葡萄糖注射液250 mL中，每日1次，静脉滴注。络泰注射液200～400 mg或经络通注射液15 mL，加入5%葡萄糖注射液250 mL中，每日1次，静脉滴注，10～14日为1个疗程。

4．阴竭阳脱

生脉注射液、参脉注射液或参附注射液 30 ～ 60 mL，加入 5% 葡萄糖注射液 250 mL 中，每日 1 次，静脉滴注。意识清醒者可给予生脉饮或黄芪生脉饮每次 30 mL 口服，每日 2 ～ 3 次。

5．邪热伤阴

脉络宁注射液 20 ～ 30 mL，加入 5% 葡萄糖注射液 250 mL 中，每日 1 次，静脉滴注。龟甲养阴片 3 片口服，每日 2 次。知柏地黄丸 1 丸口服，每日 2 次。

6．邪恋正虚

参芪扶正注射液 250 mL，每日 1 次，静脉滴注。刺五加注射液 40 ～ 60 mL，加入 250 mL 葡萄糖注射液中，每日 1 次，静脉滴注。黄芪生脉饮 20 ～ 30 mL 口服，每日 2 ～ 3 次。参芪五味子片 3 ～ 5 片口服，每日 2 ～ 3 次。

（三）其他疗法

1．针灸

（1）体针治疗。解表泄热，熄风开窍。选穴：曲池、大椎、合谷、血海、少商、中冲、百合、印堂、人中、外关、十宣穴。抽搐、角弓反张取阳陵泉、太冲穴；呕吐加内关、膻中、太冲、中脘穴。

（2）耳针。肾上腺、内分泌、皮质下、肝、肺、枕、心、神门。

2．外敷法

燕子窝泥 60 g，生石膏 100 g，葛根 20 g，雄黄 15 g，冰片 5 g，田螺 10 个，葱白 3 个，鸭蛋清 2 个。将前 8 味共捣成泥浆状，做成饼，分敷于前额及涌泉穴，干则更换。适用于实证之高热、抽搐者。

（秦艳霞）

第三节　持续性植物状态

一、概述

植物状态（VS）是一种临床特殊的意识障碍，主要表现对身体或对外界的认知功能完全丧失，能睁眼，有睡眠—觉醒周期，部分或全部下丘脑及脑干功能基本保存。持续性植物状态（PVS）指 VS 持续 1 个月以上。永久性植物状态是指不可恢复的植物状态，其植物状态持续时间因病因而略有不同，如急性穿通性颅脑外伤 12 个月、急性非通性颅脑外伤 3 个月、代谢或变性疾病 1 ～ 3 个月即可认为是永久性植物状态。

PVS 预后差，大多数患者终生不能恢复意识，神志转清者也大多留下不同程度的神经功能缺损。PVS 患者平均存活 2 ～ 5 年，存活 10 年以上者罕见，创伤性损伤的成年 PVS 患者，33% 在 3 年内死亡，而非创伤性损伤中 53% 在 1 年内死亡，儿童则分别为 9% 和 22%。死亡原因有肺部或泌尿系统等感染、全身衰竭、不明原因的猝死、呼吸衰竭，以及卒中或肿瘤等。

（一）病因

PVS 的病因大致可分为急性外伤性或非外伤性损伤、变性及代谢性疾病、发育畸形 3 类。

1. 急性外伤性或非外伤性损伤

这是 PVS 最常见的原因，外伤性损伤包括交通事故、枪伤及产伤等，非外伤性损伤包括各种原因引起的缺氧缺血性脑病、脑血管意外、中枢神经系统的感染、肿瘤、中毒等。

2. 变性及代谢性疾病

如阿尔茨海默病、多发性脑梗死、痴呆等是成人中常见的病因，儿童常见于神经节脂质沉积病、肾上腺白质营养不良、线粒体脑病等疾病。

3. 发育畸形

包括无脑畸形、先天性脑积水、小头畸形、脑膨出等。

（二）发病机制

PVS 的发病机制和病理尚未阐明。目前认为是大脑皮质及白质的广泛损害，或丘脑、脑干网状结构的不完全损害造成。患者皮质下功能完好而大脑皮质功能尚未恢复，其损伤的结构主要为大脑皮质、轴索、丘脑、脑干网状上行激活系统等。通过对急性外伤性或非外伤性植物状态患者死后大脑的研究发现主要有 4 种病理表现：大脑皮质弥漫性病变、选择性丘脑坏死、皮质下白质病变及混合性病变。但 PVS 的脑部病变往往不是单纯的，可有多种性质的病损同时存在，不同性质的病变对意识的影响可以产生叠加作用。

通过上述病理研究证实，PVS 的认知和觉醒分离主要是由于丘脑与皮质的联系中断，外界的信息不能通过丘脑或丘脑皮质间的联系传入大脑，而上升性觉醒系统存在着丘脑和丘脑外两条并行的通路，即使丘脑的通路发生阻断。上升的觉醒冲动还可以通过丘脑外这条主要通路传入大脑。无论在外伤性还是非外伤性持续性植物状态中，前脑基底部及丘脑下部后部均很少累及。此外，有学者认为，大脑皮质对于觉醒并不是不可缺少的。动物实验证明，完全切除大脑皮质或横切中脑上端，仍可出现交替性睡眠和觉醒。另一些动物实验证明，单纯脑干就足以维持觉醒。总之，关于 PVS 的发病机制至今尚未完全阐明，上述种种分析有待于实验及临床研究进一步验证。

（三）临床表现

1. 意识

患者可睁眼，似乎清醒但无意识。一旦发现患者对外界刺激做出反应，即可按指令行动或有意识地完成某一动作，即可认为患者已经脱离植物生存状态。

2. 眼球

可以转动，但呈不持续的跟踪动作。如果眼球可有目的性的、持续性的跟踪动作，即可视为患者好转的征兆。

3. 言语

无自发语言，也不能理解别人的语言。

4. 认知

认知功能丧失，对自身或外界环境刺激缺乏有意识的情感和行为反应。

5. 睡眠—觉醒周期

全部或部分存在，患者大脑半球广泛性损害，意识活动丧失，而脑干损害极轻，睡眠—觉醒存在，呈似睡非睡、似醒非醒状态。

6. 肢体

可有无意识的随意运动。

7. 丘脑下部及脑干功能

基本保存，患者心跳、呼吸、血压等低级中枢的功能尚存，而高级神经中枢的功能已经丧失，有时伴有自主神经功能紊乱的表现，如多汗、心跳及呼吸节律不规则，大小便失禁或潴留。

8. 疼痛

刺激肢体可出现伸直或屈曲，一些原始反射如握持反射可引出。

9. 脑干反射

全部存在，包括瞳孔对光反射、睫毛反射、吞咽反射、咳嗽反射、呕吐反射等。

10. 并发症多

并发症有感染、营养不良、中枢性高热、溃疡、压力性损伤、深静脉血栓形成及肺栓塞、多器官功能衰竭、脑梗死、低血钾、呃逆、心房颤动、肝大、卷丝状角膜炎、尿崩症等。其中最常见的并发症是肺部感染。

（四）诊断标准

目前对 PVS 时间标准尚未达成共识，日本有学者认为 VS 必须在 3 个月以上才能诊断 PVS，而英美国家则主张 1 个月以上，现我国学者也将 PVS 的时间界定为 1 个月，即 VS 持续 1 个月以上者可诊断为 PVS。

1. 中华医学会急诊医学学会南京诊断标准

（1）认知功能丧失，无意识活动，不能执行指令。

（2）能自动睁眼或刺激下睁眼。

（3）有睡眠—觉醒周期。

（4）可有无目的性眼球跟踪运动。

（5）不能理解或表达语言。

（6）保持自主呼吸和血压。

（7）丘脑下部及脑干功能基本保存。

2. 多学科联合会（MSTF）诊断标准

（1）没有自我意识和环境意识，不能与他人进行相互影响。

（2）对视觉、听觉、触觉和伤害性刺激不能产生持续性、再现性、目的性和自发性的行为反应。

（3）没有语言理解和言语表达。

（4）间歇性的觉醒，表现为具有睡眠—觉醒周期。

（5）下丘脑和脑干自主功能充分保留。

（6）无大小便失禁。

（7）具有不同程度的脑神经反射和脊髓反射。

二、康复评定

PVS康复评定主要是对预后因素、意识障碍进行评定。PVS患者活动能力、参与能力完全局限，可在意识恢复后进行相应的评定。

（一）预后因素评定

下列情况有助于PVS预后的判断：①MRI显示基底核区无出血性梗死；②氙–CT测量大脑半球脑循环血流量每分钟每100 g脑组织平均超过25 mL；③乙酰唑胺治疗后20分钟，大脑半球100 g脑组织脑循环血流量增加速度每分钟超过5 mL；④正中神经体感诱发电位的N20波幅明显。

有学者认为，PVS的预后还与下列因素有关：①年轻人预后相对较老年人好，40岁以下的PVS患者的意识相对恢复较好；②外伤性脑损害较缺氧性脑损害预后要好；③非创伤性恢复意识的患者功能恢复极差，变性及代谢性疾病和发育畸形所致的PVS均不可能恢复；④神经刺激越早效果越好；⑤EEG、SEP波形正常者意识可望恢复，伤后1周SEP仍消失者预后不良；⑥CT、MRI示大脑皮质广泛性萎缩或大面积低密度灶预后不良；⑦对脑深部电刺激缺乏反应预示PVS是不可逆的。

（二）意识障碍评定

1．脑电图（EEG）

根据 Hockaaday 1965 年的分级标准：基本节律为 α 节律，接近正常为 Ⅰ 级，评 3 分；θ 波为主为 Ⅱ 级，评 2 分；δ 波为主为 Ⅲ 级，评 1 分；脑电基本节律消失，近平坦波为 Ⅳ 级，评 0 分。

2．体感诱发电位（SEP）

SEP 是诊断植物状态最敏感和可靠的指标，主要表现为 N14、N20 的中枢传导时间延长和 N20 波幅降低。SEP 波形正常，患者的意识有望恢复。根据南京标准 Ⅱ，N20 潜伏期正常，评 2 分；N20 潜伏期延长，评 1 分；N20 双侧消失，评 0 分。

3．脑干听觉诱发电位（BAEP）

根据 Greenberg 标准：基本正常为 Ⅰ 级，评 3 分；Ⅰ ~ Ⅴ波清晰可辨，但潜伏期延长、波幅下降为 Ⅱ 级，评 2 分；Ⅰ波潜伏期和波幅正常，其余各波部分存在或分化不清的正相波为 Ⅲ 级，评 1 分；波形难以分辨或仅见 Ⅰ 波存在为 Ⅳ 级，评 0 分。

4．正电子发射计算机断层显像（PET）

PET 可以揭示大脑代谢降低的范围。PVS 患者的局部脑血流和葡萄糖代谢显著降低，一般为正常对照的 1/3 ~ 1/2。如顶、枕叶皮质的葡萄糖代谢明显减低，而另有一些部位代谢率则无明显改变。

5．格拉斯哥（Glasgow）昏迷量表（GCS）

由 Glasgow 大学神经科学研究所的 Jennett、Teasdale 研制，包括睁眼（E）、言语（V）、运动（M）3 个子项 15 条，评分从最低的 3 分到最高的 15 分，为世界上使用最广泛的意识障碍评定量表（表 3-1）。但是也有缺陷，如评估者的经验缺乏可使评分偏低；患者有失语、气管切开及呼吸机辅助通气则言语评定受限；眼损伤、眼周水肿、面部创伤、面神经损伤影响睁眼的评定；EVM 的 3 个子项权重不一致等。

（1）结果判定。格拉斯哥昏迷量表评分法最高分为 15 分，表示意识清楚；12 ~ 14 分为轻度意识障碍；9 ~ 11 分为中度意识障碍；8 分以下为昏迷；分数越低则意识障碍越重。

（2）注意事项。选评判时的最好反应计分；注意运动评分左侧右侧可能不同，用较高的分数进行评分；改良的 GCS 评分应记录最好反应 / 最差反应和左侧 / 右侧运动评分。

6．植物状态临床疗效评分量表（南京标准Ⅲ）

南京标准Ⅲ补充、细化了微小意识状态的内容，如植物状态患者对声音刺激能定位、偶尔能执行简单指令，即可确定为微小意识状态，可认定为初步脱离植物状态，提示医患双方应采取积极的方法进行治疗，使其获得促醒的机会。新的评分量表能反映病情的变化过程，符合临床实际，容易掌握、便于操作（表 3-2）。

表 3-1 Glasgow 昏迷量表（GCS）

项目	状态	分数
睁眼反应	自发性睁眼反应	4
	声音刺激有睁眼反应	3
	疼痛刺激有睁眼反应	2
	任何刺激均无睁眼反应	1
言语反应	对人物、时间、地点等定向问题清楚	5
	对话混淆不清，不能准确回答有关人物、时间、地点等定向问题	4
	言语不当，但字意可辨	3
	言语模糊不清，字意难辨	2
	任何刺激均无言语反应	1
运动反应	可按指令动作	6
	能确定疼痛部位	5
	对疼痛刺激有肢体退缩反应	4
	疼痛刺激时肢体过屈（去皮质强直）	3
	疼痛刺激时肢体过伸（去大脑强直）	2
	疼痛刺激时无反应	1

表 3-2 植物状态临床疗效评分量表

评分	肢体运动	眼球运动	听觉功能	进食	情感	备注
0	无	无	无	无	无	
1	刺激可有屈伸反应	眼前飞物，有警觉或有追踪	声音刺激能睁眼	能吞咽	时有兴奋表现（呼吸、心率增快）	
2	刺激可以定位躲避	眼球持续追踪	对声音刺激能定位，偶	能咀嚼	对情感语言（亲人）	
3	可以简单摆弄物体	固定注视物体或伸手欲拿	偶尔能执行简单指令 / 可以重复执行简单指令	能进普食	出现流泪、兴奋、痛苦等表现 / 对情感语言（亲人）有较复杂的反应	☆ MCS
4	有随意运动，能完成较复杂的自主运动	列举物体能够辨认	可以完成较复杂的指令	自动进食	正常情感反应	

注 每次评分包括两个方面：临床疗效评分和客观检查评分。临床疗效评分量表至少每月检查登记 1 次。☆ 即微小意识状态（MCS）。总的疗效评分。Ⅰ 植物状态疗效：提高 0 ~ 2 分，无效；提高 ≥ 3 分，好转；提高 ≥ 5 分，显效；≥ 6 分，MCS。Ⅱ 初步脱离植物状态；微小意识状态（MCS）。Ⅲ 脱离植物状态。客观检查评分。① 神经电生理：EEG、SEP。② 特殊检测技术：MRI、PET/CT、脑磁图等。

一般医院：5 项评分法。有条件的医院：5+1 评分法（加神经电生理）、5+2 评分法（加神经电生理和特殊检测技术）。

三、现代康复治疗

PVS 的康复目标：①意识得到恢复，并尽可能复原；②改善生存质量；③防止并发症（肢体挛缩、肺及尿路感染、压力性损伤、营养不良等），阻止病情恶化。

PVS 康复的首要任务是促醒，其次是防止 PVS 患者发生失用综合征。康复治疗重点主要在 3 方面。①在维持康复方面，加强脑、脏器保护治疗，控制并发症；增强胃肠蠕动，均衡营养支持；注重护理，维持关节活动度。②在促醒康复方面，增强心肺功能，改善大脑供血及大脑皮质微环境；通过各种刺激，增加大脑皮质与网状系统的联系。③维持康复是促醒康复的基础。治疗 PVS 的方法虽然很多，但是大多数仍处于临床试验阶段，由于 PVS 病理变化极为复杂，单一的治疗手段往往不能奏效，在坚实的维持康复的基础上，往往需要应用各种综合的促醒康复技术，且需要长期坚持。

（一）营养支持疗法

PVS 患者长期卧床，呈高代谢、高分解状态，能量消耗增加，患者常处于负氮平衡状态。营养不良可导致贫血、压力性损伤、肠道真菌感染、胸腔积液、低钠血症、肢体水肿等。人工营养和给予水分对 PVS 患者是一种治疗，要求 PVS 患者的体重达到理想体重的85%，营养支持的质量直接影响患者的康复和预后。

对于胃肠功能完整或具有部分肠道功能的 PVS 患者，以肠内营养为主。肠内营养支持可维持内脏血流的稳定及胃肠道黏膜的完整。与肠外营养相比，肠内营养具有较好的代谢效应，并发症少，并能缩减住院费用。肠内营养以匀浆膳为主，辅以要素膳，以补充体内所需的能量和各种营养素，避免单一饮食所致的并发症，特别是维生素缺乏症等。必要时予以静脉营养。部分体质较差的患者给予补充适量血浆、白蛋白及丙种球蛋白，为病情改善提供良好的身体条件。

营养师根据患者营养状况的评定结果，计算患者每日所需的能量，制订饮食食谱。将食物按比例配制，并将主副食打磨成匀浆状，制成匀浆膳，辅以牛奶、豆浆、果汁等液体营养。每日进食总量遵从少量多次的原则，每日进食 4 ~ 6 次，每次入量 400 ~ 500 mL，两餐之间适量进水和果汁。由于 PVS 患者存在睡眠—觉醒周期，夜间 22：00 至次日6：00 不进食，但可喂少量水，尽量保持与正常人相似的周期。经口或鼻营养管进食。儿童及严重 PVS 患者、不能维持长时间鼻饲患者，可以做胃造瘘手术。营养支持期间，定期复查营养指标，适当调整营养结构。

（二）高压氧疗法

高压氧（HBO）是当前较为推崇的一种方法，对 PVS 后期神经功能的恢复起明显的促进作用，治疗时间越早，疗效越好。

高压氧疗法的作用机制有：①增加血流、脑脊液及脑组织的氧合作用，从而使血管收缩，脑血液容积减少；②可使微血管内皮细胞变得活跃起来，促进血液微循环，减轻脑缺血及继之而来的代谢障碍；③降低血小板聚集率，改善红细胞及血小板生理功能，从而改善微血流的再流通，减轻脑水肿，打断缺氧—脑水肿，代谢障碍的恶性循环；④促进 PVS 弥漫性轴索损伤的修复与再生，并形成新的突触联系，达到促进受损神经元修复的目的；⑤激活上行网状激活系统，加速清醒，促进意识恢复。Sukoff 认为，是否进行高压氧治疗，应根据 GCS 来决定。GCS 评分为 3 ~ 9 分的患者最为适宜，而对 GCS 评分低于 3 分者不可施行此项治疗，高于 9 分者因均能自行恢复，故无须行高压氧治疗。

HBO 治疗必须建立在有效循环、呼吸的基础上进行。带气管插管患者采用单人纯氧舱，或在多人氧舱内装置气动呼吸机，氧气加压 1.5 ~ 2.5 ATA，每次 80 分钟。生命体征平稳者可采用中型多人舱，压缩空气加压至 2.5 ATA，每 30 分钟戴面罩吸氧 2 次，2 次间改吸舱内空气 10 分钟，每日 1 次。应注意进舱前的血压监测、水电解质平衡，预防 HBO 治疗并发症，如气压伤、氧中毒、减压病的发生。由于 HBO 治疗消耗大，加强营养非常重要。

（三）物理因子疗法

1. 周围神经电刺激

用低频电流持续刺激双侧腓神经或正中神经，在正常人有激活脑电的效果，使 α 波幅增大，提示可能有促使大脑皮质广泛觉醒的潜能，因此可作为治疗措施之一。采用方波，脉宽 10 ~ 20 毫秒，频率 50 ~ 150 Hz，电流强度 4 ~ 20 mA，脉冲电刺激，刺激 20 秒，间断 20 秒，每次 15 分钟，每日 1 次。

2. 小脑顶核电刺激治疗

将表面电极贴于患者两耳背乳突处皮肤，通过数字频率合成技术，产生安全有效的仿生物电流刺激小脑顶核区，可显著提高脑循环血量，减少半影区神经元死亡数目。

3. 电极植入深部脑刺激（DBS）

包括丘脑电刺激、脑干中脑电刺激、小脑电刺激。通过立体定向手术将 DBS 电极植入中脑网状结构的楔形核或丘脑的非特异性核团，接收器置于胸壁皮下，按照一定的参数进行刺激，通过对脑干网状结构的兴奋刺激，激活上行网状系统，再达到大脑皮质，以唤醒皮质功能，即"唤起反应"。可连续刺激 6 个月以上。DBS 可作为治疗 PVS 的一种有效操作方法。

4. 高颈髓后索电刺激（SCS）

电刺激经高颈部脊髓上行达脑干，通过上行性网状结构激活系统及下丘脑激活系统，传达到大脑皮质。在此路径中通过促进脑内 5-HT 的代谢，增加局部血流量。在全身麻醉下将电极放在 $C_{2~4}$ 水平硬膜外正中部，刺激强度是 2 ~ 5 V/0.1 ~ 0.5 毫秒，频率

100 Hz，放大 15% ~ 25%，每日刺激持续 6 ~ 12 小时，如放在硬膜下，强度可减少 1/2。脊髓电刺激疗法对 PVS 有一定的刺激促醒作用。

5. 其他理疗

脑部超声波、眼枕法碘离子导入、频谱仪头部照射、痉挛机、电体操肢体治疗和红外线肢体照射等。前 3 项是通过物理方法改善脑部的血液循环、营养代谢，促进脑细胞的恢复，后 3 项是通过电流刺激周围神经肌肉和光热效应改善肢体功能障碍。

（四）感官及环境刺激疗法

植物状态患者感官及环境刺激的上行传导有助于促进皮质与皮质下之间的联系，PVS 患者的皮质功能有可能经过训练得到一定程度的恢复。

1. 听觉刺激

给患者戴上耳机，播放患者病前最喜爱的音乐或轻松的广播节目，音量 20 ~ 50 dB，以正常人能听清楚且感觉舒适为宜，每次 15 分钟，每日 6 ~ 8 次。通过亲属呼唤、陪聊、与患者沟通，给患者讲故事、笑话、念报纸，每次 30 ~ 40 分钟，每日 4 次。也可以用体感音乐疗法，音乐的旋律可通过中枢神经系统调节脏器活动，改善人的情绪，使情绪安静、肌肉松弛；音乐振动的频率与人体脏器的固有频率一致，使之产生共鸣，达到改善微循环，改善生理活动的目的。

2. 视觉刺激

用强光、弱光和彩色光线交替进行光线刺激。自然光照射每日 2 次。在光线较暗的环境中，用手电筒分别包上红、蓝、绿彩纸和本光源照射头部的侧面和正面，每日 6 次，每次往返 10 下；用彩色的物体、家庭照片和 10 ~ 15 分钟的电视节目等对患者进行视觉刺激。当患者能看到物体，并能把注意力集中到物体上时，可尝试视觉追踪，让患者的眼睛随着刺激物而移动。

3. 触觉刺激

指导患者的亲人用患者的衣服或护肤液等持续地刺激患者皮肤，特别是嘴唇、耳垂等头面部最敏感的区域；对患者的四肢和躯干进行拍打、按摩；用温暖和寒冷的衣服，或在热水或冷水中浸泡 30 秒的金属汤匙对患者进行冷热刺激，每次 8 ~ 10 下，每日 6 次；采用适当温度的水给患者擦洗全身；用有一定硬度的物体，如铜丝，在患者的四肢敏感部位，如足底、手指，以一定的压强进行疼痛刺激，以不损伤皮肤为度，每次 8 ~ 10 秒，每日 6 次。

4. 嗅觉刺激

用磨碎的咖啡、香水、花露水、沐浴露、醋、酒以及患者最喜欢的食物进行嗅觉刺激，并告知患者是什么样的气味。嗅觉刺激应在患者洗漱后进行，物品刺激时间以不超过 10 秒为宜。还可将具有醒脑开窍作用的中药制成香枕，置于患者头下，其散发出的药气能刺激鼻腔中的嗅神经,直接进入大脑产生作用。

5. 味觉和口腔刺激

当患者能控制唾液、排除误吸风险时,应进行味觉刺激。可用沾有酸、甜、咸、苦溶液的棉签刺激舌头的前半部分,并告知应有的味觉感受。在日常口腔护理中,可对嘴唇、口周、口腔进行刺激,使用海绵或甘油药签对口腔进行按摩,同时进行被动吞咽功能训练,如口腔冰刺激等。

6. 多感觉刺激法

应用 Rood 技术,利用快速擦刷、拍打、挤按、冷热等方法刺激患者皮肤,尤其是较为敏感的部位,如手、脚、面部等,以诱发运动。

7. 本体感觉刺激

应用神经肌肉本体感觉促进法(PNF)进行被动活动,采用快速牵拉、关节加压等关节深感觉刺激促通中枢神经。

8. 环境刺激

每日安排患者到户外,如马路边、社区健身广场、海边、公园地方活动,让患者感受声、光、触觉、空气、湿度、温度变化等环境刺激,每次 30 分钟,每日 2 次。

9. 条件操作治疗法

条件操作治疗法是一种条件反射法,根据条件操作的原理对自发的或诱发出的反应给予系统性增强。

10. 穴位刺激

两根导线一端接变压装置,调节合适电流和电压;一端接 4 cm×6 cm 极板,极板分别固定足三里穴(双侧),接通电源,低电流刺激穴位。

(五)运动疗法

1. 体位疗法

定时变换体位,保持好良肢位。

2. 被动运动

PVS 患者无随意运动,关节、肌肉极易挛缩,应每日上午、下午和晚上各进行 1 次从头至足、从大到小各关节的被动活动,使关节得到全范围的松解,肌肉得到有效牵拉,维持最大关节活动度。维持肢体关节活动范围的被动活动是防止关节挛缩、肢体静脉血栓形成的有效措施。手法应轻柔,切勿过快、过猛,防止软组织损伤和骨折。

3. 腹部按摩

腹部顺时针揉按,可增强胃肠蠕动,促进营养吸收。

4. 站立训练

站立训练是 PVS 患者不可缺少的康复内容,对于保持血管调节功能、维持躯干和下肢负重肌群的张力、预防骨质疏松、促进排便均有积极意义。站立训练应遵循卧位→坐位→站立循序渐进的原则。PVS患者的站立训练在站立床上进行。若患者存在直立性低血压，则起立的角度应逐渐增加，从30°逐渐加至90°。每个角度的适应性训练一般为1～2周，每次30分钟，每日2次。即使患者已能在站立床上完全直立，每日的站立训练仍然必要。

（六）药物治疗

1. 控制并发症药物

如控制脑水肿的脱水剂、控制癫痫的药物、控制中枢性自主神经紊乱的药物及抗感染药物等。

2. 脑细胞保护剂

保护残存的脑细胞，防止神经细胞的进一步损失，是PVS患者脑复苏的重要环节。凡能直接降低脑细胞的异常代谢和消除自由基的形成，维护细胞的结构完整性的药物，均具脑保护作用。常用药物有纳洛酮、甘露醇、葡萄糖—氯化钾—胰岛素（GKI）等。

3. 促醒剂

凡能激活或兴奋大脑皮质、下丘脑及脑干的网状结构等觉醒系统的药物都具有促醒作用。

（1）胆碱能促效药。增强与意识有关的网状结构功能，增加脑血流量，改善认知记忆、行为作用明显，如胞二磷胆碱、他克林、纳洛酮、庚基毒扁豆碱等。

（2）多巴胺能及中枢兴奋剂。脑损伤或损害后可引起中枢多巴胺能神经元通路破坏，导致儿茶酚胺神经冲动传导受影响，是造成持续性植物状态的原因之一。此类药可增加脑组织的多巴胺，如左旋多巴、溴隐亭、吡贝地尔、金刚烷胺等。中枢兴奋药如苯丙胺、哌甲酯等。

（3）促甲状腺素释放激素（TRH）。TRH具有去甲肾上腺素样作用，拮抗内啡肽，从而起到兴奋中枢，使皮质觉醒水平提高的作用。日本学者发现在早期治疗有效或改善的为50.5%，如疗程超过1个月则效果仅30%左右，对头部外伤引起的意识障碍比中毒或缺氧性脑病引起的意识障碍治疗效果佳。用法：酒石酸普罗瑞林每次1～2mg，静脉推注，每日2次，14日为1个疗程，间歇1周可重复治疗。也可采用静脉滴注。

4. 改善认知功能

常用药物有吡拉西坦、吡硫醇、脑蛋白水解物、神经节苷脂、多奈哌齐、美金刚等。

5. 改善脑循环药物

常用药物有尼莫地平、氟桂利嗪、低分子右旋糖酐、银杏叶制剂、复方丹参、川芎嗪、葛根素等。

6. 营养神经药物

（1）单唾液酸四己糖神经节苷脂（GMI）等，可以通过血脑屏障，在脑损伤早期可降低脑水肿，纠正离子失衡，促进损伤的神经细胞功能恢复，开始剂量建议 100 mg/d 静脉滴注，持续 2 ~ 3 周后改为 20 ~ 60 mg/d 维持。

（2）神经生长因子。如注射用鼠神经生长因子，可缩短神经—肌肉动作电位潜伏期，并提高神经—肌肉动作电位幅度，减轻动物胫神经的髓鞘肿胀发生率和降低变性胫神经纤维数量等作用，从而促进损伤神经恢复。

用药原则：①以上几类药物同时应用比单一用有效；②对低水平神经状态患者的治疗首先应无害；③在治疗措施上切忌有碍于进行中的神经恢复的行为存在。例如，在抗癫痫的治疗中，苯妥英钠及抗痉挛药物均应慎用或忌用。

（七）手术疗法

脑积水导致脑室明显扩大的病例或去骨瓣减压术后患者，治疗期间若减压窗脑膨出明显，临床症状好转不明显，影像学检查脑室系统进行性扩大，可试行脑室—腹腔分流术。该疗法有利于减轻和避免因脑积水而加重脑的损害，对促醒有积极作用。

（八）家庭康复

PVS 患者生命体征平稳后，需要回家继续恢复的，医护人员应将护理、康复方法及注意事项向家属说明，并定期随访，了解患者康复进展，指导康复的操作方法，设立家庭病房，使患者能及时得到医疗。

（九）并发症防治

颅脑严重损伤的 PVS 患者，免疫功能及自身内环境调节功能显著减退，易出现一系列并发症，如坠积性肺炎、吸入性肺炎、支气管广泛耐药菌感染、尿路感染、上消化道出血、发热、癫痫、去皮质或去大脑僵直、自主神经功能紊乱、酸碱平衡紊乱、脑积水等。在发病早期就要注重内科基础治疗，避免或有效治疗并发症。

1. 防治肺部感染

室内应温度适宜、空气新鲜。定时翻身、拍背、排痰，使口腔、呼吸道清洁通畅。气管切开者每日更换无菌敷料，局部皮肤及内套管消毒，外用无菌潮湿的纱布覆盖，无黏稠、黄痰者可进行堵管训练呼吸功能，争取早日撤掉气管套管。病情稳定的患者避免卧床，尽快站立斜床训练。

2. 防止尿路感染

给患者多饮水，保持外阴清洁干燥。留置导尿者应使用水囊封闭式尿管，每 3 ~ 4 小时放 1 次尿，并按摩耻区，排净残尿。可予以直肠或阴道电刺激、膀胱区骶区功能性电刺激，艾灸气海、关元穴等，恢复膀胱功能，力争尽快撤掉导尿管。

3. 防止压力性损伤

给患者交替采用仰卧位、侧卧位，间隔时间不超过 2 小时。严格定时翻身，动作要轻柔，不可拖拽，防止外伤。禁用热水袋，防止烫伤。每日可用红花油或乙醇按摩受压部位，力度由轻至重再至轻。

4. 预防关节挛缩和失用性肌萎缩

保持各关节处于功能位。如仰卧位，肩外展 90°，稍内旋，肘屈曲 90°，前臂稍旋前，腕伸直，指骨关节与掌指关节微屈，拇指外展于对掌，下肢伸直，在股骨大粗隆下膝关节下及足底各放一小枕；肢体各关节被动运动，每日上午、下午、睡前各做 1 次。

四、中医传统康复治疗

（一）中医辨证要点

植物状态的基本证候主要表现为睁眼若视，貌似清醒，静卧不动，不识人事，七窍失司，肢体失用，便溺不知，若给饮食，暂不毙命。从临床证候看与神昏之闭目嗜睡，呼之则应，或呼之不应，刺则痛苦，肢窍失用，或肢窍能用，不省人事等。在中医学中没有 PVS 这一名词，相关论述散见在"昏聩""昏蒙""神昏""昏不识人"等方面，属于一种特殊类型的"神昏"，并同时具备脑卒中、类脑卒中、脑外伤、外感热病、毒邪犯脑等后遗证候。

本病的形成大多由于先天不足，颅脑损伤，邪热犯脑，毒邪入中，窒息缺氧，情志失调，髓海空虚等，造成脏腑失调，气而逆乱，痰浊上犯，痹阻脑窍，神明受蒙，神机失灵，致使长期昏愦，不识人事。本病的病位在脑髓，涉及心、脾、肾、肝、肺五脏。病理性质有虚、实两类，其原发病因除先天不足、髓海空虚等原因所致的病证属于虚证外，其他多为因实致虚，本虚标实，因实致虚，以虚为主；实为痰瘀阻窍，或挟火挟风，虚为气血不足，脾肾亏虚。原有致病因素血瘀、气滞、热毒之邪等均为实邪。久卧伤气，气血生化乏源，病久精血失充，脑髓失养，五脏精气不充，元气大伤，脑髓失健，神明失主。PVS 的病机是由于血脉瘀阻，痰浊蒙窍，气血亏虚，精气不荣脑窍，神明闭阻所致。

PVS 常见证型、治法、代表方如下。

1. 痰瘀阻窍

治宜涤痰逐瘀。方选涤痰汤合通窍活血汤加减。

2. 痰热壅肺

治宜清肺泄浊。方选桑白皮汤合千金苇茎汤加减。

3. 风痰闭窍

治宜息风涤痰，开窍定痫。方选羚角钩藤汤、定痫丸加减。

4. 气血亏虚

治宜益气养血，充养脑髓。方选十全大补汤加减。

5. 肾枯窍闭

治宜滋补肾精，充养脑窍。方选右归丸加减。

（二）中医康复治疗思路

1. 中药汤剂

PVS的病位在脑髓，涉及心、脾、肾、肝、肺五脏。病理性质有虚、实两类，除先天不足、髓海空虚等原因所致的病证属于虚证外，其他多为因实致虚，本虚标实，因实致虚，以虚为主；实为痰瘀阻窍，或挟火挟风，虚为气血不足，脾肾亏虚。患者初期以瘀血内阻、痰浊蒙窍、痰瘀阻闭为主，可挟热、挟风，后期以气血不足、精气亏虚为主，而痰浊瘀血贯穿始终。中医治疗原则为扶正祛邪，扶正以益气养血、补益精髓为主，祛邪以化痰祛瘀、息风定惊、清热涤浊为主。初期以邪浊为主，痰瘀阻窍，治宜涤痰逐瘀为法；后期以正虚多见，患者久卧伤气，致正虚邪恋，临床也常虚实相兼，治疗常需配伍涤痰祛瘀、醒脑开窍之品。从病理性质按虚实两类辨证论治，因为患者的特点是不知人事，所以以脑窍蒙闭为主要病机，无论虚实，均应在方中加用开窍醒神之品，如菖蒲、郁金、远志及麝香、冰片等，可起到执简驭繁作用。

2. 针灸治疗

穴位的强刺激可刺激处于"休眠"状态的神经细胞、以解除大脑皮质抑制的作用，激活脑干网状觉醒系统的功能，促进脑外伤后持续性植物状态患者的意识恢复，起到醒神开窍之效。在针灸的使用上，建议体针、头针、电针等综合应用，在取穴上当根据中医辨证，随着病情的变化不断灵活地程序化地调整治疗方案。

3. 按摩推拿

头部按摩可促进清阳上升，百脉调和，头脑清醒而能司神明之职，手法点揉督脉风府、哑门两要穴，具有醒脑升阳、开音利语之功效，是促醒PVS的有效刺激手段。腹部、肢体推拿治疗可疏通经络，行气活血，滑利关节，减轻长期昏迷卧床而引起的失用综合征，减轻致残。

（三）中医康复治疗方案

1. 辨证论治

（1）痰瘀阻窍。

主症：多有脑外伤或脑血管病史。症见睁眼若视，貌似清醒，肢体拘急或四肢屈曲强直，舌强不利，痰多流涎，舌质淡黯，苔薄腻，脉滑。

治法：涤痰逐瘀。

方药：涤痰汤合通窍活血汤加减。

茯苓 15 g，人参 10 g，橘红 10 g，胆星 10 g，半夏 10 g，竹茹 10 g，枳实 10 g，菖蒲 15 g，赤芍 15 g，川芎 15 g，桃仁 10 g，红花 10 g、大枣 10 g，生姜 5 g，麝香 0.15 g，甘草 5 g。

临证参考：肢体拘急者加僵蚕、天麻，舌强不利者加远志，脑窍膨隆、脑水受阻者加泽泻、猪苓，高热烦躁者加安宫牛黄丸、鲜竹沥，痰涎壅盛、面白唇黯、四肢不温者加苏合香丸。

（2）痰热壅肺。

主症：多见气管切开肺部感染者。症见神昏喘息，呼粗吸促，呛咳痰黏，色黄或绿，时挟脓痰，不易咯出，大便干结，舌质淡红，苔黄腻，脉滑数。

治法：清肺泄浊。

方药：桑白皮汤合千金苇茎汤加减。

芦根 15 g，薏苡仁 20 g，冬瓜子 15 g，桃仁 15 g，桑白皮 15 g，半夏 10 g，苏子 10 g，杏仁 10 g，浙贝母 10 g，山栀子 10 g，黄连 5 g。

临证参考：伴高热汗出者加石膏、知母，痰多质黏、不易咯出者加复方薤白胶囊，痰绿味腥者加黄芩、黛蛤散，痰涌便秘者加大黄、葶苈子。

（3）风痰闭窍。

主症：神昏不语，口噤介齿，项背强直，甚则角弓反张，手足挛急，腹胀便秘，舌红，苔黄腻，脉弦滑。

治法：息风涤痰，开窍定痫。

方药：山羊角钩藤汤、定痫丸加减。

钩藤 10 g，山羊角 1 g，人参 10 g，天麻 15 g，川贝 5 g，法夏 10 g，云苓 10 g，茯神 10 g，胆南星 10 g，石菖蒲 10 g，琥珀粉 1.5 g，灯芯草 10 g，陈皮 10 g，远志 10 g，麦冬 15 g，炙甘草 5 g。

临证参考：痰火壅实、大便秘结者加竹沥达痰丸泻火通腑，项背强直、角弓反张风甚者可加全蝎、蜈蚣，肝热动风者加石决明、全蝎、僵蚕、琥珀，外伤引起的癫痫者多加丹参、桃仁、红花、川芎活血化瘀。

（4）气血亏虚。

主症：睁眼昏愦，安静不动，颜面少泽，自汗便溏，肌肉萎缩，肢体松弛性瘫痪，或偏瘫不用，或欲笑欲哭，或语謇舌强，舌淡衬紫气，苔薄，脉细滑。

治法：益气养血，充养脑髓。

方药：十全大补汤加减。

人参 10～30 g，炙黄芪 30 g，肉桂 3 g，熟地 20 g，炒川芎 20 g，当归 10 g，炒白术 20 g，炒杭芍 10 g，茯苓 20 g，生姜 10 g，炙甘草 5 g。

临证参考：偏瘫不用者加补阳还五汤，欲笑欲哭、心血亏虚、心神失养者加养心汤，语謇舌强者加解语丹，大便干结者加首乌、肉苁蓉。

（5）肾枯窍闭。

主症：神志痴呆，表情淡漠，呆钝，饮食衰少，大肉削脱，大骨枯槁，大小便自遗，舌淡胖，苔薄，脉沉细。

治法：滋补肾精，充养脑窍。

方药：右归丸加减。

熟地黄 20 g，炒山药 15 g，枸杞子微炒 20 g，鹿角胶炒珠 15 g，制菟丝子 15 g，杜仲姜汁炒 15 g，山茱萸微炒 15 g，当归（便溏勿用）15 g，肉桂 3 g，制附子 10 g。

临证参考：肢体痿软无力、筋脉弛缓者加虎潜丸，下肢红肿、静脉血栓形成者加玄参、牛膝、黄檗、连翘、薏苡仁、苍术，舌红少津、肌肉惕动者加左归丸。

2. 中成药治疗

（1）中药注射剂。

1）醒脑静注射液 10 ~ 20 mL 加 5% 葡萄糖注射液 250 ~ 500 mL 静脉滴注，每日 1 ~ 2 次，适用于痰热瘀阻实证。

2）血塞通注射剂 200 ~ 400 mg 加 25% ~ 50% 葡萄糖注射液 40 ~ 60 mL 静脉注射，或加 5% ~ 10% 葡萄糖注射液 250 ~ 500 mL 静脉滴注，每日 1 次，适用于 PVS 各种证型。

3）丹参注射液或复方丹参注射液 20 ~ 40 mL 加 5% ~ 10% 葡萄糖注射液 250 mL 静脉滴注，每日 1 ~ 2 次，适用于 PVS 各种证型。

4）灯盏细辛注射液 8 ~ 16 mL 加 5% 葡萄糖注射液 250 ~ 500 mL 静脉滴注，适用于 PVS 各种证型。

5）疏血通注射液 4 ~ 6 mL 加 0.9% 氯化钠注射液 250 mL 静脉滴注，每日 1 ~ 2 次，适用于 PVS 各种证型。

6）参麦注射液 20 mL 加 50% 葡萄糖注射液 40 mL 静脉注射，或 40 ~ 60 mL 加 10% 葡萄糖注射液 250 mL 静脉滴注，每日 1 ~ 2 次，适用于 PVS 气血亏虚证。

7）参芪扶正注射液 250 mL 静脉滴注，每日 1 ~ 2 次，适用于 PVS 气血亏虚证。

（2）口服中成药。

1）急性期并随证选用安宫牛黄丸、苏合香丸。

2）心脑舒通胶囊，每次 2 粒，每日 3 次，适用于气血亏虚、痰瘀阻窍证。

3）银丹心脑通软胶囊，每次 2 ~ 4 粒，每日 3 次，适用于 PVS 各种证型。

4）脑栓通胶囊，每次 3 粒，每日 3 次，适用于 PVS 各种证型。

5）复方北芪口服液，每次 1 支，每日 3 次，适用于气血亏虚证。

中药注射剂及中成药物可根据患者的病情及临床辨证，选择配伍使用，原则上同类药物选用1种即可。

3. 针灸治疗

（1）醒脑开窍针刺法。

1）选穴：人中、内关、尺泽、三阴交、百会、委中、极泉、涌泉、厉兑穴。配穴：肩髃、曲池、外关、环跳、阳陵泉、足三里、解溪穴。

2）针法：局部按常规消毒，选28号1～2寸毫针，水沟穴向鼻中隔方向斜刺入0.5寸，强刺激手法，致双目盈泪或眼球湿润为度；内关穴直刺1～1.5寸；极泉穴，原穴沿经下移2寸的心经上取穴，直刺进针0.5～0.8寸，用提插泻法，以上肢抽动3次为度；尺泽穴，屈肘为内角120°，直刺进针0.5～0.8寸，用提插泻法，手动外旋，以手动3次为度；三阴交穴向胫骨后缘斜刺入1～1.5寸；百会穴向前沿头皮刺0.5～1寸；委中穴，仰卧位抬起下肢取穴，刺入穴位后，针尖向外15°，进针1.0～1.5寸，用提插泻法至下肢抽动3次；涌泉穴直刺0.5～1寸；厉兑穴浅刺0.5寸。刺肢体穴位时致该侧肢体抽动3次为度。

3）醒脑开窍针法选用的头穴均是传统醒神开窍、治疗神志病的要穴，针刺这些穴位，采用轻插重提的手法，有助于解除大脑皮质的抑制状态，起到开窍醒脑的作用。体针所选穴位常用于昏迷、晕厥、脑卒中闭证的急救及痴呆、癫痫等神志病的治疗。对这些穴位的强刺激，可激活脑干网状觉醒系统的功能，促进脑外伤后持续性植物状态患者的意识恢复。人中穴为督脉和手足阳明经的交会穴，百会穴是督脉与足太阳、手足少阳、足厥阴经会穴，二穴是临床常用急救穴，补之，可醒脑开窍、振奋阳气，泻之，可通阳泄热、醒脑开窍；内关穴是手厥阴心包经"络"穴，有养心安神、疏通气血之效，现代研究证实，针刺内关穴可及时保护心脏功能，使心肌供氧增加，耗氧降低，泵血能力加强，增加脑灌注量，改善脑循环；三阴交穴是肝、脾、肾三经交会穴，有补肾滋阴、生髓益脑的功能；涌泉穴为足少阴肾经，有调阴潜阳、除烦开窍之效；委中、合谷、足三里穴均为阳经穴，经气旺盛，调节气血作用强，诸穴合用可醒脑开窍、调和阴阳气血、通经络、扶正祛邪，有改善元神之府大脑的功能。诸穴合用，有醒神、通络滋阴的功效。

（2）大接经法。

1）选穴：十二井穴。

2）针法：按照十二经脉流注顺序快速刺入井穴，快速捻转5～10秒，不留针。①虚证：从阴引阳，从手太阴井穴少商开始，依次取手阳明商阳穴、足阳明厉兑、足太阴隐白、手少阴少冲、手太阳少泽、足太阳至阴、足少阴涌泉、手厥阴中冲、手少阳关冲、足少阳窍阴、足厥阴大敦，刺完十二经。②实证：从阳引阴，从足太阳井穴至阴开始，依次取足少阴涌泉、手厥阴中冲、手少阳关冲、足少阳窍阴、足厥阴大敦、手太阴少商、手阳明商阳、足阳明厉兑、足太阴隐白、手少阴少冲、手太阳少泽，刺完十二经。③女性患者从肢体左侧开始针刺；男性患者从肢体右侧开始针刺。合谷、太冲穴为常规刺法，平补平泻，留针 30 分钟。

3）配穴法之一，为十二经井穴通经接气法。在古代文献中早有记载，《素问·阴阳应象大论》："善用针者，从阴引阳，从阳引阴。"《类经》："从阳引阴者，病……称此为大接经从阳引阴。"为大接经法之理论基础。大接经法首见于元·罗天益《卫生宝鉴》。有"从阳引阴""从阴引阳"二法，皆取十二经井穴。有学者认为，其作用机制可能与给予机体早期康复信息、促进脑功能重塑及代偿有关。一般情况下，各种促醒手段均是不同的感觉信号输入，总体可分为良性刺激和恶性刺激两种，两者比例应为 2：8 或1：9。十二井穴分布于四肢末端，其神经末梢分布丰富，尤其是痛觉神经末梢；针刺时作为一种作用于末梢的恶性刺激，输入后对脑干上行性激活系统有强烈刺激，是一种很强的促醒信号，此信号可能比一般的良性刺激对其促醒的作用更为重要，按十二经走行有规律地运用恶性刺激，对促醒有不可忽视作用。

4）治疗时间：每日针 2 次，10 日为 1 个疗程，持续治疗 3 ~ 5 个疗程。

4. 推拿按摩疗法

（1）仰卧位。

1）颈部：轻推、捏颈前部各肌群，轻按压上廉泉、廉泉及双侧人迎、水突、扶突、天鼎等穴，帮助患者做头部前屈、上下、左右旋转运动 10 ~ 20 次，去除主枕位、运动锻炼颈部各肌群。作用：恢复颈、咽、喉肌肉功能，促进语言、吞咽障碍的康复。

2）腹部：摩腹，以肚脐为中心，从右到左，由小到大顺时针按摩，每次 120 圈。作用：促进肠道蠕动功能。

3）尿失禁：按压气海、关元、中极、水道、归来等穴。作用：促进泌尿道功能恢复。

4）双上下肢：从远端推向近端，拿、推、按、抖后被动运动四肢关节，做各个关节各个方向的运动，活动度由小到大，动作轻、勿用力过猛，以免造成关节损伤或脱位。

（2）侧卧位。背部沿督脉及膀胱经推、擦、摩、拔、按为主，按压华佗夹脊穴 10 次，轻拍打背部 100 下，腰骶部如已发生压力性损伤，在伤口，周围轻轻按摩，增进压力性损伤早愈合。推、拿、摩、擦、捏、拔、按双侧臀部肌群及双下肢后各肌群、屈、伸、摇双膝关节，推拿治疗时间 10 ~ 30 分钟，每日推拿治疗 1 次。

作用：促进肢体血液淋巴循环，活血化瘀，消肿止痛，松解肌肉关节，避免肌肉萎缩。

（秦艳霞）

第四章　神经系统疾病针灸治疗

第一节　头痛

一、偏头痛

偏头痛是一种反复发作性的头痛，发病常有季节性，有遗传倾向，女性多发，首次发病多在青春期前后。病因复杂，至今尚不十分清楚。有学者认为，颈交感神经反应性激惹、过敏、短暂性脑水肿、短暂性垂体肿胀、内分泌障碍、精神因素与本病的发生有一定关系。

（一）体针疗法

1. 处方

取穴分为6组。第一组取鱼腰、太阳、阳白穴；第二组取百会、风池等穴；第三组取相关节段内远隔部位的穴位，如膻中、紫宫、内关、神门等穴；第四组取相关节段内远隔部位的穴位，如 $T_{1 \sim 5}$ 夹脊穴、大杼、肺俞、厥阴俞穴；第五组取足三里、内庭穴；第六组取三阴、太溪穴。

第一组、第三组、第五组穴位为一处方，第二组、第四组、第六组穴位为一处方。两种处方交替使用，每次取用 7 ~ 8 穴即可（指取用的穴位总个数，包括左、右两侧的穴位）。患侧取穴为主。

2. 操作方法

常规消毒后，选用 28 ~ 30 号毫针，向下平刺阳白穴 0.7±0.1 寸，向后平刺太阳穴 1.2±0.2 寸；横向平刺鱼腰穴 0.7±0.1 寸。向前平刺百会穴 1.2±0.2 寸，向鼻尖方向斜刺风池穴 1.0±0.2 寸。向脊柱方向 45° 角斜刺 $T_{1 \sim 5}$ 夹脊穴、大杼、肺俞、厥阴俞

穴 0.6 ± 0.2 寸。向下平刺膻中、紫宫穴 1.2 ± 0.2 寸，直刺内关穴 1.2 ± 0.2 寸，直刺神门穴 0.4 ± 0.1 寸。直刺足三里穴 2.0 ± 0.5 寸，直刺内庭穴 0.8 ± 0.2 寸。直刺三阴交穴 1.4 ± 0.2 寸，直刺太溪穴 0.8 ± 0.2 寸。

每日针刺 1 ~ 2 次，每次留针 30 分钟，留针期间行针 3 ~ 5 次。均用中等强度捻转手法，捻转的幅度为 2 ~ 3 圈，捻转的频率为每秒 2 ~ 4 个往复，每次行针 10 ~ 30 秒。

3. 按语

本病的发病原因虽不十分清楚，但被认为是一种血管舒缩功能障碍性疾病，而血管的运动障碍又与支配神经的功能异常有关，因而又有学者将本病称为血管舒缩性头痛、血管神经性头痛。在针刺治疗本病时，应考虑这两个方面的病理机制。头部血管分布着来自 $T_{1 \sim 5}$ 的自主神经，所以主要穴位应选在 $T_{1 \sim 5}$ 节段区内。通过调节相应节段的自主神经的功能来恢复血管的正常舒缩活动，选用第二组、第四组穴位的目的就在于此。因自主神经的功能又是由高位中枢控制的，而头部的一些穴位对高位中枢的功能有良好的调节作用，故而取用第一组、第二组穴位。取用第五组、第六组穴位，旨在调节患者的内分泌功能和 5-HT 的水平，此外，针刺这几个穴位对自主神经的功能或消化道功能也有调节作用。

偏头痛的发生是由于头皮或硬脑膜血管的反应性扩张而发生局限性水肿所致，所以针刺时使用中等强度刺激手法为宜，这样既可以通过调节自主神经的功能而间接调节血管的舒缩功能，又可起到一定的镇痛作用。如果单纯地为了追求镇痛效果，而采用强烈的刺激手法，有可能抑制交感神经的功能，使已经处于扩张状态的血管受到进一步抑制。

需要说明一点，有的患者有明显的前驱症状，如果在前驱症状期就诊，则可先用较强的刺激手法针刺，前驱症状期过后再用中等强度刺激手法针刺。因为前驱症状的出现是由于颈内动脉分支的一过性痉挛引起脑局限性缺血所致，此时应首先缓解动脉的痉挛，故而先采用较强的刺激手法为宜。

（二）电针体穴疗法

1. 处方

与体针疗法的选穴相同。取穴分为 6 组。第一组取印堂、鱼腰、太阳、阳白穴；第二组取百会、风池等穴；第三组取相关节段内远隔部位的穴位，如膻中、玉堂、紫宫、华盖、内关、神门等穴；第四组取相关节段内远隔部位的穴位，如 $T_{1 \sim 5}$ 夹脊穴、大杼、风门穴；第五组取足三里、内庭穴；第六组取三阴交、太溪穴。

第一组、第三组、第五组穴位为一处方，第二组、第四组、第六组穴位为一处方。两种处方交替使用，每次取用 4 ~ 6 穴即可（指取用的穴位总个数，包括左、右两侧的穴位）。患侧取穴为主。

2. 操作方法

分为两步：第一步，进针操作与体针疗法一样；第二步为电针疗法操作方法。第一步操作完毕后，在第一组（头部的穴位）与第三组、第五组穴位之间，在第二组（头部的穴位）、第六组穴位与第四组穴位之间，分别连接电针治疗仪的两极导线，采用疏密波，刺激量的大小以出现明显的局部肌肉颤动或患者能够耐受为宜。每次电针治疗20分钟，每日治疗1～2次。

（三）灸法

多与针刺法配合使用，而且不能用于面部的穴位。

1. 处方

取穴分为3组。第一组取 T_{1-5} 夹脊穴、大杼、风门、三阴交、太溪穴，第二组取膻中、紫宫、内关、神门、足三里、内庭穴。两组穴位交替使用，每次取用3～4穴即可。第三组取头部的穴位，如印堂、鱼腰、太阳、阳白、百会、风池等穴，第三组穴位使用针刺法。

2. 操作方法

第一组、第二组交替使用，用艾条温和灸或用隔姜灸，每穴灸15分钟，使局部有明显的温热感为宜。第三组穴位每次均用。可先针第三组，再灸第一组、第二组。每日治疗1～2次。

（四）耳针疗法

1. 处方

主穴、配穴同时取用，两侧交替。

主穴：典型偏头痛与普通型偏头痛均取一侧的颞区、大脑皮质、皮质下。

配穴：取另一侧的耳穴，女性患者加取卵巢区，丛集型偏头痛加取眼区，偏瘫型偏头痛取穴同典型偏头痛，基底动脉型偏头痛加取脑干区、枕颈区，眼肌瘫痪型加取脑干，内脏型和典型者加取胃区。

2. 操作方法

常规消毒后，用28号0.5～1.0寸毫针斜刺或平刺耳穴。每日针刺1～2次，每次留针20分钟，留针期间行针2～3次，用中等强度捻转手法，捻转的幅度为2～3圈，捻转的频率为每秒2～4个往复，每次行针5～10秒。

3. 按语

按照常规，对于头痛的针刺治疗应该采用强刺激手法，然而对于本病的治疗却采用了中等强度刺激手法，原因在于本病是一种发作性血管舒缩障碍性疾病，典型的偏头痛每次发作都包括一个动脉收缩期（主要是颅内动脉）和一个动脉扩张期（主要是颅外动脉），先发生颅内动脉收缩，使脑血流灌注量减少，而引起先兆症状，后发生颅外动脉扩张而引起头痛。其他各型也既有血管的收缩异常，又有血管的舒张异常。如果用强刺激手法针刺，不利于扩张状态的血管恢复原有的张力，而用弱刺激手法针刺，则不利于降低处于异常收缩状态的血管的张力。为了有效地调节血管的舒缩功能，宜采用中等强度刺激手法。

典型偏头痛发作前有大脑功能失调的先兆出现，所以取用了脑点。其他各型偏头痛虽无典型的大脑功能失调的先兆症状，但是因为本病发作与精神状态有一定关系，精神过劳、紧张、焦虑、激动等均可促使偏头痛发作，所以其他各型偏头痛也应取用脑点，以调节大脑皮质的功能。

另外，偏头痛多见于女性，常在青春期前后发病，发作常与月经周期有关，妊娠期发作减少或停止发作，男女两性于更年期后发作均可完全停止。这说明内分泌情况与本病的发生有关，所以女性患者还应取用卵巢区，男性患者则可加取睾丸区，男女患者均可加取皮质下区，以进一步调节内分泌系统的功能。

本病虽为偏头痛，根据全息生物医学理论，在使用耳针疗法时，不应只取太阳、额，更重要的是要取用一些能调节中枢神经和内分泌功能的穴位，如脑干、皮质下、大脑皮质、下丘脑等。

（五）电针耳穴疗法

1. 处方

主穴、配穴同时取用，两侧交替。

主穴：典型偏头痛与普通型偏头痛均取一侧的颞区、大脑皮质、皮质下。

配穴：取另一侧的耳穴，女性患者加取卵巢区，丛集型偏头痛加取眼区，偏瘫型偏头痛取穴同典型偏头痛，基底动脉型偏头痛加取脑干区、枕颈区，眼肌瘫痪型加取脑干，内脏型和典型者加取胃区。

在上述耳针疗法处方的基础上，选取单侧的体穴内关、后溪、合谷穴（双侧交替使用）。

2. 操作方法

常规消毒后，用 28 号 0.5 ~ 1.0 寸毫针斜刺或平刺耳穴。用 28 ~ 30 号毫针，直刺内关穴 1.2 ± 0.2 寸，直刺后溪穴 0.8 ± 0.2 寸，直刺合谷穴 1.2 ± 0.2 寸。然后在耳穴与内关、后溪、合谷穴之间分别连接电针治疗仪的两极导线，采用疏密波，刺激量的大小以出现明显的局部肌肉颤动或患者能够耐受为宜。每次电针 4 ~ 6 个穴位（指取用的穴位总个数，包括左、右两侧的穴位）（主穴、配穴交替），每次电针 20 分钟。每日治疗 1 ~ 2 次。没有接电疗仪的耳穴，按普通耳针疗法进行操作。

（六）耳穴贴压疗法

1. 处方

主穴、配穴同时取用，两侧交替。

主穴：典型偏头痛与普通型偏头痛均取一侧的颞区、大脑皮质、皮质下。

配穴：取另一侧的耳穴，女性患者加取卵巢区，丛集型偏头痛加取眼区，偏瘫型偏头痛取穴同典型偏头痛，基底动脉型偏头痛加取脑干区、枕颈区，眼肌瘫痪型加取脑干，内脏型和典型者加取胃区。

2. 操作方法

用王不留行籽进行贴压法。常规消毒后，用 5 mm×5 mm 的医用胶布将王不留行籽固定于选用的耳穴，每穴固定 1 粒。让患者每日自行按压 3 ～ 5 次，每个穴位每次按压 2 ～ 3 分钟，按压的力量以有明显的痛感但又不过分强烈为度。隔 2 ～ 3 日更换 1 次，双侧耳穴交替使用。

二、丛集性头痛

丛集性头痛又称偏头痛性神经痛、组胺性头痛、岩神经痛、Horton 头痛。多发于青壮年，男性发病率为女性的 4 ～ 7 倍。一般无家族史。

（一）体针疗法

1. 处方

取穴分为 6 组。第一组取头部的穴位，如印堂、鱼腰、太阳、阳白穴；第二组取百会、风池等穴；第三组取相关节段内远隔部位的穴位，如膻中、玉堂、紫宫、华盖、内关、神门等穴；第四组取相关节段内远隔部位的穴位，如 $T_{1～5}$ 夹脊穴、大杼、风门穴；第五组取足三里、内庭穴；第六组取三阴交、太溪穴。

第一组、第三组、第五组穴位为一处方，第二组、第四组、第六组穴位为一处方。两种处方交替使用，每次取用 6 ～ 8 穴即可。

2. 操作方法

常规消毒后，选用 28 ～ 30 号毫针，向下平刺印堂、阳白穴 0.7±0.1 寸，向后平刺太阳穴 1.2±0.2 寸，横向平刺鱼腰穴 0.7±0.1 寸。向前平刺百会穴 1.2±0.2 寸，向鼻尖方向斜刺风池 1.0±0.2 寸。向脊柱方向45°角斜刺 $T_{1～5}$ 夹脊穴、大杼、风门穴 0.6±0.2 寸。向下平刺膻中、玉堂、紫宫、华盖穴 1.2±0.2 寸，直刺内关穴 1.2±0.2 寸，直刺神门穴 0.4±0.1 寸。直刺足三里穴 2.0±0.5 寸，直刺内庭穴 0.8±0.2 寸。直刺三阴交穴 1.4±0.2 寸，直刺太溪穴 0.8±0.2 寸。

每日针刺 1 ～ 2 次，每次留针 30 分钟，留针期间行针 3 ～ 5 次。均用中等强度捻转手法，捻转的幅度为 2 ～ 3 圈，捻转的频率为每秒 2 ～ 4 个往复，每次行针 10 ～ 30 秒。

3. 按语

丛集性头痛也被认为是神经血管功能异常导致的头痛，曾被作为偏头痛的一种特殊类型，所以在治疗上同偏头痛相类似。在针刺治疗本病时，应考虑这两个方面的病理机制。头部血管分布着来自 $T_{1～5}$ 的自主神经，所以主要穴位应选在 $T_{1～5}$ 节段区内。通过调节相应节段的自主神经的功能来恢复血管的正常舒缩活动，选用第二组、第四组穴位的目的就在于此。因自主神经的功能又是由高位中枢控制的，而头部的一些穴位对高位中枢的功能有良好的调节作用，故而取用第一组、第二组穴位。取用第五组、第六组穴位，旨在调节患者的内分泌功能。

需要指出的一点是，使用泼尼松或地塞米松能够有效地阻断多数患者的丛集性发作，从这一点来分析，如果用针刺疗法治疗本病，在设法调节神经血管功能的同时，还应注意提高肾上腺皮质系统的功能，体针疗法中选用三阴交、足三里等穴，就是出于这种考虑。此外，为了有效地提高肾上腺皮质系统的功能，根据新创立的现代时间针灸学理论，上述穴位的针刺时间选在每日下午的 4 时以后为宜。

（二）电针体穴疗法

1. 处方

与体针疗法的选穴相同。取穴分为 6 组。第一组取头部的穴位，如印堂、鱼腰、太阳、阳白穴；第二组取百会、风池等穴；第三组取相关节段内远隔部位的穴位，如膻中、玉堂、紫宫、华盖、内关、神门等穴；第四组取相关节段内远隔部位的穴位，如 $T_{1\sim5}$ 夹脊穴、大杼、风门穴；第五组取足三里、内庭穴；第六组取三阴交、太溪穴。

第一组、第三组、第五组穴位为一处方，第二组、第四组、第六组穴位为一处方。两种处方交替使用，每次取用 6～8 穴即可。

2. 操作方法

分为两步：第一步，进针操作与体针疗法一样；第二步为电针疗法操作方法。第一步操作完毕后，在第一组（头部的穴位）与第三组、第五组穴位之间，在第二组（头部的穴位）、第六组穴位与第四组穴位之间，分别连接电针治疗仪的两极导线，采用疏密波，刺激量的大小以出现明显的局部肌肉颤动或患者能够耐受为宜。每次电针治疗 20 分钟，每日治疗 1～2 次。

（三）灸法

多与针刺法配合使用，而且不能用于面部的穴位。

1. 处方

取穴分为 3 组。第一组取 $T_{1\sim5}$ 夹脊穴、大杼、风门、三阴交、太溪穴；第二组取膻中、玉堂、紫宫、华盖、内关、神门、足三里、内庭穴。两组穴位交替使用。第三组取头部的穴位，如印堂、鱼腰、太阳、阳白、百会、风池等穴，第三组穴位使用针刺法。每组选用 2～3 个穴位即可，交替使用。

2. 操作方法

第一组、第二组交替使用，用艾条温和灸或用隔姜灸，每穴灸 15 分钟，使局部有明显的温热感为宜。第三组穴位每次均用。可先针第三组，再灸第一组、第二组。每日治疗 1～2 次。

（四）耳针疗法

1. 处方

主穴、配穴同时取用，两侧交替。

主穴：取一侧的颞区、大脑皮质、皮质下、下丘脑。

配穴：取另一侧的耳穴眼区、脑干区。

2. 操作方法

常规消毒后，用 28 号 0.5 ~ 1.0 寸毫针斜刺或平刺耳穴。每日针刺 1 ~ 2 次，每次留针 20 分钟，留针期间行针 2 ~ 3 次，用中等强度捻转手法，捻转的幅度为 2 ~ 3 圈，捻转的频率为每秒 2 ~ 4 个往复，每次行针 5 ~ 10 秒。

3. 按语

使用泼尼松或地塞米松能够有效地阻断多数患者的丛集性发作，从这一点来分析，如果用针刺疗法治疗本病，在设法调节神经血管功能的同时，还应注意提高肾上腺皮质系统的功能，耳针疗法中取用下丘脑、皮质下，就是出于这种考虑。此外，为了有效地提高肾上腺皮质系统的功能，根据现代时间针灸学理论，上述穴位的针刺时间选在每日下午的 4 时以后为宜。

（五）电针耳穴疗法

1. 处方

主穴、配穴同时取用，两侧交替。

主穴：取一侧的颞区、大脑皮质、皮质下、下丘脑。

配穴：取另一侧的耳穴眼区、脑干区。

在上述耳针疗法处方的基础上，选取单侧的体穴内关、后溪、合谷穴（双侧交替使用）。

2. 操作方法

常规消毒后，用 28 号 0.5 ~ 1.0 寸毫针斜刺或平刺耳穴。用 28 ~ 30 号毫针直刺内关穴 1.2 ± 0.2 寸，直刺后溪穴 0.8 ± 0.2 寸，直刺合谷穴 1.2 ± 0.2 寸。然后在耳穴与内关、后溪、合谷穴之间分别连接电针治疗仪的两极导线，采用疏密波，刺激量的大小以出现明显的局部肌肉颤动或患者能够耐受为宜。每次电针 4 ~ 6 个穴位（主穴、配穴交替使用），每次电针 20 分钟。每日治疗 1 ~ 2 次。没有接电疗仪的耳穴，按普通耳针疗法进行操作。

（六）耳穴贴压疗法

1. 处方

主穴、配穴同时取用，两侧交替。

主穴：取一侧的颞区、大脑皮质、皮质下、下丘脑。

配穴：取另一侧的耳穴眼区、脑干区。

2. 操作方法

用王不留行籽进行贴压法。常规消毒后，用 5 mm×5 mm 的医用胶布将王不留行籽固定于选用的耳穴，每穴固定 1 粒。让患者每日自行按压 3 ~ 5 次，每个穴位每次按压 2 ~ 3 分钟，按压的力量以有明显的痛感但又不过分强烈为度。隔 2 ~ 3 日更换 1 次，双侧耳穴交替使用。还可用埋针疗法，2 ~ 3 日更换 1 次。

三、紧张性头痛

紧张性头痛又称肌收缩性头痛、精神肌源性头痛、单纯头痛、普通头痛等。主要由精神紧张及头颅周围肌肉张力增高引起。

（一）体针疗法

1. 处方

取穴分为两组。第一组取头部、上肢的穴位，如印堂、鱼腰、太阳、百会、风池、合谷、后溪等穴；第二组取颈部脊髓节段支配区内的穴位（如颈部夹脊穴、玉枕、天柱等穴）、肩胛区内的穴位（如天宗、秉风、阿是等穴）。两组穴位交替使用，每次取用 6 ~ 8 穴即可，双穴者同时取用。

2. 操作方法

常规消毒后，选用 28 ~ 30 号毫针，向下平刺印堂穴 0.7 ± 0.1 寸，向后平刺太阳穴 1.2 ± 0.2 寸，横向平刺鱼腰穴 0.7 ± 0.1 寸，向前平刺百会穴 1.2 ± 0.2 寸，向鼻尖方向斜刺风池穴 1.0 ± 0.2 寸。直刺合谷穴 1.2 ± 0.2 寸，直刺后溪穴 0.8 ± 0.2 寸，直刺 $C_{1~4}$ 夹脊穴、天柱穴 0.8 ± 0.2 寸，平刺玉枕穴 0.8 ± 0.2 寸，斜刺天宗、秉风穴 1.0 ± 0.2 寸，肩胛区内的阿是穴采用斜刺法，并严格掌握针刺深度。

每日针刺 1 ~ 2 次，每次留针 30 分钟，留针期间行针 3 ~ 5 次。均用较强刺激手法针刺，捻转的幅度为 3 ~ 4 圈，捻转的频率为每秒 3 ~ 5 个往复，每次行针 10 ~ 30 秒。

3. 按语

头部及颈肩部的肌肉主要接受来自颈部脊髓节段神经的支配，所以在选取体穴时，主要应在颈部脊髓节段的支配区内进行，即选用颈部夹脊穴及颈部、肩胛带区、头部的阿是穴等。在临床实践中发现，只选用头部的穴位，有时效果并不理想，而同时取用颈夹脊穴或颈部、肩胛带区的阿是穴则效果较好。

（二）电针体穴疗法

1. 处方

与体针疗法的选穴相同。取穴分为两组。第一组取头部、上肢的穴位，如印堂、太阳、百会、风池、合谷、后溪等穴；第二组取颈部脊髓节段支配区内的穴位（如颈部夹脊穴、玉枕、天柱等穴）、肩胛区内的穴位（如天宗、秉风、阿是等穴）等。两组穴位交替使用。每次电针 4～6 个穴位即可。

2. 操作方法

分为两步：第一步，进针操作与体针疗法一样；第二步为电针疗法操作方法。第一步操作完毕后，在第一组的头部穴位与上肢的合谷、后溪穴之间，在第二组的头部穴位与肩胛区内的穴位之间，分别连接电针治疗仪的两极导线，采用疏密波，刺激量的大小以出现明显的局部肌肉颤动或患者能够耐受为宜。每次电针治疗 20 分钟，每日治疗 1～2 次。

（三）梅花针疗法

1. 处方

取穴分为 3 组。第一组取头部的穴位，如前顶、百会、后顶、风池等穴；第二组取颈部的穴位，如颈部夹脊穴、玉枕、天柱等穴；第三组取肩胛区内的穴位，如天宗、秉风、阿是等穴。三组穴位同时使用。

2. 操作方法

常规消毒后，用较强的刺激手法叩打，叩打的重点部位是头颈部和肩胛带区的压痛点或压痛区。每个穴区每次扣打 3～5 分钟，以局部皮肤潮红起丘疹、不出血为度。每日治疗 1～2 次。

（四）灸法

多与针刺法配合使用，而且不能用于面部的穴位。

1. 处方

取穴分为 3 组。第一组取 $T_{1\sim5}$ 夹脊穴、大杼、风门、三阴交、太溪穴，第二组取华盖、紫宫、内关、神门、足三里、内庭穴。两组穴位交替使用。第三组取头部的穴位，如印堂、太阳、百会、风池等穴，第三组穴位使用针刺法。

2. 操作方法

第一组、第二组交替使用，用艾条温和灸或用隔姜灸，每穴灸 15 分钟，使局部有明显的温热感为宜。第三组穴位每次均用。可先针第三组，再灸第一组、第二组。每日治疗 1～2 次。

（五）耳针疗法

1. 处方

主穴、配穴同时取用，两侧交替。

主穴：取头部对应的单侧耳区，如额、颞区、枕、大脑皮质。

配穴：取另一侧的耳穴，即颈部、肩胛带对应耳区内的敏感点。

2. 操作方法

常规消毒后，用 28 号 0.5～1.0 寸毫针斜刺或平刺耳穴。每日针刺 1～2 次，每次留针 20 分钟，留针期间行针 2 ~ 3 次，用较强捻转手法，捻转的幅度为 3 ~ 4 圈，捻转的频率为每秒 3 ~ 5 个往复，每次行针 5 ~ 10 秒。

3. 按语

使用耳针疗法时，应注意选穴的针对性。针刺时均用较强的刺激手法，目的在于有效地缓解肌肉的紧张。

本病虽为头痛，根据全息生物医学理论，在使用耳针疗法时，不应只取颞、额、脑点等头部对应的耳穴，还应取用颈部、肩胛带对应的耳区。

（六）电针耳穴疗法

1. 处方

主穴、配穴同时取用，两侧交替。

主穴：取头部对应的单侧耳区，如额、颞区、枕、大脑皮质。

配穴：取另一侧的耳穴，即颈部、肩胛带对应耳区内的敏感点。

在上述耳针疗法处方的基础上，选取单侧的体穴内关、后溪、合谷穴（双侧交替使用）。

2. 操作方法

常规消毒后，用 28 号 0.5 ~ 1.0 寸毫针斜刺或平刺耳穴。用 28 ~ 30 号毫针直刺内关穴 1.2 ± 0.2 寸，直刺后溪穴 0.8 ± 0.2 寸，直刺合谷穴 1.2 ± 0.2 寸。然后在耳穴与内关、后溪、合谷穴之间分别连接电针治疗仪的两极导线，采用疏密波，刺激量的大小以出现明显的局部肌肉颤动或患者能够耐受为宜。每次电针 4 ~ 6 个穴位（主穴、配穴交替），每次电针 20 分钟。每日治疗 1 ~ 2 次。没有接电疗仪的耳穴，按普通耳针疗法进行操作。

（七）耳穴贴压疗法

1. 处方

主穴、配穴同时取用，两侧交替。

主穴：取头部对应的单侧耳区，如额、颞区、枕、脑干、大脑皮质。

配穴：取另一侧的耳穴，即颈部、肩胛带对应耳区内的敏感点。

2. 操作方法

用王不留行籽进行贴压法。常规消毒后，用 5 mm × 5 mm 的医用胶布将王不留行籽固定于选用的耳穴，每穴固定 1 粒。让患者每日自行按压 3 ~ 5 次，每个穴位每次按压 2 ~ 3 分钟，按压的力量以有明显的痛感但又不过分强烈为度。隔 2 ~ 3 日更换 1 次，双侧耳穴交替使用。

四、外伤性头痛

头部的各种外伤均可引起头痛。临床表现因受伤部位及组织不同而异。

（一）体针疗法

（1）头皮裂伤或脑挫伤后瘢痕形成，刺激颅内外痛觉敏感结构引起的头痛。取阿是、太阳、百会、风池、玉枕、天柱、合谷、后溪等穴。每次取用 4 ~ 7 个即可，交替使用。

常规消毒后，选用 28 ~ 30 号毫针，向下平刺阿是穴 0.8 ± 0.2 寸，向后平刺太阳穴 1.2 ± 0.2 寸，向前平刺百会穴 1.2 ± 0.2 寸，向鼻尖方向斜刺风池穴 1.0 ± 0.2 寸。直刺 $C_{1~4}$ 夹脊穴、天柱穴 0.8 ± 0.2 寸，平刺玉枕穴 0.8 ± 0.2 寸，直刺合谷穴 1.2 ± 0.2 寸，直刺后溪穴 0.8 ± 0.2 寸。

每日针刺 1 ~ 2 次，每次留针 30 分钟，留针期间行针 3 ~ 5 次。均用较强刺激手法针刺，捻转的幅度为 3 ~ 4 圈，捻转的频率为每秒 3 ~ 5 个往复，每次行针 10 ~ 30 秒。用较强的刺激手法针刺。每日治疗 1 ~ 2 次，每次治疗 20 ~ 30 分钟。留针期间行针 3 ~ 4 次。

（2）外伤引起的自主神经功能异常性头痛。取穴分为两组：第一组取头部、上肢的穴位，如印堂、太阳、百会、风池、合谷、后溪等穴；第二组取 $T_{1~5}$ 节段区内的穴位，如相应的夹脊穴、背俞穴、内关、合谷等穴。每次取用 4 ~ 6 个即可，两组穴位交替使用。

常规消毒后，选用 28 ~ 30 号毫针，向脊柱方向 45° 角斜刺 $T_{1~2}$ 夹脊穴、大杼、风门穴 0.6 ± 0.2 寸。斜刺向下平刺印堂穴 0.7 ± 0.1 寸，向后平刺太阳穴 1.2 ± 0.2 寸，向前平刺百会穴 1.2 ± 0.2 寸，向鼻尖方向斜刺风池穴 1.0 ± 0.2 寸。直刺合谷、内关穴 1.2 ± 0.2 寸，直刺后溪穴 0.8 ± 0.2 寸。

每日针刺 1 ~ 2 次，每次留针 30 分钟，留针期间行针 3 ~ 5 次。均用较强刺激手法针刺，捻转的幅度为 3 ~ 4 圈，捻转的频率为每秒 3 ~ 5 个往复，每次行针 10 ~ 30 秒。

用较强的刺激手法针刺，捻转的幅度为 3 ~ 4 圈，捻转的频率为每秒 3 ~ 5 个往复，每次行针 10 ~ 30 秒。每日治疗 1 ~ 2 次，每次治疗 20 ~ 30 分钟。留针期间行针 3 ~ 4 次。

（3）外伤后因颈肌持续性收缩引起的头痛。取穴分为两组：第一组取头部、上肢的穴位，如印堂、太阳、百会、风池、合谷、后溪等穴；第二组取颈部脊髓节段支配区内的穴位（如颈部夹脊穴、玉枕、天柱等穴）、肩胛区内的穴位（如天宗、秉风、阿是等穴）等。每次取用 4 ~ 6 个即可，两组穴位交替使用。

常规消毒后，选用 28 ~ 30 号毫针，向下平刺印堂穴 0.7 ± 0.1 寸，向后平刺太阳穴 1.2 ± 0.2 寸，向前平刺百会穴 1.2 ± 0.2 寸，向鼻尖方向斜刺风池穴 1.0 ± 0.2 寸。直刺合谷穴 1.2 ± 0.2 寸，直刺后溪穴 0.8 ± 0.2 寸，直刺 $C_{1~4}$ 夹脊穴、天柱穴 0.8 ± 0.2 寸，平刺玉枕穴 0.8 ± 0.2 寸，斜刺天宗、秉风穴 1.0 ± 0.2 寸，肩胛区内的阿是穴采用斜刺法，并严格掌握针刺深度。

每日针刺 1 ~ 2 次，每次留针 30 分钟，留针期间行针 3 ~ 5 次。均用较强刺激手法针刺，捻转的幅度为 3 ~ 4 圈，捻转的频率为每秒 3 ~ 5 个往复，每次行针 10 ~ 30 秒。

（4）外伤后神经不稳定性头痛。取太阳、鱼腰、百会、风池、玉枕、天柱、合谷、后溪等穴。

常规消毒后，选用 28 ~ 30 号毫针，向后平刺太阳穴 1.2±0.2 寸，横向平刺鱼腰穴 0.7±0.1 寸，向前平刺百会穴 1.2±0.2 寸，向鼻尖方向斜刺风池穴 1.0±0.2 寸。直刺天柱穴 0.8±0.2 寸，平刺玉枕穴 0.8±0.2 寸。直刺合谷穴 1.2±0.2 寸，直刺后溪穴 0.8±0.2 寸。

每日针刺 1 ~ 2 次，每次留针 30 分钟，留针期间行针 3 ~ 5 次。用中等强度刺激手法行针，捻转的幅度为 2 ~ 3 圈，捻转的频率为每秒 2 ~ 4 个往复，每次行针 10 ~ 30 秒。

按语：虽然都是外伤性头痛，但因伤及的部位和组织不同，头痛产生的病理生理学机制也各有所异。因此，使用针灸疗法时，不能机械地一概"头痛医头"，只注重取用头部的穴位，而应当根据不同类型的外伤性头痛的病理生理学过程，科学地选用穴位。例如，外伤后瘢痕形成刺激颅内、外痛觉敏感结构引起的头痛、外伤引起自主神经功能异常性头痛及外伤后因颈肌持续性收缩引起的头痛，穴位的选取均不应只限于头部，要做到这一点，确切的诊断是非常重要的。可以说进行疾病的准确诊断，弄清疾病的病理生理，是进行科学选穴的基本前提。这就是说，作为针灸临床医师，仅仅懂得"如何"扎针是远远不够的，应当具有更广博的知识，这也是针灸科学发展对现代针灸临床医师的要求。

（二）电针体穴疗法

（1）头皮裂伤或脑挫伤后瘢痕形成，刺激颅内外痛觉敏感结构引起的头痛。取阿是、太阳、百会、风池、玉枕、天柱、合谷、后溪等穴。每次取用 4 ~ 6 个即可，交替使用。

操作方法分为两步：第一步，进针操作与体针疗法一样；第二步为电针疗法操作方法。第一步操作完毕后，在头颈部穴位与上肢的合谷、后溪穴之间连接电针治疗仪的两极导线，采用疏密波，刺激量的大小以出现明显的局部肌肉颤动或患者能够耐受为宜。每次电针治疗 20 分钟，每日治疗 1 ~ 2 次。每次电针 4 个穴位即可。没有接电疗仪的穴位，按普通体针疗法进行操作。

（2）外伤引起的自主神经功能异常性头痛。取穴分为两组：第一组取头部、上肢的穴位，如印堂、太阳、百会、风池、合谷、后溪等穴；第二组取 $T_{1 ~ 5}$ 节段区内的穴位，如相应的夹脊穴、背俞穴、内关、合谷等穴。每次取用 4 ~ 6 个即可，两组穴位交替使用。

操作方法分为两步：第一步，进针操作与体针疗法一样；第二步为电针疗法操作方法。第一步操作完毕后，在第一组的头部穴位与上肢的合谷、后溪穴之间，在第二组的夹脊穴、背俞穴与内关、合谷穴之间，分别连接电针治疗仪的两极导线，采用疏密波，刺激量的大小以出现明显的局部肌肉颤动或患者能够耐受为宜。每次电针治疗 20 分钟，每日治疗 1 ~ 2 次。每次电针 4 个穴位即可。

（3）外伤后因颈肌持续性收缩引起的头痛。取穴分为两组：第一组取头部、上肢的穴位，如印堂、太阳、百会、风池、合谷、后溪等穴；第二组取颈部脊髓节段支配区内的穴位（如颈部夹脊穴、玉枕、天柱等穴）、肩胛区内的穴位（如天宗、秉风、阿是等穴）等。每次取用 4 ~ 6 个即可，两组穴位交替使用。

操作方法分为两步：第一步，进针操作与体针疗法一样；第二步为电针疗法操作方法。第一步操作完毕后，在第一组的头部穴位与上肢的合谷、后溪穴之间，在第二组的颈部穴位与肩胛区内的穴位之间，分别连接电针治疗仪的两极导线，采用疏密波，刺激量的大小以出现明显的局部肌肉颤动或患者能够耐受为宜。每次电针治疗 20 分钟，每日治疗 1 ~ 2 次。每次电针 4 ~ 6 个穴位即可。没有接电疗仪的穴位，按普通体针疗法进行操作。

（4）外伤后神经不稳定性头痛。取太阳、鱼腰、百会、风池、玉枕、天柱、合谷、后溪、内关等穴。每次电针 4 ~ 6 个穴位即可，交替使用。

操作方法分为两步：第一步，进针操作与体针疗法一样；第二步为电针疗法操作方法。第一步操作完毕后，在头部穴位与上肢的合谷、后溪、内关穴之间连接电针治疗仪的两极导线，采用疏密波，刺激量的大小以出现明显的局部肌肉颤动或患者能够耐受为宜。每次电针治疗 20 分钟，每日治疗 1 ~ 2 次。

（三）耳针疗法

1. 处方

主穴、配穴同时取用，两侧交替。

主穴：取一侧的大脑皮质、皮质下、脑干。

配穴：取另一侧的耳穴，头皮裂伤或脑挫伤后瘢痕形成，刺激颅内外痛觉敏感结构引起的头痛及外伤引起的自主神经功能异常性头痛，可同时选用或交替选用交感、额区、枕区、颈项区；外伤后因颈肌持续性收缩引起的头痛，取交感、颈项区；外伤后神经不稳定性头痛，取交感。

2. 操作方法

常规消毒后，用 28 号 0.5 ~ 1.0 寸毫针斜刺或平刺耳穴。每日针刺 1 ~ 2 次，每次留针 20 分钟，留针期间行针 2 ~ 3 次，用中等强度或中等强度以上的刺激手法针刺。

3. 按语

应当根据不同类型的外伤性头痛的病理生理学过程，科学地选用穴位。例如，外伤后瘢痕形成刺激颅内外痛觉敏感结构引起的头痛、外伤引起自主神经功能异常性头痛及外伤后因颈肌持续性收缩引起的头痛，耳穴的选取不能只限于脑的对应区，而应当考虑到颈部因素和颈交感神经的因素。要做到这一点，确切的诊断是非常重要的。可以说进行疾病的准确诊断，弄清疾病的病理生理，是进行科学选穴的基本前提。

（四）电针耳穴疗法

1. 处方

主穴、配穴同时取用，两侧交替。

主穴：取一侧的大脑皮质、皮质下。

配穴：取另一侧的交感、额区、枕区。

在上述耳针疗法处方的基础上，选取单侧的体穴神门、内关、太溪穴（双侧交替使用）。

2. 操作方法

常规消毒后，用 28 号 0.5 ~ 1.0 寸毫针斜刺或平刺耳穴。用 28 ~ 30 号毫针直刺神门穴 0.4 ± 0.1 寸，直刺太溪穴 0.8 ± 0.2 寸，直刺内关穴 1.2 ± 0.2 寸。然后在耳穴与神门、太溪、内关穴之间分别连接电针治疗仪的两极导线，采用疏密波，刺激量的大小以出现明显的局部肌肉颤动或患者能够耐受为宜。每次电针 4 个穴位（交替使耳穴），每次电针 20 分钟。每日治疗 1 ~ 2 次。没有接电疗仪的耳穴，按普通耳针疗法进行操作。

（五）耳穴贴压疗法

1. 处方

主穴、配穴同时取用，两侧交替。

主穴：取一侧的大脑皮质、皮质下。

配穴：取另一侧的交感、额区、枕区。

2. 操作方法

用王不留行籽进行贴压法。常规消毒后，用 5 mm × 5 mm 的医用胶布将王不留行籽固定于选用的耳穴，每穴固定 1 粒。让患者每日自行按压 3 ~ 5 次，每个穴位每次按压 2 ~ 3 分钟，按压的力量以有明显的痛感但又不过分强烈为度。隔 2 ~ 3 日更换 1 次，双侧耳穴交替使用。

五、颅内低压性头痛

腰椎穿刺后是引起颅内低压性头痛的主要原因。

（一）体针疗法

1. 处方

取穴分为两组。第一组取头部穴位，如风池、太阳、百会等穴；第二组取肢体部的穴位，如内关、合谷、太溪等穴。两组穴位同时使用，每次取用 5 ~ 7 穴即可。

2. 操作方法

常规消毒后，选用 28 ~ 30 号毫针，向后平刺太阳穴 1.2 ± 0.2 寸，向前平刺百会穴

1.2±0.2 寸，向鼻尖方向斜刺风池穴 1.0±0.2 寸。直刺内关、合谷穴 1.2±0.2 寸，直刺太溪穴 0.8±0.2 寸。

每日针刺 1 ~ 2 次，每次留针 30 分钟，留针期间行针 3 ~ 5 次。使用中等强刺激手法针刺，捻转的幅度为 2 ~ 3 圈，捻转的频率为每秒 2 ~ 4 个往复，每次行针 10 ~ 30 秒。

（二）电针体穴疗法

1. 处方

与体针疗法的选穴相同。取穴分为两组：第一组取头部穴位，如风池、太阳、百会等穴；第二组取肢体部的穴位，如内关、合谷、太溪等穴。两组穴位同时使用。

2. 操作方法

分为两步：第一步，进针操作与体针疗法一样；第二步为电针疗法操作方法。第一步操作完毕后，在第一组穴位与第二组穴位之间，分别连接电针治疗仪的两极导线，采用疏密波，刺激量的大小以出现明显的局部肌肉颤动或患者能够耐受为宜。每次电针治疗 20 分钟，每日治疗 1 ~ 2 次。每次电针 4 ~ 6 个穴位即可。没有接电疗仪的穴位，按普通体针疗法进行操作。

（三）梅花针疗法

1. 处方

取穴分为两组：第一组取头部的穴位，如前顶、百会、后顶、风池等穴；第二组取肢体部的穴位，如内关、合谷、足三里等穴。两组穴位同时使用。

2. 操作方法

常规消毒后，用较强的刺激手法叩打，每个穴区每次叩打 3 ~ 5 分钟，以局部皮肤潮红起丘疹、不出血为度。每日治疗 1 ~ 2 次。

（四）耳针疗法

1. 处方

主穴、配穴同时取用，两侧交替。

主穴：取一侧的大脑皮质、皮质下、脑干。

配穴：取另一侧的交感、枕、颞。

2. 操作方法

常规消毒后，用 28 号 0.5 ~ 1.0 寸毫针斜刺或平刺耳穴。每日针刺 1 ~ 2 次，每次留针 20 分钟，留针期间行针 2 ~ 3 次，使用中等强刺激手法针刺，捻转的幅度为 2 ~ 3 圈，捻转的频率为每秒 2 ~ 4 个往复，每次行针 10 ~ 30 秒。

（五）电针耳穴疗法

1. 处方

主穴、配穴同时取用，两侧交替。

主穴：取一侧的大脑皮质、皮质下、脑干。

配穴：取另一侧的交感、枕、颞。

在上述耳针疗法处方的基础上，选取单侧的体穴神门、内关、太溪穴（双侧交替使用）。

2. 操作方法

常规消毒后，用28号0.5～1.0寸毫针斜刺或平刺耳穴。用28～30号毫针直刺神门穴0.4±0.1寸，直刺三阴交穴1.4±0.2寸，直刺内关穴1.2±0.2寸。然后在耳穴与神门、内关、太溪穴之间分别连接电针治疗仪的两极导线，采用疏密波，刺激量的大小以出现明显的局部肌肉颤动或患者能够耐受为宜。每次电针4个穴位（交替使用耳穴），每次电针20分钟。每日治疗1～2次。没有接电疗仪的耳穴，按普通耳针疗法进行操作。

（六）耳穴贴压疗法

1. 处方

主穴、配穴同时取用，两侧交替。

主穴：取一侧的大脑皮质、皮质下、脑干。

配穴：取另一侧的交感、枕、颞。

2. 操作方法

用王不留行籽进行贴压法。常规消毒后，用5 mm×5 mm的医用胶布将王不留行籽固定于选用的耳穴，每穴固定1粒。让患者每日自行按压3～5次，每个穴位每次按压2～3分钟，按压的力量以有明显的痛感但又不过分强烈为度。隔2～3日更换1次，双侧耳穴交替使用。

（刘芳芳）

第二节　眩晕

眩晕是以头晕、眼花为主症的一类病证。眩即眼花或眼前黑矇；晕即头晕，感觉到自身或外界景物旋转，两者常同时并见，故统称为"眩晕"。其轻者闭目可止，重者如坐舟船，旋转不定，不能站立，或伴有恶心、呕吐、汗出、面色苍白等症状，严重者可突然仆倒。眩晕为临床常见的病证之一，多见于中老年人，也可发于青年人。本病可反复发作，妨碍正常工作及生活，严重者可发展为脑卒中或厥证、脱证，甚至危及生命。

一、证候诊断

（一）风邪上扰证

眩晕，头身痛，发热恶寒（或恶风），鼻塞流涕。或伴恶寒重发热轻，流清涕，苔薄白，脉浮紧；或伴发热重，微恶风，咽喉红肿，口渴，汗出，溲赤，苔薄黄，脉浮数；或兼见咽干口渴，干咳少痰，苔薄，脉浮；或伴身重头如裹，胸脘闷满，苔薄腻，脉濡。

（二）少阳邪郁证

眩晕，口苦咽干，心烦喜呕。兼寒热往来，胸胁苦满，默默不欲饮食，苔薄，脉弦。

（三）肝阳上亢证

眩晕，头胀痛，易怒。面红，目赤，口苦，少寐多梦，舌质红苔黄，脉弦。

（四）痰浊中阻证

头晕，头重如裹，胸闷。恶心而时吐痰涎，少食而多思睡，舌胖苔浊腻或厚腻而润，脉滑或弦滑，或脉濡缓。

（五）气血亏虚证

头晕目眩，劳累则甚，气短声低，神疲懒言，面色㿠白，唇甲苍白。心悸少寐，纳少体倦，舌淡胖嫩，且边有齿印，苔少或薄，脉细或虚弱。

（六）肾精不足证

头晕而空，精神萎靡，失眠，多梦，健忘，腰膝酸软，齿摇，耳鸣。遗精滑泄，发枯脱落，颧红，咽干，形瘦，舌嫩红，苔少或光剥，脉细数。

（七）瘀血内阻证

眩晕时作，反复不愈，头痛，唇甲紫黯。伴有善忘、夜寐不安、心悸、精神不振及肌肤甲错，舌边及舌面有瘀点、瘀斑等，脉弦涩或细涩。

二、病因病机

眩晕以内伤为主，多由虚损所致。本病多由于素体肾亏，纵情无节或久病伤阴，以致肾阴不足，肝失所养，肝火上逆，血随气升，气血停聚耳窍；或由长期忧郁恼怒，气郁化火，使肝阴暗耗，风阳升动而发；而思虑劳倦、饮食不节则伤脾，脾失健运，聚湿生痰，阻滞气机，肝失条达，脾虚肝旺，痰湿随肝气上逆，扰动清窍而发病，故本病呈现本虚标实之象，标实是指风（肝风）、火、痰为患；本虚是指阴阳气血亏虚。病变脏腑主要责之于肝、脾、肾三脏。

三、针灸治疗

（一）常用方案

1. 方案一

选穴：百会、风府、风池、翳风、听宫、太冲、太溪、丰隆穴。

方法：取百会穴，向后平刺，小幅度高频率捻转 1 分钟；风府穴坐位低头取穴，进针 1 寸，轻提插泻法，不留针；风池穴向外耳道斜刺 1 ~ 1.5 寸，施捻转泻法 1 分钟；翳风直刺 3 寸；听宫张口取穴，直刺 1 ~ 1.5 寸；太冲直刺 1 寸，施捻转泻法 1 分钟；太溪直刺 1 寸，捻转补法 1 分钟，丰隆直刺 1.5 寸，施捻转泻法。留针 30 分钟，每日 1 次。

2. 方案二

选穴：百会穴。

方法：将艾炷直接置于百会穴上，燃至无烟时，术者用薄纸片将其压熄，压力由轻到重，每次压灸 25 ~ 30 壮，使患者自觉有热力从头皮渗入脑内的舒适感。本病急性发作时，部分患者百会穴按压为麻木的感觉，可作为本病的特殊反应点。

3. 方案三

选穴：风池、天柱、百会、左神聪、右神聪穴，晕听区。

耳针：内耳、眩晕点（胃下方）、肾、脑点、肝、神门；配穴选中耳、胃、脾、心、交感、枕。

方法：取双侧晕听区，用三根针，先向耳尖方向刺入 1 ~ 1.2 寸，再向前、向后各 2 cm 处针体与头皮 30° 夹角进针，分别向耳尖方向刺入 1.2 寸，此三针呈扇形排列，百会、左神聪、右神聪穴向后平刺 0.8 寸，双风池穴向对侧眼睛方向斜刺 0.8 寸，双侧天柱穴直刺 0.8 寸，留针 30 分钟。

耳针每次取 5 个主穴，然后辨证取 2 个配穴，伴形体肥胖呕吐加脾、胃；伴心悸不宁，出冷汗加心、交感；伴耳聋、耳鸣、眼花加中耳、枕、眼。每日按压 3 次，每次每个穴位刺激 2 分钟，两耳交替。

（二）特种针灸疗法

1. 腹针

选穴：关元、商曲、气穴。心脾两虚加中脘、下脘、气海、食仓、梁门穴，肝肾阴虚加气海、中脘、阴都穴，风阳上扰加中脘、下脘、大横穴，痰浊上扰加中脘、下脘、梁门穴。

方法：直刺，快进针，只捻转不提插，视病程长短，身体强弱，在天、地、人三部（表浅、中度、深度）配以三角针、梅花针法。虚证刺激略弱，辅以艾灸神阙，以补其虚。实证刺激略强。

2. 梅花针

选穴：督脉经大椎，中枢（T$_{1\sim10}$）及百会穴。

方法：使用叩刺法，频率每分钟 50 次，每次轻刺皮肤立即弹起。

3. 眼针

选穴：①肝阳上亢型主穴选上焦穴，配穴选肝区、肾区，体针配穴选行间、太阳、印堂穴；②气血亏虚型主穴选上焦穴，配穴选肝区穴、心区穴、脾区穴，体针配穴选心俞、脾俞、足三里穴；③肾阴不足型主穴选上焦穴，眼针配穴选肝区穴、肾区穴，体针配穴选太溪、三阴交、肾俞穴；④痰湿中阻型主穴选上焦穴，眼针配穴选肝区穴、脾区穴、中焦穴，体针配穴选丰隆、足三里、三阴交穴。

方法：眶外横刺，在眶内缘上 5 mm 内，从穴区的一侧进针斜向另一侧，刺入 3～5 分，通过真皮到达皮下，不要穿越穴区范围，留针 10 分钟，每日 1 次。眶内直刺，嘱患者闭目，医者左手将眼球轻轻推向上方，右手持针紧靠眶缘的穴位直刺 5 分，不提插，不捻转，留针 10 分钟。

（刘芳芳）

第三节　脑卒中

脑卒中是以突然昏仆，不省人事，口眼㖞斜，半身不遂或轻者不经昏仆，仅以口眼㖞斜、半身不遂、语言謇涩为主症的一种疾病。本病多由心、肝、脾、肾等脏阴阳失调，加以忧思恼怒，或饮酒饱食，或房事劳累，或外邪侵袭等诱因，以致气血运行受阻，肌肤筋脉失于濡养；或阴亏于下，肝阳暴张，阳化风动，血随气逆，挟痰挟火，横窜经隧，蒙蔽清窍，而形成上实下虚，阴阳互不维系所致。

西医学的急性脑血管疾病，如脑出血、脑梗死、脑栓塞等多属于本病的范畴。

一、辨证

本病以突然昏仆、不省人事、半身不遂，或半身不遂、口角㖞斜、语言謇涩为主要症状。根据病位浅深、病情轻重，可分为中经络与中脏腑两大类。中经络者，病位较浅，病情较轻，无意识改变，仅见半身不遂、口角㖞斜、语言謇涩等症；中脏腑者，病位较深、病情较重，伴见意识不清。

（一）中经络

病在经络，病情较轻。症见半身不遂，口角㖞斜，舌强语謇，肌肤不仁，吞咽障碍，脉弦滑等。中经络可因络脉空虚、风邪入中或肝肾阴虚、风阳上扰引起。

1. 络脉空虚

手足麻木，肌肤不仁，或突然口角㖞斜、语言不利、口角流涎，甚则半身不遂，或兼见恶寒发热、肢体拘急、关节酸痛等症，舌苔薄白，脉浮弦或弦细。

2. 肝肾阴虚

平素头晕头痛，耳鸣目眩，腰酸腿软，突然发生口角㖞斜，舌强语謇，半身不遂，舌质红或苔黄，脉弦细而数或弦滑。

（二）中脏腑

病在脏腑，病情急重。症见突然昏仆，神志迷糊，半身瘫痪，口㖞流涎，舌强失语。根据病因病机不同，又可分为闭证和脱证。

1. 闭证

多因气火冲逆，血菀于上，肝风鸱张，痰浊壅盛所致。症见意识不清，牙关紧闭，两手握固，面赤气粗，喉中痰鸣，大小便闭塞，脉滑数或弦数。

2. 脱证

由于真气衰微、元阳暴脱所致。症见昏沉不醒，目合口张，手撒遗尿，鼻鼾息微，四肢逆冷，脉细弱或沉伏。如见冷汗如油，面赤如妆，脉微欲绝或浮大无根，是真阳外越之危候。

二、治疗

（一）针灸治疗

1. 中经络

治法：疏通经络，镇肝息风。取手、足阳明经穴位为主，辅以太阳、少阳经穴位。

主穴：肩髃、曲池、合谷、环跳、风市、阳陵泉、足三里、百会、地仓、颊车穴。

配穴：络脉空虚、风邪入中者加关元、气海、风池穴，肝肾阴虚、风阳上扰者加三阴交、太冲、肝俞、肾俞穴，语言謇涩加哑门、廉泉穴。

操作：毫针刺，平补平泻。

方义：阳主动，肢体运动障碍，其病在阳，故本方取手、足三阳经穴位为主。阳明为多气多血之经，阳明经气血通畅，正气旺盛，则运动功能易于恢复，故在三阳经中又以阳明为主。口角㖞斜为经脉瘀滞、筋肉失养所致，故近取地仓、颊车直达病所以舒筋活络。

2. 中脏腑

（1）闭证。

治法：启闭开窍。取督脉、十二井穴为主，辅以手足厥阴、足阳明经穴位。

主穴：十二井、水沟、太冲、劳宫、丰隆穴。

配穴：意识不清加四神聪穴，大小便闭塞加天枢、足三里穴，牙关紧闭加下关穴（双侧）。

操作：十二井穴点刺出血，余穴可用泻法。

方义：闭证由肝阳化风、心火暴盛、血随气升、上犯脑髓而致痰浊瘀血壅闭精髓、蒙蔽神明。十二井穴放血，可接通经气、决壅开窍；督脉连贯脑髓，水沟为督脉要穴，有启闭开窍之功效；泻肝经原穴太冲，可镇肝降逆、潜阳息风；泻心包经荥穴劳宫，可清心火而安神；丰隆为足阳明经络穴，有振奋脾胃气机、蠲浊化痰之功效。

（2）脱证。

治法：回阳固脱。取任脉经穴。

主穴：关元、神阙穴。

操作：用灸法。

方义：元阳外脱，必从阴以救阳。关元穴为任脉与足三阴穴的会穴，为三焦元气所出，联系命门真阳，是阴中有阳的穴位；脐为生命之根蒂，神阙穴位于脐中，为真气所系，故重灸二穴，以回阳固脱。

（二）其他治疗

1. 头针

取病变对侧运动区为主，可配足运感区，失语用语言区。快速捻转，持续 2 ~ 3 分钟，反复 3 ~ 4 次。

2. 电针

取穴同体针，一般选 2 ~ 3 对穴，采用疏波或断续波，每次 20 ~ 30 分钟，每日 1 次。

3. 眼针

治脑卒中偏瘫取上、下焦区穴针刺。

4. 水针

取足三里、阳陵泉、悬钟、承山、风市、解溪等穴，每次选 1 ~ 3 穴，用 5% 防风注射液，或 5% 人参注射液，或山莨菪碱，每穴注入 0.3 ~ 0.5 mL，隔日治疗 1 次，15 次为 1 个疗程。

5. 穴位埋线

取手三里、足三里、阳陵泉、承山、三阴交等穴，每次选 1 ~ 3 穴，埋羊肠线，每月 1 次。本法主要用于治疗脑卒中后遗症偏瘫患者。

（刘芳芳）

| 第四节　面瘫 |

一、概述

面瘫是以口眼㖞斜为主要症状的疾病。任何年龄、任何季节均可发病，但以青壮年为多见。本病发病急速，为单纯性的一侧面部发病，无半身不遂、意识不清等症状。本病又称口㖞、口眼㖞斜等。

本病多由经络空虚，风寒或风热之邪乘虚侵袭阳明、少阳经络，以致经气阻滞、经筋失养、筋肉纵缓不收而发病。风寒证多有面部受凉因素，如迎风睡眠、电风扇对着一侧面部吹风过久等。风热证往往继发于感冒发热、中耳炎、牙龈肿痛之后，伴有耳内、乳突轻微作痛。西医学中的周围性面神经麻痹，也可参照本节辨证论治。

其主要表现为口眼㖞斜。突然出现一侧面部肌肉板滞、麻木、瘫痪，额纹消失，眼裂变大，露睛流泪，鼻唇沟变浅，口角下垂歪向健侧，病侧不能皱眉、蹙额、闭目、露齿、鼓颊；部分患者初起时有耳后疼痛，还可出现患侧舌前 2/3 味觉减退或消失、听觉过敏等症。病程日久，可因瘫痪肌肉出现挛缩，口角反牵向患侧，甚则出现患侧面肌痉挛，形成"倒错"现象。

风寒外袭见于发病初期，面部有受凉史，舌淡，苔薄白，脉浮紧；风热侵袭，见于发病初期，伴有发热，咽痛，耳后乳突部疼痛，舌红，苔薄黄，脉浮数；气血不足，见于恢复期或病程较长者，肢体困倦无力，面色淡白，头晕，舌淡，苔薄，脉细弱。

二、针灸治疗

（一）针刺

1. 主症

（1）风寒证。多有面部受凉史，舌淡，苔薄白，脉浮紧。

（2）风热证。多继发于感冒发热、中耳炎、牙龈肿痛之后，伴有耳内、乳突轻微作痛，舌红，苔薄黄，脉浮数。

（3）气血不足。多见于恢复期或者病程较长者，肢体困倦无力，面色淡白，头晕等。

2. 治法

疏经活血，通络祛风。医者治疗取穴以足阳明经及面颊局部经穴为主。

3. 处方

（1）经穴刺法。

主穴：阳白、四白、太阳、颧髎、翳风、地仓、颊车、合谷穴。

配穴：风寒证加风池穴，祛风散寒；风热证加曲池穴，疏风泄热；抬眉困难者加攒竹穴；鼻唇沟平坦者加迎香穴；人中沟㖞斜者加水沟穴；额唇沟㖞斜者加承浆穴；目不能合者加丝竹空、攒竹或申脉、照海穴；燥热伤阴者加太溪穴；肝气郁结者加行间、期门穴；恢复期则加足三里穴，补益气血、濡养经筋。

（2）经筋刺法。医者对面部瘫痪肌肉群进行经筋透刺、排刺和围刺，如地仓颊车互透、承浆透地仓、颊肌排刺、瘫痪肌围刺等。

（3）方义。面部腧穴可疏调局部经筋气血，活血通络；合谷穴为循经远端取穴（面口合谷收），与近部腧穴翳风穴相配，以祛风通络。

（4）操作。医者初期针用泻法，后期针用补法，加灸；在急性期，面部穴位手法不宜过重，肢体远端腧穴行泻法且手法宜重；每日1次，每次留针30分钟，10次为1个疗程。

（二）艾灸疗法

1. 处方一

（1）穴位。阳白、太阳、颧髎、迎香、地仓、颊车穴。

（2）刺灸法。医者用艾条行雀啄灸，每次选用2～4穴，每穴每次5～10分钟，以局部温润为度，每日灸1～2次，20次为1个疗程，疗程间休息2日。

2. 处方二

（1）穴位。牵正、合谷、翳风、风池穴。

（2）刺灸法。医者用艾条行雀啄灸，每次选用2～4穴，每穴每次5～10分钟，以局部温润为度。每日灸1～2次，20次为1个疗程，疗程间休息2日。

3. 处方三

（1）穴位。大椎、风池、膈俞、血海、三阴交穴。

（2）刺灸法。医者用艾条行雀啄灸，每次选用2～4穴，每穴每次5～10分钟，以局部温润为度，每日灸1～2次，20次为1个疗程，疗程间休息2日。

4. 处方四

（1）穴位。合谷、足三里、丰隆穴。

（2）刺灸法。医者用艾条行雀啄灸，每次选用2～4穴，每穴每次5～10分钟，以局部温润为度，每日灸1～2次，20次为1个疗程，疗程间休息2日。

病久难愈者，可考虑行小壮直接无瘢痕灸，每次选2穴，每穴1～3壮，隔日1次，2周为1个疗程，疗程间休息5日。

（三）穴位注射法

1. 处方一

（1）穴位。阳白、太阳、颧髎、地仓、颊车、承浆穴。

（2）刺灸法。医者每次选 2 穴，选用维生素 B_1 或维生素 B_{12} 注射液，或辨证选用当归注射液、黄芪注射液、胎盘组织液等，常规消毒后，每穴注射 0.5 mL。每日或隔日 1 次，2 周为 1 个疗程，疗程间休息 3 日。

2. 处方二

（1）穴位。牵正、合谷、风池、翳风穴。

（2）刺灸法。医者每次选 2 穴，选用维生素 B_1 或维生素 B_{12} 注射液，或辨证选用当归注射液、黄芪注射液、胎盘组织液等，常规消毒后，每穴注射 0.5 mL。每日或隔日 1 次，2 周为 1 个疗程，疗程间休息 3 日。

（四）耳针疗法

1. 取穴

眼、面颊、肝、口、风溪、内分泌。

2. 随证配穴

早期风热盛者，加耳尖放血，肾上腺。痰湿盛者，加脾、三焦。病久血瘀者，加耳中。病久体虚者，加耳轮。

3. 刺灸法

药籽压法。医者先在对应穴区寻找敏感点，用 0.8 cm×0.8 cm 的胶布将王不留行籽贴附在一侧耳部，嘱患者自行按压，一般每次每穴按 1～3 分钟，以耳郭红晕、充血、发热、发麻、发胀为度。每 3～5 日更换 1 次耳穴，两耳交替贴压，每交替 15 次为 1 个疗程，疗程间休息 1 周。对于早期风热明显者，医者可改用磁珠。对于病久难愈者，医者可每次选用 2～4 穴，用 0.5 寸毫针刺，强刺激手法捻转 1～2 分钟，留针 30 分钟，间歇行针或加电。医者也可选 2～4 穴，使用图钉式耳针埋针，3 日更换 1 次。

（五）电针疗法

1. 取穴

颊车、地仓、阳白、太阳、颧髎、迎香穴。

2. 刺灸法

颊车向地仓斜刺，地仓向颊车斜刺，这两穴为一组，得气后，各接电极一头；阳白向太阳透刺，太阳向阳白透刺，这两穴亦为一组，得气后，各接电极一头。颧髎直刺，迎香向上斜刺，这两穴亦为一组，得气后，各接电极一头。通电 15 分钟，疏波或疏密波，通电量以面部肌肉微见跳动为宜。电针宜于发病 1 周以后应用，急性炎症期不宜施用。每日 1 次，2 周为 1 个疗程，疗程间休息 3 日。

（六）皮肤针疗法

1. 取穴

取麻痹侧阳白、攒竹、鱼腰、丝竹空、四白、地仓、颊车、牵正穴。

2. 刺灸法

医者用轻叩法，使皮肤微红，再用小火罐吸拔 5 ~ 10 分钟，以局部皮肤微紫为度，隔日 1 次。发病 1 周以后应用，急性炎症期不宜施用。每日 1 次，2 周为 1 个疗程，疗程间休息 3 日。

（七）磁疗法

1. 取穴

颊车、地仓、阳白、太阳、颧髎、迎香、牵正、翳风穴。

2. 刺灸法

医者选用 1 000 高斯左右的磁片，用并置法将其贴于穴位上，每次贴 5 ~ 8 小时，每日 1 次，10 次为 1 个疗程，疗程间休息 2 日。或医者用旋转磁疗机，将磁头对准穴位，每次治疗 15 ~ 30 分钟，每日 1 次，10 ~ 15 次为 1 个疗程，疗程间休息 5 日。

（八）穴位刺激结扎法

1. 取穴

医者取穴太阳、阳白、下关、地仓穴。

2. 刺灸法

医者应按手术常规，严格消毒，无菌操作。医者先对患者局部用 0.5% ~ 1% 的盐酸普鲁卡因进行浸润麻醉。太阳透阳白，下关透地仓，每月 1 次，2 次为 1 个疗程。适用于经常规针灸治疗 1 个月以上无效的面肌萎缩、麻痹严重者。

（刘芳芳）

第五节　痫病

痫病是一种发作性意识异常的疾病，俗称"羊痫风"，其特征为发作性精神恍惚，甚则突然仆倒，昏不知人，口吐涎沫，双目上视，四肢抽搐，或口中如猪羊叫声，移时苏醒，发作后如常人，反复发作。

痫病属中医脑病范畴，其临床表现与西医所称的癫痫是一致的，包括一组疾病和综合征，其均以脑神经元过度放电导致的反复、发作性和短暂性的中枢神经系统功能失常为特征。

一、证候诊断

（一）痰火扰神证

猝然仆倒，不省人事，四肢强痉拘挛，口中有声，口吐白沫，烦躁不安，气高息粗，痰鸣辘辘，口臭便干，舌质红或暗红，苔黄腻，脉弦滑。

（二）痰郁扰神证

发作时多为口面自动症（咂嘴、舔唇、咀嚼、吞咽或进食样动作等）、点头及肢体运动等，或者出现情感症状，以精神抑郁为主要特征，或表现为痴呆，认知障碍，头痛、头晕，气上冲胸感，恶心、胸闷、心悸，舌质红，苔薄白或腻，脉弦。

（三）血虚风动证

或猝然仆倒，或面部烘热，或两目瞪视，或局限性抽搐，或四肢抽搐无力，手足蠕动，大小便自遗，舌质淡，少苔，脉细弱。

（四）风痰闭窍证

发则猝然昏仆，目睛上视，口吐白沫，手足抽搐，喉中痰鸣，舌质淡红，脉滑，苔白腻。

（五）瘀阻脑络证

发则猝然昏仆，瘛疭抽搐，或单以口角、眼角、肢体抽搐，颜面口唇青紫，舌质紫暗或有瘀点，脉弦或涩。

（六）心脾两虚证

久发不愈，猝然昏仆，或仅头部下垂，四肢无力，伴面色苍白，口吐白沫，四肢抽搐无力，口噤目闭，大小便自遗，舌质淡，苔白，脉弱。

（七）肝肾阴虚证

发则猝然昏仆，或失神发作，或语謇，四肢逆冷，肢搐瘛疭，手足蠕动，健忘失眠，腰膝酸软，舌质红绛，少苔或无苔，脉弦细数。

二、病因病机

中医学认为，本病多与先天因素、七情失调、脑部外伤、饮食失调等有关。母孕受惊，损及胎儿，精伤肾亏；大惊大恐，肝肾受损，阴不敛阳；跌仆撞击，脑窍受损，瘀血阻络；饮食失调，脾胃受损，痰浊内聚，均可使脏气失调，气机逆乱，阳升风动，痰瘀上壅，蒙蔽清窍，走窜经络而发病。其中痰浊内阻，脏气不平，阴阳偏胜，神机受累，元神失控是病机关键所在。

三、针灸治疗

（一）常用方案

在发作期，实证者，常见肝火扰神、瘀阻脑络之证，取背俞穴、任督二脉、足厥阴肝经腧穴为主，毫针应用多泻法；虚证者，多为肝肾阴虚或心脾两虚，取背俞穴、任督二脉、足阳明胃经、足少阴肾经为主，毫针应用多补法；诸型均宜配取具有特异治疗作用的经外奇穴腰奇。急性发作之时窍闭神昏，当开窍醒神，取人中、涌泉、百会等穴。此外，还可根据发在白昼者为阳跷病，发在夜间者为阴跷病的理论，分别选取申脉穴或照海穴治疗。

（二）特种针灸疗法

1. 穴位埋线

选穴：鸠尾、内关、心俞、大椎穴。

方法：分两组，先取鸠尾、内关穴为1组，后取心俞、大椎穴为1组，两组交替使用。选用0～1号羊肠线，9号穿刺针头，先将0.5～1 cm羊肠线入巴比妥那注射液浸泡10～15分钟。常规消毒穴位，用1%利多卡因局部麻醉，首先打出皮丘。将羊肠线放入穿刺针芯内，右手持穿刺针，左手固定穴位皮肤，将穿刺针刺入穴位推动针栓，羊肠线即进入穴位内，使局部以胀、沉为主，轻揉局部，使羊肠线完全埋入皮下组织并以医用胶布固定。穿刺部位24小时避免沾水以防感染。埋线每次间隔1周，4次为1个疗程。

2. 电针

选穴：头维、百会穴；神庭、内关穴；太阳、足三里穴。

方法：每次选1组穴，交替使用，选用疏密波，刺激强度以患者耐受为度，每次治疗30分钟，每日1次，10次为1个疗程，疗程间休息1～2日。适用于间歇期。

3. 耳针

选穴：脑点、缘中、枕、心、神门、皮质下、脑干、肝、脾、肾、胃。痰多者加脾、大肠；抽搐甚者加肝。

方法：缓解期采用压丸法，双耳交替进行，2～3日更换1次。发作期可采用毫针刺，每次2～4穴，强刺激，留针20～30分钟。

4. 灸法

选穴：身柱、神道、膈俞。

方法：施予瘢痕灸。一般每次每穴灸3壮。

（刘芳芳）

第六节　颤病

颤病是指风气内动、筋脉失养引起头部或肢体颤抖、摇动为主要临床表现的一种脑系病证。根据其临床症状又称"颤振""手颤""舌颤"等。轻者仅有手足微颤，重者躯体、四肢颤动不止。本病老年人发病较多，男性多于女性。

西医学中的帕金森病、特发性震颤、帕金森综合征等锥体外系疾病出现颤振为主要表现者，可参照本节辨证论治。

一、证候诊断

（一）痰热动风证

神呆懒动，形体稍胖，头胸前倾，头或肢体颤振尚能自制，活动缓慢，胸脘痞满，口干或多汗，头晕或头沉，咳痰色黄，小便短赤，大便秘结或数日不行，舌质红或黯红，舌苔黄或黄腻，脉象细数或弦滑。

（二）血瘀动风证

表情呆板，面色晦暗，头摇或肢体颤振日久，震颤幅度较大，肢体拘挛，活动受限，项背前倾，言语不利，步态慌张，或智力减退或精神障碍，头晕眼花，皮脂外溢，发甲焦枯，舌质紫黯或夹瘀斑，舌苔薄白或白腻，脉象弦滑。

（三）气血两虚证

神呆懒言，面色㿠白，肢体颤振或头摇日久，震颤程度重，项背僵直或肢体拘挛，活动减少，步态不稳，气短乏力，头晕眼花，自汗，动则尤甚，皮脂外溢或口角流涎，舌体胖，边有齿痕，舌质黯淡，舌苔薄白或白腻，脉象细无力或沉细。

（四）肝肾不足证

表情呆板，肢体或头颤振日久，震颤幅度大，或肢体拘挛，活动笨拙，上肢协调不能，步态拖拉，言语謇涩，或智力减退，形体消瘦，头晕耳鸣，失眠多梦，或头痛或盗汗，急躁时颤振加重，腰酸腿笨，小便频数，大便秘结，舌体瘦小，舌质暗红，舌苔少或剥苔或微黄，脉象细弦或细数。

（五）阴阳两虚证

表情呆板，肢体或头颤振日久，项背僵直，或肢体拘挛，语言謇涩，失眠健忘，汗出畏寒，体倦肢冷，或腰酸腿痛，阳痿遗精，溲少便溏，舌质嫩红或淡黯，舌苔薄白，脉沉细。

二、病因病机

本病多由劳倦内伤、情志失调、饮食不节、先天不足等多种致病因素长期互相影响，导致肝、脾、肾的损伤而发生；或由外感疫疠之邪、头部外伤、长期服用药物等因素影响，直接损及肝肾，肝肾精亏，髓海不足，累及脑髓所致。初期多以实邪表现为主，多见痰热内阻、血瘀动风之象，随病情逐渐加重，气血两虚、血瘀动风之象显露。病情渐进加重发展至中晚阶段，病情严重，肝肾不足、血瘀风动之象为重。本病症状多样，病程缠绵，病机繁多，虚实夹杂，但总以肝肾不足为本，由肝肾渐亏，脏腑、阴阳、气血失衡，产生瘀血、痰浊等病理产物。

三、针灸治疗

（一）常用方案

1. 方案一

选穴：主穴交替使用以下两组，第1组四神聪、曲池、外关、阳陵泉、足三里、丰隆穴；第2组本神、风池、百会、合谷、三阴交、丰隆穴。每次主穴治疗后，复加用一段夹脊穴，将背部第3胸椎至第2腰椎夹脊穴分3段周而复始轮番使用。胸膈胀满加建里、内关穴；吞咽困难加承浆、地仓穴；大便秘结加支沟、天枢、照海穴；颈项强加风府、大椎等穴。

方法：主穴中的四神聪、本神、风池穴加电针，余穴得气后留针40分钟。隔日1次，30次为1个疗程。同时大椎、曲泽、委中三穴，每次用1穴，每2周用三棱针及拔罐刺络放血一次，每次出血量5～10 mL。

2. 方案二

选穴：神聪透悬厘、前顶透悬颅、脑户透风府、玉枕透天柱、脑空透风池、风池透风池及供血（位于风池穴下1.5寸）。

方法：头针以针身与头皮呈15°角刺入，进针深度约5寸，快速小幅度捻转，每分钟150～200次，每针行针约1分钟。然后接通电针，采用密波强刺激，以患者能忍受为度，通电30分钟。供血穴直刺1.5寸，刺向对侧口唇处；风池左右对刺。

3. 方案三

选穴：头皮针用顶颞前斜线、额旁3线、顶旁1线、顶旁2线。单侧病变选对侧刺激线，双侧病变选双侧。体针主穴用百会、风池、哑门、大椎、曲池、外关、后溪、合谷、阳陵泉、绝骨、太冲、行间穴。配穴肝肾阴虚加肝俞、肾俞、三阴交、复溜穴；痰热动风加阴陵泉、丰隆穴；气血不足加足三里、气海、关元、命门穴。

方法：头皮针4条刺激线交替使用，取患侧对侧穴位；体针每次2～7穴。对气血不足型患者还可在足三里、气海、关元、命门穴加以灸法，每次留针 30 分钟。

（二）特种针灸法

1. 头皮针

选穴：顶颞前斜线、额旁 3 线、顶旁 1 线、顶旁 2 线。

方法：用特制的 30 ~ 32 号 1.2 寸毫针，快速进针，当针尖达帽状腱膜层时，将针体平卧，缓插 1 寸左右。对于刺激线较长者，如顶颞前斜线可沿线接力透刺 3 ~ 4 针，以加强针感，提高疗效。左手压于针尖刺入部位，右手拇、食指夹持针柄，中指抵住针身，靠指力向外有节奏的速提，速提后多有自动吸进感觉，用指力技巧使针身不动，如此行针 1 ~ 2 分钟。在行针时使患者的注意力集中于病变部位，也可配合患肢的主动或被动活动，以引导经气直达病所。留针时间宜长，可达 2 ~ 48 小时。

2. 麦粒灸

选穴：百会、四神聪、大椎、身柱、神道、膻中、中脘、关元穴。

方法：以上述穴位附近的压痛点、结节、瘀血部位作为施灸点。每次选用四穴，每穴施灸 3 壮。本法可与针法等其他方法结合使用。

3. 梅花针

选穴：大椎、身柱、神道、筋缩、命门、腰阳关穴，膀胱经十二脏腑背俞穴；沿十二经脉分布肩、髋关节以下穴位。

方法：上述部位可分段、分次轮流选用。用梅花针轻叩，根据证候虚实，采用轻度、中等、重度叩刺手法。

4. 刺络放血

选穴：大椎穴。

方法：局部常规消毒后，用三棱针迅速点刺 4 ~ 6 点，闪火拔罐，置 5 ~ 10 分钟，令出血 5 ~ 10 mL 为宜。每 1 ~ 2 周刺血 1 次。

（刘芳芳）

第七节　痴呆

痴呆是以呆傻愚笨为主要症状的一种神志疾病。其轻者可见神情淡漠、少言寡语、善忘、迟钝等症，重者常表现为终日不语，或闭门独居，或口中喃喃自语，或言辞倒错，或哭笑无常，或不欲饮、数日不知饥饿等。本病主要由禀赋不足，肾精亏损，髓海空虚，或脾虚湿盛，痰湿上犯，或气血虚弱，脑失所养所致。

西医学的先天性痴呆或精神病之后出现的痴呆、脑血管性痴呆、阿尔茨海默病等属于本病范畴。

一、辨证

本病以呆傻愚笨为主要症状，根据病因不同分为禀赋不足、肾精亏损、痰浊阻窍、气血虚弱型。

（一）禀赋不足

自幼年起病，多有发育畸形，如头颅偏小，囟门迟闭，眼裂较窄，嘴向外凸，舌体肥大，吐词不清等；成年后神情呆板，反应迟钝，虽能言语，但常词不达意，记忆力差，智力明显低于常人。其重者，神情呆滞，日常生活不能自理。舌体淡胖，舌质多偏黯，舌苔薄白或白腻，脉细滑或细缓。

（二）肾精亏损

年老表情呆滞，行动迟缓，记忆力明显减退，言语迟钝，说话颠倒，行动幼稚，喜独居，时哭时笑，可伴头晕眼花，听力减退，腰膝酸软，发落齿摇，气短无力，心悸等，舌质暗淡，苔薄白，脉细弱无力。

（三）痰浊阻窍

精神抑郁，表情呆钝，智力衰退，遇事善忘，言语不清，倦怠乏力，静而少言，或终日不语，呆若木鸡，或哭笑无常，或喃喃自语，伴胸闷脘痞，头重如裹，口多痰涎，舌质淡，苔白腻，脉滑。

（四）气血虚弱

神情呆滞，智力不聪，在小儿多见发迟、语迟，面色苍白，食欲缺乏，唇淡，舌淡苔白，甚或无苔，小儿指纹色淡，或脉细弱。

二、治疗

（一）针灸治疗

治法：补肾益精，化痰通络。

主穴：四神聪、神庭、上星、本神、合谷、悬钟穴。

配穴：禀赋不足加命门、涌泉穴，肾精亏损加肾俞、太溪穴，痰浊阻窍加公孙、丰隆、中脘穴，气血虚弱加足三里穴。

操作：毫针刺，行平补平泻手法。

方义：脑为元神之府，本方主要选用局部腧穴四神聪、神庭、上星、本神穴，重在醒神开窍，方用合谷以疏通阳明之气血，用髓之会悬钟以补髓养脑。

（二）其他治疗

1. 头针

选顶中线、顶颞前斜线、顶颞后斜线。将 2 寸长毫针刺入帽状腱膜下，快速行针，使局部有热感，或用电针刺激，留针 50 分钟，隔日 1 次，30 次为 1 个疗程。

2. 耳针

选神门、皮质下、肾、脑点、交感、心、枕等穴。用 0.5 寸毫针，每次选用 2～3 穴（双侧取穴），每日 1 次，20 次为 1 个疗程。或将王不留行用胶布固定在相应穴位上，每日按压数次。

3. 刺血

取中冲、涌泉、劳宫穴。用三棱针直刺皮下 1 分深，放出 4～5 滴血，隔日放血 1 次。适用于智能发育不全者。

（刘芳芳）

第二篇

运动系统疾病康复治疗

第五章 损伤性疾病

第一节 上肢骨折

一、锁骨骨折

锁骨骨折是常见的上肢骨折，多发生于儿童及青壮年。锁骨是有两个弯曲的长骨，位置表浅，桥架于胸骨与肩峰之间，是肩胛带同上肢与躯干间的骨性联系。锁骨呈"⌣"形，内侧段前凸，且有胸锁乳突肌和胸大肌附着，外侧段后突，有三角肌和斜方肌附着。锁骨骨折较常见，多发生在中1/3处，尤以幼儿多见。

（一）解剖

锁骨近似S形，桥架于胸骨与肩峰之间，成为唯一联系肩胛带与躯干的支架。骨干较强，且有弯曲，位置表浅，易发生骨折。锁骨由肩锁和喙锁韧带与肩胛骨保持附着，并由胸锁和肋锁韧带与躯干保持附着，也是保持肩部宽度的唯一骨支柱。

锁骨两端分别构成一个关节。锁骨内侧端骨柄的锁骨切迹和第1肋骨形成的磨动关节，即胸锁关节。此关节被关节囊锁前后韧带围绕固定，并以锁骨内侧韧带与对侧锁骨相连，以肋胸锁韧带与第1肋骨相连。胸锁关节后部有大血管、气管及食管，并有丰富的静脉网和胸膜顶部，此段锁骨骨折时，可损伤这些结构。胸锁二骨间有软骨盘将关节腔分为上、下两部分，盘上部附以锁骨，下部附以第1软骨，周围与关节囊韧带融合，以减少肩肱关节对锁骨的震荡，防锁骨内滑脱和调节关节旋转活动。

锁骨外侧肩峰端与肩峰借关节囊、肩锁韧带、三角肌、斜方肌腱附着部，并同喙锁韧带等连接，组成肩锁关节。喙锁韧带起于喙突，止于骨端上缘，分成斜方韧带及锥状韧带，成为稳定肩锁关节的结构。锁骨旋转活动时，此韧带延长。上肢外展时，能适应肩锁关节 20° 活动范围，当肩锁关节脱位手术整复时，此韧带须及时修补。肩锁关节还有两种功能：其一能使肩胛骨垂直向上或向下，其二能使肩胛骨关节盂向前或向后。锁骨与喙突在极个别人可形成喙锁关节。

（二）锁骨骨折机制

锁骨骨折为常见的骨折，文献报道多发生于儿童，但在厂矿地区仍以成人多见。成人锁骨骨折常由严重暴力造成，多为直接暴力或传达暴力。直接暴力多产生横断骨折或粉碎性骨折。传达暴力多为跌倒掌心着地或肩部外侧着地致骨折。因锁骨呈 S 形，中段剪力大，常发生中段骨折。锁骨内侧段骨折常由直接外力造成，外侧段由肩部受力向下撞击造成。严重伤可并发锁骨下血管撕裂，或使肩胛骨抵住胸壁，引起多发肋骨骨折。锁骨中段骨折，多在喙锁韧带与胸锁乳突肌锁骨头抵上部之间，因近段受胸锁乳突肌牵拉向上和向后，远段受上肢重力向下的牵拉，骨折多存在移位。呼气时，前斜角肌和中斜角肌提起第 1 肋骨，而前锯肌在后面固定肋骨，可发生锁骨和第 1 肋骨合并骨折。

（三）诊断

因锁骨位置表浅，骨折后常肿胀、畸形明显。触诊时因局部肌肉痉挛，疼痛多很敏感，错位骨折可触及骨折端并有骨擦音，拍 X 线片诊断容易。但婴幼儿缺乏自诉能力，当皮下脂肪丰富时，尤其对无错位锁骨骨折易漏诊。诊断时应仔细询问伤史。观察患儿头是否向患侧偏斜，下颌转向健侧（为减轻胸锁乳突肌痉挛），活动患肢或压迫锁骨时患儿疼痛较重，有疑问时拍 X 线片即可明确诊断。

（四）骨折类型

1. 中段骨折

锁骨中段骨折是常见的骨折部位。此处无韧带附着。喙锁韧带内侧是发生骨折的常见部位，老年人多见粉碎性骨折。儿童多见锁骨骨折向上成角畸形。

2. 外侧段骨折

锁骨外侧呈扁平形。喙锁韧带附着于整个外侧段下面。Neer 把锁骨外侧段骨折分为 3 型。

Ⅰ型：为无移位骨折，喙锁韧带无断裂。

Ⅱ型：为喙锁韧带断裂骨折不稳定。内侧骨断端可穿入斜方肌，呈向后上移位；外侧骨折断端呈向前下移位。外侧骨折段仍有韧带与肩峰和喙突保持附着。肩胛骨活动引起外侧骨折段旋转，易使骨折延迟愈合或不愈合。

Ⅲ型：为锁骨远端关节内骨折，易漏诊，后期可发生创伤性关节炎。

3. 内侧段骨折

锁骨内侧段骨折少见。可伴锁骨内端损伤，肋锁韧带完整，骨折可无移位，或轻度移位。

（五）治疗

锁骨骨折的操作方法较多，但均有其缺点和不足。到目前为止，尚无十分理想的操作方法。下面介绍常见的操作方法。

1. 手法复位外固定

手法整复应在局部血肿内麻醉下进行。患者取坐位，挺胸抬头，双手叉腰，一助手在背后一足踏于凳缘上，用膝部顶住患者背部正中，两手分置患者两肩峰部，用力扳双肩向后，使骨折重叠部牵开。患者也可取仰卧位，背部纵行置一窄的厚棉垫，患者两手叉腰，挺胸，一助手立于健侧两手按于两肩锁关节处，缓缓向后挤压，使两肩尽量背伸，纠正骨折重叠畸形。待骨折重叠纠正后，术者两手拇、食、中指分别捏住两骨折端，将骨折近端向前向下推按，将骨折远端向后向上扳提，骨折即可复位。

固定采用横"8"字和斜"8"字绷带联合固定。横"8"字绷带固定或双圈固定是最常用的固定方法。在使用时双腋下应各置放一大棉垫，该固定可将骨折远端拉向后上方，借助腋垫，使臂部的重力在骨折处形成一支点，以纠正骨折的上、下移位。但该法的不足之处是不能有效地对抗胸锁乳突肌对骨折近端的牵拉作用。

单纯斜"8"字绷带固定临床上运用较少。该疗法对锁骨近折端的固定作用较强，但对骨折远端的控制不如横"8"字绷带固定。

采用横"8"字和斜"8"字绷带联合固定，能取长补短。横"8"字绷带固定能有效地防止整复后的骨折再重叠移位，斜"8"字绷带固定由于绷带经过骨折近端，固定力由上向下，能有效地对抗胸锁乳突肌使骨折近端向后上方移位的牵拉力，两法联合应用，固定较为可靠。

2. 闭合穿针内固定

采用颈丛阻滞麻醉，常规皮肤消毒，铺无菌巾，患者取仰卧位，肩后适当垫高。选用直径为 2 ~ 2.5 mm 的克氏针 1 枚，钢针的两端均磨尖。术者用一手的拇指和食、中指构成钳形夹持远折端，并用力向前提起使远折端明显翘于皮下（如伤后局部肿胀严重不易夹持，可先用活血化瘀药物 3 ~ 5 日，待肿胀减轻后再施术），摸清骨折远端断面后用克氏针经皮自断端由内向外逆行刺入远折端牙腔，从肩后外侧穿出皮肤，并将针尾退至与骨折端平齐。根据前述方法手法复位，触摸骨折端平整并经电视 X 线机透视核实骨折对位对线满意后，助手将克氏针顺行钻入近折端骨牙腔，直至针尖穿出皮质骨，刚好能在皮下触及为宜，如此可避免克氏针的向外滑动。若未能顺利地将针穿入近折段牙腔，说明骨折复位不良，应退出钢针，重新复位，直至复位满意。剪短并折弯针尾，留置皮外，无菌敷料包扎。患肢三角巾悬吊胸前。

术后应常规应用抗生素 3 ~ 5 日，以防感染。术后患者即可进行肘、腕关节活动，

2 周后开始小范围的肩关节活动，6 ~ 8 周，骨折愈合后去除克氏针，进行肩关节功能锻炼。

（六）术后并发症及处理

切开复位内固定术的优点是能使骨折解剖复位和坚强的内固定，避免石膏及其他固定不适。缺点是可能引起感染，手术切口瘢痕增生或疼痛，或因固定不牢发生骨不连。Poigenfurst 随访锁骨骨折 110 例中，有骨不连 5 例。骨不连常需再次手术用接骨钢板做坚强内固定和植骨，才能获得愈合，而愈后有时仍有不适感。Poigenfurst 在接骨板内固定报道中，去除接骨板后发生再骨折的 4 例，多为螺钉骨孔处再骨折，并认为螺钉骨孔良好愈合后才安全。

（七）锁骨骨折后康复

1. 原则

钢针牙腔内固定术后不易控制骨折的旋转活动，而骨折又常在 6 ~ 8 周愈合，因此术后常用三角巾固定 6 周，这期间应当严格固定，预防旋转，此也是影响骨折愈合发生骨不连的因素。经皮钢针内固定一般较牢固，固定好者可早期开始功能锻炼。接骨板因固定相对较牢固，用吊带固定 2 ~ 3 周足够。4 ~ 6 个月拍 X 线片骨折愈合可去除接骨板，如发生骨不连接要手术植骨，术后应适当延长吊带固定期，术后至少一年再除去内固定。螺钉锁骨喙突间内固定，用三角巾或吊带一般固定 2 周。伴肩锁关节脱位的内固定者，固定期应适当延长，取螺钉时间一般在 6 ~ 8 周，此期间已达到骨折愈合时间。

2. 循序渐进

术后第 1 周平时站立时宜双手后叉于腰部，保持抬头挺胸体位；睡眠时宜仰卧于硬板床上，背部两肩之间稍加垫高，保持与站立时相似的体位。第 2 周时增加手指握力练习，并做肩部外展、旋转的被动运动或助力运动。第 3 周时增加肘部屈伸与前臂内外旋的抗阻练习，仰卧位时，做头与双肘支撑的挺胸练习。内固定稳定者应尽早开始做肩带周围肌群的等长收缩练习。

3. 骨折愈合、去除固定时即进入康复第三阶段

肩关节是一个非常灵活的关节，能够进行多方向的活动，包括屈曲、伸展、内收、外展、内旋、水平屈曲、水平外展等，以及复合的上举动作等。活动度训练时显然要照顾到所有这些方向，与肩部的多方向活动相匹配的是，肩关节周围的肌肉也可以分成相应的组群。康复的重点在于活动度与肌力的训练。"8"字绷带去除后的第 1 周内，仍需以三角悬吊保护。第 1 ~ 2 日，站立位，上身向患侧屈并稍前倾，用健肢托住患肢前臂，放松患肢肌肉使之自然下垂，做肩部的前后左右摆动，逐渐努力增大运动幅度，称为肩部的钟摆运动。第 3 ~ 4 日，将上述运动过渡到主动运动，即依靠患肢肩带肌的力量活动，并开始在健肢的帮助下抬高患肢，做肩关节活动范围的被动恢复。第 6 ~ 7 日，开始做肩关节各

方向和各轴位的主动运动、助力运动和肩带肌的抗重力和抗阻力练习。其中，爬墙运动是一种简便易行且非常实用的肩关节活动度训练方法，练习时以身体的正面对墙壁或箱柜而立，相距 15 ~ 30 cm，在健肢的帮助下将患肢抬起，手掌扶牢墙面，四指交替在墙面或柜格面向上爬行，达一定程度后，还可做压肩动作。

二、肩胛骨骨折

肩胛骨骨折为一常见的扁平骨骨折，约占全身骨折的 1%。多系直接暴力引起，偶为肌肉过度牵拉所致，后者见于肩胛骨的肩胛冈和脊柱缘。肩胛骨骨折相对少见，据统计，肩胛骨骨折占肩部损伤的 3% ~ 5%；占全身骨折的 0.5% ~ 1.0%。临床上，肩胛骨骨折多由高能直接暴力所致，其合并伤发生率为 76% ~ 100%。

（一）机制与骨折类型

1. 肩胛体及肩胛冈骨折

直接暴力引起肩胛骨下角附近横行骨折、斜行骨折、裂缝骨折或粉碎性骨折。后者常与肩胛冈骨折并存。骨折后因有周围肌肉包裹，很少发生移位。

2. 肩胛颈及肩胛盂骨折

由直接暴力或上肢传达间接暴力冲击肱骨头引起的。

3. 喙突骨折

由直接暴力打击或肩关节脱位时肱骨头向喙突冲击，肩锁关节脱位时受喙锁韧带向上的牵拉或附着喙突的肱二头肌短头向下牵拉，均可造成喙突骨折。

4. 肩峰骨折

直接暴力，即由于肱骨极度外展产生的杠杆作用所造成，间接暴力造成肩峰骨折的病例很少，这种骨折有肩峰尖端碎片骨折和基底骨折。

（二）临床表现与诊断

肩胛骨骨折后由于疼痛、上臂处内收位，肩关节活动时疼痛加重。体部骨折时，血肿的刺激可引起肩袖肌肉的痉挛，使肩关节主动外展活动明显受限，临床上表现为假性肩袖损伤的体征。血肿逐渐吸收、肌肉痉挛因素消除后，肩主动外展功能也即恢复。应与神经损伤和真正的肩袖损伤相鉴别。

喙突骨折或肩胛体部骨折，当深吸气时，胸小肌和前锯肌带动骨折部位活动可使疼痛加剧。

移位的肩胛颈或肩峰骨折时，肩外形变扁。骨折严重时，可见肩部软组织肿胀，皮下瘀血斑，并有触压痛，有时可触到骨折部位的异常活动及骨擦音。

诊断骨折的同时，应注意检查肋骨、脊柱以及胸部脏器的损伤。肩胛骨骨折多由高能量直接外力引起，因此合并损伤发生率高达 35% ~ 98%。多发损伤患者或怀疑有肩胛骨骨折时，应常规拍摄胸部 X 线片。由于肩胛骨平面与胸廓冠状面有一定角度并且相互重叠，一般胸部正位片肩胛骨显示不清。根据需要还需拍摄肩胛正位、肩胛侧位、腋位和穿胸位 X 线片。肩胛正位片可清楚显示盂窝的骨折，腋位片可显示盂前后缘的骨折，并可确定肱骨头是否有半脱位。向头倾斜 45° 前后位相可较清楚显示喙突骨折。

对肩盂骨折常需行 CT 检查。必要时可在麻醉后、在透视的条件下进行动态的检查，确定肩关节及骨折的稳定性。关节镜检查也可用以确定关节面骨折移位情况以及决定治疗。

（三）治疗与康复

无移位的肩胛骨各部位骨折，用三角巾将患侧上肢悬吊 3 ~ 4 周，早期开始肢体功能锻炼。

有移位的肩胛颈、肩胛盂骨折，可将患侧上肢外展牵引 6 周后，再行三角巾悬吊 2 周，并开始伤侧上肢功能锻炼。特别是肩胛盂粉碎性骨折，常造成肩关节功能障碍而致残。肩峰基底部骨折向前下方移位者，可向上推挤肘关节，使肱骨头顶压骨折片复位。术毕应用宽胶布自肩至肘固定，颈腕吊带固定，避免患肢下垂。固定期间应复查 2 ~ 3 次，一旦发现复位不良，应在透视下再次复位，或改用武装带式固定法，一般固定 4 周。青壮年伤员预后良好，老年伤员常因怕痛而锻炼不积极，肩关节发生"冻结"，影响功能恢复。4 周以上的陈旧性骨折或复位不理想，且影响肩关节活动和疼痛者，可以手术切除骨折片，按肩锁关节暴露手术方法进行处理。陈旧性肩胛体横行骨折，重叠愈合后，骨痂和增生的结缔组织融合，在上肢高举时，肩胛骨与胸壁摩擦可产生疼痛和弹响声，称为肩胸间隙综合征。可采用封闭疗法和理疗以减轻症状。

三、肱骨外科颈骨折

肱骨外科颈骨折较为常见，各年龄段均可发生，以青少年多见，壮年或老年则较少。骨折以外展型多见。一般移位较严重，局部出血较多。肱骨外科颈位于解剖颈下 2 ~ 3 cm，相当于肱骨头与骨干坚质骨相接的移行部，但外科颈的下界无明显标记，有学者观察 30 个肱骨标本，在肱骨后侧三头肌外侧头附着点尖端，该处有一个三角形小结节，此处可作外科颈的下界，外伤后，此段最易骨折，故名外科颈骨折。因紧靠肱骨外科颈内侧，有腋神经、臂丛和腋动脉经过，骨折后应警惕血管、神经的损伤。因肱骨外科颈上接解剖颈下接肱骨干，Neer 在 1970 年提出将其解剖颈、外科颈及结节部的骨折统称肱骨近端骨折，并根据其骨折移位多少、粉碎轻重、成角、骨折分离及肩袖损伤程度等，将肱骨近端骨折分为 6 型。Ⅰ型包括所有肱骨近端骨折，骨折分离在 1 cm 内，成角 > 45°；Ⅱ型为解剖颈骨折移位成角；Ⅲ型外科颈骨折移位 1 cm 以上，成角 > 45°，肩袖完整，肱骨头居于中位；Ⅳ型肱骨外科颈伴大结节骨折，移位 > 1 cm，肩袖撕裂重，但肱骨头血运完整；Ⅴ型肱骨小结节骨折移位伴外科颈骨折；Ⅵ型损伤重，伴肱骨头脱位，骨折为粉碎2块以上，肱骨头破碎多块。此分型虽对治疗有指导作用，但分型复杂，使用不方便。因临床上解剖颈等部位骨折少见，故国内多将肱骨外科颈骨折单纯分为裂纹、外展和内收型，此分型虽较简单适用，但未反映骨折前后移位成角情况，故增加屈曲型和伸展型较合适。

（一）骨折类型与损伤机制

肱骨外科颈骨折一般分为裂纹、外展和内收型骨折，又分为嵌插性和非嵌插性两大类，嵌插性骨折多发生于老年人。根据受伤姿势和骨折移位情况，分为5种类型较为合理。

1. 无移位型

包括裂纹和单纯轴向嵌插性骨折，裂纹骨折多为直接暴力引起的骨膜下骨折，骨折线常通过外科颈累及大结节。轴向嵌插性骨折多为伤肢轴向垂直的传达暴力，使骨折端相互轻度轴向嵌插，而无侧方移位。

2. 外展型

多因间接暴力造成骨折，跌倒时伤肢处于外展外旋位，手掌撑地，暴力沿伤肢纵轴传导至外科颈发生骨折。表现为肱骨头内收、肱骨干外展，大结节和肩峰间距增大，骨折向内侧成角畸形。

3. 内收型

间接暴力造成骨折，跌伤时伤肢处于内收内旋位，骨折发生后，表现与外展型相反，肱骨头外展，肱骨干内收，大结节与肩峰间距减小，骨折远端向外侧移位，并与近端嵌插或远端重叠于近段外侧，骨折处向外侧成角畸形。

4. 伸展型

间接暴力造成骨折，跌伤时伤肢外旋后伸，身体向前倾斜，手掌或肘后着地，暴力沿伤肢纵轴向上传导至外科颈引起骨折，骨折远端向前移位或互相嵌插，骨折处向前侧成角畸形。

5. 屈曲型

间接暴力造成骨折，与伸展型骨折相反，跌倒时伤肢呈内旋前屈位，身体向前倾斜，手掌着地，暴力沿伤肢纵轴传至外科颈引起骨折。表现为骨折远端向后移位，骨折处向后侧成角。

（二）临床表现与诊断

伤员均有明显受伤史。要详细了解受伤姿势，临床表现为骨折处疼痛，明显肿胀、压痛和瘀斑，且易扩散到伤肢内侧与胸前，肩部活动功能受限。移位骨折多有明显畸形。外展型骨折肩部稍下方凹陷，呈外展畸形，但肩部饱满。内收型骨折上臂呈内收畸形，有时肩前外侧可触及远骨折端，伸展型骨折上臂呈后伸位，肩前下可触及异常骨突，后伸假关节活动明显。屈曲型骨折肩后可触到远端骨性突起，上臂前屈更明显。如患处畸形不明显，肱骨外科颈骨折常为无移位骨折，肿胀轻，但有固定环形压痛线，有轴向叩击痛，伤肢活动功能受限，可诊断。X线检查可明确诊断，一般正位及轴位各拍一张。可明确头颈旋转、嵌插、成角、前后移位情况，骨折分型自然清楚。

（三）治疗

对不需复位的肱骨外科颈裂纹骨折或嵌插性骨折。可用三角巾悬吊伤肢于胸前。1～2周开始活动，功能锻炼，老年人尤为重要。

1. 手法复位外固定

对肱骨外科颈骨折向前、后或外侧成角畸形，又较稳定的骨折，行手法整复，固定。操作方法：伤员仰卧或靠坐位，局部麻醉或臂丛肌间沟麻醉，腋部套上牵引带，固定在墙上或稳定物上，助手握住伤员手腕，均匀用力水平牵拉，待骨折处嵌插松弛后，术者手捏患处折顶反向整复，纠正成角，在透视下证实正确对位后，外展型腋部置棉垫，屈肘90°，绷带固定于胸前。对不稳定骨折不能整复者，需行手术治疗，粉碎性骨折不易整复者，可行外展架持续牵引。

多年来开展的皮牵引甩肩疗法，或外用活血化瘀膏药基础上再行甩肩疗法，经实践证明，如能使肩关节从各个角度最大范围活动，只要运用恰当，就能做到动静结合整复骨折的目的。2～5日局部明显肿胀，疼痛消失，2～3周除去牵引自由锻炼，骨折愈合后肩关节功能均良好。

皮牵引甩肩疗法操作：接诊后让伤员伤侧握持1～2 kg重量，渐渐伸直肘关节，即可感到疼痛缓解，伤肢处于中立位，将一宽8 cm胶布条贴于伤肢，先从上臂上1/3桡侧开始，直达手指尖超出0.5 cm，然后放一扩张板，再向上对称贴于伤肢尺侧，直达腋窝。用绷带松紧适度从肩至腕包缠，去掉手中握持重量，换上扩张板悬挂2～3 kg重量，即皮牵做成。在牵引下使伤员两腿分开，上半身略向伤侧倾斜，伤肢在矢状面内做前后甩肩运动，再使伤员上半身前倾使伤肢在冠状面内做左右甩肩动作，然后使伤肢按顺时针画圆及逆时针画圆，做此动作数次，以伤员能忍受为度，随疼痛消失，逐渐增加摇摆次数，加大甩肩幅度和牵引重量。开始活动越早越好，活动范围应逐渐增大。要督促伤员做肘腕和指的屈伸活动，伤后20日左右骨折一般即可临床愈合，此法不需麻醉和手法复位外固定，皮牵引即可复位。夜间休息时，可用床边上肢牵引架持续牵引下休息。治疗3～4日拍X线片复查，位置不佳，适当增加牵引重量，以后定期复查，此法用于80余例患者，骨折对位对线及关节功能，优良者95%以上，尤其保持肩关节活动功能最佳。

2. 切开复位内固定

对青少年伤后3～4周未整复或难复位的肱骨外科颈骨折，日后影响肩关节功能者，可行切开整复内固定，合并肱骨头脱位的外科颈骨折，或有血管、神经损伤，或骨折端有软组织嵌顿者，也需行手术探查、整复、内固定。目前国内外固定材料和方法繁多，根据临床实践认为以下几种方法简单而又不妨碍骨折愈合，功能恢复较好：切开复位交叉克氏针内固定术，经皮撬拨复位克氏针固定术，马蹄形钉内固定术，肱骨外科颈骨折解剖钢板、钛板、三叶草钢板固定术。

（四）康复锻炼

1. 外展上举锻炼

这是最主要的锻炼。肱骨外科颈骨折后最容易出现肩关节的外展功能障碍，尤其是小儿或老年人，因疼痛不敢进行活动，时间久后遗留功能障碍，故应指导患者尽早进行功能锻炼，预防肩周炎的发生。

2. 旋转功能锻炼

鼓励患者肩部画圈锻炼，让患肢在墙壁上反复进行顺时针和逆时针方向回旋练习，增加肩关节的活动度。

3. 康复方法

肱骨外科颈骨折无移位时，一般用三角巾将上肢悬挂胸前即可。当日即应做腕与手指的主动运动。第 3 日起，于站立位将上体前屈及稍向患侧侧屈，肩部放松，使肩关节因重力而自然前屈及外展，上肢在三角巾内自然下垂离开身体。在上述姿势体位下做肩前后摆动练习，在悬吊带内做主动肘屈伸及前臂旋转练习，以及腕与指抗阻练习。第 5 ~ 6 日，增加同上站立位的肩内外摆动练习和肘屈伸静力性抗阻练习。做复位及内或外固定的患者，术后第 2 日可做手指及腕屈、伸练习。术后第 3 ~ 4 日做肘屈伸肌群的主动与抗阻练习。第 3 周可增加经选择的肩带肌静力性收缩练习，外展型骨折患者禁忌做静力性肩外展练习，内收型骨折患者禁忌做静力性肩内收练习。外固定去除后或术后第 4 周起，可以积极进行肩关节及肩带的各个方向活动度练习和肌力练习。

（吕　浩）

┃ 第二节　下肢骨折 ┃

一、股骨髁骨折

（一）解剖与损伤机制

股骨髁骨折约占全身骨折脱位的 0.4%，但其疗效多不满意。其原因在于：①股骨髁周围有关节囊、韧带、肌肉及肌腱附着，骨折块受这些组织的牵拉不易复位，也不易维持复位；②股骨髁骨折可并发腘动脉、胫神经及其周围软组织的广泛损伤；③在伴有相邻支持结构如侧副韧带、膝交叉韧带损伤时，可造成膝关节不稳定，也可因股四头肌的损伤、髌上囊的损伤而造成伸膝关节装置的粘连，损害膝关节的伸屈功能；④骨折可造成股骨髁与胫骨平台、髌骨与股骨关节面之间相应关系的破坏，改变了膝关节的正常解剖轴与机械轴，破坏了膝关节的正常负荷传导。股骨髁骨折易发生骨块分离而不像胫骨髁那样产生塌陷。这是由于股骨髁解剖上的薄弱点在髁间窝，三角形样的髌骨如同楔子指向髁间窝，易将两髁劈开。此外，股骨干有一向前弯曲的弧度，前面骨皮质坚固，后面的骨皮质又为股骨粗线所增强，薄弱部为皮质骨移行成股骨髁蜂窝状松质处，此处位于股骨髁附近，是骨折的好发部位。当胫股关节周围肌肉收缩时，股骨髁承受来自胫骨髁及髌骨两方面的应力。在膝关节由伸到屈时，髌股关节及胫股关节面之间的应力有不同程度的增加，此两种应力的合力方向指向股骨髁的后上方。髌骨与股骨之间，无论是伸直位还是屈曲位，总有一部分关节面相接触。屈膝时，髌骨还伴有由前向后的运动，与损伤时膝关节经常处于屈曲状态相一致，这样在外力的作用下，有利于与髌骨楔形作用的发挥。因此，股骨髁易产生"T"形或"Y"形骨折。

（二）临床表现与诊断

膝部疼痛、肿胀明显，关节内积血可出现浮髌感，内外髁压痛，有异常活动及骨擦音，膝关节不稳，功能丧失。股骨下端和膝关节X线正位片及侧位片可确定诊断。股骨髁骨折必须检查肢体血液循环情况，排除腘动、静脉合并损伤。

（三）治疗

股骨髁骨折无论是单髁或双髁骨折都累及关节，造成关节内损伤和积血，破坏了膝关节装置，严重影响膝关节的功能，因此在治疗时必须达到解剖复位，保持关节面光滑完整，才能恢复关节功能，否则将出现膝关节不稳定、活动受阻、僵直以及创伤性关节炎等并发症。

1. 无移位或稍有移位的股骨髁骨折

抽出关节内积血，对压复位，加压包扎或加牵引。X线检查复位满意时用石膏托或膝关节夹板固定4～6周，临床愈合后进行膝关节功能锻炼及理疗。

2. 胫骨结节牵引

对有移位骨折复位后不稳定可进行牵引治疗。复位是在局部麻醉或硬膜外麻醉下，下肢对抗牵引后，术者两手掌置于内外髁，由中线向上推动挤压，感觉到有骨擦音时可能已复位，X线检查骨折复位，结合小夹板固定，6～8周解除牵引。

3. 闭合插针内固定

骨折复位后，在无菌操作下，X线电视监视，分别在内髁和外髁下缘，向上45°角各插一钢针，将移位的内外髁骨块固定于骨折近端，如髁间有分离再由外髁向内髁横穿一钢针，将两髁固定；如单髁骨折、复位后采用交叉钢针固定，稳定者采用超膝夹板固定，不稳定者可进行胫骨结节牵引。

4. 切开复位内固定

随着内固定器材不断改进，使比较复杂的股骨髁骨折也能得到可靠的内固定，因而当前操作方法的总趋势倾向于手术。

手术指征：除与一般关节内、关节旁骨折所共有外，在此部位还应考虑到：①合并韧带或半月软骨损伤；②合并严重的血管与神经损伤；③骨折块游离，血供不良。

有关的内固定器材和方法种类较多，基本上归纳为以下几类，而且可根据具体情况配合使用。

（1）角钢板。特点为钢板呈固定 95°角，可保证骨折部位稳定，但手术时要求钢板在 3 个平面上位置要正确，否则会产生骨折端屈曲、内翻或外翻畸形导致手术失败。

（2）钢板与螺丝钉。包括专门用于股骨髁骨折的钢板和螺丝钉及人工弯曲后使其与股骨髁部相适应的解剖钢板、动力髁钢板、股骨髁解剖锁定板等。特点为适应性强，使用方法简单，但在钢板与螺丝钉的连接部位易出现松动甚至断裂，故难保证骨折部位的稳定，常需与石膏外固定并用。为了克服这些缺点，有研究者设计出新型的钢板螺丝钉，其中较典型的有 Judet 钢板螺丝钉及 Hall-Richard 钢板螺丝钉。此外还有 AO "T" 形钢板，此种钢板远端加宽并有多个螺孔，使螺钉能从前方或后方导入骨孔固定股骨髁。

（3）螺钉、螺栓、加压螺钉。用在一些较单纯的骨折如单髁骨折，长斜行骨折及无移位的髁间骨折。

（4）内固定针。Stminman 针可用在骨折块粉碎不严重的病例，"EiffelTower" 针可用于股骨髁骨折合并髁上粉碎性骨折的病例。

注意事项：手术治疗应达到解剖复位及内固定牢固两个目的。纵行单髁骨折至少用两枚螺丝或两枚骨栓，螺钉或螺栓的方向应与骨折面垂直。骨折块移位小的可采用小切口。冠状面单髁骨折，用螺丝钉由前向后或由后向前垂直于骨折面固定。如果由于骨折面的方向，不得不由软骨面钉入螺钉，应将螺丝钉头埋入软骨下。髁间骨折固定时，首先应将两髁的关节面复位，继而复位于骺端。"L"形角型钢板的入点应与关节面平行并位于关节间隙上 1 cm，应防止螺丝钉间的相互干扰。粉碎的髁间、髁上骨折，除有明显的髁间分离及骨折粉碎外，还有股骨下 1/3 粉碎性骨折，复位时常做内、外两侧双重切口使骨折端复位，在复位时应尽量保护骨膜，保留骨片上附着的软组织，以利于骨折端愈合。内固定物应使用能跨过粉碎性骨折区的钢板，这类骨折不愈合率高，最好在骨缺损处同时植入髂骨松质骨。

早期并发症主要是感染，少数病例出现静脉血栓。晚期并发症有延迟愈合、假关节形成、畸形愈合、膝关节功能障碍、骨性关节炎、内固定物折断及膝关节不稳定等。

（四）股骨髁骨折术后康复

手术后当日即应开始足趾、踝关节和髋关节的主动活动，以及股四头肌的等长收缩练习。术后第 3 日开始，疼痛反应减轻，可开始关节活动度训练。膝关节是最早应用连续被动活动原则训练活动度的关节，持续被动活动可取得良好的治疗效果。因此，一旦疼痛减轻，即应尽早开始连续被动活动锻炼。也有学者主张在术后即刻，麻醉仍未苏醒时，即开始连续被动活动锻炼，可借以消除疼痛反应，效果也很好。第二阶段康复中，主要内容仍是不负重前提下的活动度训练和肌力练习。第三阶段进行负重情况下的活动度训练与肌力练习，并增加步行和平衡能力训练。

二、胫腓骨干骨折

胫腓骨干骨折是长管骨最常见的损伤，占全身骨折的 13.7% ~ 25.3%，多为直接暴力损伤。开放性、粉碎性骨折因皮肤挫伤、污染严重，容易发生感染、骨不连、骨髓炎等并发症，甚至有截肢的严重后果。胫腓骨是人体的主要负重骨，骨折后处理不当则严重影响劳动能力，所以应根据骨折部位、类型采取恰当的固定方法，才能恢复其功能。

（一）解剖

胫骨的前内面和前嵴仅有一层皮肤和极薄的皮下组织覆盖，因此易受损伤，特别是直接暴力致伤。胫骨干上 1/3 呈三角形，下 1/3 略呈四方形，由前、内、外 3 个嵴将胫骨干分成内、外、后三面。胫骨干并非完全呈一条直线，形成凸侧向外的生理弧度，在整复骨折时，应注意骨性标志，并保持其生理弧度。中 1/3 是三角形和四方形，骨干的移行部最细弱，为骨折好发部位。胫骨内侧面仅有皮肤覆盖，易发生开放性骨折。胫骨的滋养血管孔主要位于骨干中上段，且下段无肌肉附着，故下 1/3 骨折因局部血运不良，易发生迟缓愈合或不愈合。在正常情况下，骨膜在胫骨皮质的血液供应中起较小的作用，当胫骨骨折后由滋养动脉来的髓内血管遭到破坏时，骨膜的血液供应就逐渐成为主要来源。因此，治疗中应尽量少破坏胫骨骨膜。

胫骨上端与股骨髁构成膝关节。胫骨下端内侧骨质突出部为内踝，与腓骨下端所形成的外踝，共同构成踝穴。踝与膝两关节是在平行轴上活动，故在治疗胫腓骨骨折时必须防止成角和旋转移位，保持膝踝关节轴的平行一致，以免日后发生创伤性关节炎。腓骨主肌肉附着，不负重，故不易发生单独骨折，骨折后移位不多，且易愈合。儿童腓骨富有弹性，故胫骨发生骨折时，腓骨可以发生弯曲变形。小腿分 3 个筋膜间室区，即前、外及后区，后间室区又可分为后深及后浅区。如果间室内压力增加会产生肌肉缺血性变化，称为筋膜间室综合征。

（二）损伤原因与类型

1. 直接暴力

多为交通事故所致的撞伤、压伤、矿井下冒顶砸伤、建筑物、机械倒塌砸伤，这些暴力造成的胫腓骨骨折均在同一水平，常为横断骨折、斜行骨折、粉碎性骨折等类型。

2. 间接暴力

为从高处坠落或滑倒等的摔伤，除支撑力外还有身体旋转扭力而导致胫腓骨折不在同一平面，胫骨骨折在下端而腓骨骨折在上端，骨折一般不太严重，多为长斜行骨折、螺旋形骨折，为不稳定骨折。开放者则多为自里向外，污染较轻。

3. 创伤分类

胫腓骨干骨折的分类通常有稳定与不稳定两型。在治疗及预后的判断上需要根据分类来决定，按创伤的严重程度分 3 类较为合适。

（1）轻度损伤。骨折无碎骨片或仅有极小的碎骨片，骨折的移位程度小于骨干横断面的 1/5、软组织损伤较轻、无开放伤口或仅有极小的开放伤口。

（2）中度损伤。骨折碎骨片较小，骨折的移位程度在 1/5 ~ 2/5 的骨干横断面，软组织损伤程度中等，开放伤口较小，污染不重。

（3）重度损伤。骨折常常严重粉碎、完全移位，软组织损伤严重，有较大的开放伤口，皮肤有时有缺损，污染程度较严重。损伤的程度不同预后也有很大的差别，一般轻度损伤 90% 以上的病例能够正常愈合，而迟缓愈合或不愈合仅在 9% 左右。而严重损伤，正常愈合率在 70% 以下，迟缓愈合或不愈合率在 30% ~ 55%，且有不同程度的并发症，如骨缺损、骨髓炎、慢性皮肤窦道。

（三）临床表现与诊断

胫腓骨干骨折的症状和体征取决于受伤的严重程度和受伤机制。由严重的直接暴力造成的开放性损伤、粉碎性骨折伴有明显的骨折移位，其症状及体征较闭合性的、骨干中段的短斜行骨折明显。

胫腓骨干骨折主要症状是疼痛。单纯腓骨骨折有时局部压痛并不重，易被误诊为软组织损伤。而胫骨骨折的局部压痛常常很明显，不易误诊，通过压痛部位能确定骨折部位。在活动小腿时疼痛加重，在不稳定骨折活动小腿时疼痛更为显著。单纯腓骨骨折时，小腿的持重功能有时仍然存在。而在胫骨骨折，即使是无移位的稳定骨折，其持重功能也已丧失。体征中最明显的畸形，经常是成角、侧方移位、短缩和旋转畸形并存。在较轻型的损伤，有时只有外旋和内外成角畸形，因为骨折端的出血和组织反应，局部肿胀非常明显。因直接暴力致伤的开放性骨折，皮肤及软组织损伤非常明显，常伴有组织挫伤和皮肤缺损。活动胫骨能产生剧痛，有助于胫腓骨干骨折的诊断，但会增加组织损伤和畸形。因此，有可疑时应摄 X 线片予以证实或排除。

胫腓骨干骨折直接合并神经损伤很少见，只是腓骨颈骨折容易合并腓总神经损伤。但是，每个胫腓骨干骨折的患者必须记录踝关节背伸、跖屈，足趾的背伸和跖屈，以及足的皮肤感觉等神经系统的情况，以备晚期了解是否发生石膏压迫腓总神经的情况和有无前筋膜间室综合征发生的征兆。

胫腓骨干骨折直接合并血管损伤的可能性也很少。但是胫骨上端骨折发生血管损伤的可能性较大，胫前动脉在该处穿过骨间膜，骨折时容易拉伤或被附近的骨折块压迫。另一处容易损伤血管的部位是胫骨下端的骨折。无论什么部位的胫腓骨骨折的患者，必须检查足背动脉和胫后动脉有无搏动，此外还要检查其他有关血运的体征，如毛细血管的充盈、肌肉的收缩力、皮肤感觉及疼痛的类型等，并进行详细的记载。

软组织损伤的情况要仔细评估。有无开放伤口的存在，有无潜在的皮肤坏死区的存在，在预后估计上均有重要意义。捻挫伤对皮肤及软组织均会造成严重影响，有时软组织和皮肤损伤的真正范围要经过多日才能估计出来。对深层肌肉、肌腱的损伤不常见，只是在胫骨下 1/4 的开放性骨折时偶有发生。

X 线检查在胫腓骨干骨折中用于诊断、估计骨折愈合的程度、发现骨折的并发症及做必要的鉴别诊断。在临床上，一旦怀疑有胫腓骨干骨折，就要拍摄小腿 X 线正、侧位片，摄片质量要求较高。除了能发现明显骨折外，对怀疑的线状裂纹也要确定，因为线状骨折也影响预后和治疗，如行内固定，其稳定性要把线状骨折的因素考虑在内。在晚期估计其愈合的程度时，有时要拍摄透过骨折间隙的斜位片。复位后的 X 线片最好包括膝、踝两个关节，以确定这两个关节轴线是否在平行的位置，防止晚期因膝、踝关节面的不平行而造成的并发症。原则上拍小腿 X 线片时要包括胫腓骨的全长，以防止低位胫骨骨折合并有高位的腓骨骨折发生漏诊。在骨的 X 线描述上，首先确定骨折的部位，在上 1/3、中 1/3 或下 1/3；再确定骨折类型是横断、斜行或螺旋形骨折，骨折有无粉碎，以及是否多段。侧方移位严重则愈合很难。X 线片上不易确定上下骨折段的旋转移位，要从临床上判断和纠正。

通常胫腓骨干骨折无须做鉴别诊断。但是有些应力骨折会造成诊断上的错误。应力骨折有时应有骨膜反应，在骨折处有很细的透亮区。在青年人这种骨膜反应常疑为骨恶性肿瘤。也有应力骨折被误诊为慢性骨髓炎。通过局部压痛、临床过程及反复 X 线摄片的变化，只要考虑到应力骨折，鉴别诊断不应有困难。此外，在有良性或恶性肿瘤等病理情况下，或有骨萎缩则容易发生病理性骨折，诊断骨折时不可忽略病理状态。

（四）治疗与康复

胫腓骨干骨折治疗原则多年来变化不大，但是对于这些原则的应用则又不断变化。胫骨骨折有其一定的特点，因为胫骨下 1/3 位于皮下，甚至其前内侧均处于皮下，所以胫骨开放性骨折较其他长骨为多见。胫骨的血供应也较其他有丰富肌肉包围的骨骼为差。由于踝部和膝部为铰链关节，骨折后旋转畸形不易矫正，在复位时要特别注意纠正旋转畸形。胫骨骨折后延迟愈合、不愈合和感染是常易发生的并发症。

骨折后进行整复，什么位置是可以接受的，这个问题值得探讨，可以接受的复位包括准确的对线、无旋转畸形、最小限度地短缩、在前后位和侧位最小限度地成角。成年人短缩 2 cm 之内是可以接受的，而旋转畸形应尽可能纠正，如对侧无骨折则以对侧为准。成角畸形应尽量避免，以防持重时有不平衡的应力作用于关节面，一般可接受的位置是 5° 左右。从关节应力的角度看，向内外成角产生的问题较大，而向前成角则影响较小。但成角必然增加了短缩，使患者持重行走时产生轻度的马蹄足畸形。从外形考虑，轻度内翻比外翻、向前成角比向外成角更好些。骨折的分离应尽量避免，以减少其不愈合的机会。

1. 闭合性胫腓骨干骨折的治疗

（1）小夹板固定法。适合于横断骨折、螺旋形骨折或大斜行骨折。夹板布带结扎，松紧适度，每日要及时调整，尤其是胫腓骨下段骨折包扎，压垫过紧可发生皮肤坏死或足部坏死。定时 X 线复查，伤员掌握动静结合，早期进行膝部、踝部及足趾伸屈活动。3 周后可抬腿活动，6 周后可扶拐下地，不负重活动。

（2）石膏固定法。稳定性胫腓骨干骨折复位后或非稳定性骨折跟骨牵引复位后，上长腿石膏固定维持其位置，石膏范围包括骨折上下端关节。膝关节屈曲 20° ～ 45°，踝关节背屈 90°，以利控制旋转，防止骨折复位后的再移位。石膏能根据腿的外形塑形，但应注意松紧及石膏内面的光滑，骨骼突出部要放置薄棉垫，防止形成压力性损伤。上石膏后要 X 线检查，如有成角畸形，用楔形石膏切除纠正。固定期间股四头肌进行主动舒缩活动。对于无粉碎性骨片的横行或短斜行骨折，可在石膏固定下早期持重。

早期持重的优点是腿部肌肉萎缩轻，肌肉的水泵作用能减少组织的水肿。在拆除石膏之后关节活动恢复较快，能缩短拆除石膏后的康复时间。早期持重病例的不愈合率明显降低，骨折愈合也较为坚实。决定早期持重的病例置膝关节于伸直位，持重的重量可以由患者自行决定，愿意全部持重也无妨。持重从石膏固定后 10 ～ 16 日内逐渐加大，多数患者在伤后 2 ～ 4 周之内可达到完全持重。在整复后及伤后 7 ～ 10 日拍摄 X 线片，复查整复后的骨折端的位置，如果位置能维持原位，就鼓励患者逐渐增加负重。要定期检查石膏是否完整，检查腿的位置。持重一直维持到临床及 X 线上出现骨愈合。其间要保持石膏完整，防止石膏松动，如石膏松动要重新更换石膏。足底部石膏要尽量打得平整，以利持重。打石膏靴更理想，能防止行走时对骨折端产生轴性应力。

（3）跟骨牵引。适用于不稳定骨折，如斜行、粉碎性闭合性骨折，或开放性骨折不适合一期金属内固定。经清创后可进行跟骨牵引，牵引后置于布朗氏架上，膝关节屈曲 15° ～ 20°，踝关节背伸 90°，持续平衡牵引，牵引力为 3 ～ 5 kg，在牵引后 24 ～ 28 小时内拍 X 线片复查骨折位置，一般在 48 小时内均能达到满意的复位。如复位不满意可进行调整。复位后，牵引力要适当减量，以免牵引过度，导致不愈合。在伤后 3 周左右骨折端有纤维骨痂，已比较稳固，可将患肢以长腿管型石膏固定，石膏中保留牵引针。因为选择牵引治疗的病例骨折一般均较严重，因此不宜早期负重。牵引针在伤后 6 周左右拔除，并开始练习持重。

（4）骨折复位外固定架（器）。国外常用的有 Anderson、Hoffmann，国内常用的有孟氏外固定器、单侧外固定器等，固定装置能提供坚强的固定。鼓励患者作股四头肌主动锻炼，主动或被动活动关节。稳定的横断骨折 7 ~ 10 日扶拐行走。粉碎性骨折适当延长下床时间，并随时透视骨折位置的情况，随时调整外固定支架，以便使骨折得到满意的整复。当 X 线片显示骨折线模糊有骨痂时，可将延长装置的锁钮放松，使之动力化。当 X 线片上有连续骨痂时，可拆除外固定支架。并发症及其防治如下。

1）针孔感染。为较轻的并发症，其原因是固定时间过长或针的滑移等因素造成。出院后仍应每日 2 次针眼处滴酒精，并及时更换敷料，这是防止针孔感染的有效措施。

2）深部感染。系针孔感染的进一步发展。

3）固定针的松动。主要是穿入固定针时多次反复穿入，或穿入后又后退的原因。

4）骨的迟缓愈合及骨不连。为加压器装置调整不及时所致，经调整压缩装置，使其加压，同时进行下地行走，加强功能锻炼，均在 7 ~ 8 个月愈合。

5）血管、神经的损伤。固定针应从安全侧进入，并控制钻头及固定针的深度。

6）膝关节强直。术后即开始强有力的伸屈膝关节功能锻炼，一般无膝关节强直者。

2. 切开复位内固定治疗

（1）手术方法。

1）单纯螺丝钉内固定。适用于胫骨长斜行骨折或螺旋形骨折，术后必须辅以石膏固定。

2）钢板螺丝钉内固定。适用于短斜行或横行骨折。目前流行使用的各种加压钢板、锁定钢板，对蝶形或粉碎性骨折甚至多段骨折也可适用。术后可不必用石膏固定，但是持重仍必须在骨折坚固愈合后才能开始。

3）髓内穿针固定。适合胫骨中段骨折，手术简单，不剥离骨膜，取钉方便。术前髓内针的选择很重要。钉的粗细、长度要适宜。

（2）对胫腓骨干骨折尚有以下不利之处。内固定物在皮下占据一定的容积，对于一个如胫骨样的皮下骨骼，这一增加的容积就会影响伤口的闭合，有时造成皮肤坏死及其他并发症。各种程度的感染是最麻烦的并发症，轻者皮肤坏死，重者骨髓炎、继发慢性窦道、骨不愈合、骨缺损，甚至最后要行截肢。而处于皮下的胫骨一旦发生感染，则更加难以处理。因此，胫腓骨骨折做切开复位内固定应严格掌握适应证。

1）胫腓骨干骨折合并神经、血管损伤。特别是血管损伤需要立即修复，要求胫骨骨折有可靠的内固定。这时加压钢板内固定或胫骨髓内固定是最适宜的。在内固定后可安心地行血管吻合术。骨牵引、外固定架对开放性粉碎性骨折并有软组织缺损的较适宜，但合并有血管损伤则不适宜，因为外固定架要在整个手术结束后才能安装。

2）胫骨三段骨折。此类骨折常由巨大的暴力致伤。多为粉碎性骨折，有明显移位，并伴有较严重的软组织损伤。这类骨折用手法闭合复位较困难，骨折端接触不良，容易造成不愈合，是手术切开复位的适应证。三段骨折有时近骨折端有向前移位的倾向，骨折端有压迫皮肤造成坏死的可能，这时如用石膏固定就会使皮肤内外受压，加重坏死的可能性，须及时手术复位，解除压迫。

3）无法复位的胫腓骨骨折。骨折端有软组织嵌入是造成胫骨骨折复位难的原因，最后导致不愈合。但是因为小腿软组织较少，发生软组织嵌入的机会比股骨要少得多。多数情况下是牵引力不够或复位技巧不佳造成的。除外上述情况后，再无法复位，是手术切开复位的指征。

4）胫腓骨骨折合并膝关节或踝关节损伤。当有膝关节或踝关节合并损伤时，在关节损伤治疗后常需要早期的功能练习。因此，胫腓骨骨折处行切开复位，坚强的内固定就能为早期功能练习创造条件。

3. 开放性胫腓骨干骨折的治疗

整个胫骨的前内侧面位于小腿的皮下。因此，实际上胫骨开放性骨折是长骨干中发生开放性骨折最常见的部位也是治疗最为困难的部位。如处理不当会造成皮肤坏死、局部感染、骨外露、骨髓炎、慢性窦道、特异性感染、骨折迟缓愈合、骨缺损、骨折不愈合或截肢等不良后果，最终不同程度地影响肢体的功能。因此，如何正确处理胫腓骨开放性骨折是骨科医师必须很好地掌握的课题。

开放性胫腓骨干骨折多数系较大的暴力致伤，因此，除局部问题外常合并有创伤后的全身反应或其他部位的合并损伤，所以治疗时包括全身和局部两个部分。

（1）全身治疗。开放性胫腓骨干骨折的全身治疗包括止痛、止血和输血、抗休克、全身性抗生素的应用、破伤风抗毒血清和气性坏疽抗毒血清的应用。止痛主要是搬动过程中要使用夹板，以防止断端间活动造成疼痛，如症状显著，适当使用止痛剂。止血用局部压迫包扎，如血红蛋白低、血压低可输血、输液。

（2）局部治疗。开放性胫腓骨干骨折的局部治疗包括正确判断开放性骨折的皮肤、软组织的损伤程度和存活能力，彻底清创，采取可靠的手段稳定骨折断端，治疗合并损伤，采取有效的手段闭合伤口。具体步骤如下。

1）正确判断骨折处皮肤和软组织损伤程度和存活能力。不同的致伤原因造成的开放性骨折，在皮肤损伤、伤口污染及骨折类型等方面都各有其特点。皮肤损伤程度不能单纯按伤口的大小来分，一定要按前面提到的标准进行分类。另外，要明确骨折与伤口的关系，同时推测在形成开放性骨折过程中，外伤可能对皮肤及软组织产生的影响。

2）清创术。彻底清创是防止感染最根本的手段。

3）骨折的内固定。在彻底清创的基础上，开放性胫骨骨折行内固定非但不会增加感染的机会，反而更有利于防止感染的发生。其优点是：内固定后使骨端稳定，便于软组织及伤口处理，为闭合伤口提供了条件，也可避免骨端不稳定再损伤软组织，并给手术后处理及晚期恢复创造了条件。一旦发生感染也便于创面处理。内固定后，可简化甚至免除外固定，可早期开始肌肉及关节的功能锻炼，早期离床活动。因此，功能恢复较快。

4）治疗合并损伤。开放性胫腓骨干骨折合并损伤主要是血管、神经、肌腱损伤。须注意探查并及时处理。血管损伤可直接缝合或行血管移植术。神经损伤视其性质而定，也应争取一期吻合。肌腱损伤可行端—端吻合术，如近端肌腹挫灭缺损，可将远端肌腱固定于邻近肌腱上。

5）闭合伤口。原则是在彻底清创的基础上，运用现代成型技术闭合伤口，使开放性骨折变为闭合性骨折。

（五）康复

胫腓骨中下段血液供应比较差，骨折愈合较慢，固定期较长，功能影响也较大。骨折部接近踝关节时，更易后遗踝关节功能障碍。在骨科临床处理 3～5 日后开始做坐位保健操和患肢两端未被固定关节的主动运动，带外固定物做患肢伸直抬腿练习。第 2 周增加静力性踝屈伸肌练习。去除固定后，开始踝和足各轴位、各方向的主动运动。1 周后增加踝屈伸和内、外翻抗阻练习，并可增大踝屈伸活动度的功能牵引，同时开始下肢部分负重的站立与步行练习。早期负重可促使骨痂生长，并可较快地恢复行走功能。

三、踝部骨折

踝部骨折平时多见，一般常在行军、劳动和体育锻炼时发生。通常以踝部韧带损伤在前，若受到较大的暴力，可引起骨折，如坠落伤、砸伤、碾压伤等。因踝部循环较差，又处于身体低位，损伤后尤易发生水肿，愈合及抗感染能力较差，恢复时间较长；骨关节损伤后易发生畸形和关节僵硬，主要畸形有踝关节跖屈畸形，严重影响患者的承重走路功能，治疗中应注意防止。

（一）类型与移位机制

踝部骨折多由间接暴力引起。根据暴力的大小、方向和受伤时足所处的位置，可发生外翻骨折和内翻骨折。

（1）外翻骨折受伤时，踝部极度外翻，或重物压于外踝，使踝关节极度外翻。因暴力强度的不同，可引起不同程度的损伤。轻者为内踝撕脱骨折，称为单踝（或Ⅰ度）骨折，骨折线呈横行。若暴力持续，距骨将撞击外踝，造成外踝的斜行骨折或下胫腓韧带撕裂，称为两踝（或Ⅱ度）骨折。当下胫腓韧带撕断时，腓骨可在更高的位置骨折，距骨同时向外侧脱位。若同时合并外旋暴力，可引起腓骨螺旋形骨折。

（2）内翻骨折受伤时，踝部极度内翻，可因不同强度的暴力引起不同程度的损伤。轻者可引起外侧副韧带损伤伴有腓骨尖撕脱或外踝横行骨折，称为单踝（或Ⅰ度）骨折。若暴力持续，距骨将撞击内踝，引起内踝斜行骨折，称为两踝（或Ⅱ度）骨折，有时也可引起下胫腓韧带和距骨跟腓韧带撕裂，使踝关节不稳定，严重暴力可引起双踝骨折和距骨向内半脱位。在上述暴力作用的同时，若踝关节处于内收跖屈位，则暴力可同时向后，引起距骨向后移位，撞击后踝，引起后踝骨折，称为三踝（或Ⅲ度）骨折。若受伤时，踝关节处于背屈位，可引起胫骨前唇骨折。

（二）临床表现与诊断

踝部肿胀，呈外翻或内翻畸形，压痛和功能障碍。可根据 X 线片上骨折线的走向，分析骨折的发生机制，有助于正确复位。

（三）治疗

踝部骨折是关节内骨折，所以复位要求正确，固定要牢固，还要做早期功能锻炼。

（1）无移位的单踝或双踝骨折一般只需用小夹板固定，或用管形石膏将踝关节固定于中立位。4 周后拆除外固定，开始行走。

（2）有移位的单踝或双踝骨折在局部麻醉下，做手法复位和小夹板固定，或小腿管形石膏固定。复位手法视骨折的类型而采用不同的方法，基本原则是与暴力相反的方向进行复位。

1）外翻骨折。两助手各握住伤足和小腿，做相反方向的拔伸牵引。术者一手顶住内踝上方，另一手将外踝和足外侧向内挤压，同时将踝部置于内翻位。若下胫腓韧带同时有断裂，距骨向外侧移位。术者可用两掌挤压两踝部，使之凑合。如果合并外旋骨折，复位时加用内旋手法。

2）内翻骨折。在牵引下，术者一手顶住外踝上方，另一手将内踝和足内侧向外挤压，同时将踝部置于外翻位。若距骨向后脱位，应先将跟部向前推，然后外翻伤足，保持足于外翻背屈位。不论是外翻骨折还是内翻骨折，经整复后，X 线检查显示内踝断端间对合不良，特别是侧位片显示内踝断端分离者，说明其间有骨膜或韧带嵌夹，应将受嵌夹的软组织撬开或做切开复位。内踝的不愈合将引起疼痛。

（3）三踝骨折的复位。先手法复位内、外踝，然后使后踝复位。后踝复位时，足部应先稍跖屈使距骨不致因跟腱的牵拉压迫胫骨下端关节面，然后用力将足跟向前方推挤，以纠正距骨后移，然后背伸踝关节，用紧张的后侧关节囊拉下后踝，直至与胫骨下关节面相平，则后踝的骨折片可复位。

（四）切开复位内固定的适应证

（1）手法复位失败者。

（2）踝部多处骨折并有胫腓骨下端分离。

（3）合并有踝部神经、血管伤或开放性损伤，需施行清创术或探查修复者。手术方法：手术复位后用螺丝钉固定内踝、外踝或后踝，外用石膏固定 8 ～ 10 周。修补下胫腓韧带。

（五）陈旧性骨折的治疗

踝关节骨折如早期延误治疗或治疗不当，会给晚期留下一些问题。如骨折脱位未整复、骨折不愈合、骨折畸形愈合、创伤性关节炎等，对于这些问题可根据具体情况予以处理。

1. 踝关节骨折

如早期延误治疗，伤后时间不太久，在 2 ～ 4 周，仍有手法复位可能者，应尽量采用手法整复；不能以手法复位者，可采用手术整复。但陈旧性骨折不易获得满意对位，日后难免发生创伤性关节炎，在关节炎尚未出现以前，可采取改变工种和对症治疗。如骨折块移位大，关节面破坏较重，应考虑踝关节融合术。

2. 内踝骨折不愈合

如撕脱的骨折片较小，不影响踝关节的稳定，则不做特殊处理。如骨块较大影响踝关节稳定者，可考虑内踝切开复位植骨术。

3. 创伤性关节炎

如症状严重，影响行走活动，可行踝关节融合术。常用的方法有经前方胫骨下端滑行植骨术及胫腓骨固定植骨融合术。

4. 踝关节内、外翻畸形

儿童的踝部内翻压缩性骨折，可能使胫骨下端内侧骨骺损伤，发生早期融合。而其外侧和腓骨远端骨骺仍正常生长，此种情况可引起内翻畸形。必要时可行踝上截骨术以矫正畸形。由于踝内、外翻畸形并创伤性关节炎致活动障碍、疼痛者，宜行踝关节融合术同时矫正畸形。

（六）康复

采用保守治疗石膏固定者，遵循三阶段康复治疗原则。骨折经临床处理后即开始按 RICE 原则消肿。石膏内的小腿肌肉等长收缩，抓握足趾，以及做膝、髋关节的全副活动度主动活动。第一阶段时由于要消肿，患者常需卧床抬高患肢，对于体弱者要增加床上保健操的内容。第二阶段时要鼓励患者在支具的保护下下床活动，患肢不负重，并加强肌力训练，防止肌肉过度萎缩。第三阶段时骨折愈合、石膏拆除，主要进行踝关节活动的恢复训练，可采用热敷等理疗方法与运动疗法。手术后用石膏固定者表明内固定仅能用于维持骨折块复位后的位置，但并不稳定，其康复方案与上述保守治疗患者相同。

手术后不用石膏固定者表明内固定足够稳定，可以允许早期不负重活动。手术后当日即可开始肌肉的等长收缩，疼痛减轻后即可开始踝关节的被动与主动活动度训练，肌肉的等张收缩，以及足趾、膝、髋关节的主动活动。术后1周左右可在支具保护下下地负重行走，术后4周左右逐渐开始部分负重锻炼，术后8周左右开始完全负重行走。由于踝关节得到早期活动，一般不会出现明显的关节僵硬，因此第三阶段康复将大大简化。踝部骨折必然会影响整个足部各关节与踝关节的功能，踝关节是一个复杂的关节，它向足背方向的活动称为背伸，向足底方向的活动则称为趾屈。此外，它与中足的其他关节联动，还可产生内旋、外旋、内翻、外翻等活动。康复的重点在于踝关节屈伸及其肌力的训练，以最大限度地恢复其负重行走的功能。

（吕　浩）

第三节　骨盆骨折

一、概述

骨盆环是一个骨性环，由后方正中的骶尾骨与两侧各一块的髋骨组成，髋骨由髂骨、耻骨和坐骨三部分组成，三骨交汇处形成髋关节的髋臼。骨盆环的后方有骶髂关节，前方有耻骨联合，相互之间还有许多坚强的韧带，构成了一个坚固的骨环。可以说，骨盆是脊柱的底座，起着支持脊柱的作用。骨盆位于腹腔的底部，正是由于骨盆及其韧带的支持，腹腔内的各种脏器才不会从人类身体的底部漏出去，这是骨盆的第一个功能，即支持和保护功能，当然最直接受骨盆保护的是盆腔内的器官。骨盆的第二个功能是它的力学功能，躯干和上肢的重量经由骨盆传递到双侧下肢。在直立位时，重力线经骶髂关节、骶骨体至两侧髋关节，为骶股弓；坐位时，重力线经骶髂关节、骶骨体、坐骨支至两侧坐骨结节，为骶坐弓。除这两个主弓外，还有两个联结副弓，一个副弓经耻骨联合至双侧髋关节，以连接骶股弓和另一个副弓；另一个副弓经坐骨升支与耻骨联合至双侧坐骨结节连接骶坐弓。骨盆骨折时，往往先折断副弓，再折断主弓。

骨盆骨折通常有：①由低能创伤引起的稳定骨折，如老年患者的坠落伤，儿童或青少年中的髂嵴骨骺、髂前上棘、坐骨结节、耻骨支的撕脱骨折；②高能创伤引起的骨折，高能创伤可导致明显的病残率和病死率。和其他骨折一样，骨盆的低能创伤通常产生稳定的骨折，可予对症治疗，如扶拐或使用助行器，大多数患者可顺利治愈。高能量骨盆骨折常手术治疗，治疗的方法取决于伤后存在的骨盆稳定程度。

不同平面骨盆的稳定性依赖于不同的韧带。主要限制半骨盆外旋的有耻骨联合韧带、骶棘韧带、前骶髂韧带。骶结节韧带可阻止矢状面的旋转。半骨盆垂直移位受上面提到的所有韧带控制，但当其他韧带缺乏时，可由完整的骨间骶髂韧带、后骶髂韧带以及髂腰韧带控制。通常，旋转不稳定的半骨盆，由于这些完整韧带结构的存在可保留有垂直稳定。在分型、预后和治疗上，这些结构也有显著的意义。

骨盆前后位和 Pennel 等描述的 40° 尾端入口位和 40° 头端出口位是评价骨盆骨折所需的标准 X 线投照位置，入口位片主要显示半侧骨盆有无旋转畸形或前后移位。出口位片主要显示半侧骨盆有无垂直移位、骶骨骨折和前骨盆有无变宽或骨折。所有骨盆诸骨的创伤性损伤的 90% 可通过单纯的前后位 X 线片确诊，若再附加入口或出口位片，则 94% 的患者可获确诊。

CT 是评价明显骨盆损伤的一种重要方法，可评估普通 X 线片上显示不明确的骨盆环后部。CT 广泛应用之前，大多数骨盆骨折被考虑为单纯的前部损伤，而事实上单纯的前部损伤极为少见。CT 在显示旋转和前后移位方面明显优于普通 X 线片，但在垂直移位的诊断上，X 线片要优于轴位 CT 片。另外，CT 还可显示进入髋臼且影响治疗计划的微小移位的骨折线。

应寻找骨折稳定性的指征不同的 X 线征象。耻骨联合分离 > 2.5 cm，说明骶棘韧带断裂和骨盆旋转不稳定。偶尔为证实这种不稳定，需摄耻骨联合的应力位像。骶骨外侧和坐骨棘的撕脱骨折同样为旋转不稳定的征象。前骨盆增宽易引起前骶髂韧带断裂，于前后位 X 线片上可见骶髂关节增宽。但在轴位 CT 上所见，骶髂关节的后方韧带可保留完整，骨盆仍可保留其垂直稳定性。骶骨前侧皮质的压缩性骨折常发生侧方压力损伤，一般属稳定型，但骶骨骨折伴有裂隙通常表示垂直不稳定。腰 5 横突的髂腰韧带附着点的撕脱骨折为垂直不稳定的又一表现。

稳定无移位的骨盆骨折（Tile A 型）不需手术稳定，可早期活动和用止痛药。移位的骨盆骨折（Tile B 型和 C 型），用牵引或骨盆悬吊的非手术处理结果不满意，尤其是伴有移位的骶骨骨折和骶髂关节脱位的患者。髂骨和骶骨后方骨折患者的结果较好。骨盆骨折非手术治疗引起的高病残率致使人们更多地采用手术处理。对于旋转不稳定但垂直稳定（Tile B 型）的骨折伴有耻骨联合分离 > 2.5 cm，耻骨支骨折伴有 > 2 cm 移位，或其他旋转不稳定的骨盆骨折伴有明显的下肢不等长 > 1.5 cm 的，或不能接受的骨盆旋转畸形均宜手术复位和稳定。最终治疗可用前方外固定架或切开复位前方钢板内固定治疗旋转不稳定的骨盆骨折。经皮逆耻骨支螺丝钉固定或用前方固定。外固定常用于 Tile B 型损伤的最终治疗。在 B 型损伤中，若复位（< 1 cm 移位）得以维持，则 100% 的患者功能恢复正常；若复位不能维持，约 80% 需使用止痛药缓解后方的疼痛。此方法对于伴有腹股沟

尿道或腹股沟小肠损伤，有明显污染或其他软组织损伤的患者尤其有用，避免前方切开复位内固定。

在 Tile B 型或 C 型骨盆骨折中，耻骨支骨折有内固定指征时，可通过髂腹股沟切口类似于髋臼前柱骨折的固定方式进行内固定。对于 Tile C 型骨折需要后方固定，重新获得垂直稳定。对于 C 型骨折（旋转和垂直不稳定），前环必须用外固定架或如上述的前方钢板固定。后方处理一般由后环损伤的程度决定。

二、分型

Tile 基于骨盆稳定性概念的三组分型：A 型（稳定），B 型（旋转不稳定但垂直稳定），C 型（旋转、垂直均不稳定）。

A 型骨折又被进一步分为三组：A1 型骨折为未累及骨盆环的骨折，如髂棘或坐骨结节的撕脱骨折和髂骨翼的孤立骨折；A2 型骨折为骨盆环轻微移位的稳定骨折，如老年人中通常由低能量坠落引起的骨折；A3 型骨折为 S_2 以下的骶骨横行骨折或骶尾骨脱位。

B 型骨折表现为旋转不稳定。B1 型骨折包括"翻书样"骨折或前方压缩损伤，此时前骨盆通过耻骨联合分离或前骨盆环骨折而开放，后骶髂和骨间韧带保持完整。Tile 描述了这种损伤的分期，第一期，耻骨联合的分离＜ 2.5 cm，骶棘韧带保持完整；第二期，耻背联合分离＞ 2.5 cm 伴骶棘韧带和前骶髂韧带破裂；第三期，双侧受损，产生 B3 型损伤。B2.1 型骨折为有同侧骨折的侧方加压损伤；B2.2 型骨折有侧方加压损伤，但骨折在对侧，即"桶柄状"损伤，韧带结构通常不因半骨盆内旋而遭到破坏。

C 型骨折旋转和垂直均不稳定。包括垂直剪切损伤和造成后方韧带复合体破坏的前方压缩损伤。C1 型骨折包括单侧的前后复合骨折，且又依后方骨折的位置再分为亚型；C2 型骨折包括双侧损伤，一侧半骨盆垂直稳定，另一侧不稳定；C3 型骨折为垂直旋转均不稳定的双侧骨折。Tile 的骨盆环骨折的分型直接与治疗选择和损伤的预后有关。

Pennal 等提出了一种力学分型系统，将骨盆骨折分为前后压缩损伤、侧方压缩伤和垂直剪切伤。Young 和 Burgess 提出改良的 Pennal 分型方法（表 5-1），增加了联合机制损伤。在此后的病例中，侧方加压损伤（LC）是最常见的损伤类型，占患者的 41%；其次为前后压缩损伤（APC），占 26%；髋臼骨折，占 18%；联合机制损伤（CM），占 10%；垂直剪切损伤（VS），占 5%。垂直不稳定的 APC3 型损伤，较之垂直稳定的前后或侧方加压损伤，患者出现低血容量性休克且需要大量血液更为常见。在 Young 和 Burgess 系列中，最严重的外侧压缩损伤患者（LC3），不伴有股骨头损伤，而在不严重的 LC 损伤者中，股骨头损伤的比例和其他骨盆损伤类型的患者基本相似。

表 5-1 改良的 Pennal 骨盆骨折分型要点

分型	常见特征	鉴别特征
LC1	前方横骨折（耻骨支）	骶骨受压侧方压缩
LC2	前方横骨折（耻骨支）	月牙形（髂骨翼）骨折
LC3	前方横骨折（耻骨支）	对侧翻书样（APC）损伤
APC1	耻骨联合分离	耻骨联合和（或）骶髂关节的轻度张开，前方和后方
APC2	耻骨联合分离或前部垂直骨折	骶髂关节张开，前方韧带损伤，后方韧带完整
APC3	耻骨联合分离或前部垂直骨折	半侧骨盆完全分离但无垂直移位，骶髂关节完全损伤
VS	耻骨联合分离或前部垂直骨折	前后方垂直移位，通常经骶髂关节，偶尔通过髂骨翼
CM	前和（或）后，垂直和（或）	包括所有其他损伤类型，LC/VS 或 LC/APC

三、并发症

骨盆骨折是一种严重的损伤，通常由直接暴力造成。高能量骨盆骨折最常致伤原因是摩托车事故、高处坠落、机动车事故、汽车与行人相撞和工业挤压伤。移位的骨折片可能会刺伤其周围的血管、神经、输尿管、尿道、阴道、膀胱、直肠等结构，造成严重的合并损伤或开放性骨折。

骨盆本身的血供非常丰富，骨折后出血量可达 1 000 ~ 2 000 mL，造成失血性休克。而且，骨盆骨折是一种高能量损伤，患者常伴发其他脏器的严重损伤，如肝破裂、脾破裂、脑外伤、血气胸等。据报道，在开放性骨盆骨折中，严重骨盆骨折的死亡率为 10% ~ 50%。Gilliland 等证实，影响骨盆骨折患者死亡率的因素包括患者年龄和损伤程度指数，伴随头和内脏损伤、失血量、低血压、凝血障碍、不稳定或开放性骨盆骨折。早期的死亡常由于出血或闭合性脑损伤，而晚期死亡多由于感染或多系统器官衰竭。因此，对于这类患者，治疗的第一任务是抢救生命，先治疗肝脾破裂、脑外伤、血气胸等会直接危及生命的病情。在血容量补充足够的前提下，骨盆骨折本身不会直接致命，因此应留待患者情况稳定以后再予处理。即便对于不伴有其他损伤的骨盆骨折，手术也应于伤后 7 ~ 14 日进行，早于 7 日，会发生难以控制的出血；晚于 14 日，则愈合反应已经开始，骨痂会影响复位。3 周以上的骨盆骨折不应再奢望做到解剖复位。

损伤后当即死亡可由严重的骨盆内出血引起。Tile 等提出了处理多发创伤患者骨盆骨折和血流动力学不稳定的系统规则。出血通常不是仅由一个大动静脉结构损伤引起，而且有骨折表面和腹膜后的小血管损伤引起。在不稳定的骨盆骨折患者中，在排除其他引起休克的原因后，则有行脐上腹腔灌洗的指征，如果该项检查为阴性，则应即刻应用外固定架以减少骨盆活动。更为重要的是，骨盆环结构的闭合可明显减少腹膜后容量，增加小血管出血的堵塞速度。Riemer 等报道，对骨盆骨折患者采用外固定和早期活动方案后，死亡率由 26% 降至 6%，低血压患者的死亡率也由 41% 降至 21%。

开放性骨盆骨折是极难处理的损伤，据报告死亡率高达 50%。如果腹膜后间隙开放，则不能产生填塞效果而防止过度出血。粪便污染引起的败血症是这种损伤死亡的主要原因，当患者有腹膜伤口时，则应立即行结肠造瘘改道术。所有开放性骨盆骨折患者应行常规的会阴部和直肠检查，因骨折块可能穿破这些结构，若不能及时适当地清创，可能出现灾难性结果，外固定可减少骨折的活动及进一步的软组织损伤。

手术指征的掌握和术后中能否成功复位并做内外固定有赖于 3 个因素：对骨盆环力学性能的理解、对创伤暴力的分析和对骨折分类的判断。复杂的骨盆骨折需要从不同的手术入路进行分阶段的复位内固定，术前计划的重要性和手术难度可想而知。可以说，骨盆骨折是对创伤骨科医师的考验，其手术也充分体现了医师的技术水平。

四、康复

手术的目的是重建骨盆环的稳定性，当有髋臼骨折时还需恢复髋臼的解剖位置。但是，重建后的骨盆环稳定程度是很难评估与表述的，最权威的判断当然来自手术的外科医师。因此，术后康复方案的制订务必有手术医师的参与，以决定卧床时间的长短与负重恢复过程的安排。根据不同的情况，卧床时间可能短至 1 ~ 2 周，也可能长达 3 个月以上。这带来了康复方案的不确定性，但原则是不变的，无论处于哪一阶段，康复治疗都需要考虑 3 个方面的因素，即保持体能、训练肌肉和锻炼关节活动度。骨盆骨折后总体康复方案的制订首先在于体力的维持与全身情况的改善，训练的重点在于髋关节活动度的恢复与维持，以及腰腹肌与髋关节周围肌群的肌力训练。

骨盆血运丰富，故骨折容易愈合；且因骨盆周围有丰厚的肌肉附着，能起一定的固定作用。一般在伤后 3 周左右，局部已有初步纤维连接，扶拐下地活动亦不致再发生骨折。骨盆后部负重弓未损伤者，早离床下地锻炼最为适宜。锻炼方法应视损伤的类型、时间以及病情而定。未能影响骨盆后弓者，伤后 1 周锻炼下肢肌肉（股四头肌）收缩功能，第 2 周锻炼下肢各关节屈伸功能，第 3 周离床下地扶拐站立，逐步行走锻炼。直腿抬高（被动到主动），锻炼股四头肌与髋关节屈曲功能。坐位、屈颈、屈髋，锻炼髋关节屈曲功能。影响骨盆后弓者，应按上述顺序晚 1 周进行。需用骨牵引者，在牵引期间肌肉的收缩活动和各关节的伸屈活动不可忽视。在解除牵引后，应及时离床扶拐行走，进行合理的功能锻炼。

骨折愈合后在床边上逐渐练习坐起，锻炼髋关节功能。方法包括：①床边仰卧，一手抱膝，一腿后伸，锻炼髋关节屈、伸功能；②抱双膝、足交叉，屈髋和屈膝，锻炼髋、膝关节功能。

（吕　浩）

第四节 手外伤

双手是人体在日常的生活和工作中最常使用的器官，也是全身最容易受伤的部位，手外伤所造成的运动和感觉功能障碍，给工作和生活带来严重的不便。手外伤的治疗不仅要求外形完整和美观，而且需要手功能的恢复，以保证患者的生活质量和工作能力，所以康复治疗在手外伤的治疗中具有重要的意义和地位。

随着手外科中显微镜下手术、关节移植以及肌腱修补术的发展，手外伤的治疗效果明显改善，但仍有发生肿胀、粘连、瘢痕、挛缩、关节僵硬、肌肉萎缩、感觉异常等并发症。康复早期介入有助于提高手术效果，预防残疾，最大限度地恢复和改善手功能，使患者早日重返社会。因此，精湛的手术技巧、良好的术后护理、正确的手功能康复都是非常重要的。在欧美发达国家，早在20世纪60年代末期就强调手外伤康复的重要性，并由经过专业训练的物理治疗师和作业治疗师进行，手康复已逐渐成为康复医学的独立学科并渗透到整个手外科临床工作中，从手术前后的康复治疗，到后期的职业训练等。

一、概述

（一）定义

手外伤是指不同程度的手部皮下组织、筋膜间隙、肌腱周围组织的损伤和肌肉、血管、神经的挫伤，导致不同程度的运动功能障碍及感觉功能障碍。创伤后遗留的功能障碍与创伤类型有密切关系，如切割伤的切面较整齐，组织破坏量较少，早期修复后遗留的功能障碍较轻；而压砸、撕脱、绞轧等创伤，组织损伤量较多，虽经清创修复，愈后因瘢痕、粘连等因素仍可遗留严重的功能障碍。

（二）流行病学特点

国内临床统计资料表明，手外伤发病率约占创伤总数的1/3。随着工业化的发展，手外伤发病率明显增加。在骨科急诊手术中手外伤患者约占就诊人数的1/4，发病率占创伤总数的1/3以上，右手受损为91.2%，男女受伤比例为3.5∶1，16～30岁为高发年龄，平均年龄为23.5岁，多数发生于机器制造业、木工、建筑业等体力劳动者，人为因素（如违规操作）占70%以上。

（三）病因和发病机制

手在生活和劳动中最易遭受创伤，损伤原因常见有以下几种。

1. 刺伤

如钉、针、竹尖、木片、小玻片等刺伤。特点是进口小，损伤深，可伤及深部组织，并可有污物带入深组织内，导致异物存留，以及腱鞘或深部组织感染。

2. 锐器伤

日常生活中刀、玻璃、罐头等切割伤，劳动中的切纸机、电锯伤，伤口一般较整齐，污染较轻，伤口出血较多，伤口深浅不一所致的组织损伤程度也不同。常造成重要的深部组织如神经、肌腱、血管的切断伤，严重者导致指端缺损、断指或断肢。

3. 钝器伤

钝器砸伤引起组织挫伤，可致皮肤裂伤，严重者可导致皮肤撕脱，肌腱、神经损伤和骨折。重物的砸伤可造成手指或全手各种组织严重毁损。高速旋转的叶片如轮机、电扇等，常造成断肢和断指。

4. 挤压伤

门窗挤压可仅引起指端损伤，如皮下血肿、甲床破裂、远节指骨骨折等，但车轮、机器滚轴挤压，则可致广泛的皮肤撕脱甚至全手皮肤脱套伤、多发性开放性骨折和关节脱位，以及深部组织严重破坏，有时手指和全手毁损性损伤需行截肢（指）。

5. 火器伤

如鞭炮、雷管爆炸伤和高速弹片伤，特别是爆炸伤，伤口极不整齐。损伤范围广泛，常致大面积皮肤及软组织缺损和多发性粉碎性骨折，这种损伤污染严重，坏死组织多，容易发生感染。

6. 动物或人咬伤

较少见，但伤口极易感染。

（四）临床表现

手外伤后的临床表现多种多样，主要和创伤的类型有关。

1. 开放性损伤

开放性损伤包括刺伤、切割伤、撕裂伤、挤压伤、爆炸伤和烧伤等，可引起毁形、缺损及功能障碍或丧失。

2. 闭合性损伤

闭合性损伤由于皮肤完整，而皮下组织在损伤后严重肿胀，容易导致皮肤将肿胀的软组织紧紧地勒住，使得局部的血液循环障碍，部分患者甚至会因此导致远端肢体或软组织的坏死。

二、康复评定

手外伤评定内容主要包括外观形态评定、运动功能评定、感觉功能评定及神经电生理检查4个方面，评定至少在治疗的前、中、后各进行1次。

1. 外观形态评定

通过视诊、触诊及患手的动作，检查者凭借掌握的知识和经验，评定手的总体功能。

包括上肢及手的完整性，运动和感觉情况，有无瘢痕、僵直、畸形等。对骨骼的了解需借助 X 线片，对软组织可用磁共振评定。

（1）一般情况。包括上肢及手的完整性，观察创口皮肤是否有缺损，伤口愈合情况，有无红肿、溃疡或窦道等，皮肤的营养状况、色泽、皮纹，横纹是否正常对称，有无瘢痕及瘢痕的类型。

（2）指甲。观察指甲的形状，有无凹陷或裂痕，色泽的改变，甲床是否苍白等。

（3）姿势。手的姿势包括上述的"休息位""功能位""保护位"等。

（4）畸形。手外伤会出现一些典型的畸形，如指深、浅屈肌腱断裂表现为该手指呈伸直状态；指伸肌腱止点及附近断裂或撕脱骨折，引起远端之间关节屈曲，不能主动伸指，呈锤状指；桡神经出现损伤后可出现垂腕、垂指畸形；尺神经损伤后出现掌指关节过伸，近端指间关节屈曲，呈现爪形手畸形；正中神经损伤可出现大鱼际肌萎缩，形成猿手畸形等。对畸形的形态必须仔细观察并详尽记录。

2. 运动功能评定

（1）肌力评定。采用徒手肌力、握力计、捏力计检查上肢的前臂伸屈肌群和手的拇指对掌及四指的长短屈伸肌群的肌力、握力及捏力。

1）徒手肌力检查（MMT）。采用 Lovett 的六级分级标准检查肌力。评定的结果受诸多因素的影响，如疼痛、疲劳、动机、恐惧、对检查的误解以及疾病等。徒手肌力检查由评定者主观判断来评定，且定量分级较粗略，故要求在徒手肌力检查的同时配合其他功能评定。

2）握力检查。使用握力计测定握力。测定方法：受试者身体直立，两脚自然分开（同肩宽），两臂在体侧自然下垂，握力计表面向外，将把手调节到适宜的握距。开始测试时，手用最大力紧握上下两个握柄，用力时，禁止摆臂、下蹲或将握力计接触身体。记下握力计指针的刻度。测试 2 次，两次测试间隔时间不宜过短，以免出现肌肉疲劳，导致握力测试结果下降。因此，两次测试之间应间隔 15 秒以上，取其最大值。正常值一般为体重的 50%。影响握力的因素有性别、年龄、职业、优势手、手宽度、疼痛等。参考健侧握力时应考虑左、右优势手对握力的影响。

3）捏力检查。用拇指和其他手指捏压捏力计测得，主要反映拇指对指肌力约为握力的 30%。测试方式包括拇指分别与示指、中指、无名指及小指指尖相捏，拇指与示指、中指二指指尖同时相捏，拇指与示指桡侧侧捏。

（2）关节活动范围评定。使用量角器分别测量手指的掌指关节（MP）、近侧指间关节（PIP）和远侧指间关节（DIP）的主动及被动活动范围。Eaton 提出测量关节总主动活动度（TAM），作为一种肌腱功能评定方法，其优点是较全面地反映手指肌腱功能情况，也可以对比手术前后的主动被动活动情况，实用价值大；其缺点是测量及计算方法稍烦琐。测量方法是用 MP、PIP、DIP 的主动屈曲角度之和减去各关节主动伸直受限角度之和，即为 TAM。

$$正常\ TAM=（80°+110°+70°）-（0°+0°+0°）=260°$$

评价标准如下。优：活动范围正常。良：TAM＞健侧的 75%。尚可：TAM＞健侧的 50%。差：TAM＜健侧的 50%。

（3）灵活性及协调性评定。手的灵活性及协调性有赖于感觉与运动功能的健全，也与视觉等其他感觉的灵活性有关，评定方法有许多种。临床上常用的有用于评估手部日常生活活动能力的 Jebesn 手功能检查，用于评估手部精细动作操作能力的 Purdue 钉板测试，用于评估上肢及手部粗大活动的协调性与灵巧性的明尼苏达协调性动作试验，以及能定量评价手的粗大和精细功能的"手功能评定箱"检查等。

1）Jebesn 手功能检查。整套检查由 7 种手功能活动组成，包括写字、翻卡片、捡拾细小物品、模拟进食、堆栈积木、移动大而轻的物品、移动大而重的物品。记录各单项检查的完成时间和整套检查完成的时间，按患者的性别、年龄及利手和非利手查正常值表，并与健侧对比，判断是否正常。

2）Purdue 钉板测试。检查用具包括一块木板（上有两列小孔，每列有 25 个小孔）、50 根细铁柱、40 个垫圈和 120 个项圈。患者坐位下完成如下 4 个分测试。①右手操作：将细铁柱在 30 秒内尽快插入小孔内，记录插入的数量。②左手操作：将细铁柱在 30 秒内尽快插入小孔内，记录插入的数量。③双手同时操作：将细铁柱在 30 秒内尽快插入小孔内，记录插入的数量。④装配：双手在 1 分钟内尽快按顺序完成以下装配，一个垫圈、一个项圈、再一个垫圈依次套在铁柱上，记录装配的数量。

3）明尼苏达协调性动作试验。通过 5 个分测验进行测试，包括上肢和手部前伸放置物件、翻转物件、拿起物件、单手翻转、放置物件、双手翻转及放置物件等动作。测试结果以操作的速度及准确性表示。

4）"手功能评定箱"检查。评定箱内有大小不同的多个立方体、长方体、圆球、小钢珠塑胶片、金属杆等元件，让患者尽量快地逐一将这些元件从一个地方移到另一个地方，用表记录完成各项所需的时间。其缺点是评定没有国际统一标准，但可用于同一患者治疗前后的对比。

以往手功能的评估主要利用徒手，随着科技的发展，出现了各种进行手部功能检查的仪器和计算机评价系统，使手功能评定更客观、准确。

3. 感觉功能评定

（1）浅感觉评定。包括触觉、痛觉、温度觉检查。对于触觉，最简便的方法是用棉签轻触皮肤进行检查，另外是使用 Semmes-Weinstein 单纤维测定器进行检查，它可以从轻触觉到深压觉进行精细的检查。

（2）深感觉评定。包括振动觉、位置觉及运动觉的检查。

（3）合感觉评定。包括图形觉、实体觉和两点辨别觉的检查。

两点辨别觉检查（2PD）是由 Dellon 于 1976 年报道，检查方法：让患者闭眼，评定者用分开的两脚规或两点针触及手部皮肤纵向两点，如果患者有两点感觉，再缩小两脚规间的距离，直到患者感觉为一点为止，测出两点间最小的距离。操作时注意两针尖要同时触及皮肤，且用力均匀、适度，用力大小以针尖按压点处皮肤稍发白为宜。人体不同部位的 2PD 是不同的，指尖部最为敏感，正常人手指末节掌侧的 2PD 为 2 ~ 3 mm，中节 4 ~ 5 mm，近节为 5 ~ 6 mm。2PD 越小，就越接近正常值范围，表明该神经的感觉恢复越好，因此，2PD 是神经修复后了解神经恢复情况常采用的检查方法。根据美国手外科学会的标准，2PD 与手功能的关系见表 5-2，因此 2PD 也可反映手功能是否完好。

表 5-2　PD 与手功能的关系

两点间距分辨能力	临床意义	功能
能辨 < 6 mm 的两点	正常	能做精细工作
2PD 在 6 ~ 10 mm	尚可	可持小器件或物品
2PD 在 11 ~ 15 mm	差	能持大器件
仅有一点感觉	保护性	持物有困难
无任何感觉	感觉缺失	不能持物

（4）Moberg 拾物试验。1958 年 Moberg 对运动功能正常，而感觉障碍的患者评价时采用了拾物试验，通过一些相应的活动测定感觉的精确程度，是感觉与运动的综合功能。检查用具包括木盒、秒表及 5 种日常用品（如钥匙、硬币、火柴盒、茶杯和纽扣）。试验方法：在患者面前摆放好木盒及上述 5 种用品，先让患者在睁眼下，用手尽可能快地将 5 种日常用品逐一拾起放入木盒里，用秒表记录所用时间。再让患者在闭眼下完成上述操作，并记录时间。拇指、示指、中指感觉减退，或正中神经分布区皮肤感觉障碍的患者，在闭目下难以完成此实验。

4. 神经电生理检查

神经电生理检查包括电诊断、肌电图、神经传导速度及体感诱发电位等。

三、康复治疗

进行手外伤的康复治疗期望能够提高运动功能，预防和减轻水肿，预防畸形，预防肌肉误用、失用和过度使用，帮助组织愈合，减轻疼痛，避免关节损害或损伤，感觉重塑。康复治疗计划的制订受诸多因素制约，如损伤的严重程度、患者的依从性等，所以必须遵循三大基本原则。①渐进性原则：应根据手外伤不同的病理过程，按一定程序循序渐进地进行康复，既不能超前，也不能滞后。②全面性原则：手外伤临床表现多种多样，造成的功能障碍复杂，应统筹安排疼痛、肿胀、关节僵硬、肌腱等软组织粘连、肌力或握力下降、伤口感染、瘢痕、感觉异常等各种功能障碍的康复治疗，尽量减少或避免继发性后遗症。同时应积极主动与手外科临床医师沟通，如康复治疗过程中出现肌腱或神经的再次断裂，必须立即与临床医师联系，采取相应的措施。③个体化原则：不同的患者手外伤后功能障碍也不尽相同，康复介入时间也有先有后，所以必须针对患者特定的功能障碍，同时必须结合患者的康复要求，制订符合患者自身的康复治疗计划及康复治疗措施，并根据患者治疗过程中的康复评定结果及时调整改进康复治疗计划及措施。

（一）肌腱松解术后的康复

为了使肌腱松解达到预期的目标，首先松解术前应使关节被动活动尽可能达最大范围，其次松解术中肌腱松解应完全彻底。

1. 术后 1～7 日

松解术后 24 小时开始，在无菌条件下，由康复治疗师指导进行下述活动：①分别轻柔被动屈曲远侧指间关节、近侧指间关节和掌指关节；②主动屈曲远侧指间关节、近侧指间关节和掌指关节；③在屈腕和掌指关节下轻柔被动伸展近侧指间关节；④主动伸展近侧指间关节；⑤被动握拳，即健手帮助患手握拳，同时尽可能主动握拳；⑥疼痛和水肿是妨碍练习的最主要原因，必须给予对症处理；⑦患者掌握方法后，自行进行除握拳外的所有练习，每次 10 遍。

2. 术后 2～3 周

拆线，软化松解瘢痕处理，进行轻微的 ADL 等功能性活动练习。

3. 术后 4～6 周

开始抓握力量练习，如马赛克和轻木工作业。

4. 术后 6～8 周

进行木刻等重阻力练习。

5. 术后 8～12 周

恢复工作。

屈肌练习有 3 种方式，应分别进行，每日至少练习 3 次，每次 10 遍。

（1）钩拳。掌指关节和近侧指间关节伸展，远侧指间关节屈曲，主要使指深屈肌腱滑动，指深屈肌腱和指浅屈肌腱之间的相对滑动最大可达 11 mm。

（2）直拳。掌指关节和近侧指间关节屈曲，远侧指间关节伸展，指浅屈肌相对于骨的滑动范围最大。

（3）完全握拳。腕关节处于中立位而完全握拳时，指深屈肌相对于骨的滑动范围最大，可达 34 mm。

若肌腱松解术后，近侧指间关节挛缩已经矫正，术后可用伸展夹板，以维持手术中获得的伸直度。松解术后几日，每日练习数次，每次 10 遍左右，以后逐渐增加活动次数和强度。

（二）屈肌腱修复术后的康复

1. 早期（术后 4 周）

（1）动力夹板。在前臂和手的背侧放置夹板，使腕屈曲 30°，掌指关节屈曲 70°，指间关节伸展。用橡皮条牵引各指末节或指甲，使指维持伸展状态，防止屈曲挛缩。

（2）轻柔被动屈曲远侧和近侧指间关节。每次 5 遍，每日 4 次，但不主动屈曲，也不被动伸展。指腕不能同时伸展，但可主动伸指。

2. 早中期（术后 4 ~ 6 周）

（1）动力夹板牵引。同早期。

（2）被动屈曲各掌指和指间关节每次 10 遍，每日 4 次。主动练习 3 种方式的握拳。最好将诸指用胶布套在一起，使健指带动患指活动。被动屈指位行伸腕练习。指腕不能同时伸展。

（3）练习伸指。在腕中立位及掌指关节最大屈曲位练习伸指 1 次。

3. 中期（术后 6 ~ 8 周）

（1）去除腕背夹板，改用腕支具，使掌指关节充分活动。

（2）3 种位置的主动肌腱滑动练习。

（3）轻微 ADL 活动，如撕报纸、擦玻璃和砂磨等。

（4）木工作业，每次 15 分钟，每日 2 次。

（5）防止屈肌腱粘连，可用铝夹板伸展矫形器或动力伸展夹板，进行被动掌指关节运动。

4. 后期（术后 8 ~ 12 周）

可以继续使用防止爪形手的夹板。着重进行恢复力量的练习，包括木工作业（如砂磨）、家务作业和模拟职业作业，准备重返工作岗位。必要时行支具使用训练。

（三）伸肌腱修复术后的康复

目前国内外通用的手部伸肌腱分区是把手的伸指肌腱划分为 8 个区，伸拇指肌腱划分为 6 个区，两者治疗原则相同（表 5–3）。

表 5-3　手的伸指肌腱分区

肌腱分区	2 ~ 5 指	拇指
Ⅰ	远侧指间关节部	指间关节背侧
Ⅱ	中节指骨部	近节指骨部
Ⅲ	近侧指间关节部	掌指关节背侧
Ⅳ	近节指骨部	第一掌骨部
Ⅴ	掌指关节部	腕横韧带部
Ⅵ	手背部	腕及前臂部
Ⅶ	腕背横韧带部	
Ⅷ	前臂远端	

1. Ⅰ和Ⅱ区损伤

为跨过远侧指间关节的伸肌腱损伤，无论手术还是保守治疗，其康复治疗如下。

（1）术后 1 ~ 6 周。远侧指间关节的伸侧或屈侧夹板固定于伸直位，近侧指间关节自由屈伸以防止关节强直。

（2）术后 6 ~ 8 周。开始轻柔无阻力地屈远侧指间关节练习，允许屈曲 25° ~ 40°，不练习时仍以夹板固定保护。

（3）术后 8 ~ 12 周。间断性去除夹板，开始按摩、握拳等功能练习，并开始感觉训练。

2. Ⅲ和Ⅳ区损伤

伸肌腱在近侧指间关节处离断，无论手术还是保守治疗，其康复治疗如下。

（1）术后 1 ~ 6 周。近侧指间关节夹板固定于伸直位，远侧指间关节自由活动。

（2）术后 6 ~ 8 周。在掌指关节屈曲位无阻力屈伸近侧指间关节，不练习时仍使用伸指夹板固定。

（3）术后 8 ~ 10 周。增加主动屈伸练习，开始用柔和的动力性夹板以被动屈曲近侧指间关节。

（4）术后 10 ~ 12 周。用主动运动和被动运动及夹板等方法，恢复关节活动度，有时需要医师指导 6 ~ 9 个月。

3. Ⅴ和Ⅵ区损伤

（1）术后 3 ~ 4 周。制动于腕背屈位 30°，诸掌指关节 0°，近侧指间关节自由活动。

（2）术后 4 ~ 5 周。开始伸肌腱活动，先屈掌指关节，然后依次增加伸掌指关节、内收外展手指、屈腕并伸指。

（3）术后 6 ~ 7 周。练习屈腕和屈指，手指绕橡皮圈外展及胶泥作业。

（4）术后 7 ~ 8 周。去除保护性夹板。

（5）术后 8 ~ 12 周。逐渐增强训练的阻力，并准备恢复工作。

4. Ⅶ区损伤

（1）术后第 4 周主动伸腕练习应谨慎。

（2）术后 5 ~ 6 周可以分别进行桡偏背屈腕和尺偏背屈腕以分别训练桡侧和尺侧腕伸肌。

（3）保护性夹板持续使用 6 ~ 8 周。

（四）感觉障碍的康复

手的周围神经受损后，由于腱鞘的不成熟及神经末梢的排列错误，感觉传导速度减慢，阻碍新生的轴突发芽长入原来的髓鞘内，故出现非正常的感觉及某些部位的感觉缺如（感觉定位和定性变异）。患者可通过感觉学习及训练，从而在脑中将这种异常刺激感觉与受伤前脑中已存在的、对某物体表面形状的反应模式联系起来，进一步训练患者形成一种高度的本体感觉认识，即感觉可以通过学习而重建。

1. 感觉再训练

感觉再训练的概念 1966 年由 Wynnparry 提出，是指帮助手部感觉神经损伤修复后的患者学会感知由再生神经纤维传入的，与原来性质不同的神经冲动，使其与中枢的联系重新建立的一类操作方法。感觉再训练不能直接促进神经再生或感受器生成，但它能利用特定感觉传入来帮助中枢感觉区的功能重组，改善了感觉功能恢复的质量，提高肢体的综合应用能力。感觉再训练需要感知、认知、记忆和回忆。训练应在安静的环境下进行，首先要对患者进行一般的教育，如训练方法、目的、注意事项等，使患者与治疗师能够密切合作，理解指令，并主动参与训练。训练时患者应该情绪稳定，注意力集中，肢体无痛。感觉再训练时间不宜过长、过多。

感觉再训练前必须进行感觉评定；要求患者自己在患手上画出感觉缺失区域；保护觉（针刺觉、深压觉、温度觉）恢复时即可行感觉再训练；感觉再训练时间不宜过长、过多，每次 15 分钟，每日 3 次；感觉再训练后每月评定 1 次。正规感觉再训练结束，患者恢复主动活动后，后期阶段的感觉再训练必须依靠患者自己双手的不断使用得以维持。

（1）定位觉训练。训练在安静的房间进行，训练的目的是将触觉和视觉刺激联系起来形成新的触—视模式。

1）移动性触觉训练。用 30 Hz 的音叉让患者了解什么时候和在什么部位开始移动性触觉，然后用铅笔擦头沿需要再训练的区域，由近及远触及患者。患者先睁眼观察训练过程，然后闭眼，将注意力集中于他所觉察到的感受，而后睁眼确认，再闭眼练习，如此反复，直至患者能够准确地确认刺激部位。

2）恒定性触觉训练。当患者能觉察到指尖的移动性触摸时，即可开始恒定性触摸训练，使用 256 Hz 音叉作为导标，以确定何时开始训练。用铅笔擦头点压，开始时压力较大，然后逐渐减轻。经过闭眼—睁眼—闭眼的训练程序，反复学习，直至患者能够准确确认刺激部位。

（2）辨别觉训练。患者有了定位觉后，即可开始辨别觉训练。开始训练时可先让患者辨别粗细差别较大的物体表面，再逐渐辨别差别较小的物体表面。每项训练采用闭眼—睁眼—闭眼的训练程序。反馈、重复地强化训练。

1）质地和形状的识别训练。将粗细不等的砂纸，分别附于木棒的两端。令患者闭眼，开始时用粗细颗粒差别很大的砂纸端在患者手指上轻轻滑动，让患者回答是同样还是有差别。逐渐进展到粗细相似的砂纸，若患者回答有误，则可睁眼再感觉一次，如此反复，直至回答正确。

2）纺织品的质地识别训练。将质地不同的织物，如针织品、丝织品、毛皮等放在一起，开始阶段让患者识别质地相同的织品，令患者将相同质地的织物配对。然后进展到识别不同质地的织物，方法同质地和形状的识别训练。

3）小物品形状识别训练。将硬币、螺帽、螺栓及安全别针等小物件放入布袋内，让患者触摸，识别粗糙或光滑的边缘。

4）识别字母。将用薄片做成的字母，用尼龙搭扣黏附在木块上，令患者按照闭眼—睁眼—闭眼的方法，用指尖触摸识别字母，并记录完成项目训练所用的时间。

5）盲点图案触摸训练。在盲文纸上设计各种盲点图案如"房子"。令患者按照闭眼—睁眼—闭眼的方法，用指尖触摸图案并回答问题。例如"房子有几个窗口？"训练难度可以由图案设计的内部距离来调节，窗口间距离越近，难度越大。

6）迷宫触摸训练。用环氧树脂在木板上组成不同形状的几何图形迷宫，令患者闭眼用指尖触摸，从迷宫开始端，沿着几何形状前进，直至终端。

（3）需要运动功能参与的感觉训练。一些训练项目需要较高级的运动技巧才可完成。

1）捡拾物品。可将各种不同品种的豆类或不同大小的玻璃球混入米粒堆，开始时让患者从米粒堆中捡拾较大的豆类或玻璃球，逐渐过渡到捡拾大小相似的豆类或玻璃球，让患者在闭眼下操作。

2）捡拾日常用品。将别针、铅笔、钥匙、肥皂、纽扣等物品放入布袋内，开始时让患者捡拾质地大小相差很大的物品，逐渐进展到捡拾大小、形状、质地相似的物品。

3）日常生活活动训练和作业训练。训练患者生活中许多需要在没有视觉帮助下完成的自我照料活动和作业活动，如在暗室中用钥匙开门、拿东西、扣纽扣等活动。

4）治疗泥训练。主要采用普通的黏土或着色的橡胶黏土，根据治疗早、中、后期的不同治疗目的，调节黏土的量及其软硬度，以达到增强手指肌力、耐力，改善手指灵活性、协调动作的目的。

5）弹力带锻炼。根据弹力带的强度和治疗用途的不同，可分为轻度、中度和强度等数种，因此，可进行分级别的抗阻力练习。在手康复中，治疗带主要用于肌力、耐力、协调性和关节活动度训练。

2. 感觉过敏治疗

如果患者存在感觉过敏，则脱敏治疗应放在感觉训练之前进行；若患者存在痛性神经瘤，则需要手术切除神经瘤。

（1）教育患者减少恐惧心理。有意识使用敏感区，如果不克服恐惧心理，很难进行下一步治疗。

（2）在敏感区逐渐增加刺激。首先用棉花摩擦敏感区，每次2分钟，每日5次。患者适应后，改用棉布或质地较粗糙的毛巾摩擦敏感区，然后使用分级脱敏治疗。

1）先用旋涡水浴15～30分钟，开始慢速，然后逐步加快，使患者适应水的旋动。

2）按摩，涂油后，做环形按摩10分钟。

3）用毛巾类针织物摩擦10～30分钟，待患者能感受触觉刺激后，让患者触摸不同材料，如黄沙、米粒、圆珠等。

4）振动：如使用电动振动器振动局部皮肤，以巩固患者的脱敏。

5）叩击：如用铅笔端叩击敏感区以增加耐受力。

3. 感觉减退康复技术

康复治疗的目的是教会患者使用代偿技术，安全地使用患手，其次是感觉再训练。

（1）手部感觉丧失的安全教育。①避免接触冷、热和锐器物品；②避免使用小把柄的工具；③抓握物品不宜过度用力；④避免长时间使用患手；⑤使用工具的部位经常更换，预防某一部位的皮肤有过多的压力；⑥经常检查手部皮肤有无受压征象，如红、肿、热等；⑦感觉缺损区皮肤一旦破损，应及时处理伤口，避免组织进一步损伤；⑧良好的皮肤护理，保持无感觉区皮肤的柔软及弹性。

（2）保护觉训练。治疗师用针刺、冷、热、深压刺激等，让患者体会每一种感觉，然后令患者按闭眼—睁眼—闭眼的过程反复训练。通过再训练使患者重新建立感觉信息处理系统，而不是恢复原有的保护觉。

4. 感觉再训练效果的评估

目前尚无一种精确的方法，临床上可根据某些参数来判定，这些参数包括：①定位觉错误次数减少；②在限定的时间内能够完成较多的配对或识别测试；③完成各项训练的时间缩短；④两点辨别觉的能力提高；⑤日常生活能力和作业能力提高。

以上参数最重要的评估标准是患者在工作中或休闲活动中利用手的能力增强。

（五）手外伤后水肿及增生瘢痕的处理

1. 手外伤患者控制水肿的方法

手处于肢体末端，手部外伤或术后易出现静脉和淋巴管回流受阻，以及创伤周围的炎性反应等，因此极易出现局部肿胀，若肢体下垂或使用弹性绷带则肿胀可能加剧。早期肿胀会影响组织愈合，后期肿胀易引起肌腱、韧带、关节囊的粘连挛缩、影响手指的灵活性。因此，手外伤后水肿的处理是导致关节僵硬的最主要原因，早期肿胀的预防及处理尤为重要。根据水肿的原因，对手外伤患者采用以下方法控制水肿。

（1）抬高患肢。是预防肿胀的基本方法。损伤或手术后应将伤手连续性抬高，不仅可预防改善肿胀，还可减轻疼痛。一般要求高于心脏水平，远端比近端高，即手高于肘部平面，肘部高于肩部，以促进静脉回流；注意患肢不宜过高以免造成缺血；肘不能过度屈曲而阻碍血液回流，最好维持伸展位。

（2）伤肢固定。用掌侧前臂夹板（或石膏托）固定伤肢，其远端不超过掌横纹，使掌指关节和指间关节能够主动活动。

（3）主动活动。针对不同病情进行相应的主动运动，利用"肌肉泵"的作用来促进静脉、淋巴回流，加速渗出物的吸收，是消除水肿的简便而有效的方法。若病情允许，在手外伤或手术后应尽早开始关节的主动运动。主动运动还应包括肩肘等关节。

（4）压力治疗。从手部远端开始通过物理方法增加压力以促进血液及淋巴回流，减轻水肿。常用的有以下几种方法。

1）弹力绷带。使用橡皮筋或弹力绷带自远端的指尖开始缠绕手指至肿胀水平以上，远端比近端要缠得稍紧一些，但缠绕要轻柔。缠绕完后留置 5 ~ 15 分钟，然后解除包绕。效果立即可见，但持续时间不长，可每日重复数次。

2）等张压力手套。压力手套可压住佩戴部位，避免体液积聚；佩戴时应注意与手套紧贴，特别是指蹼部位，否则指蹼区无压力，将成为水肿的液滞留区。

3）弹力指套。适用于单个手指肿胀，一般连续使用。要防止压力过大，佩戴时注意观察手的颜色和温度，了解是否有麻木等不适。

4）间歇性压力治疗。使用间断气压泵可有效地促进静脉回流，减轻水肿。加压时可以适当抬高患肢以增加回流，加强疗效。

（5）冰疗法。使局部血管收缩，血管壁通透性降低，渗出减少。对于冰水过敏者、局部血液循环障碍及患处皮肤感觉障碍者禁忌。

1）冰敷法。将碎冰颗粒用毛巾包好，敷患处 15 ~ 20 分钟。

2）冰水浸泡法。将碎冰调节水温至 10 ~ 15℃，将患手置于冰水中 15 ~ 20 分钟。

（6）超短波疗法无热量，对置法，每次 10 分钟，每日 1 次，10 次为 1 个疗程。

（王镜海）

第五节 断肢（指）再植

一、断肢（指）再植的定义及类型

（一）断肢（指）再植的定义

断肢（指）再植是指失去血液供应的完全或不完全离断肢体（手指），通过显微外科手术重新接回原位，恢复血液循环，使之成活并恢复一定功能的高精细度手术。

（二）断肢（指）再植的类型

断肢是指四肢大肢体的创伤性离断。断指是指掌指关节以远的手指离断。根据离断的程度或创伤的性质分类如下。

1. 按肢体离断的程度分类

（1）完全性离断。伤肢（指）的远侧部分完全离体，无任何组织相连，或只有少量组织相连，而这些组织清创时必须切除者。

（2）不完全性离断。伤肢（指）的断面有骨折或脱位，相连的软组织少于该断面总量的1/4，主要血管断裂或栓塞；或伤肢（指）的断面只有肌腱相连，残留的皮肤不超过周径的1/8，其余血管组织完全断裂，而伤肢（指）远侧部分无血液循环或严重缺血，不缝接血管将引起肢体（手指）坏死者。

不完全性肢体（手指）离断易与严重的开放骨折合并血管、神经、肌腱损伤相混淆。后者由于相连的组织较多，尚保留一些侧支循环，不吻合血管也能成活。即使需要进行血管修复重建其血液循环以保证远端肢体（手指）的成活，这种损伤也不能称为不完全性离断。但是，在再植手术上不完全性离断并不比完全性离断容易，因为不完全性离断的肢体（手指）往往是由于钝器伤所致，断面残差不齐，创伤范围广泛，所以再植的难度较大。

2. 按肢体损伤的性质分类

（1）切割性离断。多为手或前臂的离断伤。一般由利刀、电锯、机床等锐器致伤。断肢（指）的神经、血管、肌肉、骨骼以及皮肤等组织均在同一水平离断，周围组织的损伤较轻，再植的成功率较高。

（2）撕裂性离断。常由机器皮带卷入时牵拉致伤。断面极不规则，皮肤严重撕脱，肌肉常在腱腹交界处撕断。血管、神经往往发生长段的牵拉伤，血管外观尚好，而内膜却发生损伤。

（3）挤压性离断。机器、重物挤压致伤，离断的平面不规则，组织损伤严重。骨折常为粉碎性。浅静脉挫伤严重，再植肢体的静脉回流受到影响。

（4）爆炸性离断。离断的肢体断面不整齐，组织损伤极为严重，失活组织较多，再植成活率低，易感染。

二、断肢（指）的现场急救与离体肢体保存

（一）断肢（指）再植的现场急救

首先注意患者的全身情况，根据意识、脉搏、呼吸、血压等判断有无休克或合并颅脑、胸、腹部等重要脏器损伤，应以抢救生命为主。

现场急救时若断肢（指）仍在机器中，切勿强行将肢体拉出或将机器倒转，以免增加损伤；应立即停止机器转动，设法拆开机器，取出断肢（指）。

肢体（手指）完全离断者，一般血管回缩后可自行闭塞，离断的近侧端应用清洁敷料加压包扎就能止血，如断肢（指）残端有搏动性出血，现场如有条件，可用止血钳夹住血管断端，但不可钳夹血管过多，以利血管吻合。最好不用止血带，对必须使用止血带者，应记录应用的时间，每小时放松1次。放松时，用手指压住近心端的动脉主干，以减少出血。对于大部分离断的肢体（手指），在运送前，应使用夹板固定伤肢（指），以避免在转运时进一步损伤组织。

现场初步处理后要将患者和断肢（指）尽快、安全地送到有条件再植手术的医院。较大的肢体离断，失血量多，途中应注意平卧、保暖、给热饮料等抗休克措施，并要建立静脉通路，继续观察伤员的全身情况和局部渗血情况。

（二）离体肢体的保存

随着医学的发展，断肢（指）再植的成活率越来越高，断（指）能否再植成活，虽然与显微外科技术有关，但合理的保存断肢（指）是保证再植成活的先决条件。如果保存得当，运送及时，则可提高手术成功率，减少伤残。

伤后如短时间内能得到治疗者，可将离断的肢体（手指）用无菌纱布或清洁的敷料包扎后同患者一起送往医院。如果患者需要远距离的转运时，需要将断肢（指）进行良好保存。除非断肢（指）污染严重，一般无须冲洗，最好用干燥冷藏的方法保存起来，即用无菌或清洁敷料包扎好，放入塑料袋中后，再放在加盖的容器内，外围充以冰块（若一时无冰块，则可用冰棒代替），但勿使断肢（指）与冰块直接接触，以防冻伤。不要用任何液体浸泡断肢（指），以免组织细胞水肿、变性，失掉再植条件。如果是多指离断，应将断指清创后置于冰箱内冷藏，不能放入冰冻层以免冻伤断指，冷藏前标记好每个手指，按手术需要依次取出，以减少热缺血时间。

断肢（指）离体时间越久，成活越困难，应尽量缩短断肢（指）的断血时间，最好争取在伤后8小时内恢复肢体（手指）血运。低温（2～4℃）条件下可延长24小时，也有断血36小时再植成功的报道。

三、断肢（指）再植的手术原则和术前准备

（一）断肢（指）再植的手术原则

原则上一切离断的肢体（手指）只要条件许可均应进行再植，但对具体病例尚应考虑如下因素。

1. 患者全身情况

患者能否耐受手术创伤性断肢（指），除了切割伤外，常是因爆炸、挤压、车祸、挫裂伤等，往往合并创伤性休克及胸、腹、脑等重要脏器损伤，尤其是肢体高位损伤的患者。处理这样的患者一定要把握救命第一、兼顾肢体的原则，绝不能为了肢体再植而牺牲患者的生命。在诊断、处理时，既要注意局部情况，更要有全局观点，故对断肢（指）患者必须全面检查，了解其他部位损伤的程度。如有颅脑、胸部、腹部等重要部位的合并伤或已休克，则不能进行再植手术。必须首先积极处理好重要脏器的损伤以及积极治疗休克，断肢（指）可暂时冷藏保存，待患者全身情况好转，并可耐受手术后再慎重进行再植手术。在注意患者全身情况的前提下，即使有不危及生命的合并伤也可暂缓处理，但应争取时间积极进行断肢（指）再植术。对一些创伤重、全身情况一时难以纠正的病例，应放弃肢体（手指）的再植手术，切不可贸然行事，否则可能导致全身情况恶化，甚至死亡。有严重的心脏、肾脏、肝脏病变，有严重的高血压、感染、血管硬化以及全身出血倾向者，均不宜行断肢（指）再植手术。

2. 伤员的年龄

断肢（指）患者绝大多数为生产与生活劳动中的青壮年，对伤肢（指）的外形及功能要求较高，迫切希望再植接活一个外形美观、功能恢复良好的肢体（手指），以便从事社交活动及生活劳动。老年人断肢（指）要考虑到有无伴有老年性疾病、身体功能障碍、能否耐受长时间的手术及术后较长时间卧床与制动、术后能否适应抗凝、抗痉挛等药物的应用。如果身体条件允许、患者本人要求迫切，可以考虑再植手术。小儿由于年龄小、适应性及塑造性强，断肢（指）再植术后肌腱、神经、骨骼能获得良好的结果，容易使各部分发育良好。任何能够再植的部分都应进行再植，并竭尽全力保证再植肢（指）成活，绝不能轻易放弃再植，以免遗留终身残疾，由此带来严重生理影响和心理上的痛苦。

3. 功能重建的必要性

断肢（指）再植的目的不仅是要接活，更重要的是恢复肢体功能。如估计到再植后功能不能恢复，则不宜再植。如上肢的功能主要在于手的握、捏、持物等，这些功能是假肢很难替代的。因为目前的假肢仅仅是装饰性的，没有运动与感觉功能，因此对上肢的离断再植应积极进行，只要足够切除伤段组织，进行缩短再植，仍可恢复一定的功能。与上肢不同，下肢的功能主要是直立与行走，只要保留髋关节与股骨上中段，安装假肢即可获得

满意的功能。若缩短太多，即使存活，也不能负重行走，又给安装假肢带来困难。因此对骨骼缩短过多及肌肉、神经损伤过重的下肢离断再植需慎重。在两下肢小腿低位同时离断，如条件允许，可同时分组尽快再植。当两侧肢体破坏性离断，如有一侧远端相对完整而不能原位再植时，可将其移位再植到另一下肢，来保留一个自体的下肢。

临床上断指发病率高于断肢，多个手指的离断较单个手指的离断要多见。多个手指离断对手的功能影响最大，应尽量争取再植。如远端指间关节以远的手指离断，只要再植存活，就给伤指带来一个有指甲的指端保留了较佳的外形，应尽可能再植。中节手指离断，只要近指间关节活动正常，即使不修复肌腱也常能发挥较好的功能。而接近掌指关节的手指离断，除了修复神经、血管外，还需要很好地修复伸屈肌腱，否则就不可能获得良好的功能。如果掌指关节已有损伤，手指损伤又严重，即使离断的手指远端比较完整，再植后的功能恢复常常欠佳。一个僵直而太短的手指还可能影响手部外形。但是如4个手指全部离断，即使掌指关节破坏了，也尽可能地再植4个全部离断而短小的手指。有4个短小而稍有活动的手指，不仅在功能上，而且在外形上要比没有手指的手要有用、美观得多。拇指的功能占整个手的50%，因此，当拇指离断时，只要能再植就应该再植，能再植的部分只要能成活，长一点，功能就会多一点。如拇指轧碎不能再植，示指离断，条件较好，可将示指移位再植于拇指位上。总之，当决定是否要对断指再植时，应根据手部的全部伤情，从功能和外形两方面来考虑。

4. 局部有无条件进行再植术

（1）血管床的完整性：血管床的完整性是肢体再植成活的基本条件，切割伤或整齐的辗轧伤血管床一般较完整，再植成活率高。当断肢（指）的完整性破坏严重且广泛时，如肢体碾轧粉碎不能重建血液循环，或挤压伤后，外形有时虽然正常但血管床已破坏，肢体（手指）皮下有青紫瘀血斑，即使再植也往往失败。断肢（指）保存不好，直接浸泡于低渗、高渗、凝固性消毒溶液中，液体即可进入血管引起软组织及血管床内膜的损伤，从而丧失再植的机会。

1）判断血管床的方法。①观察肢体（手指）表面有无红线症、瘀斑症，这是血管广泛撕脱伤后血管壁破损，血液渗于皮下所致；②观察血管断面有无内膜与肌层剥离现象，内膜与肌层剥离是血管壁受牵拉后损伤的表现；③进行2%普鲁卡因肝素溶液灌注试验，用平针头插入动脉断端后，缓慢注入2%普鲁卡因肝素溶液5～10 mL。血管床正常时注入1～2 mL液体即可见静脉有积血溢出，随后溢出液体逐渐变清。

2）血管床损害时的表现。注入时阻力大，静脉无积血溢出，肢体（手指）逐渐肿胀。以上表明血管床破坏，注入液体进入组织内，对血管床损伤的肢体（手指）是否进行再植应谨慎考虑。

（2）神经的连续性。周围神经的主要功能是传递信息，为此必须与中枢神经保持连续性。如有的上肢撕脱全断，神经自椎间孔内离断无法修复，即使血管接通肢体成活，也不能恢复功能，反成累赘，丧失再植的实际意义，因此不能再植。然而对周围神经的撕裂伤，在神经进入肌腹处撕裂，某块或某组功能相同的肌肉失去神经支配，以往认为神经及肌肉的功能不能恢复，就不能通过肌腱转移来重建功能，而不考虑再植。由于显微外科手术的进展，可进行带神经血管的游离肌肉移植和带神经血管的游离骨、肌肉、肌腱、皮肤复合组织的移植来重建功能。因此，对于上述情况的病例就可以考虑再植手术，然后通过二期显微外科手术，行带血管神经的复合组织移植来重建肢体的功能。

（3）肌肉的活力性。肌肉是肢体活动的动力，是高耗氧的组织，对缺血特别敏感，再植前应充分估计离断肢体中肌肉的活力性。因为失去活力的肌肉组织，再植后不仅毫无功能，反而易发生坏死、释放毒素及继发感染，最终导致肢体再植失败，甚至还会发生危及生命的毒血症及败血症。因此，对广泛肌肉挫伤的断肢应慎重考虑再植指征。

5. 再植的时限与环境温度

肢体（手指）离断时间过长，因缺氧等原因，细胞变性、分解，最后形成不可逆性改变。即使再植后血流恢复，肢体（手指）仍不免坏死。特别是肌肉组织对缺血的耐受性较差，组织在缺氧和分解过程中产生大量毒素，吸收入血后可引起严重中毒，甚至死亡。因此，时间因素是重要的。在考虑时间因素的同时，应把环境温度等影响因素考虑在内。当肢体（手指）离断后，组织细胞并非立即死亡，仍能依靠组织内残存的营养物质进行微弱的新陈代谢。环境温度越高，组织细胞的新陈代谢就越旺盛，断肢（指）缺血耐受时间就越短。相反，环境温度低，新陈代谢减慢，断肢（指）缺血耐受时间就相应延长。总之，目前还没有一个绝对的再植时间限度，应根据具体情况，将各种影响因素综合起来，作出正确的判断。过去有学者提出超过6小时就不能再植的观点，经实践证明是错误的。有许多再植成功的病例，都超过了6小时。对经过低温保存、离断平面较低的断肢，再植的时间指征可以适当放宽，但不能没有限度。缺血时间过长，组织已发生较明显的变性、坏死的肢体，强行再植可以危及生命，应视为禁忌。

6. 技术条件

应有经过专门训练、具备丰富的专业知识和熟练的操作技巧的人才以及必需的设备条件，方能实施再植手术。否则应迅速送到有条件的医院，避免或减少因技术原因造成的再植失败或再植成活后肢体无功能恢复等问题。

（二）断肢（指）再植的术前准备

（1）患者进入急诊室后，医师应迅速了解受伤经过，根据病史和检查结果，作出较准确的估计。

（2）密切注意观察全身情况，及时测量体温、脉搏、呼吸、血压。合并有颅脑、胸腹等其他部位的损伤，应先处理全身情况，然后行再植手术。同时，可将离断肢体（手指）先送手术室，经过刷洗、消毒，用无菌巾将其包好，保存在 2 ～ 4℃冰箱中备用。

（3）立即建立静脉通路，并保证其畅通。必要时给予输血，以补充血容量。

（4）注意观察断肢（指）近端的伤口渗血情况，若有活动性出血应先止血，对使用止血带的患者，应注意记录使用及放血时间。

（5）要亲切、耐心地做好患者的思想工作，以缓解患者的紧张情绪和增强其对手术的信心，以便患者在长时间的手术过程中和一系列的术后处理中能够紧密地配合。

（6）断肢（指）的近段和远段应摄 X 线片，了解骨折或脱位情况。

（7）断肢（指）患者应根据伤情做化验检查，如血常规、血型、凝血系列、输血前三项等检查。配好适量同血型血备用。

（8）破伤风抗毒素 1 500 U 肌内注射。

（9）术前留置导尿管。

（10）脱去或剪去创伤部位的衣服，对局部进行清洗、剃毛、消毒。通知手术室立即做好断肢（指）的清创与再植手术的器械准备。断肢（指）再植是一综合性的外科手术，除了准备常用的骨科器械外，还要准备显微外科器械和缝合肌腱、血管、神经的针线。在药物方面，如肝素、抗生素、抗凝药和血管扩张药等也应备齐。

（11）麻醉的选择。根据患者的部位不同，可选用不同的麻醉方法。上肢的离断，常采用高位硬膜外麻醉或臂丛麻醉。下肢的离断，常采用硬膜外麻醉。但在小儿和不合作的患者可采用全身麻醉。良好的麻醉具有一定的预防和解除血管痉挛的作用。

四、断肢（指）再植术后并发症的防治

断肢（指）是一种严重的损伤，加上长时间的麻醉和手术，大量的输液、输血，以及损伤反应等因素的影响，术后可能发生各种并发症，危及患者生命或再植肢体（手指）的成活。因此，术后处理是断肢（指）再植成功或失败的一个重要环节。

（一）全身并发症的防治

1. 血容量不足

断肢（指）患者血容量不足的主要原因是失血。血容量减少，不但可引起休克，危及生命，而且可因周围血管收缩，引起再植肢体（手指）的血管痉挛和血栓形成，导致再植失败。因此，术后必须密切观察脉搏、血压、尿量、颈静脉充盈、断肢（指）的皮温、颜色及毛细血管充盈时间等。如收缩压在 13.3 kPa（100 mmHg）以上，尿量＞ 30 mL，锁骨上可见到颈外静脉，断肢（指）红润和温热，毛细血管充盈时间不超过 2 秒，说明血容量正常。如出现血容量不足，治疗主要是输液和输血，补充血容量，并根据血红蛋白、红细胞比容的测定，及时输血。切忌应用升压药，特别是去甲肾上腺素，以免引起周围血管收缩，导致吻合口血栓形成。

2. 急性肾衰竭

对有长时间休克的，或断肢缺血时间较久、有组织变性的，或断肢平面较高、有大量肌肉损伤的患者，在断肢重建血液循环以后，应特别警惕急性肾衰竭的发生（表现为尿少、尿闭、血红蛋白尿、尿比重低、血尿素氮升高、血钾增高等）。对此并发症应着重预防，如及时纠正休克，严格掌握断肢再植的适应证，彻底清创，切除一切失活的肌肉，切开筋膜减压，以及术后适当输液，静脉滴注呋塞米，加速有毒物质的排泄，以防止急性肾衰竭的发生。一旦发生，则应积极治疗，如限制入量，控制高血钾，纠正酸中毒及氮质血症等。如无好转，继续保留断肢将危及患者生命，应尽快解脱再植的肢体。

（二）局部并发症的防治

1. 血液循环障碍

（1）局部血液循环的观察。一旦发生血液循环障碍应及时找出原因迅速处理，阻断病变的发展，以免贻误时机形成不可挽回的血管危象。对血液循环的常用观察指标如下。

1）皮肤颜色及指腹的形态。皮肤红润、指甲粉红、指腹丰满，说明血液循环良好。动脉供血不足则皮肤及指甲苍白，指腹干瘪。如静脉回流差，皮肤及指甲颜色青紫，皮纹浅或消失，断肢（指）肿胀，甚至出现水疱。

2）肢体位置改变时的皮肤颜色。测定动脉供血情况的简易方法是将患肢抬高5 ~ 10分钟后放平，一般在4 ~ 6秒内变红，如迟迟不变红则认为动脉供血不足。

3）毛细血管充盈时间。正常供血的再植肢体（手指）皮肤色泽红润，轻压迫皮肤时呈苍白色，移去压迫后2 ~ 3秒内皮肤颜色转红润，此称为毛细血管充盈时间正常。如动脉供血不足则充盈时间延长，动脉栓塞时没有血供，皮肤无血色，压迫后无褪色现象，毛细血管充盈消失；静脉血栓形成时，早期充盈时间缩短，后期消失。

4）皮肤温度测定。测定时应在相同的环境条件下与健肢（指）的对应点相比较，患肢（指）侧常较健肢（指）侧高1 ~ 2℃（室温25℃）。动脉供血不足或静脉回流不足，均可早期测出皮肤温度下降。

5）针刺与小切口放血。用针刺指端或在手指末节侧面做0.3 ~ 0.5 cm的小切口，根据有无渗血、渗血的量以及渗血的颜色来判断血液循环的情况。如针刺或小切口渗血缓慢为动脉痉挛；如切开后切口处缓慢渗出暗紫色少量血液，逐渐减少，提示动脉已栓塞；针刺或小切口快速流出紫红色血液，逐渐变为鲜红，提示动脉供血良好，静脉回流障碍。

6）超声多普勒测定肢体（手指）血液循环。比较健侧和患侧动脉多普勒信号的音量大小与振幅的高低来推测血流通畅情况。突然发生的循环危象大多数是由血栓形成引起，也可渐渐发生，表现为供血不足，一般为血管痉挛引起。断肢（指）再植循环危象一旦发生，首先需迅速判断为动脉危象还是静脉危象（表5-4），然后进一步鉴别是血管痉挛或是血栓形成（表5-5）。

表5-4 动脉危象与静脉危象的表现

项目	动脉受阻	静脉受阻
指甲颜色	苍白	发紫
指腹	瘪陷	丰满、膨胀
皮肤皱纹	加深	不明显或消失
肢体抬高	皮肤出现花斑	皮肤不出现花斑
皮肤温度	下降	下降
脉搏	减弱或消失	存在
毛细血管充盈时间	延长	缩短
超声多普勒	音量与振幅减弱或消失	音量与振幅减弱或消失
指端渗血	减少或不出血	较多为紫红色

表5-5 血管痉挛与血栓形成鉴别

项目	血管痉挛	血栓形成
病因	管壁受机械、化学、温度等刺激	管壁粗糙，血流缓慢，血液质改变
病理改变	管腔缩小，部分或全部闭塞	管腔内被血栓阻塞
应用解痉药物	有效	无效
按摩	可能有效	有害（栓子可能挤向远侧血管床难以取出）
局部加温	有帮助	有害（增加代谢、氧耗）
指端小切口	可能有少量血水溢出	不出血
高压氧	有效	无效
处理方法	先行保守，严密观察	一经确诊早期手术探查
手术发现	吻合口远近端血管均变细，血管近端喷血少	吻合口近端血管扩张，吻合口阴影增深，有实质感，远端血管变细，无搏动，管腔内有血栓，在血栓以下切断不喷血

（2）血管危象的处理。

1）消除造成血管痉挛的因素。①寒冷要注意保温，最好使室温保持在25℃左右，无条件时局部可用烤灯照射保温；②疼痛和机械刺激要适当给镇痛剂，加强制动，必要时给予亚冬眠疗法；③血容量不足尽快补足有效血容量；④炎症刺激要及时控制感染，消除压迫及刺激因素；⑤药物的影响要禁用血管收缩药物及刺激小血管的药物；⑥血管痉挛如为血管痉挛应立即解痉，吸烟可引起血管痉挛，应禁止吸烟。

2）动脉危象。主要表现包括皮肤及指（趾）甲苍白，指（趾）腹干瘪，毛细血管充盈时间延长，皮温下降，常比健侧低 3～5℃，针刺指（趾）端或在指（趾）的侧面做一小切口无鲜血外溢。如出现上述现象，应首先怀疑动脉痉挛，立即肌内注射罂粟碱 60 mg，注意保温及镇痛处理；对小儿可给予冬眠 4 号使其持续处于亚冬眠状态；由心理因素引起的，在做好心理护理的同时手法按摩解痉效果好。一般痉挛经过处理后 20～30 分钟即可缓解，皮肤由苍白转为红润，恢复张力，温度回升，出现毛细血管反应。经上述处理，又经延长观察时间，症状仍无改变，应怀疑动脉栓塞，须立即手术探查。

3）静脉危象。主要表现包括皮肤颜色青紫，皮纹浅或消失，毛细血管充盈时间缩短，针刺或切开时渗血多，色暗红，断肢（指）肿胀，甚至出现水疱。静脉管壁平滑肌稀少，而口径相对较大，痉挛不会引起回流严重障碍，因而临床所见的静脉危象均为栓塞所致。静脉危象的原因以吻合口质量差、静脉损伤处清创不彻底及缝合处皮肤过紧引起压迫而引起。若为静脉栓塞，均需将栓塞段切除，然后重新吻合，静脉如有缺损，须移植修复。另外，断指再植时无合适的静脉吻合而仅吻合动脉，如手指末节断指再植，其处理方法：①小切口放血＋局部应用肝素，在再植指的侧面做一小切口，用一个肝素浸润棉球置于小切口上，使小切口处于持续渗血状态，颜色由暗紫转红润即可停用；②小切口放血，5% 葡萄糖注射液 500 mL＋肝素 12 500 U 24 小时持续静脉滴注，将患者的凝血时间延长至正常人的 2～3 倍，使小切口保持持续渗血状态。

（3）解痉及抗凝治疗。常用的药物有妥拉苏林 25 mg，每 6 小时肌内注射 1 次；罂粟碱 30～60 mg，每 6～8 小时肌内注射 1 次；潘生丁 25 mg，每日 3 次口服；丹参注射液 4 支加入 500 mL 低分子右旋糖酐中静脉滴注，每日 2 次；肠溶阿司匹林，每日 0.3～1.0 g，分 3 次口服；低分子量肝素 2 500 U 皮下注射，每日 2 次。

2. 断肢（指）肿胀

断肢（指）再植后远侧部发生进行性肿胀，它是威胁肢体（手指）成活的主要原因之一。肿胀一般在 10～14 日后逐渐消退。断肢（指）肿胀的原因有下列几点。

（1）静脉回流不足。常由血管本身的因素或血管外因素引起。血管本身因素可为静脉吻合数量不足、静脉痉挛、吻合口狭窄、血栓形成、血管扭曲等。血管外因素可为缝线、血肿、关节附近的支持带、肿胀的肌肉、皮肤缝合过紧、石膏压迫、包扎过紧等压迫静脉所致。

（2）清创不彻底。断面有坏死组织残留而引起周围组织的炎症反应，或创伤组织反应性肿胀。

（3）再植肢体（手指）的断面不缝接的动静脉未进行结扎。血液循环重建后，引起这些小血管出血；也可因组织未缝合，形成无效腔，渗血淤积，形成血肿。

（4）离断肢体（手指）缺血时间过长。可造成组织不同程度的变性，这种变性造成相应的细胞肿胀和组织间隙的水肿。

（5）其他。局部创面的感染、动脉与静脉缝接错误、淋巴回流障碍、体位不当等，均可引起肿胀。

再植肢体（手指）肿胀程度的判定，可根据皮肤的皱纹、肢体外形与周径的变化来决定。

在断肢（指）再植手术过程中，精确地多缝接一定比例的静脉、彻底清创、细微结扎出血点、消灭无效腔、注意引流等，手术后肢体（手指）肿胀就比较轻，血液循环状态比较稳定。对于一些损伤比较严重、缺血时间较长的病例，应做预防性深筋膜切开减压术，同时采用白蛋白、能量合剂等治疗措施，可以较快地改善血液循环，有效地防止和减少肢体（手指）肿胀。

如果术后发生明显的肢体肿胀，应仔细寻找原因，注意检查患者体位及石膏包扎、伤口缝合是否过紧。如术后形成血肿已压迫静脉，应及时拆除几根缝线，并清除血肿，细致止血。必要时对静脉进行探查，如静脉血栓形成，则应切除后重新缝合。只要动脉供血和静脉回流保持通畅，10 ~ 14 日后近端的淋巴管再通，肢体的肿胀即可逐渐消退。

3. 伤口感染

肢体（手指）离断是一种严重的开放性损伤，伤口常有较严重的污染，并且存在着挫伤而失活的组织。伤口感染可引起血管壁的坏死、破裂出血而使手术失败，严重者还会引起败血症，危及患者生命。为了预防感染的发生，应注意以下几点。

（1）手术前。应重视断肢（指）的保存与残端的保护，用无菌敷料妥善包扎。

（2）手术时。强调细致彻底地清创，清创器械应当与再植手术器械分开，清创完成后，重新铺盖无菌巾，并更换手术衣和手套。对有皮肤缺损的创面，应当用游离皮片或皮瓣覆盖。对不能消除的无效腔，可在封闭的切口内进行连续吸引，外加适当的压力，直至无效腔闭塞。一般的伤口均应放置橡皮引流条。

（3）手术后。应将患者安置在特别病房，严格消毒隔离制度，防止交叉感染。一旦感染形成，应对局部伤口进行良好的引流，引流切口应远离血管、神经的吻合部位。如有皮肤坏死，应及时切除，尽早植皮，以消灭创面。如有血肿，应及时清除。如有脓肿，应及时引流，清除坏死组织，采用合适的抗生素局部湿敷。经细菌培养和药敏试验后，应调整合适的抗生素全身应用。注意全身支持治疗，必要时可多次少量输入新鲜血和血浆。预防伤口感染的关键在于彻底清创。术后除预防性应用抗生素外，还应密切观察伤口。

五、断肢（指）再植术后的康复

断肢（指）再植成活后常遗留有关节挛缩、肌肉瘫痪、肌腱粘连、感觉恢复不良等问题，严重时使肢体（手指）成活而无功能，其实际价值不如前臂分叉术或装配适当的假肢。因此，除提高手术质量外，进行系列的康复治疗十分重要。断肢（指）再植术后的功能恢复是一个困难的过程，必须使患者及时稳定情绪，正视现实，建立恢复功能的信心，做好从事长期功能锻炼的思想准备，以求功能的最大恢复。

康复治疗是综合应用于骨折、神经损伤及肌肉肌腱损伤后康复的各种操作方法和手段，其中以功能锻炼为主，辅以必要的支具，这是肢体创伤功能康复中最为重要的环节。理疗的应用很广泛，为了消肿，改善患肢血液、淋巴循环，减轻肌萎缩、关节挛缩和组织粘连，可选用直流电离子透入、超短波、微波、超声、音频及肌肉电刺激等疗法。治疗时，应注意骨折部存在金属内固定时局部不能做高频电疗，做微波辐射时局部需以铅板遮盖，感觉丧失区域需谨防烫伤。血液循环恢复不完善时，热疗的使用应加以控制，避免因局部温度过于升高而加重组织缺氧。术后应根据组织愈合与修复的过程，正确选择与实施不同的功能康复方法。

康复程序以前臂离断再植为例，大致如下。

（一）心理康复

虽然再植手术已获成功，但外伤对患者来说仍是一个非常可怕的经历。此外，再植后肢体外形的不足和部分功能的丧失，不可避免地在患者心中留下阴影。患者的心理需要一个较长时间的调节，才能真正接受这些变化。认识到这点是非常重要的，因为功能康复在很大程度上受患者的精神状态影响。医护人员和家属都应有积极的姿态，促使患者多想"留下什么"，而不是沉浸在"失去了什么"的痛苦之中。

（二）功能康复

1. 早期康复

断肢再植成活后组织愈合过程正在进行，此期康复治疗的任务是减轻肌萎缩与关节挛缩，促进组织愈合，保持全身健康。术后应将患肢固定于功能位，抬高患肢，并用近端按摩、理疗等方法进行积极的消肿治疗，按照肌腱修复后的原则，做掌指及指间关节的被动活动度练习，即在使手指的一个关节屈（或伸）时保持其他关节伸（或屈），以免牵拉愈合中的肌腱。做肩部助力运动及肘部屈伸肌等长练习。强调早期下床活动。

2. 中期康复

术后 3～4 周软组织基本愈合，骨折部固定良好时，进行未被固定关节的活动度练习。近端以主动运动为主，远端以被动运动为主，特别注意掌指关节屈和指间关节伸，以及拇指外展和对掌活动度。做近端肌肉主动及抗阻运动，断端以下肌肉做传递冲动练习及肌肉电刺激疗法，尽可能减缓其萎缩。做扩大肌腱活动度的练习，是为了牵拉缝合的肌肉肌腱向远端滑动，可做腕、掌指及指间各关节同时过伸及同时屈曲的被动活动。为了牵拉肌肉肌腱使其向近端滑动，只能依靠近端相应肌肉的主动用力收缩和电刺激。

3. 晚期康复

骨折愈合、外固定去除后，通常存在关节活动度受限、肌腱粘连及肌肉瘫痪与萎缩、皮肤感觉障碍等问题，关节活动度障碍以离断处远端最近的关节（即桡腕关节）为重。恢复伤区关节活动度常是患者的第一个要求。轻度的关节活动度障碍经过主动、助力及被动运动练习，可以逐步消除。存在较牢固的关节挛缩粘连时，做关节功能牵引，特别是加热牵引，可能是目前最有效的方法。关节活动度练习前做适当的热疗也可增强练习的效果。治疗中宜经常做关节活动度检查，以观察疗效，进步不明显时需考虑改进操作方法。最后如关节活动度停止进步，应根据实际功能恢复程度采取相应对策，如对日常生活及工作无明显妨碍，可结束康复疗程；如仍有明显影响，则应考虑施行关节松动术。术后早期开始关节活动度练习及连续被动运动，以防止再次粘连。在麻醉下使用手法松动关节，虽常有成功的报告，但有很大的风险。因为关节活动度严重受限时，其关节内外挛缩及粘连组织的牢固程度，往往超过骨质疏松的松质骨，手法很可能会造成骨骺端骨折或撕脱骨折，这种"意外"临床上屡见不鲜。而能够顺利撕断挛缩粘连组织的，一般是在关节活动度练习，特别是在关节功能牵引下完成。这样既可恢复关节活动度，又避免了新的创伤，显然较麻醉下手法松动术更为合理。经过系统关节活动度练习，相对容易取得进步。肌腱粘连使肌腱活动度受限较难消除，往往需要进行后期松解术。由于神经损伤致使肌肉功能恢复不易，特别是手内部肌肉，一般不能恢复，常需要进行拇指对掌成形手术，把拇指固定于对掌位，然后利用前臂的指屈、伸肌群完成抓握动作，以恢复手的基本功能。

手部功能恢复不完善时，为了恢复日常生活活动能力，可使用特殊改制的用具，如为匙子、牙刷、梳子等安上较粗、较长或特殊形状的柄，在笔杆上装上套圈或弹性夹具，将其固定于手掌上等，带这类用具进行日常生活活动能力训练。

（三）感觉训练

手的感觉恢复顺序是痛觉、温度觉、32 Hz 振动觉、移动性触觉、恒定性触觉、256 Hz 振动觉、辨别觉。当痛觉或振动觉恢复后即开始感觉训练，感觉可以通过学习而重建，但感觉训练常需利用眼的帮助。感觉训练是再植肢体（手指）术后特有的训练治疗项目，感觉训练的次序依次为保护觉、定位觉、形状觉、织物觉、脱敏训练。

1. 保护觉的训练

保护觉的训练不仅为了恢复保护觉，而且为了教会患者代偿的能力。包括针刺觉、深压觉、冷热觉等。训练的方法是在一安静的室内进行，让患者闭眼，用各种尖锐物品轻刺患者的手部或给予冷热刺激，然后让患者睁眼看清刚才所给予的刺激是针刺、冷或热，如此反复进行。

2. 定位觉的训练

时间是在患者恢复针刺觉和深压觉后，方法为用指尖或橡皮头敲击患者的掌侧，让患者用健手示指指出敲击的部位，回答不正确时让患者睁眼学习如此反复进行。

3. 形状觉的训练

方法与定位觉类似，让患者闭眼触摸不同大小、形状的木块并进行描述、比较，回答不正确时就睁眼再感觉一次，如此反复，再逐步过渡到辨别生活中的实物和各种形状的物体。

4. 织物觉的训练

让患者先触摸粗细相差极大的砂纸，再触摸粗细差别较小的砂纸，进而过渡到不同的织物如毛皮、丝织品、羊毛、塑料等。

5. 脱敏训练

再植肢体（手指）术后，常因神经病变等而触觉过敏。先用较轻柔的物品如毛、棉等轻轻摩擦过敏区 10 分钟或至皮肤麻木无感觉，1 小时后重复此项操作，适应该项刺激后再增加刺激物的粗糙程度如改为绒布、粗布、麻布等，最后用叩击和振动刺激。

（王镜海）

第六节　肩袖损伤

一、概述

（一）定义

肩袖损伤又称回旋肌套损伤，是以肩部疼痛、压痛，活动时加重、弹响，肩关节功能明显受限为主要表现的疾病，久者可伴有冈下肌等肌萎缩。

肩关节疼痛及功能障碍是肩关节疾病患者来院就诊的常见原因。其中 17% ~ 41% 的患者最终被证实为肩袖损伤。肩袖损伤的诊断比较复杂，故一部分患者常被误诊为肩周炎。目前肩袖损伤主要依靠临床症状、肩关节特殊检查及辅助检查等。

（二）病因、病理

对肩袖损伤的病因有退变学说、血运学说、撞击学说及创伤学说 4 种主要论点。退变学说认为，随年龄增长，肌腱退化变性可出现肌腱部分断裂及完全性断裂，引起肩袖损伤。血运学说认为，冈上肌肌腱远端 1 cm、冈下肌肌腱远端 1.5 cm 等区域为乏血管区，是诱发肩袖损伤的重要因素。撞击学说认为，约 95% 的肩袖断裂是由于撞击引起，包括冈上肌肌腱、肱二头肌长头腱及肩峰下肌腱等部位的撞击性损伤。创伤学说作为肩袖损伤的重要病因已被广泛接受。劳动作业损伤、运动损伤及交通事故都是肩袖创伤的常见原因。

肩袖病变主要包括肌腱炎伴或不伴有钙化的退行性改变及肌腱撕裂、挫伤、出血等。其中，大部分是磨损改变或者肌腱退变，小部分为肩袖撕裂属急性外伤。

肩袖损伤的病理分期可分为 3 期。

Ⅰ期：主要表现为肩袖尤其是冈上肌肌腱的水肿和出血，在年龄小于 25 岁的有症状患者中较为典型。

Ⅱ期：炎症继续发展，更多的纤维组织形成，即纤维变性和肌腱炎，以 25 ~ 40 岁患者多见。

Ⅲ期：部分或完全性肩袖撕裂，主要是 40 岁以上患者。

肌腱钙化是肩袖损伤较常见的征象之一，它可以发生在肩袖的任何部位，其中约 90% 发生在冈上肌肌腱。肌腱发生退变后可导致钙质沉积，当钙化物增大则可引起肩峰下滑囊出现炎性反应，呈急性发病，形成钙化性肌腱炎。

（三）临床表现

1. 症状和体征

患者多有外伤史，以 45 岁以上男性体力劳动者和运动员多见。患者疼痛主要表现为肩关节外侧部和上臂外侧持续性钝痛，可放射至颈部、前臂桡侧手指。局部温度高时肩部变热、痛阈降低，故夜间因被窝内温度高而疼痛加重。

2. 体格检查

查体可在肱骨大结节及其后、下缘检出深压痛，肩峰下、冈上肌也有明显压痛。患者多伴有肩关节活动受限，疼痛以外展高举 60° ~ 120° 时最为严重。因在此范围内，冈上肌肌腱止点处被挤压在肩峰和肱骨头之间，超过此范围则疼痛减轻或消失。在 0° ~ 60° 时，肌腱未被挤压；120° 以上时，大结节已经深入到肩峰下也不被挤压，所以只在 60° ~ 120° 时疼痛最为明显，故称为疼痛弧。病程长的患者，肌纤维束的体积变小，力量减弱，多呈失用性萎缩。

3. 辅助检查

X 线检查多无异常改变，病程长者可显示晚期骨关节的继发性改变，如骨质疏松、密度不均也可显示肌肉、肌腱钙化和骨化影。

二、康复治疗

（一）康复目标

肩袖损伤康复的主要目标是提高关节活动度，防止粘连性关节滑囊炎，加强肩关节周围肌肉力量，降低应激性反应等。

（二）康复操作方法

1. 一般疗法

对于急性损伤的患者应充分制动、休息。需将上臂外展 30° 予以制动，使肩袖肌松弛，使之得到充分的休息。短期制动待肿胀缓解后进行功能锻炼。

2. 常用药物疗法

疼痛明显的患者可口服非甾体抗炎药如美洛昔康、塞来昔布及活血化瘀类中成药，以达到抗感染、消肿、止痛的效果。

3. 物理因子疗法

损伤较轻的患者在休息制动期间可适当配合物理因子治疗以改善临床症状。常用物理因子疗法包括冷疗法、中频电疗法、低频电疗法、超短波疗法、超声波疗法等。

4. 痛点阻滞

寻找痛点，针对性进行阻滞治疗，阻滞药物要注射到痉挛的肌束、变硬的条索内。也可进行肩胛上神经阻滞，以缓解疼痛。

5. 手术疗法

对于上述治疗效果不理想者，可在肩关节镜下进行微创治疗。

（郭兴富）

第六章 颈肩腰腿疼痛

第一节 肩关节周围炎

一、概述

（一）定义

肩关节周围炎又称"冻结肩""五十肩""漏肩风""粘连性关节囊炎"等，是指肩关节及其周围的肌腱、韧带、腱鞘、滑囊等软组织的急、慢性损伤或退行性变，致局部产生无菌性炎症，从而引起肩部疼痛和功能障碍为主的一种疾病。本病的好发年龄在 50 岁左右，女性发病率略高于男性，多见于体力劳动者。有自愈的倾向，预后良好，少数患者可自然缓解。

（二）临床表现

1. 症状

（1）肩部疼痛初期为阵发性疼痛，以后疼痛逐渐加剧，呈持续性，气候变化或劳累常使疼痛加重，疼痛一般位于肩部前外侧，也可扩大到枕部、腕部或手指，有的放射至后背、三角肌、肱三头肌、肱二头肌及前臂前面。肩部偶然受到碰撞或牵拉，常可引起撕裂样剧痛。疼痛常呈昼轻夜重，多数患者常诉夜间痛醒，无法入睡，尤其不能向患侧卧位。

（2）局部怕冷患肩怕冷，不少患者终年用棉垫包肩，即使在暑天，肩部也不敢外露。

2. 体征

（1）肩关节活动受限肩关节向各方向活动均受限，以外展、前屈、内旋、外旋更为明显。当肩关节外展时出现典型的"扛肩"现象，特别是梳头、穿衣、洗脸、叉腰等动作均难以完成，屈肘时手不能摸到同侧肩部。

（2）肩关节周围压痛多数患者在肩关节周围可触到明显的压痛点。压痛点多在结节间沟、肩峰下滑囊、喙突、冈上肌附着点等处。

（3）肌肉痉挛与萎缩三角肌、冈上肌等肩周围肌肉早期可出现痉挛，晚期可发生失用性肌萎缩，出现肩峰突起，上举不便，后伸不能等典型症状，此时，肩关节功能受限加重，疼痛症状反而减轻。

3. 影像学检查

（1）X 线平片可表现正常，也可出现冈上肌腱钙化、肱骨大结节处密度增高影、关节间隙变窄、骨质疏松等现象。

（2）关节造影可显示肩关节腔减小。

（3）MRI 检查可发现病变部位软组织的特异性改变。

（三）临床分期

1. 早期（凝结期）

此期以疼痛为主，主要以肱二头肌长头肌腱、冈上肌腱、肩峰下滑囊、关节腔等处表现突出。肱二头肌肌腱伸展时，有不适及束缚感，肩前外侧疼痛，可扩展至三角肌止点。

2. 中期（冻结期）

以肩关节活动受限为主要表现。随着病变的加剧进入冻结期，关节周围肌肉、肌腱、滑囊、关节囊广泛粘连，关节间隙狭窄。

3. 恢复期（解冻期）

炎症消退、疼痛缓解、粘连松解，肩关节功能逐渐恢复正常，少数患者遗留一定程度的功能障碍。

二、康复治疗

（一）物理治疗

1. 物理因子治疗

主要通过电、光、声、磁、热等物理因子的作用，使神经兴奋性降低、传导速度减慢，提高细胞膜的通透性，使开放的毛细血管增多，改善肩部血液循环，增强营养和代谢，达到镇痛、消肿、松解粘连、降低肌张力、缓解痉挛、软化组织的作用，恢复肩关节的正常功能。针对肩周炎的不同时期，选择合理的物理因子治疗，以最大限度地解决患者的痛苦。

急性期治疗以改善局部血液循环、缓解肌肉痉挛、减轻炎性水肿及镇痛为原则。可选择微波、中频电疗、超声波等。慢性期治疗以改善局部血液循环、镇痛、松解粘连的关节，促进肌力和肩关节功能的恢复为原则。可选择穴位敷贴、微波、超声波药物导入、红外线、干扰电、蜡疗、温热磁疗方法等。

2. 运动疗法

肩周炎早期的运动疗法可以减轻疼痛、保持关节活动度、预防关节粘连，并能够防止肌肉萎缩；慢性期的运动疗法有助于恢复肌力、松解粘连、增加关节活动范围。

关节活动度的训练宜尽早、缓慢、轻柔、最大限度地活动，包括主动训练、主动—辅助训练及被动训练。可利用肩梯、肩轮、吊环、单杠、拉力器等主动训练肩关节。Maitland、Mulligan 等关节松动技术，以及整骨等手法技术也被广泛应用于临床。关节松动术在早期应用时，因患者疼痛剧烈，应多用Ⅰ级手法，即在肩关节活动的起始端小范围地松动；在中期，因肩关节活动受限，多用Ⅱ级、Ⅲ级手法。Maitland 关节松动术通过关节生理、附属运动方向上的滑动、摆动等，松解关节周围及关节内的粘连，保持组织的延展性，从而恢复关节的功能。

此类操作方法，对于合并肩关节半脱位或严重骨质疏松的患者应慎用或禁用。

（二）药物治疗

1. 口服药物

非甾体抗炎药为最常用的药物，如选择性 COX-2 抑制剂和对乙酰氨基酚等药物；另外，还可以应用缓解肌肉痉挛药物。

2. 外用药物

可选用各种局部止痛的擦剂或膏贴。

3. 药物注射疗法

常用糖皮质激素和止痛药物，可选取痛点局部注射、关节腔内注射等方法。

（王镜海）

第二节　慢性腰腿痛

一、概述

慢性腰腿痛是指腰腿部的慢性疼痛，为多种疾病的共有症状，也是多数急性腰腿痛的最终结局，其病因复杂。发病率很高，患者大多长期腰腿部隐痛或胀痛，行走、受凉后加重，同时伴有腰部形态的改变与功能障碍，影响日常生活、工作和劳动。近年来，国内外十分重视慢性疼痛的康复。在对慢性腰腿痛患者进行康复时，应明确病因与诊断，并进行功能评定，根据不同的功能状态，进行相应的康复治疗。

二、康复评定

1. 关节及肌肉功能评定

（1）脊柱活动度测量。常用量角器检查法和皮尺测量法。慢性腰腿痛患者常有腰椎生理前凸增大、减少，甚至反弓，或出现侧凸、前屈、后伸、左右侧屈和旋转的活动受限。

（2）徒手肌力检查。

（3）梨状肌紧张试验。有 2 种检查法。第一种是患者取俯卧位，患者屈膝 90° 向外后蹬小腿，检查者一手按其骶部，另一手抓住踝部对小腿施加阻力，出现臀部及下肢痛为阳性；第二种是患者取仰卧位，患肢伸直后主动内收内旋，若出现臀部及下肢痛为阳性，说明坐骨神经在梨状肌下口处受损或挤压。

2. 神经功能检查

（1）腱反射。腰椎节段病变引起对应反射径路障碍，表现为腱反射减弱或消失，如 L_3 水平椎管内病变，常影响 L_4 神经根而使膝反射减弱或消失，L_5/S_1 椎间盘突出症可影响 S_1 神经根造成跟腱反射减弱或消失。上述腱反射异常可因较高部位马尾神经引起，故需综合考虑。

（2）感觉检查。腰椎节段病变引起对应支配区感觉障碍。如 L_4 神经根受压时，小腿前内侧及膝前感觉异常或减退；L_5 神经根支配小腿前外侧及足背内侧感觉；骶神经根受刺激则累及小腿后外侧踝及足外侧缘。

（3）直腿抬高试验。仰卧，两腿伸直，检查者一手扶患者患膝使腿伸直，另一手把同侧踝部徐徐上举，引起下肢放射痛为阳性，记录抬高度数。直腿抬高至 30° 时，坐骨神经紧张，并可将 L_5、S_1 神经向下拉伸并前移 0.2 ~ 0.8 cm，从而引起疼痛。直腿抬高试验使坐骨神经紧张，也对腰骶髂关节和腰部肌肉产生牵拉和扭转而引起疼痛，故检查时应排除此两种情况，两者疼痛部位不同。

（4）直腿抬高加强试验（Bragard 征）。也称 Sicads 征。上述直腿抬高引起疼痛时，再适当放低检查的下肢并将足背屈，能加重疼痛时为阳性。用以区别腘绳肌紧张，因直腿抬高时牵拉腘绳肌引起不适或疼痛，但是背屈并不增加疼痛。

（5）股神经紧张试验。患者俯卧，检查者一手固定患者骨盆，另一侧上肢环抱患侧膝部，手放在大腿前面，将大腿强力后伸（膝部屈或伸），如出现大腿前方放射痛即为阳性，常提示股神经根（L_2、L_3、L_4 神经根）有受压。

3. 特殊检查

（1）盘腿试验。又称"4"字试验。患者仰卧，屈膝并髋外旋关节，将足跟置于对侧膝部，也称跟膝试验，一手下压屈曲的膝部，另一手压对侧髂前上棘，如出现屈膝侧臀部、骶髂关节或骨盆前部疼痛为阳性，常提示髋关节病变、骶髂关节病变或耻骨炎。

（2）骶髂关节分离试验。又称床边试验（Gaenslen 征）。患者仰卧，尽量靠床边，患侧靠床边，双手将健膝抱紧，尽量屈曲髋膝关节贴近腹壁。检查者双手扶患者双膝，将患侧下肢置于床下，将双膝向相反方向分离，如骶髂关节出现疼痛即为阳性。

（3）挤压分离试验。患者仰卧，检查者两手分别按压两侧髂嵴，向外分离或向内挤压骨盆，引起疼痛为阳性。也可侧卧下压髂骨嵴。

（4）仰卧挺腹试验。分 4 步进行，依次操作，一旦出现阳性就不必再进行下一步检查。①患者仰卧，两手置于腹部，以后枕部及两足为着力点，将腹部及骨盆用力向上挺起，出现腰痛及患肢放射痛为阳性（同三点拱桥式姿势）；②患者仍保持挺腹姿势，深呼吸后停止呼吸约 30 秒，患肢有放射痛为阳性；③在挺腹姿势下用力咳嗽 3 下，出现患肢放射痛为阳性；④在挺腹姿势下，检查者用两手加压两侧颈静脉，患肢出现放射痛为阳性。该试验机制主要是增加腹内压来增加椎管内压，刺激有病变的神经根，引起腰腿痛。

4. 疼痛评定

常用的疼痛评定方法有两种：直接法和间接法。

（1）直接法。直接给患者以某种致痛性刺激，进行痛阈测定。观察刺激达何种强度或持续多长时间患者才首次报告痛反应；继续刺激，观察何种强度或什么时候患者才作出不能忍受的表示，即耐痛阈测定。此两者方法能较客观地检查疼痛；在临床体检中压痛检查依然是可靠的诊断方法之一。压力测痛计是将弹簧或液压的力通过表或数字定量。当外力达到一定强度（数字）时，患者出现疼痛反应，此时定为痛阈。继续加至不可耐受时，即为其耐痛阈。

（2）间接法。常用的有简式 McGill 疼痛问卷、日本骨科学会的下腰痛评价表以及视觉疼痛模拟评分。

5. 步态检查

椎管狭窄症患者可有典型的间歇性跛行，并常须腰椎维持于相对屈曲的姿势。其他的下腰痛患者连续步行后也会表现相应步态。

（1）拘谨步态。腰部板直或过度后伸，迈步缓慢、谨慎，或两手叉腰，或需人搀扶，常见于急性腰扭伤、椎间盘突出症或肌筋膜炎较重者。

（2）蹒跚步态。行走时两腿僵硬乏力，步态不稳似醉汉，常见于脊髓病变，如肿瘤结核、脊髓型颈椎病等影响脊髓功能。

（3）傲慢步态。挺胸凸腹，步履缓慢僵硬，腰臀部摆动幅度小，上肢位置靠后摆动小，常见于强直性脊柱炎或脊柱结核患者。

三、康复治疗

腰腿痛的病因多种多样，因此康复治疗应针对病因进行。不同病因采用不同的操作方法，临床上主要采用以下操作方法。

（1）手法治疗。

（2）物理治疗。

（3）牵引治疗。

（4）局部封闭。

（5）肉毒素注射。

（6）药物治疗。

（王镜海）

第七章　脊柱与关节疾病

第一节　脊柱裂

一、概述

脊柱裂是指身体后正中线上骨（脊椎骨）和神经（脊髓）由于发育障碍所致愈合不全的状态。它是一种骨骼、神经系统的先天性发育畸形。

脊柱裂主要分为脊柱潜在畸形而无症状的隐性脊柱裂及临床有明显症状的囊性脊柱裂。此病隐蔽患者较多，故发病率难以统计。囊性脊柱裂在临床上最常见，发病率与人种有关，白种人较多发。以欧洲北部为例，发病率在 4‰，日本则为 0.3‰，中国为 0.2‰ ~ 1‰。囊性脊柱裂患儿自然病死率很高，残存患儿也多遗留严重的后遗症，如脑积水性痴呆、下身瘫痪和大小便失禁等，常不能生活自理。

二、诊断要点

根据临床表现、脊柱 X 线摄片，诊断即可确立。

（一）临床表现

1. 囊性脊柱裂

出生后在背部中线有一囊性肿物，随年龄增大而增大，体积小者呈圆形，较大者可不规则，有的基底宽阔，有的有一细颈样蒂。表面皮肤可正常，或菲薄易破，或有深浅不一的皮肤凹陷，啼哭或按压囟门时，囊肿的张力可能增高；若囊壁较薄，囊腔较大，透光试验可为阳性。脊髓、脊膜膨出者均有不同程度的神经系统症状和体征，可表现为程度不等的下肢弛缓性瘫痪和膀胱、肛门括约肌功能障碍。

2. 隐性脊柱裂

在背部虽没有包块，但病变区皮肤常有片状多毛区或细软毫毛，或有片状血管痣等。大多数无任何症状，少数可有腰痛、遗尿、下肢无力等。某些患者在成长过程中，排尿障碍日趋明显，直到学龄期仍有尿失禁，这是终丝在骨裂处形成粘连紧拉脊髓产生的脊髓栓系综合征。

（二）辅助检查

1. 脊柱 X 线摄片

可见棘突、椎板缺损，穿刺囊腔抽到脑脊液。

2. MRI 检查

可见到膨出物内的脊髓、神经，并可见到脊髓空洞症等畸形。

三、功能评定

（一）运动障碍

脊柱裂造成的主要障碍是运动功能障碍，这种障碍与截瘫平面密切相关，所以对截瘫平面的判定是对脊柱裂患儿评价的基本点，可作为预后预测、分析肢体畸形、决定康复治疗措施的依据。

截瘫的运动障碍与支配肌肉的脊神经有一定的相互关系，是评价的重要内容。

此外，脊柱裂患儿发生下肢畸形和关节挛缩也较多见，畸形发生与瘫痪平面具有对应关系，应进行评价。第 3 腰髓平面，髋关节可以发生麻痹伴髋关节脱位；第 4 腰髓平面，髋关节可发生麻痹性髋关节半脱位及足内翻畸形；第 5 腰髓平面，产生以足内翻为多发的各种足畸形；第 1 骶髓平面，产生平足畸形；第 2 骶髓平面，产生爪状趾畸形。

（二）步行障碍

脊柱裂患儿由于脊髓及神经的损害，造成截瘫平面以下的运动功能障碍。截瘫平面不同步行的障碍程度也不同，可根据 Hoffer 步行能力分级分为 4 级。

1. 无行走能力

无实际行走可能。在应用长下肢矫形器（附带骨盆带）及拐杖的前提下可做步行动作，但仅有治疗意义（如防止骨质疏松、压力性损伤等并发症），是一种治疗性步行。平时只能借助轮椅移动。截瘫平面相当于第 2 胸髓至第 1 腰髓。

2. 非功能性步行

训练时可借助下肢矫形器、拐杖等进行训练性步行。此种步行是康复治疗及防止并发症所必要的，而且行走不能长时间、长距离地进行，在日常生活中，移动时仍需使用轮椅。截瘫平面相当于第 1、第 2 腰髓。

3. 家庭性步行

于室内借助矫形器可以行走，室外活动则需使用轮椅。截瘫平面为第3、第4腰髓。

4. 社会性步行

借助下肢矫形器可以在室内、户外进行行走活动，是功能性步行，有实用价值，其行走能力及耐力均达到较高程度，可步行参与某些社会交往活动。相应节段为第4腰髓至第3骶髓。

（三）脑功能障碍

患儿可患有脑积水或小头畸形，因脑发育不全或脑萎缩而出现脑功能障碍的征象（脑征）。主要表现为智力落后；严重脑积水患儿头围可超过正常小儿1倍，由于压迫脑组织而影响智力的一定的脑功能。个别严重患儿合并痉挛性脑性瘫痪，小头畸形患儿脑功能障碍常比脑积水患儿更严重。

评价时除对头颅畸形情况进行临床检查判定外，应进行小儿智商测定及言语能力等的测定。

四、常用临床处理

（一）终止妊娠

妊娠16～18周抽取羊水检测甲胎蛋白，如呈阳性反应，即表明胎儿有严重脊柱裂畸形而应予以流产。

（二）囊肿切除

对囊性脊柱裂肿物上皮肤完整无神经症状、短时间内无破裂危险的，可在半岁左右手术切除。当肿物中心外皮很薄，随时有破溃危险或发现刚刚溢液而立刻就诊者，则应尽早手术。对局部已破溃感染或成为肉芽面者，必须积极用抗菌药物湿敷，争取早日形成瘢痕愈合，然后手术切除。

（三）脑积水的处理

行侧脑室—腹腔引流术，手术将脑室置一软性导管经皮下引入腹腔，使脑脊液通过导管流入腹腔，从而减轻脑组织受压及损害。

（四）脊髓栓系综合征的治疗

对出现进行性运动、感觉及排尿、排便功能障碍的患儿要考虑到脊髓栓系综合征（TCS）的可能。可通过磁共振成像检查确诊。

目前操作方法是对确诊者行手术切断紧张的脊髓马尾终丝，松解粘连的脊髓和脊神经，可望解除症状并防止病情进展。

五、康复治疗

（一）康复治疗目标

康复治疗和训练的主要目标：首先训练患儿自己控制大小便，以利正常生活和学习；其次训练提高自我保护能力，防止压力性损伤等并发症的发生；最后是采取综合康复措施补偿小儿功能缺陷，充分发挥肢体残余功能的代偿作用，使其重建运动功能，达到自己移动和行走，实现自我料理，独立生活，重返家庭和社会，参加学习、工作，享受正常人所具有的生存权利目标。

（二）康复治疗原则

（1）预防躯干、髋关节、膝关节和足部的变形与挛缩。

（2）增强未受损肌肉的肌力，借助矫形器保持发育。至3岁后头围多可自然停止增大，保留立位。

（3）为了生活自理和重返社会，应借助拐杖和矫形器行走，借助轮椅进行移动。

（4）对于膀胱障碍者，应指导其应用压迫法排尿、间歇导尿和自己间歇导尿，养成不同年龄段定期排尿的生活习惯。

（5）定期泌尿外科门诊随访，定期尿常规和膀胱功能检查。

（三）不同年龄期的康复操作方法

1. 新生儿期

（1）闭锁术后，立即进行物理治疗。

（2）双下肢弛缓性瘫痪，髋关节应取屈曲、外展、外旋位，保持双下肢良肢位并进行关节活动度训练。

（3）膀胱障碍者应用压迫法排尿。

2. 婴儿期

（1）鼓励患儿俯卧位，目的是获得上肢与躯干的支撑。

（2）翻身、双手支撑、坐位、四爬位等发育阶段，应保持相应的姿势。

（3）四爬位时，应保持髋关节的稳定。

（4）膀胱障碍时，应接受泌尿外科医师的指导。

3. 幼儿期

（1）重点是借助拐杖和矫形器进行站立与步行训练。

（2）对于膀胱障碍者，培养其良好的生活习惯，根据膀胱功能状态进行间歇性导尿，入学前应能自己间歇导尿。

（四）其他方法

（1）可采用神经发育学疗法及诱导疗法等运动疗法进行功能训练。

（2）矫形器的应用：①保持立位训练稳定的矫形器；②腰髓水平损伤，借助脊柱长下肢矫形器、骨盆带长下肢矫形器；第3腰髓水平以下损伤，借助短下肢矫形器，第4腰髓水平以下损伤借助矫形鞋；③躯干不能支撑或体弱的患儿，借助坐位保持器具和躯干矫形器，预防和改善脊柱后凸和侧凸。

（吴　洪）

第二节　脊柱侧凸

脊柱侧凸是临床上常见的脊柱畸形，轻度的脊柱侧凸通常没有明显的临床症状和躯体畸形；严重的脊柱侧凸会影响儿童及青少年身体的生长发育，出现身体畸形，甚至影响患者的心肺、脊髓功能。轻度的脊柱侧凸通过康复治疗可以取得良好的效果，严重者需要手术治疗，早期发现、早期康复是脊柱侧凸防治的重要手段。

一、概述

（一）定义

脊柱侧凸是指脊柱在冠状面上向侧方的弯曲，常伴有水平面上的椎体旋转和矢状面上的生理弧度改变，是一种脊柱的空间三维畸形。正常的人体脊柱在冠状面呈一条直线，没有向左或向右的侧凸。国际脊柱侧凸协会定义的脊柱侧凸标准为：应用 Cobb 法测量，在患者全长站立 X 线正、侧位片上的脊柱侧凸角度 ≥ 10°，即可称为脊柱侧凸症。

（二）流行病学特点

目前，根据脊柱侧凸的发病原因，主要分为特发性脊柱侧凸（IS）、先天性脊柱侧凸（CS）、神经肌肉性脊柱侧凸（NS）3 种类型，其中特发性脊柱侧凸是最常见的一种类型，约占到全部脊柱侧凸患者的 80%。据相关调查，青少年特发性脊柱侧凸（AIS）是儿童肌肉骨骼系统疾病中最常见的畸形之一，占青少年总数的 2% ~ 3%，占脊柱侧凸患者总数的 80% 以上。我国青少年脊柱侧凸的发病率约为 1.02%，胸段和胸腰段分别占所有脊柱侧凸的 34.7% 和 33.1%，腰段和双弯分别占到 17.7% 和 10.1%；女性患病与男性患病比率为 1.54，女性患者明显多于男性患者，并且在 14 ~ 15 岁人群中患病率最高。

（三）病因和发病机制

在临床中，脊柱侧凸又可分为非结构性脊柱侧凸和结构性脊柱侧凸两类。

1. 非结构性脊柱侧凸

主要由于姿势不正、癔症性、神经根刺激等因素引起，如髓核突出或肿瘤刺激神经根引起的侧凸。此外，腰腿疼痛、双下肢不等长、髋关节挛缩、炎症刺激等因素，也可以导致脊柱侧凸的发生，一旦病因去除后，脊柱侧凸即可恢复正常。

2. 结构性脊柱侧凸

根据发病的原因，可分为特发性脊柱侧凸、先天性脊柱侧凸、神经肌肉性脊柱侧凸、神经纤维瘤病合并脊柱侧凸、间充质病变合并脊柱侧凸、骨软骨营养不良合并脊柱侧凸、脊柱外组织挛缩导致的脊柱侧凸、营养不良性脊柱侧凸等类型。其中，特发性侧凸发病原因尚不明确，近年来国内外学者从遗传学、生物化学、生物力学、内分泌及代谢系统异常、中枢神经系统异常、结缔组织异常等多个角度开展了特发性脊柱侧凸的发病机制研究，但所获得的研究证据仍不确切；先天性脊柱侧凸主要由于脊柱在胚胎时期发育不完善，出现脊椎分节不完全、一侧有骨桥或一侧椎体发育不完全，甚至混合有上述两种因素，造成脊柱两侧生长不对称，继而发生脊柱侧凸；神经肌肉性脊柱侧凸主要是由于神经或肌肉方面的疾病，导致人体肌力不对称，尤其是脊柱两旁的肌力和肌肉不对称，导致脊柱侧凸的发生。

此外，如骨折、椎板切除术后、脊柱滑脱，先天性腰骶关节畸形、风湿病、骨感染、肿瘤及肿瘤放疗后等因素，均可引起脊柱侧凸的发生。

（四）临床表现

1. 脊柱侧凸畸形

主要表现为脊柱偏离中线，双肩高低不平，肩胛骨一高一低，弯腰时双侧背部不对称等。

2. 疼痛

慢性疼痛是成人脊柱侧凸患者的常见症状，并且与侧弯严重程度有关。在青少年及儿童患者中，疼痛症状较为少见，需要注意发现是否存在潜在的病理变化，如肿瘤或感染等。但对于任何脊柱侧凸的患者，出现疼痛时都应该认真分析疼痛的部位、性质、强度和持续的时间等，以辨别疼痛产生的具体原因。

3. 心肺功能异常

严重的脊柱侧凸患者，可出现心肺功能的障碍，在临床中需要注意询问患者是否存在呼吸短促、心悸、容易疲劳、耐力下降等症状。

4. 神经系统和肌肉功能异常

部分脊柱侧凸患者会出现平衡功能降低、肌肉紧张或无力、感觉缺失等神经功能异常或肌肉病变；多数患者存在骨盆不对称、下肢不等长，甚至出现髋关节脱位等症状。

二、康复评定

在临床中，对脊柱侧凸的患者，除了详细询问患者的病史、症状，还要认真地进行体格检查、影像学评定、心肺功能评定和生活质量评定等，以全面评定和判断患者的病情。

（一）体格评定

1. 常规体格检查

主要评定患者的肌力、耐力、感觉、平衡、协调、活动范围、反射、灵活性，以及穿衣、洗脸等日常活动能力。

2. 直观脊柱检查

嘱患者脱掉上衣，暴露脊柱，分别在站立位、双侧卧位和俯卧位观察患者的脊柱，以及双侧肩锁关节、锁骨上窝、髂前上棘、腰凹和骨盆的对称性，臀沟的偏移程度，是否存在肋骨畸形、双下肢不等长。

3. 前屈弯腰试验

患者面向医师站立，双足并拢，双膝伸直，上肢自然下垂，中指对准脚尖，向前缓慢弯腰 90°，医师双眼平视，从患者脊背呈切线位的角度，观察患者脊背部是否对称，如有脊柱侧凸畸形（即一侧隆起）则为阳性。

（二）影像学评定

运用 X 线、CT 等影像学检查手段，可以准确诊断脊柱侧凸的类型和严重程度，帮助医师及患者选择操作方法和判断疗效。在影像学评定中，重点评价以下内容。

1. 脊柱侧凸角度

常用的方法有 Cobb 法和 Ferguson 法，目前国际脊柱侧凸协会确定采用 Cobb 法为标准进行测量：拍摄标准脊柱全长的 X 线正位片，先确定某段脊柱侧凸的上下端椎，沿上下端椎的上缘或下缘做切线，此两切线各自垂线的交角即 Cobb 角，又称为主曲线角度。当 Cobb 角 ≥ 10° 时，即可诊断为脊柱侧凸。

2. 脊柱侧凸旋转度

通常采用 Nash-Moe 法，根据 X 线正位片上椎弓根的位置，将脊柱旋转度分为 5 度：0 度，椎弓根对称；1 度，凸侧椎弓根移向中线，但未超出第一格，凹侧椎弓根变小；2 度，凸侧椎弓根已移至第二格，凹侧椎弓根消逝；3 度，凸侧椎弓根移至中心，凹侧椎弓根消逝；4 度，凸侧椎弓根超出中心，接近凹侧。

目前，CT 技术已经广泛应用到临床，在临床中可以充分采用 CT 尤其是三维 CT 等评定技术，准确评价患者的脊柱侧凸程度、椎体旋转程度和脊髓受压情况等。

（三）本体感觉评定

在临床工作中，需要评定患者的平衡功能，分析患者是否有潜在的神经肌肉疾患。有条件的医院和科室，可以对脊柱侧凸患者进行本体感觉评价，判定患者的平衡功能和本体感觉。

（四）肺功能评定

在脊柱侧凸患者中，心肺功能异常是其最严重的并发症，严重的脊柱侧凸患者多伴有胸廓异常，引起肺功能障碍。在临床中，可以通过患者的肺容量测定、肺通气功能测定和动脉血气分析等，评价患者肺功能。

（五）神经电生理学评定

在临床中，可以采用表面肌电图、针式肌电图等神经电生理学评定技术，评价患者脊柱两侧的肌肉功能和神经功能等，确定患者是否存在神经肌肉功能异常。

（六）社会行为和心理学评价

在日常生活中，脊柱侧凸的患者普遍面临就业困难、结婚困难、心理自卑和生活质量降低等问题，需要通过社会行为学、心理学和生活质量的评价，评定患者在社会生活中存在的障碍。

三、康复治疗

脊柱侧凸治疗的主要目的是让侧凸畸形得到最大限度的矫正，并使之在矫正位置上保持不再继续发展，一般需要根据患者的年龄、侧弯部位、侧弯程度、进展情况，以及有无并发症等，选择合理的治疗方案，常用的操作方法有非手术治疗和手术治疗两种。其中，已形成的严重脊柱侧凸畸形，并有明显的并发症患者，对症治疗后不能明显缓解，一般考虑外科手术治疗，以矫正患者的脊柱畸形，重新稳定脊柱。非手术的康复治疗，主要根据患者脊柱侧凸 Cobb 角的大小进行选择：Cobb 角 ≤ 25°，一般不需要特殊的治疗，在日常生活中注意姿势矫正并配合矫正体操训练即可，注意每隔 4 ~ 6 个月进行定期随访；25° < Cobb 角 ≤ 30°，除上述干预方法外，需要佩戴矫形支具；Cobb 角 ≥ 45°，可考虑选择矫形手术治疗。

此外，在康复治疗过程中，还需要注意患者的年龄情况以及发展趋势，例如，青少年脊柱侧凸的患者，即使 Cobb 角 < 20°，但还有较长的生长发育期，需要积极进行干预和矫正；对于成人患者，虽然 Cobb 角接近 30°，但已经停止发育，若没有明显临床症状，积极进行体操矫正和定期复查即可，可不需进行治疗。

（一）运动疗法

1. 矫正体操

矫正体操是治疗脊柱侧凸的重要方法，其原理是通过增强凸出一侧的骶棘肌、腹肌、腰大肌和斜方肌等肌肉的肌力，调整脊柱两侧的肌力平衡，牵拉凹侧的挛缩的肌肉韧带组织，从而矫正畸形。同时，练习矫正体操，对提高患者的体质水平、改善心肺功能和提高生活质量均具有促进作用。

矫正体操一般包括牵拉训练和肌力训练，牵拉训练主要是通过上肢、下肢的体操动作带动脊柱的运动，以矫正不同节段的脊柱侧凸，例如左上肢上举，使肩带向右侧倾斜带动胸椎向左突，可以矫正胸椎向右侧凸；提起左下肢，使骨盆向右倾斜带动腰椎向右突，可矫治腰椎左侧弯等。肌力训练主要加强脊柱凸出一侧肌群的力量，一般选择在仰卧位下进行，利于放松脊柱的椎间关节，消除重力负荷，增加脊柱活动范围。如患者仰卧位，对胸段侧凸者让其凸侧的手持哑铃，做该侧的上举训练；腰段侧凸者则在其凸侧的下肢绑缚沙袋，做直腿抬高运动等。

在脊柱侧凸的早期，矫正体操是纠正脊柱侧凸的有效手段，广泛地用于轻度脊柱侧凸的青少年儿童。对于脊柱侧凸较大的患者，矫正体操的作用力减弱，但可以配合矫正支具或其他疗法提高疗效，坚持长期的练习可以缓解脊柱侧凸畸形的发展，预防并发症的发生。

2. 姿势训练

指导患者通过日常姿势控制，保持躯干的挺拔和对称，鼓励患者参加适当的体育锻炼，如慢跑、游泳、扩胸运动、上肢伸展运动、用凹侧手摸高等。在姿势训练时，患者可以利用镜子或便携式姿势反馈装置，进行姿势的自我矫正。

3. 呼吸训练

胸段脊柱侧凸达到 50° 以上且合并椎体旋转的患者，多会出现呼吸困难的症状，在康复治疗过程中，需要将呼吸训练贯穿至所有的运动治疗中，以改善患者的呼吸功能。呼吸训练主要指导患者进行胸腹式呼吸练习，患者吸气时腹部尽量隆起，呼气时腹部尽量回缩，逐渐把胸式呼吸和腹式呼吸相结合，缓慢的腹式吸气后，胸廓完全扩张，之后随着呼气的过程，腹部逐渐回缩，胸廓逐渐回复。胸腹式呼吸训练一般先在仰卧位进行，之后在坐位，最后在站立位下进行。

（二）支具治疗

矫形支具治疗在脊柱侧凸的康复中具有重要的意义，它的主要作用是运动控制、躯干支撑和尽量保持脊柱对称，以防止脊柱侧凸畸形的加重。矫形支具一般分为颈—胸—腰—骶型矫形器和胸—腰—骶型矫形器两种，前者适用于胸椎以上脊柱侧凸，后者适用于胸椎以下脊柱侧凸。

在矫形支具的使用过程中，需要注意以下几个方面。①主要适用于 20° ~ 40° 的轻度脊柱侧凸，婴儿型和早期少儿型的特发性脊柱侧凸；偶尔 40° ~ 60° 也可用支具，青少年型的脊柱侧凸超过 40° 时，不宜支具治疗。②两个结构性弯曲到 50° 或单个弯曲超过 45° 时，不宜支具治疗。③合并胸前凸的脊柱侧凸不宜使用支具治疗，支具可加重前凸畸形，使胸前后径进一步减小。④在穿戴矫形支具的第 1 周内，患者应及时将穿戴后的反应告知治疗师，以作出适应性调整。⑤对矫形支具应该严格遵照规定的时间进行穿戴，定期复查，一般需要戴到骨骼发育成熟之后，至于能否停用应到医院检查，在医师和矫形师的密切观察下，逐步去除矫形支具。⑥随着年龄的增长、体形的变化，应及时更换矫形支具，以保证矫形效果。

（三）物理因子治疗

1. 电刺激治疗

电刺激治疗具有可靠的肌肉增强作用，作用于凸侧的肋间肌和腹壁肌群，使侧弯的脊柱获得矫正力。该疗法主要适用于 Cobb 角度在 20°～40° 的患者，特别是青少年的特发性脊柱侧凸，一般不适用于脊柱发育成熟的患者。

在电刺激治疗中，电极片的放置部位和刺激强度是正确治疗的关键。确定刺激位置时，首先根据脊柱 X 线正位片确定侧凸的顶椎，再找到与此顶椎相连的肋骨，在此肋骨与腋后线和腋前线的交点位置作为放置电极片的中心参考点，电极片距离 6～16 cm，采用矩形波单项系列脉冲，刺激强度一般从 30～40 mA 开始，之后根据患者的耐受程度逐渐增加。电刺激治疗需要长期坚持，在治疗期间需要定期复查，一般在第 1 个月治疗结束后详细检查，以确定治疗是否有效，之后可每 3 个月复查 1 次。

2. 牵引治疗

单纯的牵引治疗不能矫正脊柱侧凸，但可通过牵拉椎旁肌群和脊柱韧带连接结构，防止或减缓脊柱侧凸的加重，或使侧凸得到改善。常用的牵引方法有头颅—股骨牵引或头颅—骨盆牵引，对于轻型的脊柱侧凸也可以采用普通的腰椎牵引或颈椎牵引，以减轻变形椎体对神经的压迫，牵伸脊柱两旁的软组织，缓解由脊柱变形引起的局部疼痛和肌痉挛。此外，牵引也常作为脊柱侧凸的术前准备，一般术前的牵引时间为 2 周左右。

（吕　浩）

第三节　关节脱位

一、概述

关节脱位是指构成关节的上下两个骨端失去了正常的位置，发生了错位。多暴力作用所致，以肩、肘、下颌及手指关节最易发生脱位。关节脱位的表现，一是关节处疼痛剧烈，二是关节的正常活动丧失，三是关节部位出现畸形。临床上可分为外伤性脱位、先天性脱位及病理性脱位等情形。关节脱位后，关节囊、韧带、关节软骨及肌肉等软组织也有损伤，另外关节周围肿胀，可有血肿，若不及时复位，血肿机化，关节粘连，使关节不同程度丧失功能。本节内容主要论述外伤性关节脱位。

（一）分类

（1）按原因可分为外伤性脱位、病理性脱位、先天性脱位和麻痹性脱位。

（2）按脱位程度可分为全脱位和半脱位。

（3）按远侧骨端的移位方向，可分为前脱位、后脱位、侧方脱位和中央脱位等。

（4）按脱位时间和发生次数可分为急性、陈旧性（如脱位3周以上而未复位者）和习惯性脱位（一个关节多次脱位）等。

（5）按脱位是否有伤口与外界相通可分为闭合性脱位和开放性脱位。

（二）临床表现与诊断

外伤性关节脱位只有当关节囊、韧带和肌腱等软组织撕裂或伴有骨折时方能发生脱位。具有一般损伤的症状和脱位的特殊性表现。

1．一般症状

（1）疼痛明显，活动患肢时加重。

（2）肿胀，因出血、水肿使关节明显肿胀。

（3）功能障碍，关节脱位后结构失常，关节失去正常活动功能。

2．特殊表现

（1）畸形。关节脱位后肢体出现旋转、内收或外展和外观变长或缩短等畸形，与健侧不对称。关节的正常骨性标志发生改变。

（2）弹性固定。关节脱位后，未撕裂的肌肉和韧带可将脱位的肢体保持在特殊的位置，被动活动时有一种抵抗和弹性的感觉。

（3）关节盂空虚。最初的关节盂空虚较易被触及，但肿胀严重时则难以触及。

3．X线检查

关节X线正、侧位片可确定有无脱位、脱位的类型和有无合并骨折，防止漏诊和误诊。

（三）并发症

早期全身可合并多发伤、内脏伤和休克等合并伤，局部可合并骨折和神经、血管损伤，应详细检查及时发现和处理。晚期可发生骨化肌炎、骨缺血坏死和创伤性关节炎等，应注意预防。

（1）骨折。多发生在骨端关节面或关节边缘部，少数可合并同侧骨干骨折。

（2）神经损伤。较常见，多因压迫或牵拉引起，如肩关节脱位可合并腋神经损伤，肘关节脱位可引起尺神经损伤等。

（3）血管伤。多因压迫或牵拉引起，如肘关节脱位，可有肱动脉受压。膝关节脱位时腘动脉可受牵拉和压迫，其中少数可有断裂。

（4）骨化性肌炎。多见于肘关节和髋关节脱位后。

（5）骨缺血性坏死。如髋关节脱位后可以引起股骨头缺血性坏死，但多在受伤1～2个月后才能从X线片上看出。

（6）创伤性关节炎。如脱位合并关节内骨折、关节软骨损伤、陈旧性脱位、骨缺血性坏死等，晚期都容易发生创伤性关节炎。

（四）治疗原则

（1）伤后在麻醉下尽早手法复位，适当固定，以利于软组织修复、及时活动，以恢复关节功能。早期复位容易成功，功能恢复好；复位晚则困难大，效果差。复位中切忌粗暴，要注意防止附加损伤，如骨折，血管和神经损伤等。复位必须达到解剖复位，复位后及时正确地固定是保证软组织损伤修复和防止再脱位的重要措施。一般固定3周后，早期活动，以利于功能恢复。

（2）开放复位的适应证。对手法复位失败或陈旧性脱位，特别是合并大血管伤者，应行开放复位，如合并有神经损伤，在手法复位后观察1～3个月，大多数可自行恢复，如神经功能无恢复，即应手术探查神经。

（3）开放性关节脱位的处理。应争取在6～8小时内进行清创术，在彻底清创后，将脱位整复，缝合关节囊，修复软组织，缝合皮肤，橡皮条引流48小时，外用石膏固定于功能位3～4周。

二、肩关节前脱位

肩关节前脱位占绝大多数，多为青壮年和中年人，男性多于女性。

（一）新鲜脱位

1. 伤因和类型

间接和直接外力均可引起，但以间接外力多见。

（1）传达外力。当伤员侧位跌倒时，手掌撑地，躯干向一侧倾斜，上肢呈外展位，在此姿势下，由手掌传至肱骨头的外力可冲破关节囊的前壁，向前脱出至喙突下空隙，形成喙突下脱位，较多见，如外力继续作用，肱骨头可被推至锁骨下部，成为锁骨下脱位，较为少见。极个别外力强大时，肱骨头可冲进胸腔，形成胸腔内脱位。

（2）杠杆外力作用。当上肢过度外展、外旋、后伸时，肱骨头受到肩峰冲击，成杠杆的支点，使肱骨头向前下部滑脱，先呈肩盂下脱位，后滑至肩前部成为喙突下脱位。因肩关节脱位时大结节受牵拉，故常伴肱骨头大结节骨折。关节囊和关节盂唇可自其前面附着处撕脱，有时也可有肱骨头压缩骨折。肱二头肌腱长头有时可滑至肱骨头的后侧，妨碍肱骨头的复位；腋神经或臂丛神经的内束有时被牵移位或被肱骨头压迫，而发生不同程度的神经损伤。直接外力所致脱位，均为外力从肱骨头外后部撞击，使肱骨头向前脱位，但较少见。

2. 症状和诊断

外伤性肩关节脱位均有明显的外伤病史，肩部肿胀疼痛，功能障碍，失去正常的圆形膨隆的外观，变为平坦成角的方肩，伤臂于25°～30°外展固定位不敢活动，从肩峰至肱骨内外上髁测量其长度，较健侧增长，同时肩峰下部空虚。如旋转其肱骨，可在脱位处（如在腋窝、喙突下、锁骨下等）扪到肱骨头。当患侧手掌扶于对侧肩峰时，患侧肘关节的内侧不能与胸壁接触即杜加斯（Dugas）征为阳性表现。X线检查可以确诊肩关节前脱位，并能诊断有无合并骨折。偶尔遇到盂下前脱位的病例与上述喙突下或锁骨下脱位的病例略有不同。盂下脱位的病例，如无骨性交锁存在，肱骨头往往被内收肌牵拉上升，滑至肩胛颈的前方、喙突的下方，转变为喙突下脱位。如有骨性交锁，上臂呈轻度外展，不能与胸壁接触，手掌扪不到对侧肩部，所以不能用杜加斯征来证明脱位，骨性交锁由大结节或盂唇骨折造成。另外注意患肢有无神经、血管损伤的并发症。

（1）神经损伤。在整复前后，最好能检查肢体是否有神经损伤。臂丛内侧束是容易识别的，它可以有手部小肌肉的瘫痪和手与前臂侧的感觉消失。后侧干常以尺桡神经损伤可以有前臂、伸肌的瘫痪和垂腕而识别。较难识别的是臂丛外侧干或腋神经本身的损伤，这是最多见的神经损伤，使三角肌瘫痪，肢体不能外展活动。因神经损伤而引起的肌肉瘫痪应与旋肌袖撕脱而使动作消失作细致的鉴别，旋肌袖损伤很少伴随肩关节脱位。

（2）血管损伤。应检查血管是否被挤压甚至破裂。血管损伤可使手冷和发紫，桡动脉搏动消失。应及时整复，以及时解除对血管压迫，但必须提高警惕，严密观察患肢的血运。

3. 治疗

所有新鲜的肩关节脱位，均应视为急症。在适当的麻醉下，早期进行手法复位固定治疗，整复操作手法要轻柔准确，忌用暴力，以免发生合并伤。常用的复位方法如下。

（1）牵引推拿复位法。患者仰卧位，自伤侧腋下经胸前及背后绕套一布被单，向健侧牵引固定，作为对抗牵引。助手握伤肢腕部及肘部，沿上臂弹性固定的轴线方向（即60°外展位）牵引并外旋。术者用手自腋部将肱骨头向外后推挤，即可使之复位。此法操作简便，效果满意，危险性小。

（2）牵引回旋复位法（Kocher法）。麻醉后患者仰卧位或坐位，操作步骤如下。①术者一手握前臂，使患侧肘关节屈曲至90°，另一手握住上臂远端，使之轻度外展并牵引；②在持续牵引上臂和保持肘关节90°情况下，逐渐将上臂外旋；③在上臂外旋和牵引的情况下，逐渐将上臂内收并推向上方，使肘关节沿胸壁至中线；④使上臂内旋。在以上任何步骤都可能复位，听到响声即已复位。此方法优点是省力，但有引起肱骨外科颈骨折或神经、血管损伤的危险，也有撕裂或撕断肌纤维的可能，故对伴有肱骨大结节骨折或骨质明显疏松者，或脱位后时间较长（超过 24 小时）局部肿胀严重者不适用。

（3）手拉足蹬复位法（Hippocrates 法）。患者仰卧，术者位于患者的患侧，双手握住患者的腕部，将一足蹬在患者患侧的腋窝部（左侧脱位用左足，右侧脱位用右足），使之在牵引的过程中足向外推动肱骨头即可复位。此法简单易行，比较可靠，节省人力，效果较好。但对伴有肱骨大结节骨折者或伴有明显骨质疏松脱钙者有发生肱骨外科颈骨折的可能，因此进行此手法要慎重。

4. 脱位复位后的表现

杜加斯征变为阴性；肩部丰满，与对侧肩部外观相似，方肩变为圆肩；腋窝、锁骨下或喙突下扪不到肱骨头；X 线检查显示肩关节复位。

5. 复位后的处理与康复

经 X 线检查肱骨头复位满意后，上臂放置于内收、内旋、肘关节屈曲 90° 位置，用颈腕吊带将患肢悬吊于胸前 2 ~ 3 周，或用绷带将患肢固定于胸前以加固，去除固定后，行各个方向肩关节锻炼，以防肩关节周围粘连。

（二）陈旧性肩关节脱位

1. 病理变化

一般认为肩关节脱位 3 周以上未复位者称为陈旧性脱位。由于关节脱位 3 周后，关节周围和关节腔内血肿已开始机化，则形成大量瘢痕和骨化组织，脱位时间越久，其瘢痕组织越坚固。同时关节附近肌肉挛缩限制关节复位，其中突出的病理变化如下。

（1）肩关节囊和关节盂被纤维机化的瘢痕组织充填，成为一个坚硬实质的纤维结节，与关节盂、肩袖和三角肌紧密粘连，并且肱骨头被坚强的纤维组织固定在脱位的部位。

（2）挛缩的肩胛下肌、背阔肌、大圆肌及胸大肌阻止肱骨头复位。

（3）三角肌挛缩阻止肱骨头复位。

（4）合并大结节骨折的肩关节脱位，骨折畸形愈合，产生大量骨痂也能阻止关节复位。

2. 治疗

应根据患者的年龄、职业、病理变化及个人要求等仔细研究、区别对待。

（1）手法闭合复位。近几年有对陈旧性肩关节脱位 2 个月以内复位成功的报道。一般讲脱位时间越短，越有利于脱位的复位，但要先行牵引、肩部按摩、摇摆活动、松解粘连，在麻醉下进行牵引推拿手法复位。如能成功，效果比手术复位为佳，但要严格选择病例，掌握适应证，且忌急躁粗暴，以免造成骨折或神经、血管损伤等并发症，加重患者痛苦和给治疗增加新的困难。

（2）切开复位。虽易获得成功，但手术操作困难，术后功能恢复并不满意，因此须严格掌握适应证。

（3）手术适应证。①青壮年患者脱位时间1个月，功能障碍明显或手法复位失败者；②合并神经、血管压迫症状，关节周围有明显骨痂；③大结节骨折，骨块卡于关节盂附近，以及肱骨颈骨折复位困难者。切开复位时，如发现关节软骨面已严重破坏特别是体力劳动者，由于职业上的需要，可行肩肱关节融合术。

（三）习惯性肩关节前脱位的治疗

习惯性肩关节前脱位多见于青壮年，究其原因，一般认为首次外伤脱位后造成损伤，虽经复位，但未得到适当有效的固定和休息。由于关节囊撕裂或撕脱和软骨盂唇及盂缘损伤没有得到良好修复，肱骨头后外侧凹陷性骨折变平等病理改变，关节变得松弛。以后在轻微外力下或某些动作，如上肢外展外旋和后伸动作时可反复发生脱位。肩关节习惯性脱位诊断比较容易，X线检查时，除摄肩部前后位X线检查外，应另摄上臂60°～70°内旋位的前后X线片，如肱骨头后侧缺损可以明确显示。对习惯性肩关节脱位，如脱位频繁宜用手术治疗，目的在于增强关节囊前壁，防止过分外旋外展活动，稳定关节，以避免再脱位。手术方法较多，较常用的有肩胛下肌关节囊重叠缝合术（Putti-Platt法）和肩胛下肌止点外移术（Magnuson法）。

三、肩关节后脱位

外伤性肩关节后脱位罕见，直接或间接外力均可引起。肱骨头冲破关节囊后壁和盂唇软骨而滑入肩胛盂后冈下，常伴有肱骨头前侧凹陷骨折或肩胛冈骨折。

（一）症状和诊断

临床症状不如肩关节前脱位明显，常延误诊断。明显症状为肩峰异常突出，从伤侧的侧面观伤肩后侧隆起，前部平坦，上臂呈内收内旋位，外展活动明显受限，在肩关节后侧冈下可摸到肱骨头。肩部前侧空虚，X线正位片盂肱关节大致正常，仔细看肱骨头呈内旋位，大结节消失，肱骨头与肩胛盂的半月形阴影消失，肱骨头与肩胛盂关系显示移位。X线轴位片显示肱骨头向后移位，肱骨头的前内侧变成平坦或凹陷或肩胛骨骨折，结合肩部外伤史，即可作出诊断。

（二）治疗

新鲜的肩关节后脱位进行手法复位，在适当的麻醉下，患者采用靠坐位或仰卧位，助手用一手向后压住肩胛骨作为固定，另一手用拇指向前下推压肱骨头，术者两手握住伤肢腕部，沿肱骨纵轴轻度前屈牵引，并外旋上臂即可复位。术后用外展架固定3周，加强肩关节功能锻炼。对陈旧性肩关节后脱位一般行切开复位，手术切口自肩峰开始，沿肩峰及肩胛冈下缘向后延伸10～12 cm暴露三角肌，并沿肩峰切断三角肌止点部，然后将冈上肌、冈下肌、小圆肌的腹股沟镰抵止部向上2 cm处切断，即暴露脱位的肱骨头。牵引复位后，缝合切口，术毕 3 周后进行功能锻炼。

（三）肩关节复位或术后的康复

1. 复位或手术后 1 周

此阶段练习要求：练习在无或微痛下进行，动作稍慢有控制。

（1）三角巾悬挂保护固定。

（2）张手、握拳练习。用力张开手掌保持 2 秒，然后握拳至最大力量，保持 2 秒，放松后重复，麻醉清醒后开始，每小时练习 5 ~ 10 分钟。

（3）肱三头肌等长收缩练习。患肢上臂背侧肌肉等长收缩练习，可在健侧肢体协助保护下进行，每组 30 次，每日 3 ~ 4 组。

（4）耸肩练习。耸肩至可耐受的最大力量，保持 2 秒，放松后重复，每组 30 次，每日 3 ~ 4 组。可配合扩胸、含胸等肩关节周围肌肉力量练习。

（5）腕关节主动屈伸练习。尽量大范围活动腕关节，每组 30 次，每日 3 ~ 4 组。

（6）术后 3 日开始，根据情况开始肩关节摆动练习。体前屈（弯腰）至上身与地面平行，在三角巾和健侧手的保护下摆动手臂。首先是前后方向，待适应基本无痛后增加左右侧向，最后增加绕环（划圈）动作，逐渐增大活动范围，但不超过 90°，每个方向每组 20 ~ 30 次，每日 1 ~ 2 组，练习后即刻冰敷 15 ~ 20 分钟。

2. 术后 2 ~ 3 周

继续并加强以上练习，逐渐加大负荷和被动活动的角度。

3. 术后 4 ~ 6 周

（1）继续并加强以上练习。

（2）肱二头肌等长肌力练习。患肢上臂正侧肌肉等长收缩练习，可在健侧肢体协助保护下进行，每组 30 次，每日 3 ~ 4 组。

4. 术后 7 周至 3 个月

此阶段以逐渐恢复关节活动度为主要目的。练习时要求患侧肢体充分放松，练习在无或微痛前提下进行，动作轻柔、稍慢，切忌暴力。

（1）术后 6 ~ 7 周开始尝试去除三角巾保护。

（2）肩关节主动力量练习。①前平举：手臂在体前抬起至无痛角度，不得耸肩。于最高位置保持 2 分钟，休息 5 秒，连续 5 次为 1 组，每日 2 ~ 3 组。力量增强后伸直手臂进行。②侧平举：手臂在体侧抬起至无痛角度，不得耸肩。于最高位置保持 2 分钟，休息 5 秒，连续 5 次为 1 组，每日 2 ~ 3 组。力量增强后伸直手臂进行。

（3）上臂相关肌肉的练习。主动、缓慢，在不增加肩部疼痛的前提下，每组 30 次，组间休息 30 秒，2 ~ 4 组连续进行，每日 2 ~ 3 组。

（4）肩关节各方向活动度练习。

1）仰卧肩前屈。至感到疼痛处保持并轻轻颤动 1 ~ 2 分钟为 1 次，每组 3 ~ 5 次，每日 1 ~ 2 组，并逐渐增加被动活动角度。

2）仰卧肩外展。至感到疼痛处保持并轻轻颤动 1 ~ 2 分钟为 1 次，每组 3 ~ 5 次，每日 1 ~ 2 组，并逐渐增加被动活动角度。

3）仰卧肩上举后伸。至感到疼痛处保持并轻轻颤动 1 ~ 2 分钟为 1 次，每组 3 ~ 5 次，每日 1 ~ 2 组，并逐渐增加被动活动角度。

4）仰卧外展位外旋。至感到疼痛处保持并轻轻颤动 1 ~ 2 分钟为 1 次，每组 3 ~ 5 次，每日 1 ~ 2 组，并逐渐增加被动活动角度。

5）仰卧外展位内旋。至感到疼痛处保持并轻轻颤动 1 ~ 2 分钟为 1 次，每组 3 ~ 5 次，每日 1 ~ 2 组，并逐渐增加被动活动角度。

6）水平内收。至感到疼痛处保持并轻轻颤动 1 ~ 2 分钟为 1 次，每组 3 ~ 5 次，每日 1 ~ 2 组，并逐渐增加被动活动角度。

7）水平外展。至感到疼痛处保持并轻轻颤动 1 ~ 2 分钟为 1 次，每组 3 ~ 5 次，每日 1 ~ 2 组，并逐渐增加被动活动角度。

8）"手背后"。至感到疼痛处保持并轻轻颤动 1 ~ 2 分钟为 1 次，每组 3 ~ 5 次，每日 1 ~ 2 组，并逐渐增加被动活动角度。

5. 术后 4 ~ 6 个月

（1）恢复各方向主动肩关节活动能力，达到正常日常生活行为能力水平。

（2）开始抗阻力量练习。通过哑铃或皮筋提供的负荷实现抗阻力量练习，选用中等负荷（完成 20 次动作即感疲劳的负荷量），20 次为 1 组，组间休息 45 秒，4 组连续练习，每日练习 2 ~ 3 次。方法可继续采用以上所描述的练习，逐渐增加负荷的重量。

6. 术后 7 ~ 12 个月

（1）强化肩关节各方向和活动肌群的肌力。

（2）进行必要的检查，并根据结果决定是否可以恢复正常生活、体力劳动、运动训练及体育比赛。

四、膝关节脱位的复位及康复

（一）膝关节的解剖

膝关节结构复杂，而且损伤机会多。膝关节是由股骨下端、胫骨上端和髌骨，借助关节囊、韧带、半月板和肌腱相连接组成。它的主要功能是负重步行。膝关节位置表浅，负重多，承受杠杆作用力强，故容易损伤。但因膝关节周围有坚强的肌肉、肌腱和韧带保护，造成膝关节脱位是比较少见的。只有在强大的暴力作用下，膝关节周围的软组织几乎被完全破坏时，才能造成膝关节脱位。膝关节脱位的严重性，不仅因关节及其周围软组织损伤广泛严重，而且常合并血管和神经损伤。如延误治疗或处理不当，容易造成不良后果，膝关节脱位合并腘动脉损伤率高达 32%，这和腘动脉的局部解剖有关。腘动脉分支共 30 条以上，其中主要有 5 条关节支，从腘动脉发出后环绕膝关节周围，与其他动脉分支相吻合。从解剖学来看，腘动脉有两个特点：①腘动脉自内收肌裂孔开始至进入比目鱼肌腱弓之前，均被纤维组织固定，同时腘动脉的主要分支也起一定的牵拉固定作用，这就使腘动脉更加紧张地束缚在腘窝内；②腘动脉上端为内收肌裂口，下端达比目鱼肌腱弓部，腘动脉主干位于腘窝深部，紧贴股骨下端、胫骨上端、关节囊与腘肌筋膜之后。如果发生膝关节脱位或骨折，容易并发血管和神经损伤。

（二）伤因与类型

膝部在强大的直接暴力、旋转力和杠杆力的作用下，可造成脱位。根据外力作用和胫骨在股骨下移动的方向，膝关节脱位可分为 5 种类型。

（1）前脱位。多为膝关节强烈的过伸性损伤所致。屈膝时，外力向后作用于股骨下端或外力向前作用于胫骨上端，使胫骨向前移位。这类脱位比较多见，约占 31%，而其中有 38.7% 的伤员合并腘动脉损伤。

（2）后脱位。向后的外力作用于胫骨上端，可造成胫骨向后脱位，约占 25%，居膝关节脱位的第二位，但合并腘动脉损伤高达 45.9%。

（3）外侧脱位。为强大外翻力或外力直接作用在股骨下端，使胫骨向外侧移位，约占 13.5%，居第三位。

（4）内侧脱位。强大外翻压力使胫骨向内移位，这类脱位少见。

（5）旋转脱位。由于强大旋转外力作用的结果，胫骨向两侧旋转脱位，以向后外侧脱位者居多。这类脱位少见。特点是移位幅度较小，很少合并血管与神经损伤。根据膝关节股骨髁与胫骨髁完全分离或部分分离，可将膝关节脱位分为完全脱位和部分脱位。

（三）病理

膝关节完全脱位时，常使关节周围软组织造成严重撕裂和牵扯伤，多为两个十字韧带完全断裂，一侧副韧带和关节囊后部断裂，腘绳肌、腘肌、腓肠肌和股四头肌都可能遭到程度不同的损伤。前脱位和后脱位占整个膝关节脱位的半数以上，而且多伴有腘动脉损伤。尽管腘动脉分支达 30 个以上，关节周围血液循环丰富，但因膝关节骨端分离及其周围广泛的软组织损伤，不仅使腘动脉断裂，也造成腘部许多血管分支的损伤；腘动脉主干断裂后，出血严重，使局部迅速肿胀，形成高张力的巨大血肿，血肿顺膝关节周围撕离破碎的组织间隙扩散，严重压迫膝部血管分支，因而加重了膝部以下肢体的缺血，如不及早手术接通腘部主要血管，多数病例可因肢体坏死而截肢。膝关节脱位还常伴有腓总神经损伤，占 28% ~ 35%，而且多数由于腓总神经广泛撕裂而遗留永久性损伤。膝关节位置表浅，可发生开放性脱位和合并股骨髁部骨折。有时撕裂的关节囊夹在关节间隙内，股骨的一个髁部套在关节囊的裂口上，或嵌入股内侧肌形成的扣孔或裂口内，而影响闭合复位。

（四）临床表现与诊断

有严重膝部受伤史，伤后膝关节剧烈疼痛，膝部畸形、肿胀，关节活动受限。膝关节不全脱位时，畸形可能因局部组织肿胀被掩盖，但只要进行认真的体检便容易发现胫骨髁与股骨髁和髌骨之间的位置异常。由于膝关节韧带广泛撕裂，检查时膝关节有明显异常活动。确定膝关节脱位后，还要密切注意有无合并血管、神经损伤。小腿与足趾苍白、发凉或膝部严重肿胀、发绀，腘窝部有明显的出血斑，足背动脉和胫后动脉搏动消失，提示腘动脉可能损伤，必须紧急复位和处理。如果伤后立即表现为胫前肌麻痹，小腿与足背前外侧面知觉减弱或消失，表明合并腓总神经损伤。应拍摄 X 线前后位和侧位片，进一步确定膝关节脱位情况和除外膝关节内骨折等。

（五）治疗与康复

1. 闭合复位石膏固定

膝关节脱位是一种严重创伤，应按急诊处理。在充分麻醉下，由两助手分别在小腿和大腿上做对抗牵引，术者根据膝关节脱位类型，用两手分别在股骨下端和胫骨上端，直接施行相应的推拉和挤压即可复位。复位时切忌粗暴，以防加重腘部血管损伤。复位后应轻轻摆动、按摩膝关节，以使破碎的韧带和关节囊复位。随后，抽出膝关节腔内积血和积液，再次检查肢体远段血液循环，如无异常，于膝关节屈曲位20°，用踝上长腿双叶石膏夹板固定。石膏松紧度要适当，注意避免过紧加压包扎或外固定而影响肢体血液循环。

术后抬高患肢，继续密切观察患肢血运，如发现血液循环、知觉、运动有异常改变，应及时解除石膏检查并进一步处理。2～3日后如膝关节仍显著肿胀，可再做膝关节穿刺，抽出积血和积液。肢体肿胀基本消散，一般在2周左右，再拍膝关节 X 线片，如发现膝关节有部分再移位，应及时纠正，随后加固石膏或换长腿管型石膏固定。积极做股四头肌收缩锻炼，3周后可带石膏离床用拐步行。6～8周后解除石膏，逐渐练习膝关节伸屈活动。如膝关节仍有明显不稳，可继续石膏固定4～6周，去石膏后进行理疗和功能锻炼。对手法复位后肢体表现不良，或可能发生小腿筋膜间室综合征的患者，应高度警惕。最好先将伤肢放在牵引架上，进行轻重量的跟骨牵引1～2周，以观察肢体情况。等伤肢远段血液循环稳定后，再改用上述石膏固定方法。

2. 切开复位和早期韧带修补术

在少数膝关节旋转脱位时，股骨髁可能嵌顿关节囊或肌肉小裂口内，如手法复位失败，应及早手术切开复位，同时修补撕裂的韧带和关节囊。膝关节脱位合并腘动脉和神经损伤时，应立即手术复位，处理血管、神经。对无并发症的膝关节脱位，一般主张采用非手术疗法，但也有学者主张早期手术治疗。对膝关节脱位，如伤后早期（5日内）能修复全部撕裂的韧带，可获得更好的疗效。对无多发性损伤和全身情况允许的患者，应早期尽可能修复膝关节全部损伤的韧带。术后处理与闭合复位石膏固定疗法相同。

3. 并发症的处理

膝关节脱位合并血管损伤时，应按急诊处理。血管修复手术必须争取在6小时内完成，最多不应超过8小时，否则肢体坏死率将高达86%～100%，甚至腘动脉修复仍有30%的截肢率。腘动脉接通后，应同时做小腿深筋膜切开，以利于血管和肌肉减张，降低术后肢体坏死率。膝关节脱位合并腓总神经损伤，发生率为28%～35%，多数是牵拉伤。损伤轻者可自然恢复，严重的广泛性撕裂，常遗留永久性损伤。对条件允许的病例，靠显微外科技术行神经移植或矫形手术，可能收到较好的效果。

（吕　浩）

第四节　人工膝关节置换术

一、术前准备

（一）适应证与禁忌证

手术适应证选择是否正确是影响临床效果的首要因素。人工膝关节置换术的主要适应证是解除因严重关节炎而引起的疼痛，无论其是否合并有明显的畸形，经过保守治疗无效或效果不显著的病例。包括：①各种炎性关节炎，如类风湿关节炎、骨性关节炎、血友病性关节炎、Charcot关节炎等；②终末期创伤性关节炎；③大范围的骨坏死不能通过常规手术修复；④少数老年人的髌股关节炎；⑤感染性关节炎遗留的关节破坏（包括结核）；⑥大面积原发性或继发性骨软骨坏死性疾病；⑦骨缺损的补救，如肿瘤相关疾病。

全身和局部关节的任何活动性感染应视为膝关节置换的绝对禁忌证。此外下列情况也属禁忌：①患肢周围肌肉、神经、血管病变；②膝关节已长时间融合于功能位，没有疼痛和畸形；③严重骨质疏松或骨缺损可能导致内植物不稳定；④全身情况差，合并有严重内科疾病，未获有效治疗。相对禁忌证包括年轻患者的单关节病变、术肢有明显的动脉硬化、术区有银屑病等皮肤病性或神经性关节病、术后活动多、肥胖症、手术耐受能力低下等，这些因素在术前均需仔细考虑。此外，患者精神不正常、对人工关节不理解等将会严重影响手术效果。

（二）手术准备

手术成功与否取决于 5 方面的因素：①手术适应证的选择；②假体设计；③假体材料；④手术技术；⑤术后康复。手术适应证选择是否正确是影响临床效果的首要因素。人工全膝关节置换术并不是一种十全十美的手术方式，虽然大多数患者疗效满意，但必须注意适应证的选择，否则肯定会影响疗效。目前临床上使用的假体大同小异，只要手术技术过关，使用任何一种假体都可望取得良好的疗效。人工全膝关节置换术对手术技术的要求很高。另外，在软组织平衡方面，人工全膝关节置换术的要求比人工全髋关节置换术高得多。

人工膝关节置换术是较大的关节重建手术，对患者术前评估详尽、正确与否将直接影响手术过程及术后功能恢复。与其他手术比较，术前除常规进行患者心理、手术耐受力评定外，手术难度的评估是必不可少的一个重要环节。接受人工膝关节置换患者，因原发疾病、病期和既往治疗等因素差异，临床表现不尽相同，尤其是类风湿关节炎和严重强直性脊柱炎的患者，晚期呈现的各种畸形如膝关节严重屈曲挛缩、半脱位、高度骨质疏松、骨质缺损、关节强直和肌肉萎缩等，均给手术带来很大的困难。术前临床医师必须对此有充分的思想准备和技术准备，才能保证手术的顺利完成，防止各种并发症，达到让患者早日康复的目的。评估人工膝关节置换术难易因素主要包括：①手术顺序选择；②膝关节活动范围；③下肢力线与畸形；④骨质缺损；⑤骨骼质量；⑥局部软组织及血液循环；⑦患者的心理状况；⑧术前 X 线评估。

（三）术前康复评估

术前康复评价目的在于收集患者有关情况，逐项分析其意义，而作为设计康复目标及制订康复计划的原始判定资料。评价所需情况包括原发疾病有关因素（包括病程及经过、既往治疗手段及效果、诊断等）、局部膝关节情况、全身状态及并发症、精神心理智力状态、年龄、性别、经济能力等资料。

1. 原发疾病有关因素的评价

这一评价包括原发疾病病程及经过、既往治疗手段及效果、诊断等。以类风湿关节炎为例，对康复有特别意义的项目包括目前临床症状、类风湿关节炎临床及 X 线分期、相关关节及肌群的功能、化验检查（如 ESR、CRP 等）、既往激素应用史、卧床或活动明显减少的年限等。

2. 局部膝关节情况的评价

包括 5 个方面，即受累膝关节的关节活动度（ROM）、股四头肌及腘绳肌肌力、膝关节评分、膝关节 X 线片表现及术中情况。

（1）ROM。量角器两臂分别缚于大转子与股骨外髁连线及腓骨小头至外踝连线，测出膝关节的屈伸活动度。

（2）股四头肌及腘绳肌肌力。

（3）术前应对膝关节进行 HSS 膝关节功能评分、运动评分，以便术后进行评估和作为修正康复计划及对比长期疗效的依据。

（4）膝关节 X 线表现。通过手术前后 X 线片着重了解局部骨质情况及假体位置，后者包括平面假体的倾斜情况、髌股关节及胫股关节对合情况等。

（5）术中情况。着重了解膝关节入路选择、骨质切除量、软组织平衡情况、假体位置、假体选择、是否使用骨水泥、关节对合情况、膝关节术中 ROM、关节稳定性等。

3. 全身状态及并发症

类风湿关节炎可因原发病或治疗反应等出现心、肺、肝、肾等器官的病症。骨性关节炎患者多为老年人，可伴有糖尿病、高血压等系统性疾病。血友病患者则伴有出血倾向。此外，这些患者由于长期慢性病患，活动减少，导致体质虚弱，因而在手术打击下可能出现许多系统性并发症。因此，手术前后严格的全身状况评价及治疗有助于康复锻炼，这些因素可以决定康复锻炼开始时间、锻炼强度、康复计划的调整等。人工膝关节置换术并发症包括血栓形成及栓塞、伤口愈合不佳、感染、关节不稳、骨折、髌腱断裂、腓总神经损伤、髌骨脱位及半脱位、假体松动、假体磨损、假体变形及断裂等。在康复锻炼过程中，必须注意避免上述某些并发症的发生。一旦发生，必须及时修改康复计划。

4. 精神、心理、智力状态

根据此项检查，可以了解患者从心理上或精神上能否耐受康复锻炼，能否协助理解医护人员的指示，这是一种对阻碍康复因素的调查。

5. 年龄、性别、经济能力等社会背景资料

这些资料可用于判断患者康复的有利和不利因素。一般来说 13 ~ 50 岁，锻炼很少受年龄影响，超过 50 岁其体力和对康复的欲望则明显降低，康复锻炼失败率增加，尤其是术前病症较严重且年龄较大，容易满足于术后较差的功能。患者对疾病和生活的态度，将直接影响患者的康复意愿以及与医务人员的协作态度。根据这些资料，在患者出院时才能向患者提出合乎实际并能为患者接受的工作及生活指导。

（四）术前康复训练

此期锻炼的目的在于让患者了解术后康复的一般程序，恢复体力，尽可能增强股四头肌及腘绳肌肌力，增加 ROM。但必须注意此期患者锻炼时常有疼痛，程度不一。因此不必要求过高，以免影响术后康复的信心，方法为主动膝关节屈伸（抗阻或不抗阻）、轻度肌肉电刺激等。屈膝畸形但未骨性融合者，有文献提倡可用系列楔形石膏或皮牵引等在术前一定程度上减轻屈膝挛缩的程度。实践证明，屈膝程度较轻的患者，一般在术中很容易矫正；屈膝畸形严重的患者通过正确的手术方法，也可以达到矫正的效果。术前牵引如重量不大，一般达不到矫正目的；如重量过重，则给患者带来巨大痛苦，造成局部肿胀，肌

肉僵硬，并增加患者对手术和术后康复的恐惧感。此外，骨牵引不仅有针孔潜在感染的可能性，还延长了患者的住院时间，增加了费用。

二、术后并发症的防治

人工膝关节置换术是人体较大的重建手术。术后容易发生多种局部和全身并发症，部分并发症是施行大手术后常见的，但也有一些仅与本手术有关。膝关节周围肌肉少，位置表浅，假体本身作为异物也会影响局部组织对损伤的耐受性，因而术后局部并发症的发生率较高。某些并发症如血栓形成和栓塞、心脑血管意外常可带来致命性的后果，另有一些并发症，特别是假体松动、感染、关节不稳定，常可引起严重的、持久病变，有时不得不承受多次手术的痛苦，而且疗效也不满意，预防的关键仍在于严格的围手术期处理和正确的手术技术。

（一）全身性并发症

虽然接受全膝关节置换术的患者年龄偏大，多合并其他系统疾病，如心血管病、高血压、糖尿病和慢性呼吸系统疾病等，但真正由于膝关节置换引起的全身性并发症是较为少见的。在美国医院随机 1 500 例人工关节置换术调查中发现，无一例出现术中死亡，有 1 例术后第 1 日死于脂肪栓塞，6 例术后第 2 日出现脑血管意外（其中 1 例死亡），3 例术后 3 周出现肺动脉栓塞而死亡，2 例在随访期内死于心肌梗死，2 例术后 1 年因假体深部感染并继发败血症而死亡。尿道感染相对好发，特别在双膝同时置换时，报道其发生率可达 21%。多与手术前后留置导尿有关。另外，术后尿潴留现象也十分常见，特别是老年男性合并有前列腺肥大者。

（二）伤口愈合不良

包括伤口边缘坏死、皮肤坏死、窦道形成、伤口裂开、血肿形成。此类并发症发生率为 2% ~ 37%，平均为 10% ~ 15%。引起术后伤口愈合不良的因素主要有两类。

1. 患者存在高危因素

例如长期服用激素，抑制了成纤维细胞的增生，胶原酶活性增加；肥胖患者皮下脂肪过多，膝关节暴露困难，势必造成组织过度剥离和牵拉，同时因有肥厚而松弛的脂肪组织间隔，皮肤容易脱离筋膜层，因而造成皮肤营养血管支断裂；长期服用非甾体抗炎药，在抑制炎症反应同时，也影响了伤口的早期愈合。其他高危因素还有营养不良、糖尿病、类风湿关节炎和吸烟等，对皮肤条件较差者，如类风湿关节炎患者，应延迟功能锻炼或放慢康复进程。有文章报道，如果术毕 3 日内 CPM 活动超过 40°，会引起伤口氧张力的降低，影响组织愈合。对一般病例，多在术后第 3 日，拔除关节腔引流管后，才开始关节活动练习。

2. 手术技术因素

皮肤切口应为膝前弧形切口。应尽可能沿用旧手术切口，不应在其边缘再做平行切口以防皮肤坏死，皮肤切口长度不应过短，以免屈膝状态下操作时两侧皮缘张力过大。皮肤血管营养支多来自浅筋膜层，因此尽量少做皮下潜行剥离，如果确实需要，也应在筋膜下层进行。另外，减少施行外侧髌骨支持带松解术，它能降低膝关节外侧皮肤的氧合作用，继而影响皮肤愈合。伤口关闭前应松止血带，彻底止血，防止血肿形成。

一旦发生伤口持续渗液、伤口红肿等愈合不良迹象，应予以迅速及时处理，否则有可能很快引起深部感染。明显的伤口边缘坏死、皮肤坏死、窦道形成，特别是伤口裂开，要求及时进行清创、闭合伤口。必要时采用植皮术。较小的血肿可保守治疗，或穿刺、冷敷和加压包扎。张力高的较大血肿，影响皮肤血运或有自行破溃形成窦道的危险时，需在无菌手术条件下清理。伤口延迟愈合除疾病本身因素外（如类风湿关节炎），也与术后过早功能锻炼有关。

（三）血管损伤

人工膝关节置换术造成较大动、静脉损伤现象很少见。只要注意手术操作，熟悉膝关节周围血管解剖，血管损伤是完全可以避免的。血管损伤多发生在松解后关节囊、切除后交叉韧带、内外侧半月板摘除或长螺钉固定胫骨平台时。因此，在切除半月板时应将其向前牵拉，使之与后方主要的血管、神经分离，并尽可能保持手术刀刃走向与胫骨后缘平行。腘静脉位于膝关节中线，紧贴后关节囊，外邻腘动脉，内靠胫神经。外侧半月板与腘动脉之间有腘肌肌腹相隔，同时外侧半月板活动性好，容易被拉向前方，因此腘动脉损伤机会较腘静脉相对要少。切除后交叉韧带时，有时为避免伤及血管、神经，可适当保留韧带附着处的部分骨残端。后关节囊松解过程也容易损伤血管、神经，特别在治疗高度固定性屈膝畸形的病例，需要横行切断挛缩的后关节囊，此时务必小心。对轻、中度的后关节囊挛缩，较为安全的松解方法是，屈膝位牵开关节间隙，用骨膜起子紧贴股骨髁、胫骨平台后方骨皮质，分别向上、下剥离后关节囊的附着。植入假体前应检查血管状况，有怀疑时，可松解止血带进一步观察。如果腘窝出现迅速增大的肿块，局部持续性大量出血，足背动脉搏动明显减弱、消失，应考虑血管损伤。小的血管穿透性损伤只需修补缝合即可。对血管横断伤，如伸膝位对合张力不大，也可直接缝合；反之，则需血管移植。

（四）腓总神经损伤

人工膝关节置换术后腓总神经损伤发生率为 0.3% ~ 4.0%，多出现在严重屈膝畸形（超过 20°）、膝外翻的矫形过程，或周围组织形成大量瘢痕的翻修术患者。常见的损伤原因包括术中拉钩对神经的直接牵拉挤压，过度的下肢牵拉或延长，术后局部敷料、石膏、血肿的压迫等。少数病例损伤原因不明。术后留置硬膜外麻醉插管进行术后镇痛，疗效明显优于其他镇痛方法，目前已得到临床较为广泛的应用。但也有文献报道这种麻醉镇痛方式会增加术后发生腓总神经麻痹的概率，在留置硬膜外插管进行术后镇痛同时，肢体的本体感觉和触觉继续受到阻滞，术后患者无法感知神经受压、缺血症状，失去正常的肢体保护反射，神经容易受损。因此，临床上应特别重视术后采用硬膜外插管镇痛患者的下肢体位。在同侧髋关节下方置入软垫，抬高臀部，可防止下肢外旋，腓骨头受压。适当暴露、松解腓总神经有利于减少严重膝外翻或屈曲畸形手术治疗中的神经损伤。有腰椎间盘摘除术史的患者也会增加术后发生腓总神经麻痹的概率。另外，止血带使用不当也是引起术后腓总神经麻痹的可能原因。

（五）关节僵硬

术后膝关节僵硬包含两层含义，除了关节活动度受限外，还包括关节功能，如上下楼、从椅子坐起等能力受限。即使患者术后关节活动度恢复正常，屈伸范围达10° ~ 90°，如果仍不能依靠置换关节独立完成某些日常生活动作，临床仍应视为关节僵硬，并进行相应的处理。注意此处关节僵硬的概念不要与关节置换术后通常存在的步态僵硬现象相混淆。现行的人工膝关节置换技术尚无可能使得患者术后步态恢复正常，但只要日常活动能自理而无关节疼痛症状，关节屈伸范围达到预期值，即可认为没有术后关节僵硬现象。

关节僵硬是术后最常见的并发症之一。引起的原因涉及膝关节置换术的所有方面，如术后疼痛、感染、下肢肿胀、假体选择不当、安置位置有误、关节周围软组织紧张或松弛、髌股关节问题、假体碎屑引起的滑膜炎、腱鞘炎、关节纤维粘连、交感神经反应性神经营养不良以及患者对手术效果的期盼值、术后投入康复训练的热情不高、对疼痛的耐受性等。尽管相关因素很多，但很大一部分术后关节僵硬患者与手术技术因素有关。术中膝关节被动屈伸范围直接制约着术后膝关节活动度的康复程度，术中操作是否正确是预防术后关节僵硬的关键。术后早期关节僵硬，多属正常，通常在术后6 ~ 8周可得到不同程度缓解，至术后3个月膝关节活动度能基本恢复。关节僵硬症状是否缓解可作为评定康复效果的一个指标。术后第1年出现的关节僵硬常为上述各种手术技术因素，以及术后关节粘连、康复不得力、感染所引起。如果功能良好的关节重新出现关节僵硬症状，则应怀疑晚期感染、假体松动、断裂等并发症的存在。

如果术中膝关节伸直受限，可通过适当多切除股骨髁远端骨组织，切除后交叉韧带，彻底松解后关节囊来矫正。有时在不至于过分增加屈膝间隙的前提下，还可增加胫骨平台的骨组织切除。如果术中膝关节屈曲受限，可增加平台截骨量和后倾度。对少数股骨髁假体尺寸过大或髁假体偏后位安置造成的屈膝受限，则无法通过上述方式来纠正，因为过多切除平台骨组织，虽能改善屈膝，但造成膝关节伸膝位不稳。此时的解决方法是改用小尺寸髁假体或者增加股骨髁后方的骨切除量。另外，正确的髌骨置换操作和膝关节周围良好的韧带平衡也可减少术后关节僵硬的发生。体疗、按摩是治疗非感染因素引起术后早期关节僵硬的主要方法。

（六）血栓形成和栓塞

下肢深静脉血栓（DVT）和肺栓塞是术后常见的并发症，同时也是术后早期的主要致死原因。如不做预防性治疗，将有40%～60%患者发生术后深静脉血栓，15%～25%发生下肢近端深静脉血栓，0.1%～0.4%有致命性肺栓塞。即使采用了适当的预防方法，全膝关节置换术后下肢深静脉血栓发生率仍高达11%～33%。在某些高危人群，如老年、女性、吸烟、糖尿病、高血压、肥胖、小腿水肿、下肢静脉曲张、心功能不全及以往有深部静脉血栓者，发生率更高。有深静脉血栓患者容易继发远期慢性静脉功能不全、下肢皮肤溃疡。人工膝关节置换术后DVT的高发生率与下列因素有关：①应用下肢止血带、长时间屈膝位操作、术后局部肿胀以及肢体活动减少等引起下肢静脉血流淤滞；②骨水泥热聚合反应，手术操作损伤局部血管内皮细胞，激活多种与凝血机制有关的组织因子；③术后抗凝血酶降低，内源性纤维蛋白溶解系统受到抑制。

一般而言，依靠临床表现作出诊断往往时机已晚，早期诊断主要采用静脉造影。建议预防性抗凝治疗应用局限在高危患者。华法林、肝素、阿司匹林等为临床较常使用的药物。术后当晚口服小剂量（10 mg）华法林，随后依据每日出血时间和APTT检查结果，使剂量个体化，直至患者可以下床活动。服用华法林期间，避免同时服用其他抗血小板药物如阿司匹林、吲哚美辛等非甾体抗炎药。低分子右旋糖酐有预防血栓，减少致死性肺栓塞的作用。阿司匹林不良反应较小，且确实有抑制血小板凝集的作用。低分子量肝素在预防术后DVT方面的优点是在抑制血栓形成的同时，很少影响凝血功能，因此在使用过程中，无须经常性地检测出血时间。

（七）感染

术后感染是一个灾难性并发症，常引起关节疼痛，以致手术完全失败，个别病例甚至需要截肢，多数感染病例最终需要再次手术去除假体和骨水泥。随着预防性抗生素、层流过滤手术室、抗生素骨水泥和伤口处理技术的进展，人工膝关节置换术后感染率有较大的下降。发生感染的危险因素有肥胖、糖尿病、类风湿关节炎，以及患者接受免疫抑制剂、激素、抗凝制剂等药物。另外，使用限制性铰链膝关节假体、金属微粒、局部原先接受过手术、皮肤坏死、手术时间延长、术后血肿形成或伴有身体某处感染性病灶等，都容易促使感染发生。类风湿患者的感染率远高于骨性关节炎患者。根据术后感染出现的时间，分急性、亚急性及晚期感染，急性感染是指术后12周内发生的感染，术后1年内发生的感染为亚急性感染，晚期感染多发生在手术1年以后，其原因多为局部免疫力下降，以及身体其他部位感染细菌血行播散所致。核素扫描对诊断术后深部感染有较高的特异性和准确性。关节穿刺局部组织细菌培养是诊断感染最直接的依据。

1. 术后感染的治疗

（1）保留假体的操作方法。单纯抗生素治疗适用范围极为有限。仅适用于病情严重、无法耐受手术治疗的患者，或者术后 2 ~ 3 周内发生的早期革兰阳性菌感染，如能同时结合清创引流，治愈率则可望上升。

（2）清除假体的操作方法。取出假体、骨水泥等异物，彻底清创，是控制感染的可靠方法，具体包括关节切除成形术、融合术和截肢术等。

（3）假体再置换术。是治疗术后感染的一种较为有效的方法。其主要方法有一期、二期再置换术两种。这两种方法各有优缺点，二期再置换术成功率高达 97%，感染复发率低，常作为衡量其他操作方法的参考标准。

2. 术后感染的预防

在膝关节这一身体表浅部位内埋藏大块金属异物和骨水泥等材料，增加了感染的机会和严重性。异物的存在，可增加某些微生物的毒力。某些微生物能在生物材料表面产生一层多糖蛋白质复合物保护膜，它造成假体周围厌氧菌和需氧菌共生环境，逃避机体的抵抗作用，除非去除假体，不然这类感染病灶很难控制。实验研究表明，不同物理和化学特性的材料植入人体后可诱发不同菌种的感染。例如，凝固酶阴性葡萄球菌主要黏附在聚合体表面，而凝固酶阳性葡萄球菌更多地黏附在金属表面。黏附过程可改变细菌的代谢特征，使有些细菌抗生素耐药性增加。人工膝关节置换术后伤口感染，原因很多，与其他感染一样具备 3 个基本条件，即感染源、有利于细菌生长繁殖的环境以及全身或局部机体抵抗力的下降。相应的预防措施也主要从增加全身、局部抗感染能力、控制远处感染病灶等着手。

（1）术前预防。患者术前住院时间不宜过长。术前预防性地使用抗生素十分有效，这也是重要的感染预防方法。术前预防性抗生素使用时间不宜太长，通常术前使用抗生素 1 ~ 2 日，这对控制患者术前可能存在的不被察觉的潜在感染灶十分有益。手术当日在止血带充气前至少 10 分钟时，再次使用抗生素，以保证足量抗生素透入手术区域软组织。

（2）术中预防。包括手术室紫外线消毒、控制手术室人员数目、减少人员在手术室内移动、采用防水手术敷巾、空气隔离手术衣、层流手术室、双手套操作、含抗生素溶液冲洗手术野、避免血肿形成、无损伤手术操作等。

（3）术后预防。除注意常规的各种伤口局部护理外，关键在于提高机体抵抗力，防止血源性感染的发生；术后早期伤口内形成的血肿很容易发生血源性感染。晚期感染大部分为血源性途径感染所致，人工膝关节置换术后，如果患者身体其他部位有感染灶存在，应及时使用预防性抗生素治疗，以控制血源性感染的发生。在进行拔牙和侵入性内镜检查、置管时，也应常规口服抗生素预防。对有关节肿胀的患者，如怀疑有感染的可能，应先穿刺进行细菌培养或置管行持续冲洗引流，而不要盲目切开引流开放换药。

（八）关节不稳

全膝关节置换术后，关节不稳的发生率为7%～20%，大部分是由于膝关节周围韧带功能不全造成，主要包括韧带张力失去平衡、功能不全、对线不良及由此引起的长期慢性韧带磨损等。其中，后交叉韧带和内侧副韧带病变是常见的影响因素。术后早期不稳可能与以下原因有关：①术中医师对已有功能障碍的侧副韧带未引起足够的重视；②术中膝关节周围主要韧带损伤；③膝关节周围支持带力量失衡现象，术中未能得到良好调整；④胫骨聚乙烯间隙垫选择不当，特别是间隙垫过薄，会引起膝关节过伸性不稳。术后晚期不稳则可能是由于术中假体安置位置不当，侧副韧带长期慢性磨损造成。另外，伸膝装置受损、假体错误设计、手术技术不当以及偶尔神经源性关节病等也可引起术后膝关节不稳。术中准确平衡膝关节周围软组织力量是预防术后关节不稳的最关键因素。除注意术中正确操作外，可选择合适类型的膝关节假体来弥补韧带功能不足。根据关节不稳程度，尽可能选择限制程度最小的假体。后方稳定型假体可以矫正后交叉韧带丧失等因素造成的膝后方不稳。内外侧副韧带松弛者，应加大胫骨平台的厚度或者选用半限制性假体。

（九）假体松动

松动是人工膝关节翻修术的主要原因。随着假体更新换代和手术技术的日趋成熟，目前人工膝关节置换术后无菌性假体松动的发生率已下降至3%～5%。除感染外，其他引起假体松动的原因还包括肢体对线不佳或假体位置不当，使胫骨平台假体偏心受力，继而一侧平台松动下沉。另外，假体固定不当、假体设计类型及手术区域骨质疏松、吸收、缺损也可造成假体远期松动。除改进假体设计，手术医师提高手术精确性是最关键因素之一。术后必须可靠制动6周，使骨组织长入假体表层获得生物性固定效果。患者避免跑、跳、背重物等活动，防止膝关节假体承受过度应力。骨质缺损严重者，可考虑长柄假体使应力从破损的干骺端转移到骨干区。

另外，还有髌骨问题、假体断裂、骨折等少见而严重并发症。

三、术后康复

人工全膝关节置换术的目的在于缓解关节疼痛，矫治关节畸形，改善患膝功能状态，从而提高患者的生活质量。术前、术后进行康复活动，可以最大限度地改善假体膝关节功能。围手术期的处理和术后康复活动是否得当直接影响手术效果的好坏。此点应引起术者的充分重视并使患者充分理解与配合。

（一）康复目的

（1）通过肌力增强训练，加强膝关节周围屈伸肌的肌力，并促进全身体力及状态恢复。

（2）通过行走或其他协调性训练，改善膝关节周围肌力及其软组织平衡协调性，保证关节稳定。

（3）通过关节活动度训练，使膝关节活动能满足日常生活动作及部分社会活动参与的需要。

（4）通过膝关节主、被动活动，防止术后关节粘连，改善局部或整个下肢血液循环，避免某些术后并发症的发生。

（5）改善患者的精神心理面貌，激发生活热情。

（二）康复原则

（1）个性化原则。因为不同患者的体质、病情、心理素质、主观功能要求、手术过程等不尽相同，所以人工膝关节置换术康复不存在统一的常规，应因人而异。

（2）全面训练原则。膝关节只是行走负重关节中的一个，而且类风湿关节炎累及多关节、多器官。因此，单纯处理膝关节并不足以改善患者的功能，人工膝关节置换术康复必须兼顾身体其他部位。

（3）循序渐进原则。接受膝关节置换术的患者有较长期的疼痛、畸形及功能障碍，膝关节周围软组织及骨质都受到侵犯，所以患者的功能水平只能逐渐提高，切忌操之过急，以致发生不应有的损伤。

（三）康复方法

由于膝关节功能主要体现在关节活动度及股四头肌、腘绳肌肌力，所以康复的主要内容是关节活动度（ROM）锻炼及股四头肌、腘绳肌肌力增强锻炼。此外，为配合行走及恢复体力，可附带进行体力恢复锻炼。

1. ROM 锻炼及腘绳肌、股四头肌肌力增强锻炼的一般问题

（1）运动量。运动量以运动强度 × 时间来表示。决定运动量时，必须考虑多种因素。首先，初次量限制在最小限度，与其过量，不如小量渐增。其次，根据运动后及次日的反应（全身状态、疲劳、局部肿胀、疼痛等）予以增减运动量。让患者逐渐增量，能够让患者看到每日锻炼后的功能进步，有助于增强康复信心，最好锻炼后不发生局部疼痛、肿胀等，如果发生也宜在几小时内缓解，不允许持续到第 2 日。再次，均匀分布运动量、给患者短时间间隔休息。另外，与隔日长时间运动相比，每日短时间的运动更有效。最后，根据不同康复时期的需要及功能恢复的情况，调节运动强度、时间及方式。

（2）康复锻炼前、后的处理。康复锻炼通常事先不必做准备，但如有可能，在做轻微的全身体力恢复锻炼后，再正式开始为好。另外，在膝关节局部肿胀、疼痛时进行红外线、超短波、热敷等温疗法，或应用寒冷疗法，使局部由于疼痛引起的肌肉痉挛得到缓解，推拿、按摩等也有类似疗效。对膝关节屈曲挛缩或屈曲受限进行伸展时，为缓解疼痛、软化组织、松弛肌肉，可进行水疗法中的温热疗法。疼痛严重或对疼痛比较敏感的患者，锻炼时可加少量镇痛药。对术后 2 周，膝关节 ROM 仍达不到 90°（或术后第 9 ~ 10 日，屈膝达不到 75°，伸膝达不到 5° ~ 10°），应在硬膜外麻醉或全身麻醉下

被动活动膝关节。

（3）康复锻炼的场所。锻炼的场所没有特别的要求，几乎所有的地方均可锻炼，但为便于患者集中注意力，场所宜安静，锻炼最好在监督下进行，尤其是对康复意愿不强烈者。

（4）康复锻炼前的准备。服装宜宽松，但不要影响活动，最好是穿睡衣裤，穿底面不滑的鞋，以免摔倒。锻炼前特别是老年人，必须排尿排便，避免起床后马上锻炼。

（5）不同锻炼形式的配合。膝关节疼痛会引起关节活动度受限，严重时导致肌力下降；相反，锻炼时 ROM 及肌力应同时锻炼，不可偏废。实践表明，即使被动的膝关节 ROM 已达到要求，如果患者肌力低下，那么已获得的 ROM 也会部分丧失。

（6）维持性康复锻炼。人工膝关节置换术后经一段时间康复锻炼，患者的肌力及 ROM 几达正常水平，此时必须长时间甚至终身维持康复锻炼，否则已获得的功能可能减退。类风湿关节炎患者尤其如此。

（7）相关关节功能的锻炼。膝关节只是负重行走关节中的一个，其他关节及肌群的锻炼也十分重要。尤其髋关节 ROM 及肌力锻炼。

（8）术后锻炼时伤口的保护。术后锻炼过程中，如伤口尚未确切愈合，必须特别注意避免污染伤口，一旦伤口暴露，应马上消毒，更换敷料。

2. ROM 锻炼

术后通过 ROM 锻炼，牵拉挛缩软组织，避免粘连，促进下肢血液循环，防止深静脉血栓形成和栓塞。关节置换术前 ROM 锻炼非常有益，ROM 锻炼在术后 2 周内尤为重要。锻炼方法如下。

（1）持续被动活动（CPM）。一般人工膝关节置换术第 2 日后开始使用 CPM。第 2～3 日的制动可以减少术后出血。

（2）主动膝关节屈伸活动。用于股四头肌及腘绳肌肌力得到一定程度恢复，且术后疼痛较轻时，在使用 CPM 锻炼的同时进行。应要求患者尽可能地在 CPM 活动允许的范围内同时锻炼 ROM 及肌力。具体方法包括辅助主动膝关节屈伸活动、随意主动膝关节屈伸活动和抗阻力主动膝关节屈伸活动。辅助主动膝关节伸直锻炼股四头肌肌力，辅助主动膝关节屈伸锻炼腘绳肌肌力，抗阻力主动膝关节屈伸需要腘绳肌收缩，抗阻力主动膝关节伸直需要股四头肌收缩。

（3）伸展及屈曲受限时的 ROM 锻炼。用于术后 2 周膝不能完全伸直或屈膝不能达 90°。目的在于剥离较新的粘连，伸长挛缩的软组织，增加 ROM。为使效果更好，一般手术后第 9～10 日时患膝伸展超过 5°～10°，屈曲小于 75°～90° 时，即开始以手法矫正，否则时间越长，效果越差。在病室内麻醉、监护条件下，手法使膝关节被动伸直，并且屈曲达 90° 以上。麻醉作用消失后，口服非甾体抗炎药，并且休息 1 日，第 2 日重新开始原锻炼。ROM锻炼的注意事项如下。

1）根据不同情况采用患者舒适的松弛体位，消除患者的精神紧张。

2）手法矫正时慎重考虑固定支持点和受力点，防止损伤。

3）不要急躁和使用暴力，要缓慢、均匀、分次进行。

4）锻炼后最好能用固定装置维持一段时间，以保持疗效。一般长期屈曲挛缩的膝关节即使在人工膝关节置换术后也会因腘绳肌的挛缩发生轻度膝屈曲畸形，而且正常人在休息位时膝关节也倾向于轻度屈曲，所以在睡觉时，伸膝位石膏托固定有助于维持ROM，一般术后须持续使用6～8周，以防止出现伸展滞缺。

5）ROM锻炼与假体有关，由于人工膝关节假体很多，每种假体均有其屈曲限值，这在假体设计时就确定了数值。因此，术后ROM锻炼时，屈膝不能超过此限度，否则会改变假体膝关节的生物力学或引起组织损伤。

6）相关关节功能也影响膝关节ROM锻炼，尤其是同侧髋关节功能。

7）膝关节ROM锻炼时应注意手术情况及并发症等。如果术前或术中证实有严重骨质疏松，锻炼时应注意避免发生骨折，特别是在手法矫正伸展和屈曲受限时。严重屈膝畸形时，胫骨旋转比较大，术中难以准确安放假体，术后锻炼时应注意在整个膝关节ROM中保持关节面对合良好。人工膝关节置换术术中ROM是在麻醉下软组织松弛状态时的ROM，术后如发现腓总神经牵拉伤，术后锻炼伸展膝时应注意尽可能避免进一步牵拉腓总神经，以免影响今后的康复。如术后发生感染，不管是否二次手术，均应暂时制动膝关节，停止ROM锻炼，直至感染控制后。

3. 肌力增强训练

患者由于患膝长时间病废，活动减少，股四头肌及腘绳肌肌力均有不同程度减退，在术前、术后均有必要进行肌力增强训练。

（1）肌肉功能再训练。用于人工膝关节置换术合并腓总神经麻痹时胫前肌群的肌力增强训练，此时胫前肌群完全不能收缩或有肌肉收缩，但不能使踝关节背屈。这种方法类似被动ROM锻炼，但强调下意识地传到中枢里的肌肉运动的感觉。

（2）辅助主动运动。股四头肌及腘绳肌力达2级时，即应设法减轻肢体自身重量造成的阻力，进行辅助运动。从肌力低下，始终需要辅助运动，一直到能克服轻微阻力全关节屈伸活动，这个恢复过程要随肌力恢复程度不断改变辅助方法。

（3）主动运动。肌力恢复到3级能克服自身重力时即应开始主动运动，包括直腿抬高练习、仰卧起坐练习等。肌力3级时（主要是股四头肌），下地负重及行走练习有助于提高股四头肌及腘绳肌力，改善肌肉协调性，改善身体一般状况，避免卧床引起的并发症，增强康复信心，但必须避免摔倒、发生外伤，避免做剪切运动。如果膝关节不稳，可带膝关节支架。以患肢单独直立，负担全部体重，通过体重纵向加压，使股四头肌和腘绳肌均等长收缩，借此增进肌力。用骨水泥的患者术后可早期下地，不用骨水泥的患者则应推迟 5 ~ 6 周，以免影响骨组织长入，达不到假体生物固定的目的。

（4）抗阻力主动运动。这种肌力增强训练适合肌力已达 4 ~ 5 级，能克服外加阻力的患者。具体做法与辅助主动运动和主动运动相似。利用徒手、滑车和重锤、摩擦力、浮力、流体阻力等进行锻炼。例如，屈膝 90° 坐位直抬腿锻炼，能够抬 50 次以后，可在踝部加重物，从 1 kg 开始，每次增加 1 kg，直至 4.5 kg，能连续抬 50 次。此外，还有屈膝坐位起立、下蹲位起立、上下楼梯、静态自行车等锻炼方式。等长运动适合于肌力 2 ~ 5 级。股四头肌等长运动方法是尽力背屈踝关节，尽量伸膝，紧张股四头肌，使髌骨向近端牵拉，然后数五下，放松，即为 1 次。每小时可做 50 次。此外，患肢伸膝位单立也为等长运动，可同时使股四头肌及腘绳肌等长收缩。

（5）肌力增强锻炼的注意事项。①方法选择：为了选择最适合患者的训练方法，要考虑多种因素。例如，训练目的（是维持原有肌力还是增进肌力，瞬时爆发力还是肌肉耐久力）、姿势与体位、全身状态、体力、地点、现有肌力、康复时期（术前，术后早期、中期、晚期）等。从肌电学立场考虑，下股及躯干肌的主要功能是长时间保持肌紧张，故等长运动在锻炼肌力的同时也使 ROM 得到锻炼。因此，选择锻炼方法时要综合应用。此外，由于锻炼方法众多，应根据现有条件选用或加以修改。②阻力调整：根据患者现有肌力及 ROM，必须适当增减阻力，并对姿势、体位适当调整。③固定：对股四头肌及腘绳肌锻炼时，应固定大腿，如固定不稳，肌肉难以用上力量。④运动姿势与体位：姿势体位要便于运动，还要防止假性代偿运动，以免过度疲劳或达不到锻炼目的。股四头肌的代偿肌包括内外旋肌（代偿运动表现为髋内外旋同时伸膝）、臀大肌、腓肠肌（代偿运动表现为站立位髋关节运动），正确的运动应该是"矢状面上伸膝"。腘绳肌的代偿肌包括腓肠肌、展髋肌群、缝匠肌（代偿运动表现为不支持体重情况下，屈髋后出现屈膝动作，同时髋关节外旋），因此正确的腘绳肌力增强运动应该是"矢状面上屈膝"。

4. 体力恢复训练

为配合膝关节功能锻炼，使患者的行走负重功能能得到增进，必须进行体力恢复训练，尤其是长期卧床者、有激素使用史者、合并其他全身并发症者。这些患者体质弱，肌力差，多为类风湿关节炎患者。这种训练并不是针对肌力低下或关节活动度受限这一类损害，而是为了训练全身所有肌肉、关节、心、肺等，是提高全身体力的训练。它的基本观点是认为全身状态不恢复，局部就得不到恢复。此外，为适应人工膝关节置换术后扶拐或用助行器，必须锻炼上肢及背、腹部的肌肉。体力恢复训练有一系列的训练体操，针对人工膝关节置换术，简化为"二、三、四、背、腹"锻炼，即肱二头肌、肱三头肌、股四头肌、背肌、腹肌。简单的方法有引体向上、支撑起坐、飞燕点水、五点支撑、仰卧起坐等。也可根据肌力增强训练的原则选择相应的方法。

术后康复方法除上述内容以外，还应包括作业治疗、ADL训练、综合基本动作训练、物理治疗等。

（四）康复治疗过程

（1）术后早期。即手术当日至术后第3日。此期疼痛比较重，而且膝关节用石膏托固定于伸直位。可抬高患肢，主动或被动踝关节活动（每小时屈伸10次），使用静脉泵促进下肢血液循环。如发现腓总神经麻痹，应明确原因；如为敷料压迫，应松解敷料；如为矫正畸形时牵拉所致，应予神经营养药物。关节固定于中立位或被动踝关节活动防止足下垂。术后第3日，拔引流管，拍膝正、侧位及屈膝45°髌骨轴位X线片。

（2）术后中期。术后第3日到第2周，此期锻炼的首要目的是ROM，至少达到90°。其次是肌力恢复训练。膝关节功能主要体现在关节活动度及股四头肌、腘绳肌，所以全膝关节置换术后康复的主要内容是关节活动度锻炼及股四头肌、腘绳肌肌力增强锻炼。膝活动范围锻炼，除恢复膝功能外，还有牵拉挛缩组织，避免粘连，促进下肢血液循环，防止深静脉血栓形成和栓塞作用。

CPM是早期膝功能锻炼的主要手段。一般认为术后立即开始CPM锻炼，对术前屈膝挛缩严重者，主张术后先用石膏托于膝伸直位固定2～3日，以减少屈曲挛缩及术后出血。CPM锻炼方法为：术后第1日开始CPM活动，初次活动范围为0°～45°，每日连续活动12小时，每日增加活动范围10°，出院前至少达到95°。CPM使关节活动比较容易，防止术后粘连，缩短术后恢复时间，增强患者康复信心。

至术后6～12个月，即使不用CPM，通过主动膝关节屈伸活动，仍可获得同样的膝关节活动度锻炼。使用骨水泥固定者，一般情况下，术后第4日在医护人员或家属的帮助下，即可练习下地行走，如关节不稳，可带膝支架。对术前有较为严重的屈膝畸形患者，术后夜里仍用石膏托固定于伸膝位，一般应持续4～6周。

（3）术后晚期。即术后14日至6周以内，此期目的以增强肌力为主，保持且获得的ROM；如术后中期ROM未能达到90°以上的屈伸度，应在此期以手法矫正。此外，还有其他康复锻炼，如ADL训练、作业治疗、理疗等。

（五）术后康复效果

对多数患者而言，术后可能要经过12～24个月的练习才能使膝关节达到充分的功能性活动范围（充分主动伸展，屈曲至少达90°）。某些术前就已经存在关节活动受限的患者，术后即使经过强化的康复训练，关节活动度的改善仍不十分明显。术后一般至少要经过3个月的练习才能使股四头肌和腘绳肌的肌力恢复到术前水平，术后股四头肌肌力低下的时间一般要长于腘绳肌肌力低下的时间。术后随着患者功能性活动水平的不断提高，力量和耐力的进一步增强需要大约1年的时间。

（吴 洪）

第八章 运动系统疾病针灸治疗

第一节 颈项部筋骨疼痛

一、颈项部扭挫伤

颈项部扭挫伤是指颈椎周围的肌肉、韧带、关节囊等组织受到外力牵拉、扭伤或外力直接打击而损伤。

（一）诊断要点

（1）头颈部有扭挫或外力打击病史。

（2）受伤后颈项、背部疼痛，有时可牵涉到肩部。

（3）检查：①颈项部活动受限，以侧屈、旋转位较明显；②颈项部可扪及痉挛的肌肉，局部有明显压痛，但无上肢放射痛；③臂丛神经牵拉试验阴性，无颈神经压迫体征；④颈椎 X 线检查未见异常。

（二）病因病机

头部突然受到外力打击或头部受到撞击或坐车时的急刹车，超过颈部生理活动的范围，造成颈部经筋、脉络的损伤，经血溢于脉外，瘀血痹阻，经气不通，发为疼痛。

（三）辨证与治疗

1. 主症

项背部疼痛，连及肩部，颈部活动受限，有明显的压痛。舌质黯，脉弦。

2. 治法

活血化瘀，通经止痛。

3. 处方

天柱、完骨、阿是、后溪穴。

（1）侧屈疼痛加中渚、三间穴。

（2）旋转疼痛加风池、阳陵泉穴。

（3）压痛点位于督脉加大椎穴。

（4）压痛点位于足太阳经加养老、至阴穴。

（5）压痛点位于足少阳经加外关、悬钟、关冲穴。

（6）压痛点位于阳明经加合谷穴。

4. 操作方法

诸穴均采用捻转泻法，首先在井穴用三棱针点刺出血，在阿是穴用刺络拔罐法，再针刺四肢远端穴位，针刺时针感要强，并使针感传导，同时令患者活动头颈部，一般会有明显好转。如好转不明显在针刺局部穴位。

5. 方义

本证是由于瘀血阻滞经脉所致，治疗以活血化瘀、破血化瘀为法。阿是穴是瘀血凝聚的部位，刺络拔罐可破瘀血的凝聚，疏通经脉的气血；井穴放血，可消除经脉中残留的瘀血，活血止痛。其他诸穴针刺泻法旨在进一步疏通经络活血止痛。

二、颈项部肌筋膜炎

颈项部肌筋膜炎又称颈项部肌纤维炎、肌肉风湿病，是指筋膜、肌肉、肌腱和韧带等软组织的病变，引起项背部疼痛、僵硬、运动受限和软弱无力等症状。

（一）诊断要点

（1）本病多发生于中年以上女性。

（2）颈项部疼痛、僵硬，常连及背部和肩部。

（3）晨起和气候变凉或受凉时疼痛加重，活动后或遇暖时疼痛减轻。

（4）颈项部可触及压痛点，颈后部可摸到皮下结节、条索肿块，颈项部活动受限。

（5）本病与颈项部扭挫伤症状相似，但颈项部扭挫伤有明显的外伤史，病程较短，颈项部检查无结节。

（二）病因病机

本病常累及胸锁乳突肌、肩胛提肌等，一般认为颈项部筋膜炎的发生与轻微外伤、劳累、受凉等因素有关。其病理变化主要为肌筋膜组织纤维化、瘢痕及局限性小结节形成。

本病属于中医"痹症"范畴，引起本证的原因有以下两个方面。

1. 风寒湿邪阻滞

久卧湿地，贪凉受冷或劳累过度，卫外乏力，风寒湿邪入侵经筋，气血痹阻发为痹证。

2. 瘀血阻滞

慢性劳损积累，或轻伤络脉，瘀血停滞，久而成结，气血阻滞，发为疼痛。

（三）辨证与治疗

1. 风寒湿邪阻滞

（1）主症。项背疼痛、僵硬，痛引肩臂，遇寒则痛重，得热则痛减。舌淡苔白，脉弦紧。

（2）治法。散风祛湿，温经通脉。

（3）处方。天柱、风池、肩井、肩外俞、阿是、三间、后溪穴。

（4）操作方法。诸穴均用捻转泻法，并在肩井、肩外俞、阿是穴拔火罐，起火罐后再加用灸法，每穴艾灸 3 分钟左右。

（5）方义。天柱、风池、三间、后溪穴散风祛邪；三间、后溪穴为五腧穴中的"输穴"，"俞主体重节痛"，且配五行属于"木"，木主风，所以二穴是治疗外邪引起肌肉、关节疼痛的重要穴位，正如《针灸甲乙经》所说"颈项强，身寒，头不可以顾，后溪主之"，《席弘赋》"更有三间、肾俞妙，善除肩背浮风劳"。

2. 瘀血阻滞

（1）主症。项背疼痛、僵硬，呈刺痛性质，晨起明显，痛有定处，活动后好转。舌质黯，苔薄，脉涩。

（2）治法。活血祛瘀，舒筋止痛。

（3）处方。风池、阿是、肩外俞、膈俞、合谷、后溪穴。

（4）操作方法。阿是、肩外俞、膈俞穴刺络拔罐，术后加用灸法。其余诸穴用捻转泻法。

（5）方义。本病主要位于胸锁乳突肌和肩胛提肌，手阳明经循行于胸锁乳突肌，其经筋"绕肩胛，夹脊"；手太阳经循行于肩胛提肌部位，其经筋"上绕肩胛，循颈出走太阳之前"，所以治取合谷、后溪为主穴，且二穴对治疗颈项部疼痛有很好的效果，合谷穴又有行气活血化瘀的作用。阿是穴、肩外俞、膈俞穴刺络拔罐出血，乃破血祛瘀法，加用灸法，血得热则行，可加强祛瘀通经的效果。

三、落枕

落枕又称失枕，多因睡眠后出现颈项部疼痛、活动受限等症状，是颈部软组织损伤的常见病，多见以青壮年，男性多于女性。

（一）诊断要点

（1）多在睡眠后出现颈项部疼痛，疼痛可连及肩背。

（2）头常歪向患侧，活动受限，颈项不能自由旋转和后顾，旋转时头部与上身同时转动。

（3）颈项部肌肉僵硬、压痛。

（二）病因病机

落枕多因睡眠时枕头过高、过低或过硬，或睡眠时头颈部过度偏转，使颈部肌肉长时间受到牵拉，处于过度紧张状态而发生静力性损伤。由于颈项部肌肉损伤，瘀血痹阻；或由于气血疏通发生障碍，卫外不固，风寒邪气趁虚而入，经筋受风寒而挛缩，发为落枕。

（三）辨证与治疗

1. 主症

睡醒后颈项部疼痛，头歪向一侧，转动困难，疼痛连及肩背，颈部肌肉僵硬，压痛明显，局部喜热恶寒。舌苔薄白，脉浮紧；或舌质黯，脉弦。

2. 治法

温经散寒，舒筋活血。

3. 处方

阿是、外劳宫、后溪、悬钟穴。

4. 操作方法

先针刺阿是、后溪、外劳宫、悬钟穴，用捻转泻法。在针刺的同时，令患者前后左右和旋转头颈部。局部喜热恶寒者，在阿是穴针刺后拔火罐，起罐后艾灸5分钟；颈项部因于瘀血者，在阿是穴刺络拔罐。

5. 方义

外劳宫又名落枕穴，位于手背侧，第2、3掌骨之间，掌指关节后0.5寸处，是治疗落枕的经验效穴。手太阳经及其经筋分布在肩背部（所属的肌肉主要有冈上、下肌，肩胛提肌，头夹肌等），是动则病不可以顾，肩似拔，臑似折；足少阳经及其经筋循行于颈项部的侧面及耳乳突部位（所属的肌肉主要有斜方肌、胸锁乳突肌等），其病则"颈维筋急"，本病多发生在斜方肌、胸锁乳突肌及肩胛提肌。后溪、悬钟穴分属手太阳经和足少阳经，与局部阿是穴配合应用，远近结合，可达疏通颈项部经络气血、祛邪舒筋通络止痛的效应。

四、项韧带劳损与钙化

项韧带劳损与钙化是临床常见病，也是项背部疼痛的常见原因之一。项韧带属于棘上韧带的一部分，因其特别粗大、肥厚，故称为项韧带。起于枕外隆凸，向下延续至第7颈椎棘突。项韧带的主要功能是维持颈椎的稳定和牵拉头部由屈变伸。

（一）诊断要点

（1）有长期低头工作史或颈项部外伤史。

（2）颈部疼痛、酸胀，颈部屈伸时疼痛加重，抬头或颈后伸时疼痛减轻。

（3）检查：颈椎棘突尖压痛，有时在病变的局部可触及硬结或条索状物。X线检查可见病变部位项韧带钙化影。

（二）病因病机

长期的长时间低头工作，因头颈部屈曲而使项韧带拉紧，久而久之则项韧带自其附着点牵拉，部分韧带纤维撕裂，或从项韧带附着点掀起，产生损伤与劳损。损伤后局部出血，组织液渗出，之后发生机化和钙盐沉积，使劳损的项韧带钙化。

中医认为，劳伤气血，颈项筋骨失于气血濡养则筋肉挛缩，气血运行受阻，导致络脉瘀血阻滞，久之则瘀血凝结成块；或卫外不固，复感风邪，加重了病情的发展。

（三）辨证与治疗

1．主症

颈项部疼痛、酸胀、僵硬，颈项活动时疼痛，可伴有响声，触摸有压痛。舌质黯，脉弦细。

2．治法

养血柔筋，活络止痛。

3．处方

天柱、阿是、风府、后溪、承浆、心俞穴。

4．操作方法

阿是穴针刺捻转泻法，天柱、风府、承浆、后溪穴龙虎交战手法，心俞穴针刺补法，天柱穴针刺后加用灸法。

5．方义

本病属于督脉，故治疗以督脉经穴为主，风府穴是督脉与阳维脉的交会穴，既可疏通督脉，又可散风通络，主治颈项疼痛，正如《素问·骨空论》所说"颈项痛，刺风府"。承浆穴是任脉与手足阳明经的交会穴，又是任脉与督脉的连接穴，阳明经多气多血，任脉纳五脏之精血，故承浆穴可调任、督脉的气血，濡养督脉之经筋。承浆与风府配合，可加强颈项痛的治疗，《玉龙歌》"头项强痛难回顾，牙痛并作一般看，先向承浆明补泻，后针风府即时安。"即是这一组合的明证。后溪穴是八脉交会穴之一，通于督脉，又是治疗颈项痛的特效穴，是治疗本病的主穴，本穴与天柱相配，局部与远端结合，有利于舒筋通脉。补心俞可调血柔筋，疏解挛缩。

五、颈椎间盘突出症

（一）概述

椎间盘由髓核、纤维环和软骨板构成，它的前部较后部高，使脊柱呈生理性前凸。颈椎间盘突出症多由于急性或反复和轻微的外伤而引起。

颈椎的下部负重较大，活动较多，又与相对固定的胸椎相连，故容易劳损而发生退行性改变。纤维环发生退变之后，纤维肿胀变粗，继而发生玻璃样变性。由于纤维环变性而弹性减退，难以承受椎间盘内的张力，产生断裂。当椎间盘受到头部屈伸活动时重力作用、肌肉的牵拉以及外伤等影响时，椎间盘则向外膨出破裂，髓核也可经破裂的纤维环裂隙向后突出。

椎间盘向椎管突出的位置不同，则产生不同的表现，常见的突出位置有以下3种类型。

1. 侧方突出型

突出的位置在后纵韧带外侧、钩椎关节内侧。该处是颈神经根通过的部位，突出的椎间盘压迫脊神经根而产生根性症状。

2. 旁中央突出型

突出的部位偏于一侧，介于脊神经和脊髓之间。突出的椎间盘可压迫脊神经根和脊髓，产生单侧脊髓和神经根压迫症。

3. 中央突出型

突出部位在椎管中央，脊髓的前方，突出的椎间盘压迫脊髓腹面的两侧，产生脊髓受压的双侧症状。

（二）诊断要点

（1）多见于30岁以上的中壮年，无外伤史者，起病多缓慢；有外伤史者，起病较急。

（2）颈后疼痛，卧床休息症状好转，活动或咳嗽后症状加重，疼痛向一侧或两侧肩、臂和手部放射。

（3）本病多发生于 C_6、C_7 或 C_5、C_6 椎间盘，颈椎 CT 和 MRI 检查可以帮助确诊。由于椎间盘突出的部位不同，压迫的组织不同，临床表现各不相同。①椎间盘侧方突出：主要症状为颈部受累神经根的上肢支配区疼痛与麻木。疼痛放射到一侧肩部和上肢；颈部僵硬，颈后肌痉挛，活动受限；在突出部位的棘突间有压痛；颈神经根牵拉试验和椎间孔加压试验阳性；受累神经节段支配区有感觉、运动及反射改变，以及肌力减退、肌肉萎缩等体征。②椎间盘旁中央突出：患者有椎间盘侧方突出的症状、体征；患者有单侧脊髓受压症状和体征，患侧下肢软无力、肌肉张力增强、腱反射亢进、巴宾斯基征阳性。③椎间盘中央突出：主要表现为脊髓受压症状和体征。下肢无力，平衡障碍，严重时可见下肢瘫痪；肌肉张力增高、腱反射亢进、踝阵挛、髌阵挛、巴宾斯基征阳性。

（三）病因病机

本病主要位于督脉、手足太阳经、足少阴经。

1. 风寒阻滞

颈项劳损或年老体弱，卫外不固，风寒邪气趁虚入侵颈项，经络闭阻，气血运行不畅而发病。

2. 瘀血阻滞

外力损伤头颈部，血溢脉外，瘀血停滞，阻碍经络气血运行而发病。

3. 肝肾亏损

肾主骨藏精生髓，肾虚则精亏，精亏则骨失其养，发为骨痿。肝主筋而藏血，筋附于骨，肝虚则筋失血养而萎软拘紧。

（四）辨证与治疗

1. 风寒阻滞

（1）主症。颈项疼痛，连及肩背和上肢，手臂麻木，项背喜热恶寒，疼痛与气候变化有关。舌苔薄白，脉紧。

（2）治法。散风祛寒，温经通络。

2. 瘀血阻滞

（1）主症。有明显的损伤史，发病急，颈项部疼痛，痛连肩臂，强迫体位，头项活动受限。舌质黯，脉弦。

（2）治法。活血化瘀，通经止痛。

3. 肝肾亏损

（1）主症。发病缓慢，反复发作的颈项酸痛，上肢麻痛，劳累后加重，下肢无力、瘫痪、拘紧，腰部酸软，耳鸣，耳聋。舌质淡，脉沉细。

（2）治法。调补肝肾，益精柔筋。

4. 治疗

（1）处方：天柱、阿是（颈夹脊穴）、后溪、列缺穴。①风寒痹阻者加大椎、外关穴。②瘀血阻滞者加膈俞、合谷、太冲穴。③肝肾亏损者加肝俞、肾俞、太溪穴。④上肢疼痛者加曲池、外关穴。⑤上肢及手指麻木者加外关、少商、商阳、关冲、少泽穴。⑥下肢瘫痪、肢体拘禁者加阳陵泉、悬钟、三阴交、照海穴。

（2）操作方法：天柱、阿是、后溪、大椎、外关、合谷、太冲、曲池穴针刺捻转泻法。列缺穴针刺得气后先用捻转泻法，之后用捻转补法。膈俞刺络拔罐法，用梅花针叩刺出血，再拔火罐。根据麻木的手指选取井穴，然后用三棱针点刺出血。肝俞、肾俞、太溪等穴针刺补法。

（3）方义：本病除跌打损伤引起者之外，基本上属于本虚标实的病证，本虚或因于劳伤气血，卫气不固；或由于肝肾亏损，筋骨失养。表实多因于风寒痹阻或瘀血阻滞。本病治疗处方即基于此标本兼顾，颈夹脊穴是一组穴位，多选取压痛的部位（C_5、C_6、C_7），属于局部取穴，具有疏通经络、通经止痛的功效，对颈椎病变有良好效果。天柱穴属于足太阳经，又位于颈部，是疏通头项部经络、祛风散寒的主要穴位，正如《百症赋》所说"项强多恶风，束骨相连与天柱"。后溪穴是手太阳经的腧穴，"俞主体重节痛"；后溪穴又通于督脉，可通阳祛邪，疏通项背经气，所以后溪穴是治疗颈项疼痛和项背疼痛的主穴；列缺穴是手太阴经络穴，通于手阳明经，针刺泻之，具有宣肺祛邪、疏通经络的作用，多用于头项疼痛的治疗，正如《四总穴歌》曰"头项寻列缺"；列缺穴又通于任脉，任脉下入于肾，足少阴经筋"循脊内挟膂上至项，结于枕骨，与太阳之筋合"，故补列缺穴可助金生水，濡养筋骨，缓解颈项部筋肉的僵硬、疼痛，为治本之法。列缺配后溪，一个调任脉益阴潜阳，濡养筋骨；一个调督脉，通阳祛邪，使任督脉经气畅达，阴阳调和，百病可治。

手指麻木者，病因虽多，但病机总归于气血不调，治疗宗通经接气法，取井穴点刺出血，可获得良好效果。井穴是阴阳经的交会穴，有调达阴阳的作用；阴经属于阴而主血，阳经属于阳而主气；故井穴有调理气血的作用；阴经井穴配五行属于木，应于肝，肝藏血，主疏泄；阳经井穴配五行属于金，应于肺，肺主气，主治节，故井穴可调节气机和气血的运行。井穴点刺出血能行气活血化瘀，是治疗肢体麻木的有效穴位。

阳陵泉穴是筋之会穴，悬钟穴是髓之会穴，三阴交穴是足三阴经交会穴，补之养血益精，濡养筋骨，治疗肢体的拘紧和僵硬。照海穴是阴跷脉的交会穴，主治肢体的运动，"阴跷为病，阳缓而阴急"，善于治疗肢体的僵硬、拘挛。

（刘芳芳）

第二节　肩部筋骨疼痛

一、肩关节周围炎

肩关节周围炎简称肩周炎，是肩关节周围肌肉、肌腱、滑液囊及关节囊的慢性非特异性炎症。中医认为，本病多因肩部裸露感受风邪所致，故又称"漏肩风"；因发病年龄以50岁左右者较多，故又称"五十肩"；因本病肩关节内、外粘连，以关节僵硬、疼痛和功能活动受限为其临床特征，故又称"肩凝症"。

肩关节的活动主要依靠肩关节周围肌肉、肌腱和韧带维持其稳定性。青年人的正常肌腱十分坚强有力，但由于肌腱本身的血液供应较差，随着年龄的增长，常有退行性改变，在此基础上加之肩部受到轻微的外伤，积累性劳损，遇风寒邪气侵袭等因素的作用后，未能及时治疗或功能锻炼，肩部活动减少，导致肩关节粘连形成本病。

颈椎病也是引起肩关节周围炎的原因之一。颈椎椎间孔的改变，压迫脊神经，造成肩部软组织神经营养障碍，形成肩痛、活动受限而成本病。

此外，心、肺、胆道疾患发生的肩部牵涉痛，因原发病长期不愈，使肩部肌肉持续性痉挛，肩关节活动受限而继发为肩关节周围炎。

中医认为，本病的发生是老年体虚、气血虚损、筋失濡养、风寒湿外邪侵袭肩部、经脉拘急所致。气血虚损、血不荣筋为内因，风寒湿邪侵袭为外因。

（一）病因病机

肩关节是经脉和经筋经过会聚的部位，布有手三阳经及其经筋、足少阳经、阳跷脉、阳维脉以及手三阴经，所以肩关节是上肢经络气血运行的关键部位，又是上肢运动的枢纽。人至五十肾精亏损，肾气衰弱，推动和调控脏腑的功能减弱，在脏腑中，心主血，肝藏血，脾统血，脾与胃为气血生化之源，肺主气，朝百脉输送气血，脏腑虚弱则气血亏损，难以抗御外邪，易感受外邪为患。正如《灵枢·经脉》云"大肠手阳明之脉，所生病者……肩前臑痛""小肠手太阳之脉，是动则病……肩似拔"；肺手太阴之脉"气虚则肩背痛寒，少气不足以息"；又《灵枢·经筋》"足太阳之筋，其病……肩不举""手太阳之筋，其病绕肩胛引颈后痛""手阳明之筋，其病……肩不举"。总之，肾气虚弱，气血亏损，卫外乏力，肩部经脉易感受外邪导致经络气血闭阻，引起疼痛。另外，肩关节是上肢运动的枢纽，易发生运动性损伤，导致肩关节疼痛。

1. 风寒湿邪侵袭经脉

风为阳邪，向上向外，具有较强的穿透力，易于开发腠理，寒、湿邪气可乘机内犯肩部经脉；寒主凝滞，风邪又借寒邪凝滞附着于肩部肌肉关节；湿邪黏着胶固，又借助寒邪之凝固，停滞肩部，导致经络气血闭阻不通，不通则痛，发为肩痛。

2. 瘀血阻滞经脉

跌打损伤，或肩关节活动过度扭伤筋脉，或久痛入络，瘀血停滞，使经络气血闭阻发为肩痛。

3. 筋肉失养

年老气血虚弱，或肩痛久治不愈，经络气血闭阻日久，经筋失养，肌肉挛缩，肩关节活动艰难。

（二）辨证与治疗

1. 病因辨证与治疗

（1）风寒湿邪侵袭经脉。

主症：肩部疼痛，日轻夜重，局部畏寒，得热痛减，遇寒疼痛加重，肩关节活动明显受限，活动时疼痛加重。舌苔薄白，脉弦紧。

治法：疏散邪气，温经止痛。

处方：天柱、大椎、肩髃、肩前、膈俞、曲池、外关、合谷、后溪穴。

操作方法：以上诸穴均采用泻法。针天柱穴用1寸针，针尖刺向脊柱，使针感向患侧的肩部传导。针大椎穴时针尖稍微偏向患侧，同时用拇指按压健侧，使针感向患侧的肩部传导。针肩髃透向肩髎，针肩前透向膈俞，针膈俞透向肩前。针曲池用1.5寸长的针，直刺1寸左右，行龙虎交战手法。余穴用1寸针直刺泻法。留针20～30分钟。起针后，在肩髃、肩前、膈俞穴处拔火罐，起火罐后，艾灸大椎、肩髃、肩前穴。

方义：本证是由于风寒湿邪侵袭肩部经脉，导致肩部经脉气血痹阻、经气不通所致，手三阳经及其经筋以及阳维脉、阳跷脉分布在肩部，故治疗以三阳经穴为主。肩髃、膈俞、肩前属于局部取穴，统称"肩三针"，针刺泻法并加艾灸，可祛风散寒、化湿通络，对肩关节疼痛有较好的效果。《甲乙经》云，肩髃乃"手阳明、阳跷脉之会"，膈俞乃"手太阳、阳维、跷脉之会"，主治"指臂痛""肩痛不可举臂"。阳维脉维系、调控诸阳经脉，年逾五十卫气虚弱，外邪乘虚而入发为肩臂痛。阳跷脉，跷者捷也，司人体之动静与运动，跷脉病则运动障碍。故肩髃、膈会既可祛外邪以疏通经络，又可疏通经络促进运动。临床研究证明，电针肩髃穴治疗肩周炎的疗效明显优于药物。外关穴是阳维的交会穴，与膈俞穴配合，可增强其卫外和祛邪的作用。曲池穴是手阳明经的合穴，"合穴"气血汇聚之地，阳明多气多血，其性走而不守，长于通经活络；合谷穴是阳明经的原穴，与手太阴经相表里，主升主散，功善行气止痛、通经逐邪，是治疗上肢疼痛的主穴。后溪穴是手太阳经的腧穴，配五行属木，主风主肝，功在散风化湿、缓筋止痉，经云"俞主体重节痛"是也。以上诸穴配合，局部与远端相结合，治疗症状与病因相结合，如此，邪气得以祛除，经络疏通，气血调和，疼痛可止。

（2）瘀血阻滞经脉。

主症：肩部肿痛，疼痛拒按，夜间加重，肩关节活动受限，外展、内收、高举、后伸困难，舌质黯或有瘀斑，脉弦或细细涩。

治法：活血化瘀，通经止痛。

处方：膈俞、肩髃、肩髎、阿是穴、曲池、条山穴。

操作方法：先在膈俞、阿是穴刺络拔罐，然后直刺肩髃、肩髎、曲池穴，针刺泻法，并可在肩髃、肩髎相互透刺，或者用合谷刺法。条山穴，即条口穴和承山穴。针刺时用

3寸毫针从条口直刺透向承山，捻转泻法，留针30分钟，留针期间每5分钟捻转1次。起针时，先起上肢诸穴位的毫针，然后捻转条山针，且在捻转针的同时，令患者不停地活动肩关节，直至活动的最大范围为止。

方义：本证是由于跌仆损伤、用力不当扭伤筋肉，或疼痛日久不愈，瘀血停滞经脉，治遵《灵枢·经脉》"菀陈则除之"的法则，故先于膈俞、阿是穴刺络拔罐，祛瘀通络。膈俞穴为血之会穴，主治血分疾病，善于活血化瘀，患瘀血证时穴位处常有压痛、条索或结节。研究证明，膈俞能改善微循环障碍，缓解血管痉挛，促进血液循环，促进血流加速，改善组织的缺血缺氧状态，因而对瘀血证起到活血化瘀的作用。肩髃、肩髎穴属于局部取穴。曲池穴是手阳明经的合穴，其性走而不守，具有较强的疏经通络作用，与肩髃、肩髎穴配合是治疗上肢病痛的主穴。条口透承山是治疗肩周病的经验穴位。条口穴属于阳明经，阳明经多气多血，针之功于通行气血，调理经脉；承山穴属于足太阳经，太阳经多血少气，性能主开，功善通经祛邪，所以条口透承山既可疏通经络活血止痛，又可祛邪通经止痛；临床研究证明，电针条口穴治疗肩周炎有明显的止痛作用，近、远期疗效均有明显效果。

（3）筋肉失养。

主症：肩痛日久不愈，疼痛减轻，活动艰难，举臂不及头，后旋不及于背，肩部肌肉萎缩，局部畏寒喜暖。舌淡红，脉沉细。

治法：补益气血，养筋通脉。

处方：大杼、巨髎、肩井、肩髃、肩髎、肩贞、天宗、肺俞、心俞、肩内陵、臂臑、曲池、曲泽、外关、合谷、足三里穴。

操作方法：以上诸穴均采用浅刺补法，结合龙虎交战手法，留针不少于30分钟，并在肩髃、肩髎、肩内陵、肩贞等穴施以灸法。

方义：本证属于虚证，宗《灵枢·经脉》"虚则补之""寒则留之""陷下则灸之"和《灵枢·官能》"针所不为，灸之所宜"的治疗原则，采用浅刺补法，并结合龙虎交战手法，补中有泻，补益气血濡养筋骨，兼疏通经脉疏解粘连。

2. 经络辨证与治疗

（1）太阴经病证。

主症：肩痛位于肩的内侧胸的外侧，正当肩胸交界处，在奇穴肩内陵处有压痛，当上肢后伸时疼痛加重，并连及上臂部手太阴经。

治法：疏通太阴经脉。

处方：尺泽、阴陵泉穴。

操作方法：先取健侧阴陵泉穴，用3寸毫针向阳陵泉透刺，捻转泻法，在行针的同时，令患者活动肩关节。疼痛缓解后，留针20分钟，每隔5分钟，行针1次。若疼痛缓解不明显，可再针健侧尺泽穴。

（2）阳明经病证。

主症：肩痛位于肩峰正中，在肩髃穴处有压痛，当上肢高举时疼痛加重，疼痛并沿阳明经走串。

治法：疏通阳明经脉。

处方：足三里、曲池穴。

操作方法：先取健侧足三里穴，用3寸针直刺2～2.5寸，使针感沿经传导，在行针的同时，令患者活动肩关节，留针20分钟，在留针期间，每隔5分钟行针1次。若疼痛缓解不明显，再直刺健侧曲池穴，行针的同时活动肩关节。

（3）少阳经证。

主症：肩痛位于肩峰偏后，在肩髎穴处有压痛，当上肢外展时疼痛加重，并连及上臂部。

治法：疏通少阳经脉。

处方：阳陵泉、天井穴。

操作方法：取健侧阳陵泉穴，用3寸针向阴陵泉穴透刺，使针感沿经传导，并嘱患者活动肩关节。留针20分钟，在留针期间每隔5分钟行针1次。若肩痛好转不明显，再针刺天井穴。

（4）太阳经证。

主症：肩痛位于肩关节的后部，在膈俞、天宗穴处有压痛，患肢搭对侧肩关节时，疼痛加重或上肢旋前时疼痛明显。

治法：疏通太阳经脉。

处方：条口、后溪穴。

操作方法：先取健侧条口穴，用3寸针直刺透向承山穴，在承山穴处有明显针感，并令患者活动患侧将关节。留针20分钟，留针期间，每5分钟行针1次。若肩痛缓解不明显，再针刺后溪穴。

3. 特殊方法（同经相应取穴法）

主穴：依据压痛点决定针刺的经络和穴位，属于同经相应取穴法，如肩峰正中痛，位于肩髃穴处，治取对侧下肢的髀关穴；肩痛位于肩关节的肩髎穴，治取对侧的环跳穴；肩痛位于肩关节的后部的膈俞穴处，治取对侧下肢的秩边穴；肩痛位于肩关节的前面的肩前穴处，治取对侧下肢腹股沟区域足太阴经的相应穴位。

操作方法：用1.5寸毫针直刺1寸左右，得气后用龙虎交战手法，在行针的同时令患者活动肩关节，留针30分钟，在留针期间每隔5分钟行针1次。

二、肱二头肌长头腱鞘炎

肱二头肌长头腱鞘炎是由于肌腱在腱鞘内长期遭受摩擦劳损而发生退变、粘连，使肌腱滑动功能发生障碍的病变。本病好发于 40 岁以上的患者。主要临床表现是肱骨结节间沟部疼痛，肩关节活动受限。若不及时治疗，可发展成肩关节周围炎。本病属于中医"筋痹""筋伤"的范围。

肱二头肌长头肌腱行走于大小结节间沟中，沟嵴上有横韧带将肌腱限制在沟内，由于日常生活及工作的需要，肱二头肌反复的活动，肌腱在肱骨结节间沟内容易遭受磨损而发生退变；若结节间沟骨质增生，沟底失去光滑平整，更易形成慢性损伤；又因肱二头肌长头有一部分在肩关节囊内，肩关节的慢性炎症，也可引起腱鞘充血、水肿、增厚，导致粘连和肌腱退变。

（一）病因病机

中医学认为本病的发生有 3 个方面。

1. 跌打损伤

遭遇外伤，瘀血闭阻，迁延失治，加重损伤，使肌腱及腱鞘水肿、肥厚、纤维变性，甚至肌腱与腱鞘粘连形成筋痹。

2. 风寒湿邪

肩部长期劳损，耗伤气血，卫外乏力，复感风寒湿邪，如睡卧露肩，肩部常受风寒，经络气血闭阻，发为本病。

3. 气血亏损

肩关节长期劳损，耗伤气血，筋肉失养，发为本病。

（二）辨证与治疗

1. 病因病机辨证治疗法

（1）气血瘀滞。

主症：本证多有外伤史，常见于急性期，肩部疼痛较局限，夜间疼重，压痛明显。脉弦、舌质黯或有瘀斑。

治法：活血祛瘀，通络止痛。

处方：肩髃、阿是、臂臑、膈会、曲池、合谷穴。

操作方法：先在肩部寻找瘀血点，或大或小，或静脉怒张点，点刺出血，并拔火罐。刺阿是穴用关刺法，即在阿是穴的正中和上、下各刺 1 针，正中点用龙虎交战法，上、下点先用拇指向后捻转 9 次，再左右提拉 6 次，如此反复 6 次。余穴均用捻转泻法。

方义：本证是由于瘀血闭阻经脉引起的筋痹证，"此必有横络盛加于大经，令之不通，视而泻之，此所谓解结也"（《灵枢·刺节真邪论》），故遵照《灵枢·九针十二原》"菀陈则除之"的治疗原则，在肩部寻找瘀血点放血，除瘀通经止痛。关刺法是五脏刺法之一，主要用于筋痹的治疗，《灵枢·官针》说："关刺者，直刺左右尽筋上，以取筋痹……"肩髃、臂臑、曲池、合谷穴属于循经取穴法，因为病变位于手阳明经及手阳明经筋结聚处，数穴同用可加强疏通经络气血舒筋解痉的作用。

（2）风寒湿证。

主症：肩部沉重冷痛，顽麻，或肿胀，畏寒肢冷，遇寒痛增，得温痛缓。舌质淡、苔薄白，脉弦滑。

治法：温经散寒，散风除湿，通经止痛。

处方：天柱、肩髃、阿是、臂臑、曲池、合谷穴。

操作方法：天柱穴直刺捻转泻法，阿是穴关刺法，肩髃穴直刺龙虎交战手法，其他穴位直刺捻转泻法。阿是穴和肩髃穴术后行温针灸法，每穴灸3壮。

方义：天柱穴属于足太阳经，有散风祛寒、通经止痛的作用。阿是穴和肩髃穴是邪气闭阻的部位，灸之温经祛寒，温针灸之，使灸热直达病变部位，可加强温通止痛的作用。关刺法是专门治疗筋痹的方法。

（3）气血亏虚。

主症：本证多见于病变的后期，血不荣筋，肩部酸痛，劳累后疼痛加重，或兼有头晕心悸，疲乏无力。舌质淡，苔白，脉沉细无力。

治法：益气温经、养血柔筋。

处方：心俞、肝俞、肩髃、阿是、肩髎、臂臑、膈会、曲池、阳池、合谷、足三里、三阴交穴。

操作方法：阿是穴浅刺关刺法，其他穴位均用浅刺补法，并在阿是、肩髃、肩髎穴行艾条温灸法。

方义：本方的宗旨是补益气血，柔筋止痛，方中取心俞、肝俞、足三里、三阴交穴补益气血、柔筋解痉，其他穴位浅刺补法，意在疏通经络气血，使筋肉得以濡养，疼痛可止。

2. 巨刺法

主穴：患者健侧足三里穴。

操作方法：取患者健侧足三里穴，用0.30 mm×75 mm的毫针直刺，捻转泻法，缓慢进针，同时令患者活动患肢。持续捻针5分钟，留针15分钟，每隔5分钟行针1次。

适应证：病变初期，疼痛剧烈，活动明显受限者。

三、肱二头短头肌腱炎

肱二头短头肌腱炎是指肱二头短头附着点无菌性炎症及继发的肌纤维化和粘连，导致肩关节疼痛和活动障碍。肱二头肌短头起自肩胛骨喙突，与长头肌移行为肌腹。肱二头肌的主要功能是屈曲肘关节，并使上臂前伸及内收内旋。肱二头短头肌缺乏腱鞘、韧带的保护，较肱二头长头肌更容易受伤，在上臂后伸外展时更容易拉伤，为临床常见病，针灸治疗有很好的效果。

（一）病因病机

本病多由于外伤引起，有急性和慢性的不同。

1. 急性损伤

上肢高举后伸肘关节屈曲时，过度的外展外旋；或肘关节屈曲位时，过度的内收内旋，导致肱二头肌腱损伤，瘀血阻滞经脉，引起局部充血、水肿，造成疼痛。

2. 慢性损伤

急性损伤未及时治疗，瘀血滞留，经络气血流通不畅，抗御低下，复感风寒邪气，瘀血与邪气互结，则疼痛日久不愈。

（二）辨证与治疗

1. 病因病机辨证治疗法

（1）瘀血阻滞。

主症：肩内侧疼痛急性发作，连及肱骨内侧，肩关节活动受限，喙突有明显的压痛，并有肿胀感，有肩部拉伤史。舌苔薄白，脉弦。

治法：活血化瘀，通经止痛。

处方：阿是、肩前、尺泽、天府、曲池、合谷穴。

操作方法：阿是穴先施以刺络拔罐法，起罐后再施以关刺法，行龙虎交战泻法，即在阿是穴的中心和其左、右各刺1针，针刺得气后，拇指向后捻转6次，至捻转不动为止，然后拇指向前捻转，至捻转不动为止，再向上下提插5～9次，反复进行。余穴针刺捻转泻法。也可采用电针法，取阿是穴与尺泽穴，连接电针治疗仪的导线，采用疏密波，刺激量的大小以局部出现肌纤维颤动或患者能忍受为宜。每次通电治疗20～30分钟，每周2～3次。

方义：本证的病因病机是瘀血阻滞经脉，故先用刺络拔火罐法祛瘀通络；病变的部位在筋，故用关刺法以治病变在筋；本病属于瘀血闭阻的实证，故采用改进的龙虎交战泻法，通络止痛。本病的部位属于手太阴肺经分布区域，根据"经脉所过，主治所及"的原理故选取手太阴经经穴尺泽、天府为主穴，疏通经络气血以止痛。手阳明经与手太阴经相表里，阳明经气血隆盛，用较强的疏通经络气血的作用，故配以曲池穴、合谷穴加强尺泽穴、天府穴通经止痛的效果。

（2）寒瘀互结。

主症：肩内侧疼痛，局部恶寒，得热痛减，喙突处压痛，有结节和条索感。舌苔薄白，舌质黯红，脉弦紧。

治法：温经散寒，活血通络。

处方：阿是、肩前、肩髃、天府、尺泽、合谷穴。

操作方法：先在阿是穴拔火罐，然后施以关刺法，行改进龙虎交战补法，具体方法同"瘀血阻滞"操作方法，再施以灸法。余穴均施以捻转平补平泻法。

方义：本病是瘀血与寒邪胶滞凝聚于喙突，故局部疼痛并伴有结节，拔火罐法功效在祛寒、活血散瘀，施以灸法可加强散寒之力和活血祛瘀的功效。关刺法是专门治疗筋痹的方法。其余穴位主要是疏通手阳明经和手太阴经的气血。诸穴相配，有疏通肩部经络、祛瘀止痛的功效。

2. 巨刺法

主穴：健侧阴陵泉穴。

操作方法：选取 0.30 mm × 75 mm 的毫针，用透针法向阳陵泉穴方向直刺，缓慢的捻转进针，得气后，令患者活动患肢，一边捻针一边活动患肢，直至疼痛缓解。留针 30 分钟，留针期间，每 5 分钟捻针 1 次，并活动患肢。

适应证：病变初期，疼痛剧烈者，并有明显的活动障碍。

3. 温针灸法

主穴：阿是穴。

操作方法：选取 0.30 mm × 40 mm 毫针，在阿是穴的中心直刺 30 mm 左右，捻转得气后，取常规艾条，剪成 10 cm 长，在其中心穿洞，然后插入整个针柄，从其下端点燃，缓慢灸之，使热力直达病所。当患者感到灼热时，在穴位处垫小纸片，以防烧伤。每次灸 1 ~ 3 壮。

适应证：病变初期及寒瘀互结证。

四、冈上肌肌腱炎

冈上肌肌腱炎又称冈上肌综合征、外展综合征，是指劳损和轻微外伤后逐渐引起的肌腱退行性改变。主要表现为肩部疼痛及功能活动受限。

冈上肌肌腱是腱袖的一部分，对肩关节的稳定和运动起重要作用。冈上肌起于肩胛骨冈上窝经肩关节囊上方，止于肱骨大结节。其作用为固定肱骨于肩胛盂中，并与三角肌协同使肩及上肢外展。

肩关节外展运动是肩关节运动的主要形式之一，冈上肌在肩关节肌群中，是肩部力量集中的交叉点，比较容易劳损，尤其在肩部外展时，冈上肌肌腱必须穿过肩峰下面和肱骨头上面的狭小间隙，容易遭受挤压磨损，形成损伤性、无菌性炎症。之后很容易使冈上肌钙化而形成钙化性肌腱炎。退变的肌纤维常因外伤或肌肉突然收缩，而发生完全或不完全性断裂。

本病属于中医"肩痹""肩痛"病的范畴，针灸治疗效果良好。

（一）病因病机

（1）外力牵拉损伤，使肩部充血肿胀，瘀血阻滞，经络气血不通，不通则痛。

（2）劳伤筋脉，长期做单一的上肢外展活动，冈上肌肌腱反复地通过肩峰与肱骨大结节狭窄的间隙，长期的摩擦与挤压，耗伤气血，劳伤筋脉，筋肉失于气血的荣养，不荣则筋肉挛急而痛。

（3）筋脉劳损复感风寒邪气，劳伤筋脉，局部抗御能力低下，极易感受风寒邪气，风寒邪侵袭肩颈部筋肉，寒主收引，肌肉挛急而痛。

（二）辨证与治疗

1．病因病机辨证治疗法

（1）气血瘀滞。

主症：肩部肿胀疼痛，夜间为甚，痛处固定不移，拒按，肩部活动受限，疼痛连及上臂。舌质黯或有瘀斑，舌苔薄白，脉弦。

治法：活血化瘀，通络止痛。

处方：巨骨、肩髎、肩髃、阿是、曲池、合谷、外关穴。

操作方法：先在阿是穴用毫针或梅花针刺络并拔火罐，然后施以关刺法，用改进的龙虎交战泻法。刺巨骨穴向肩关节斜刺3针，均刺在肌腱部位，然后轻按重提6次。其他穴位均用捻转泻法。

方义：本证是瘀血阻滞所致，故先用刺络拔火罐法，祛瘀血通经络。本证病变在筋，故采用专治筋病的关刺法。本病的病变部位隶属手少阳经和手阳明经，根据"经脉所过，主治所及"的原理，主选手阳明、少阳经穴治之。

（2）劳伤筋脉。

主症：肩痛日久不愈，反复发作，疼痛隐作，遇劳加重，上肢外展时痛作，肩髎穴处压痛，并有条索感。舌质淡，脉弦细。

治法：补益气血，养筋止痛。

处方：肩髃、肩髎、巨骨、阿是、曲池、阳池、合谷、足三里穴。

操作方法：针刺阿是穴用关刺法，用改进龙虎交战补法，术后加灸。针巨骨穴用齐刺法，由巨骨穴向肩关节方向斜刺3针。肩髎、肩髃、曲池、臂臑穴平补平泻法。合谷、阳池、足三里穴捻转补法。

方义：本证是由于耗伤气血筋肉失养所引起，故足三里穴补脾胃以益气血生化之源。取手阳明经原穴合谷及手少阳经原穴阳池，补益二经的元气，濡养筋肉。其余诸穴采用补法，功在疏通经络，缓解筋肉挛急，使气血通达病变部位，濡养筋脉以止痛，可达病变痉愈的作用。

（3）风寒痹阻。

主症：肩部疼痛，连及肩胛部及上臂部，遇寒加重，得热痛减，上肢外展受限，肩髎穴处有明显的压痛。舌苔薄白，脉弦紧。

治法：温经散寒，通经止痛。

处方：天柱、巨骨、肩髎、肩髃、阿是、曲池、合谷穴。

操作方法：针巨骨穴用齐刺法，由巨骨穴向肩关节斜刺3针。针阿是穴采用关刺法，用改进的龙虎交战泻法，术后加用灸法。其他穴位均用针刺泻法。

方义：本证是感受风寒所致，故取天柱穴散风祛寒；灸肩髃、肩髎穴温经祛寒，通经止痛；其他穴位功在协助上述穴位散风祛邪，通经止痛。

2. 巨刺法

主穴：健侧阳陵泉穴。

操作方法：患者取坐位，用0.30 mm×75 mm的毫针，常规消毒后，向阴陵泉穴方向直刺，得气后，一边捻转针柄一边令患者活动患肢，直至疼痛减轻或消失。留针30分钟，留针期间每10分钟捻针1次，同时令患者活动患肢。

适应证：冈上肌肌腱炎急性期，肩关节活动有明显障碍者。

3. 阻力刺法

主穴：病变处阿是穴。

操作方法：患者取坐位，令患者外展上肢，当肩部出现疼痛时，寻找疼痛点，然后用0.30 mm×25 mm的毫针，对准疼痛点直刺0.2～0.5寸，行雀啄术手法。疼痛缓解后继续外展和抬高上肢，出现疼痛时再行雀啄术手法。反复操作直至疼痛消失。冈上肌肌腱炎属于慢性者，手法操作结束后，在疼痛点加用艾条灸3～5分钟。

适应证：肩关节外展时有明显的痛点。

五、肩部扭挫伤

肩部因受到外力打击、碰撞或过度牵拉、扭挫而引起肩关节周围软组织的损伤，出现以肩部疼痛和活动障碍为主要症状称为肩部扭挫伤。

本病可发生于任何年龄，部位多在肩部上方或外侧方，并以闭合伤为其特点。本病属于中医"肩部筋伤"范畴，针灸治疗用良好的效果。

（一）病因病机

（1）肩部受到外力的撞击、跌伤，或肩关节过度牵拉、扭挫等原因，引起肩部肌肉或关节囊的损伤或撕裂，使局部脉络损伤，瘀血闭阻，经络气血不通，发生肿胀疼痛及功能障碍。

（2）瘀血长期滞留，一则耗仿气血，二则阻滞经络气血的畅通，使局部筋肉失养，筋肉缺乏气血的濡养则挛急，挛急则痛，此"不荣则痛"是也。

（二）辨证与治疗

1．病因病机辨证治疗法

（1）瘀血阻滞。

主症：多见于外伤初期，局部肿胀，疼痛拒按，功能受限，或见局部皮肤瘀青。舌苔薄白，脉弦或细涩。

治法：散瘀消肿，通络止痛。

处方：肩髃、肩髎、膈会、阿是、曲池、合谷、外关、商阳、关冲、少泽穴。

操作方法：先取阿是穴刺络拔罐，再用三棱针点刺商阳、关冲、少泽穴出血。其余穴位均用捻转结合提插泻法。

方义：本证是由于瘀血阻滞经络气血不通所引起，阿是穴是病证的反应点，也是瘀血积聚的部位，根据"菀陈则除之"的治疗原则，对阿是穴刺络拔罐法，祛瘀血通经络以止痛。本病的病位在肩部的外侧，属于手三阳经的范畴，取三条经络的井穴点刺出血，可祛除三条经脉中的瘀血，消肿止痛；三条经的井穴均属于金，"金"应于肺，肺主气，点刺出血，又可清热消肿、通经止痛。肩髃、肩髎、膈会穴属于局部取穴范畴，曲池、合谷、外关穴属于远端取穴。局部取穴与远端取穴相结合，可以获得更好的疏通经络的作用。

（2）筋肉失养。

主症：肩部疼痛久病不愈，以酸痛为主，并有沉重感，劳累后或遇风寒则疼痛加重，得温则疼痛减轻。舌质淡苔薄白，脉沉细。

治法：补益气血，濡养筋肉。

处方：肩井、巨骨、天宗、肩髃、肩髎、膈俞、臂臑、膈会、曲池、少海、合谷、阳池、腕骨、足三里、三阴交穴。

操作方法：诸穴均采用浅刺法，针刺后在肩髃、肩髎、膈俞穴加用艾条灸法，每穴温灸 3 分钟，留针 30 分钟。

2．巨刺法

主穴：阳陵泉、上巨虚穴。

操作方法：先在阳陵泉穴或上巨虚穴处寻找压痛点，常见于健侧，也可见于患侧。确定压痛点后，用 0.30 mm×75 mm 的毫针直刺 50 mm 左右，得气后，拇指向后提插捻转，使针感直达足趾。在运针的同时，令患者活动患肢，约 3 分钟疼痛可缓解。留针 30 分钟。

适应证：肩关节外伤后疼痛急性发作。

（刘芳芳）

第三节　胸背部筋骨疼痛

一、背肌筋膜炎

背肌筋膜炎是指项背部的肌肉、筋膜由于急慢性损伤或感受风寒湿邪等原因发生无菌性炎症，引起项、背、肩等处疼痛、麻木的疾病。本病又称纤维织炎、软组织劳损、肌肉风湿病等。

本病相当于中医学中的"背痛""肩背痛"的范畴，是针灸治疗的主要适应证之一。

（一）病因病机

1. 风寒湿邪侵袭

本病位于肩背部，是诸阳经脉分布的区域，最易感受风寒湿邪。或汗出当风，或夜卧受寒，或久居寒湿之处，感受风寒湿邪，稽留于肌肤筋肉之间，致经络气血凝滞不通，发为经肩背痛。正如《灵枢·周痹》云："风寒湿气，客于外分肉之间，迫切而为沫，沫得寒则聚，聚则排分肉而分裂也，分裂则痛。"

2. 瘀血阻滞

因劳力、扭挫或跌打损伤，久痛入络，致瘀血阻滞，脉络不通，不通则痛。

3. 气机逆乱，气血失调

《素问·阴阳别论》："二阳一阴发病，主惊骇背痛，善噫善欠，名曰风厥。"久坐伏案或长久低头工作，劳伤气血，气血不足则筋肉失养，筋肉拘挛，发为疼痛。久坐伤肉损伤脾胃，阻碍气血生化之源。长久伏案，思虑过度，劳伤心脾，耗气伤血，致使气血虚弱，在外则筋肉失养，在内则脏腑功能失调，气机逆乱，肝阳趁机上逆，发为风厥。

（二）辨证与治疗

1. 风寒湿邪痹阻

主症：肩背疼痛，遇寒加重，得热痛减，按之作痛和筋结。舌淡红，苔薄白，脉浮紧。

治法：疏风散寒，祛湿通络。

处方：天池、大椎、风门、天宗、阿是、后溪、三间穴。

操作方法：针刺泻法，留针30分钟，间歇运针，同时艾灸大椎、风门、阿是穴，出针后再拔火罐。

方义：本证是由于风寒湿邪侵袭经络，气血凝滞，阻塞不通所致。太阳、阳维主表，故取足少阳、阳维之会穴风池穴、足太阳经穴风门及诸阳之会穴大椎穴，针而灸之，疏风散寒，通经祛邪。复取手太阳经穴天宗穴，再配以局部阿是穴，针灸同用，并拔火罐，以温通局部经气。后溪、三间穴是手太阳经和手阳明经的"输"穴，功善祛风止痛，因为二穴配五行属于风，"俞主体重节痛"，且手阳明经筋"绕肩胛，夹脊"，手太阳经筋"上绕肩胛，循颈"，故二穴是可治疗项背疼痛。《标幽赋》"阳跷阳维并督脉，主肩背腰腿在表之病"；《席弘赋》"更有三间、肾俞妙，善除肩背浮风劳"，都表明后溪、三间穴是治疗肩背痛、项背痛的有效穴位。诸穴合用，可达疏风散寒、祛湿通络的功效。

2. 瘀血阻滞

主症：项背部或肩背部疼痛，痛如针刺，部位固定，痛连肩臂，甚或麻木不仁，活动受限，遇寒或劳累则加重。舌质黯，有瘀点，苔薄白，脉弦细。

治法：行气活血，通络止痛。

处方：天柱、曲垣、秉风、阿是、膈俞、合谷、曲池穴。

操作方法：针刺泻法，间歇行针，留针 30 分钟。并于阿是穴、膈俞刺络拔罐出血，再加用艾条灸，每穴灸 3 分钟。

方义：本证是由于外伤或久痛入络，瘀血阻滞所致，膈俞穴为血之会穴，阿是穴是瘀血凝聚的部位，刺血拔罐，可活血化瘀，加用灸法可增强活血化瘀的作用。曲池、合谷穴均属于手阳明经，阳明经多气多血，其经筋分布于肩胛部，曲池善于疏通经络气血，合谷善于行气活血化瘀，二穴同用可疏通肩胛部经络瘀血的痹阻。其余诸穴属于局部取穴，如此局部与远端相配合，有活血化瘀、疏通经络气血的作用。

3. 气血逆乱，肝阳上亢

主症：肩背部酸痛、沉重，头痛头晕，视物模糊，胸闷胸痛，心悸不宁，脘腹胀痛。舌质胖大，脉弦细。

治法：调补气血，平肝潜阳。

处方：风池、心俞、阿是、中脘、手三里、足三里、三阴交、太冲穴。

操作方法：风池穴平补平泻法，阿是穴针刺泻法，并灸法，中脘穴平补平泻法，手足三里、三阴交穴针刺补法，太冲穴针刺泻法。

方义：本证是由于升降失调、气血逆乱、肝阳上亢所致。针刺风池、太冲穴泻上亢的肝阳，治头痛头晕；心俞、手三里、足三里、三阴交穴，补脾胃生心血，补益气血生化之源，荣心养目；中脘与足三里穴配合，既可调补脾胃，又可斡旋气机的升降，使气血调达，升降适度，诸症可解；阿是穴除局部经筋之痉挛，疏通局部经络的痹阻；手足阳明经筋均绕肩胛附属于脊背，故手三里、足三里穴可补气血荣养肩背部的经筋，缓痉挛以止痛。如此，上下之配合，局部与远端相配合，气血调达，诸症可除。

二、胸椎小关节错缝

胸椎小关节错缝是临床上常见的病证，常急性发作，表现为胸背部疼痛和功能障碍，也称为胸椎后关节滑膜嵌顿，俗称"岔气"。本病多发生于第 2 ~ 7 胸椎，青壮年多见。针灸治疗有良好效果。

胸椎小关节错缝包括胸椎关节突错缝和肋椎关节错缝。胸椎关节突关节有上位胸椎的下关节突与下位胸椎的上关节突构成，关节面近似额状位，有利于胸椎侧屈伸展运动。胸椎周围的软组织比较薄弱，当胸椎处在特定位置时，遇到强大的冲击力，则可发生胸椎小关节错移。胸椎过度前屈位时或过度后伸位时，如突然遭受背部或胸部的外力打击，以及强大的旋转力，打喷嚏，跳跃，蹦极等可使关节面旋转错移。

肋椎关节包括肋小头关节和肋横突关节，分别由胸椎椎体侧面及横突上的肋凹与肋骨小头及肋结节上的关节面组成，并有韧带保护。肋骨可在这两个关节面上活动，帮助呼吸运动的完成。肋骨上下旋转运动过于突然或急促连续，可造成错缝，并伴有周围韧带损伤，如连续不断地笑、咳嗽、双手托举物品向高处放等。

（一）病因病机

在椎体不稳定的情况下，突然受到外力的冲击，或连续不断地笑、咳嗽、打喷嚏、跳跃，或手臂高举又突然用力等，使关节面错位，滑膜嵌顿，韧带损伤，瘀血阻滞，发为疼痛。

（二）辨证与治疗

1. 主症

受伤之后，胸背疼痛，可连及胁肋部，不能深呼吸，咳嗽、打喷嚏则疼痛加剧，胸椎棘突下或棘突旁压痛。舌苔薄白，脉弦。

2. 治法

活血化瘀，通经止痛。

3. 处方

阿是、后溪、手三里穴。

4. 操作方法

先刺后溪、手三里穴，直刺捻转泻法，在捻针的同时，令患者做深呼吸运动或咳嗽。阿是穴直刺捻转泻法，但应严格掌握针刺的深度和角度，起针后刺络拔火罐，保留10 分钟。

5. 方义

阿是穴属于局部取穴，或针在棘突上，或针在棘突间，或针在夹脊穴的部位，依据压痛点而定。后溪穴属于手太阳经，对于脊柱病变有显著疗效；手三里穴属于手阳明经，功善治疗脊背部疼痛，手阳明经筋与手太阳经筋均附着于脊背，故可用于及背部病证的治疗。

三、胸椎小关节紊乱症

胸椎小关节紊乱症是指胸椎后关节在劳损、退变或外伤等因素作用下，导致胸椎小关节发生急、慢性损伤或解剖移位以及椎旁软组织发生无菌性炎症反应，刺激、牵拉或压迫其周围的肋间神经、交感神经，引起神经支配区域疼痛、不舒适或胸腹腔脏器功能紊乱等一系列症状，称为胸椎小关节紊乱症。由于胸腹腔脏腑功能紊乱的症状一般不与胸椎小关节损伤同时出现，往往较晚一段时间出现，因此医师与患者均难于将胸腹腔脏腑功能紊乱症状与胸椎小关节损伤联系起来，导致临床上经常误诊，遗忘了疾病的根源是胸椎病变。

（一）病因病机

1. 外邪侵袭

人体在疲劳、虚弱的情况下，复感风寒湿邪，导致筋脉痹阻，血行不畅，经脉不通，不通则痛，以致筋肉痉挛，进而引起胸椎小关节功能活动障碍，日久可致筋膜变性、增厚、粘连，从而影响脊神经和自主神经的功能，产生脊背疼痛和脏腑功能紊乱的症状。

2. 跌打损伤

外力打击背部，损伤筋肉、脉络，血溢脉外，瘀血阻滞，筋肉肿胀，挛缩作痛，搏击脊神经和交感神经而发病。

3. 劳伤气血

由于劳力过度或长久伏案用脑过度，劳伤气血，气血亏损。气血虚弱，筋骨失养，筋肉挛缩，胸椎及其小关节失稳，触及交感神经，而发病；气血虚弱，心脾两虚，则胸痛胸闷，心悸烦乱，胃脘疼痛，腹胀便溏等症。

（二）辨证与治疗

1. 外邪侵袭

（1）主症：背部疼痛，伴有沉重感、紧感、冷感，遇寒加重，得热痛减，疼痛可连及胸胁部。舌苔薄白，脉浮紧。

（2）治法：散风祛寒，温经通络。

（3）处方：胸椎夹脊阿是、大椎、后溪、合谷、外关穴。

（4）操作方法：夹脊阿是穴有两种，一是压痛点，二是结节、条索；针刺的方法是采用 0.30 mm×40 mm 的毫针，刺入 20 mm 左右，得气后用捻转泻法；术后加用艾条灸法。针大椎穴时患者微低头，直刺捻转泻法，术后加用灸法。后溪、合谷、外关穴均直刺泻法。

（5）方义：本证是由于感受风寒湿邪而引起，病变部位属于督脉、太阳经以及阳明经筋。针刺并温灸诸阳之会大椎穴，祛除邪气通经止痛。阿是穴是邪气痹阻之处，针刺泻法祛邪，艾灸温通除邪。后溪、合谷穴属于手太阳经和手阳明经，其经筋分布背部，结聚于脊柱，又有良好的行气祛邪、通经止痛的功效。外关穴属于手少阳经，少阳经循行于胸胁部，是治疗胸胁痛的主要穴位之一；外关穴又通于阳维脉，阳维脉维系诸阳经而主表，故又有祛除邪气从表而解的功能。诸穴配合可达祛除邪气、通经止痛的效果。

2. 瘀血阻滞

主症：背部疼痛，疼痛部位固定，呈刺痛性质，肩臂活动则疼痛加重，背部按之作痛。舌质紫黯，脉涩。

治法：活血化瘀，通经止痛。

处方：胸椎夹脊阿是、手三里、后溪、委中穴。疼痛连及胸胁部加内关穴。

操作方法：胸椎夹脊穴的刺法见上，术后刺络拔火罐，委中用三棱针点刺出血，手三里、后溪直刺捻转泻法。内关直刺，捻转泻法。

方义：本证是由于瘀血阻滞所致，故取阿是穴刺络拔火罐，取委中穴放血，祛瘀活血，消肿止痛。手三里、后溪穴分别属于手阳明经和太阳经，其经筋分布在背部并附着于脊柱，是治疗脊背疼痛的重要穴位。内关穴属于手厥阴心包经，其经脉、经筋分布在胸胁部，心主血脉，所以内关穴既可治疗胸胁部的疼痛，又有活血祛瘀的作用。疼痛剧烈时内关透外关，可有较强的活血化瘀、行气化瘀、通经止痛的功效。

3. 劳伤气血，心脾两虚

主症：背部酸痛，劳累后加重，胸闷胸痛，心悸不宁，胃脘疼痛，时发时止，纳呆腹胀，便溏乏力。舌质胖淡，脉沉细。

治法：健脾宁心，补益气血。

处方：胸椎夹脊阿是、膻中、神门、中脘、足三里、三阴交穴。

操作方法：胸椎阿是穴的刺法同前，术后加用灸法。膻中穴针尖向下平刺补法。其余诸穴均用直刺捻转补法。

方义：本证是由于气血亏损筋、骨失养所致，阿是穴是病变症结的反应点，或为压痛点，或为结节、条索状物，针刺阿是穴可缓解经筋、肌肉的挛缩，消除结节和条索，使经脉通畅，有利于气血对筋骨的濡养。膻中穴位于胸部正中，是心包的募穴；神门穴是心经的原穴，二穴配合，可宁心安神，养血通脉。中脘、足三里、三阴交穴调补脾胃，既可治疗胃脘部和腹部的病证，又可补益气血，乃治本之法。

四、胸廓出口综合征

胸廓出口综合征是指臂丛神经、锁骨下动静脉在胸廓出口区域内受压而引起的一组综合征。胸廓出口又称胸廓上口（相当于缺盆），其上界为锁骨，下界为第1肋骨，前方为锁骨韧带，后方为中斜角肌，其内侧为肋锁关节，外侧为中斜角肌。在此空隙中，前斜角肌将其分为前后两部分，在前斜角肌与锁骨下肌之间，有锁骨下静脉通过；在前斜角肌与中斜角肌之间，有臂丛神经、锁骨下动脉通过。在正常情况下，臂丛神经及锁骨下动、静脉在此间隙中不会受到影响，但颈肋过长、斜角肌痉挛、肥厚以及锁骨骨折畸形愈合等因素，导致此肋锁三角间隙变窄，引起病证。由于造成三角间隙的原因不同，又常用病因命名，如有颈肋综合征、肋锁综合征、前斜角肌综合征、过度外展综合征、胸小肌综合征等。

（一）病因病机

1. 外感风寒邪气

风寒邪气侵袭项背肩臂的肌肉、关节、经筋，使斜角肌、胸小肌、锁骨下肌等挛缩、紧张，导致锁肋三角间隙狭窄，经络痹阻，气血运行不畅，不通而痛。

2. 瘀血阻滞

跌仆损伤，瘀血阻滞，肩臂肿胀、疼痛；或疼痛久延不愈，气血长期运行不畅，经气闭塞而成瘀血，导致斜角肌等肌肉痉挛、肿胀、僵硬，使锁肋三角间隙狭窄，经气不通而发病。

3. 气血虚弱

年老体弱，气血不足；或劳作过度，气血亏损，使肩胛部肌肉、经筋乏力而松弛，肩部下垂，锁肋间隙变小，经气不通而痛。

（二）辨证与治疗

胸廓上口相当于缺盆的部位，有众多的经脉和经筋经过，如手太阴经及经筋，手阳明经、足阳明经及经筋，手少阴经及经筋，手太阳经、足太阳经筋，手少阳经、足少阳经及经筋等，故此处发生病变，会引起多条经脉的病证。在辨证与治疗时，既要治疗经络的病证，又要注意病因的治疗。

1. 循经辨证论治

主症：肩臂部桡侧疼痛、麻木，属于手阳明经与手太阴经；肩臂部尺侧疼痛、麻木，属于手太阳经与手少阴经；肩臂部内侧疼痛、麻木，属于手厥阴经。

治法：通经止痛。

处方：①肩臂部桡侧疼痛、麻木，颈臂、扶突、肩髃、曲池、列缺、合谷、商阳、少商穴；②肩臂部尺侧疼痛、麻木，颈臂、扶突、肩贞、极泉、少海、支正、后溪、少泽、少冲穴；③肩臂部及上肢内侧疼痛、麻木，颈臂、扶突、曲泽、内关、大陵、中冲穴。

操作方法：颈臂穴属于经外穴，位于锁骨内 1/3 与外 2/3 的交点处向上 1 寸，当胸锁乳头肌锁骨头后缘。沿水平方向向后刺入 0.5 寸左右，当出现触电感向上肢传导时，行捻转平补平泻手法后随即出针。扶突直刺 0.5 寸，提插手法，当出现麻感时，行捻转平补平泻法后随即出针。刺极泉穴时，上臂抬起，用切指法进针，提插手法，当出现触电感时，行捻转泻法，随即出针。井穴均采用三棱针点刺出血法，其余诸穴直刺捻转泻法。

方义：上述处方系根据"经络所通，主治所及"的原则，按照疼痛部位循经取穴的方法，可达疏通经络，调理气血的作用，经络气血通达，疼痛可止。其中疼痛而兼有寒冷、麻木者，可加用灸法，以温通经气，增强止痛效果。

2. 风寒痹阻

主症：肩臂疼痛麻木，或上下走穿；或疼痛拒按，筋脉拘紧，皮肤苍白发凉。舌苔薄白，脉弦紧。

治法：祛风散寒，通经止痛。

处方：扶突、颈臂、阿是、肩髃、曲池、外关、合谷、后溪穴。

操作方法：扶突、颈臂穴的刺法同上。其余诸穴均直刺捻转泻法，并可在肩髃穴、大椎穴或阿是穴加用灸法。

方义：本证是由于风寒邪气痹阻引起的病证，扶突穴属于手阳明经，有散风祛邪、通经止痛的作用，是治疗臂丛神经痛的经验穴。颈臂穴或在锁骨上窝寻找阿是穴，均位于锁骨上窝，属于缺盆范畴。缺盆是诸多经脉、经筋通过的部位，尤其与上肢的手三阳经、手三阴经的关系更为密切，是治疗上肢病证的主要穴位，正如《甲乙经》云缺盆主"肩引项臂不举，缺盆肿痛"。肩髃、曲池、合谷穴，同属于手阳明经，多气多血，既能疏通经络调理气血，又有祛除外邪的作用，是治疗上肢病变的重要组合。外关穴属于手少阳经，并通于阳维脉，既可疏通经脉，又可祛邪外出，长于通经除邪。后溪穴是手太阳经五腧穴中的腧穴，"俞主体重节痛"，有散风除湿止痛的作用，是治疗筋骨疼痛的重要穴位。

3. 瘀血阻滞

主症：锁骨上窝肿胀疼痛，上肢刺痛或麻木，手指发绀、僵硬。舌质紫黯，脉沉涩。

治法：活血化瘀，通络止痛。

处方：颈臂、阿是、膈俞、极泉、曲泽、少海、曲池、合谷穴。

操作方法：颈臂或阿是穴浅刺0.5寸左右，在出现触电感后，行捻转泻法，随即出针。针极泉穴时患者举肩，用切指法避开动脉进针，提插手法，当出现触电感时，行平补平泻法，随即持针。膈俞穴行刺络拔罐法，曲泽穴用三棱针点刺出血。其余诸穴直刺捻转泻法。

方义：本证是由于瘀血阻滞所致，故取血之会穴膈俞穴和曲泽穴点刺放血，以活血化瘀，通络止痛。颈臂或阿是穴乃是病变的部位，泻之可消肿祛瘀。极泉、少海穴均属于手少阴心经，心主血脉，故二穴可行血通脉，主治上肢疼痛，正如《针灸大成》云极泉"主臂肘厥寒，四肢不收"，《医宗金鉴》少海主"漏肩与风吹肘臂疼痛"。曲池、合谷穴属于手阳明经，阳明经多气多血，二穴配合行气通脉、行气化瘀，是调理气血疏通经络的重要组合。

4. 气血虚弱

主症：颈项肩背酸痛，肌肉萎缩，手臂酸痛麻木，手臂乏力，举臂艰难，手指拘挛，甚或头晕心悸。舌淡苔薄，脉细弱。

处方：扶突、颈臂、阿是、脾俞、少海、手三里、合谷、足三里、三阴交穴。

操作方法：扶突、颈臂、阿是穴的针刺法同前，得气后捻转平补平泻法。其余诸穴用捻转补法。

方义：本证是由于气血虚弱，筋肉失养、乏力，肩胛骨、锁骨下垂，导致肋锁间隙狭窄，挤压臂丛神经及锁骨下动静脉，引发病证，治当补气益血。补益气血总应培补生化之源为主，用脾俞、手三里、足三里、三阴交穴调补脾胃，以助气血生化之源。补合谷助肺气，益宗气，"宗气积于胸中，出于喉咙，以贯心脉，而行呼吸。"故可益气通脉。少海穴是手少阴心经五腧穴中的合穴，补之可补血养筋；配手三里穴用于手臂麻木的治疗，《百症赋》"且如两臂顽麻，少海就傍于三里。"

五、肋胸骨痛

肋胸骨痛是指肋软骨与胸骨连接处发生的自发性疼痛。本病多由外伤、病毒感染、受寒冷刺激等引起胸大肌附着处的肌纤维组织炎。

（一）病因病机

1. 瘀血阻滞

外伤筋骨，损及血脉，血溢脉外，阻滞脉络，经气不通，不通而痛。

2. 寒瘀凝滞

胸肩部及上肢过度活动，耗伤气血，卫外不固，风寒湿邪趁虚入侵，寒主凝而血瘀，经络气血痹阻，发为疼痛。

（二）辨证与治疗

1. 瘀血阻滞

主症：胸部疼痛，痛如针刺，部位固定，胸骨外侧缘按之疼痛。舌质紫黯或有瘀点，脉弦或沉涩。

治法：活血化瘀，通络止痛。

处方：阿是、膻中、心俞、膈俞、内关、合谷、太冲穴。

操作方法：阿是、心俞、膈俞穴刺络拔火罐，其余诸穴均直刺捻转泻法。

方义：本证是由于瘀血痹阻经脉所致，处方选穴与肋软骨炎相同，方解也无差异。

2. 寒瘀凝滞

主症：胸部疼痛，痛则剧作，遇寒加重，得热痛减，触之作痛。舌质淡红，苔薄白，脉弦紧。

治法：温经祛邪，通经止痛。

处方：阿是、膻中、大椎、列缺、足三里、隐白穴。

操作方法：刺阿是穴用 0.25 mm × 25 mm 的毫针，沿着肋骨的上下缘向胸骨平刺，有酸痛感或胀痛感沿肋骨传导，捻转泻法，术后加用灸法。膻中穴针尖向下平刺，捻转补法。针大椎穴时患者坐位，微低头，针尖朝向胸骨柄，进针 25 mm（1 寸左右）左右，得气后捻转平补平泻法，术后加用灸法。列缺穴针尖向上斜刺，得气后行捻转补法。足三里穴直刺，捻转补法。隐白穴艾炷灸 7 ~ 9 壮。

方义：本证是由于寒瘀凝滞、经络痹阻所致，治疗时重用灸法，温经散寒，疏通经络。阿是穴是寒邪瘀血凝结的部位，属于局部取穴，针刺泻法并灸，针刺泻法可通经祛邪，艾灸可温经散寒，行血通脉。大椎穴属于督脉，又为诸阳之会，针灸并用，助阳祛邪，行气血通脉。气会膻中与列缺、足三里穴配合，培补宗气，贯通心脉，温阳除邪。隐白穴是治疗本病的经验穴，临床用之有明显效果。

六、剑状突起痛

剑状突起痛主要是剑状突起部疼痛，并伴有胸部、胃脘部、胁肋部及肩背部疼痛。剑状突起即胸骨剑突，相当于中医的蔽心骨。本病包括在中医结胸、心下痛、胃脘痛等病证的范畴。

（一）病因病机

本病发生在心的下部，应属于心胃病证，循行的经脉有任脉、足阳明胃经、足太阴脾经、足厥阴肝经、手太阳小肠经、手少阳三焦经等，其发生的病因病机与痰热互结、寒与痰浊凝滞、肝郁气滞有关。

1. 痰热互结

痰热内结，滞留心下，不通而痛。本证与伤寒论中的小陷胸汤证相似，《伤寒论·辨太阳病脉症并治》曰："小结胸病，正在心下，按之则痛，脉浮滑者，小陷胸汤主之。"

2. 寒痰凝滞

寒与痰涎凝滞，结于胸膈，发为本病。本证与伤寒论中的寒实结胸证相似。痰涎结于膈上或膈下，胸与心下满闷作痛。

3. 肝郁气滞

肝气郁结，失于疏泄，胃气凝滞不通，发为疼痛。

（二）辨证与治疗

1. 痰热互结

主症：心下部疼痛，连及胸胁，按之则痛，心中烦乱，胃脘不适，有呕恶感。舌质红，苔黄腻，脉滑数。

治法：化痰清热，理气止痛。

主方：膻中、鸠尾、中脘、曲池、丰隆穴。

操作方法：针膻中穴针尖向下平刺 12 ~ 20 mm，捻转泻法。针鸠尾穴时两手臂高举置于头部，针尖向下斜刺 12 mm 左右，切勿直刺，捻转泻法。其余诸穴均直刺捻转泻法。

方义：膻中穴属于任脉，位于胸部正中，为气之会穴，可理气止痛，可理气化痰，是治疗胸痛、胃痛的主要穴位。鸠尾穴位于胸骨剑突的下缘，又是任脉的络穴，其脉络散于腹，主治心胸痛、胃脘痛；鸠尾穴又为膏之原，膏即膏脂，由五谷之津液化合而成，所以本穴有化合津液为膏脂的作用，津液不能化合称为膏脂，即变为痰，所以鸠尾穴又有清化痰浊的作用。中脘、丰隆穴调理脾胃、除痰浊化生之源。总之，膻中、鸠尾穴理局部之气机，化病位处的痰浊，中脘、丰隆穴除痰浊生成之源，曲池穴清除邪热，标本兼治，病证可愈。

2. 寒痰凝滞

主症：心与胸部疼痛，心下按之作痛，痛及胸背，四肢厥冷，胃脘冷痛，呕吐痰饮。舌苔白腻，脉滑而迟。

治法：温化痰浊，通经止痛。

处方：膻中、鸠尾、中脘、大椎、合谷、足三里穴。

操作方法：膻中、鸠尾、中脘穴针刺手法同前，针刺后加灸。针大椎穴取坐位，患者微低头，针尖向下颌方向进针，捻转补法，有针感向胸部传导较好，并加用灸法。合谷穴直刺平补平泻法，足三里穴针刺补法。

方义：膻中、鸠尾、中脘穴的方解同前，加用灸法，可温阳通脉，可温阳化痰。足三里穴扶正祛邪，健脾化痰。合谷穴行气化痰，行气止痛。大椎穴属于督脉，又是诸阳之会，主治寒热，《素问·骨空论》"灸寒热之法，先灸项大椎"，又是治疗结胸症的主穴，对本证的治疗有重要作用，《伤寒论》"太阳与少阳并病……时如结胸，心下痞鞭者，当刺大椎第一间"。

3. 肝郁气滞

主症：心下痛，胃脘痛，痛及胸胁，呈胀痛性质，心烦急躁，口苦咽干，局部触之作痛。舌质黯，脉弦。

治法：疏肝解郁，理气止痛。

处方：膻中、鸠尾、上脘、中脘、期门、内关、太冲穴。

操作方法：膻中、鸠尾、中脘穴的针刺法同前；上脘直刺 7.5 ~ 10 mm（0.3 ~ 0.5 寸）左右，平补平泻手法；期门穴平刺，平补平泻手法；内关、太冲穴直刺平补平泻手法。

方义：膻中、鸠尾穴方义同前，中脘穴和胃降逆，主治心胃痛，配期门穴治疗痛及胸胁，《针灸甲乙经》"心下大坚，育俞、期门及中脘主之"；配上脘穴加强治疗心胃痛的效果，《玉龙歌》"九种心痛及脾痛，上脘穴内用神针，若还脾败中脘补，两针神效免灾侵……"内关、太冲均属于厥阴经，上下配合，调气理气，是疏肝解郁、理气止痛的重要组合。

（刘芳芳）

第四节　腰骶部筋骨疼痛

一、急性腰扭伤

急性腰扭伤又称腰部伤筋，俗称"闪腰"。腰部急性扭伤包括肌肉、韧带、筋膜、小关节、椎间盘等组织急性损伤，是临床上的常见病和多发病。

腰部是脊柱负重较大、活动较灵活的部位是支持人体上半部的主要支点，能做前屈、后伸、侧屈和旋转等活动。腰椎的稳定性主要靠韧带、肌肉和关节突等组织的支持，棘上韧带跨过各棘突点，连贯脊柱全长；棘间韧带在两棘突之间，两韧带有防止脊柱过度前屈的作用；黄韧带是毗邻椎板相互连接的黄色弹性组织，在下腰段椎管内整个后壁以及关节囊表层全为韧带所覆盖；前纵韧带位于椎体前方，上自枕骨向下延伸至骶骨，附于椎骨缘、椎间盘，此韧带宽大而坚韧，对支持脊柱起重要作用；后纵韧带位于椎体后缘，是椎管的前壁，它的两侧较薄，中央较厚，并与椎间盘紧密相连；另外，从第5腰椎横突向髂嵴有髂腰韧带连接，从横突向骶骨翼有腰骶韧带连接，有稳定骶关节的作用。

（一）病因病机

急性腰扭伤多发生在腰骶、骶髂关节和椎间关节等部位。腰骶关节是脊柱的枢纽，骶髂关节是躯干与下肢连接的桥梁，身体的重力以及外来的冲击力多集中在这些部位，故容易受伤。当脊柱屈曲时，两旁的竖脊肌（尤其是骶髂肌）收缩，以抵抗体重和维持躯干的位置，如负重过大，易造成肌纤维撕裂；当脊柱完全屈曲时，主要靠棘上韧带、棘间韧带、后纵韧带、髂腰韧带等来维持躯干的位置，易造成韧带损伤。急性腰扭伤轻者可致竖脊肌和腰背筋膜不同程度的撕裂，较重的可致棘上韧带、棘间韧带撕裂；椎间小关节突过度牵拉或扭转可致骨关节错缝或滑膜嵌顿。急性腰扭伤治疗不当可转为慢性劳损，时常发作。

《灵枢·百病始生》说："用力过度，则络脉伤。阳络伤则血外溢……阴络伤则血内溢。"跌打损伤、猛然搬动过重物体、或姿势不当骤然用力，损伤筋肉、脉络，血脉破损血溢脉外，瘀血凝滞，脉络阻塞，则产生瘀血肿痛、活动受限等症。

（二）辨证与治疗

1．主症

受伤之后随即感到腰部一侧或两侧剧烈疼痛，不能伸直，屈伸俯仰，转身起坐则疼痛加剧，整个腰部不能活动，呈强直状，严重者不能起床，深呼吸、咳嗽、打喷嚏时疼痛加剧。轻者受伤后尚能继续工作，数小时后或次日疼痛加重。舌质黯红，或有瘀斑，脉弦或涩。

2．治法

活血祛瘀，通络止痛。

3．处方

阿是、养老、委中穴。

4．操作方法

通常情况下应先针刺养老穴，一侧腰痛者针健侧，两侧疼痛者针双侧。针刺时患者掌心向胸，采用 0.30 mm×40 mm 的毫针，针尖向肘部斜刺，得气后用捻转泻法，并有针感向肘部传导。阿是穴用刺络拔火罐法，委中穴用三棱针点刺出血，出血由黯红变鲜红为止。

5．方义

本病的病变部位主要位于足太阳经以及督脉，本证是由于瘀血凝滞、脉络阻塞、经络气血不通所致，治当活血祛瘀、疏通经脉。养老穴属于手太阳经，手太阳经通于足太阳经，并交会于督脉；养老穴又是手太阳经的郄穴，郄穴功善于急性疼痛症和血分疾病的治疗，故养老穴可用于急性腰扭伤，并且有非常好的效果。阿是穴刺络拔火罐，清除局部瘀血的阻滞，疏通经络气血的闭阻。委中穴属于足太阳经，又为血之郄穴，善于治疗血分疾病，点刺出血，可消除除太阳经的瘀血，通经止痛，正如《素问·刺腰痛》云："足太阳脉令人腰痛，引项脊尻背如重状，刺其郄中太阳正经出血……"。

二、棘上及棘间韧带损伤

棘上韧带和棘间韧带损伤是临床上常见病，通常归属于腰痛范畴，但在针灸治疗上有其特殊性，故单列一节以引起人们的注意和提高治疗效果。

棘上韧带是跨越各棘突点纵贯脊柱全长的索状纤维组织，自上而下，比较坚韧，但在腰部此韧带比较薄弱。棘间韧带处于相邻的棘突之间，其腹侧与黄韧带相连，其背侧与背长肌的筋膜和棘上韧带融合在一起，棘间韧带的纤维较短，较棘上韧带力弱。

（一）病因病机

多因脊椎突然猛烈前屈，使棘上韧带或棘间韧带过度牵拉而造成；或患者在负重时腰肌突然失力，骤然腰部前屈；或长期弯腰工作，使棘上及棘间韧带持续地处于紧张状态等原因，导致韧带撕裂、出血、肿胀，瘀血痹阻，经络气血不通，发为疼痛。

（二）辨证与治疗

1. 急性损伤

主症：受伤之后，腰骶部剧烈疼痛，活动受限，弯腰时疼痛加重，棘突上、棘突间有明显压痛。舌质黯红，脉弦或涩。

治法：活血祛瘀，通络止痛。

处方：阿是、后溪、水沟、委中穴。

操作方法：先刺后溪穴，用0.30 mm×25 mm的毫针，直刺进针，得气后用捻转泻法，在行针的同时令患者活动腰部。针水沟穴用上述毫针向鼻中隔斜刺，得气后施以捻转泻法。阿是穴用梅花针叩刺出血，再拔火罐，委中穴用三棱针点刺出血，出血由黯红变鲜红为止。

方义：本病位于督脉，是由于瘀血阻滞所致。后溪穴是手太阳经中的"腧穴"，"俞主体重节痛"，功于通经止痛；后溪穴又通于督脉，善于治疗位于督脉的急性疼痛。水沟穴属于督脉，又是手、足阳明经的交会穴，阳明经多气多血，所以水沟穴有行气行血的作用，是治疗急性腰的经验效穴。阿是、委中穴刺络出血，活血祛瘀，通经止痛。

2. 慢性损伤

主症：有急性损伤史，但没有彻底治疗，或长期弯腰工作史，腰部或下腰部酸痛、不适，遇劳则加重，遇寒则发。舌质紫黯，脉沉涩。

治法：益气养血，活血祛瘀。

处方：肾俞、阿是、三阴交穴。

操作方法：肾俞、三阴交穴针刺补法，阿是穴刺络拔火罐，术后加用灸法。

方义：《景岳全书》"腰痛证，凡悠悠戚戚，屡发不已者，肾之虚也"。故取肾俞补肾气益精血，配三阴交培补肝脾肾，益气养血，濡养筋骨。阿是穴是瘀血闭阻的部位，刺络拔火罐，可祛除瘀血，加用艾灸法，促进血液运行，进一步消除瘀阻，加快病愈过程。

三、腰背部肌筋膜炎

腰背部肌筋膜炎是一种常见的腰背部慢性疼痛性疾病，主要是由于感受风寒湿邪或损伤引起的腰背部肌筋膜及肌组织发生水肿、渗出及纤维性变，而出现的一系列临床症状。本病又称腰背筋膜纤维变性。

（一）病因病机

根据本病的疼痛部位，主要涉及足太阳经及其经筋，足少阳经及其经筋，足少阴经及其经筋。

1．外受风寒湿邪

劳力汗出之后，衣着寒湿；或冒雨涉水；或久居寒冷湿地，风寒湿邪侵袭经脉，经络受阻，气血运行不畅，发为腰痛。

2．瘀血阻滞

闪挫跌仆，损伤经脉；或劳力过度，伤及脉络；或长期姿势不当，气血阻滞等，导致瘀血停滞，经络闭阻，发为腰痛。

3．肾精亏损

《素问·脉要精微论》"腰者，肾之府，转摇不能，肾将惫矣"，是说肾虚是造成腰痛的重要原因，素体禀赋不足，或年老精血亏衰；或房劳不节；或大病久病之后，导致肾脏精血亏损，经脉经筋失于濡养，发为腰痛。

（二）辨证与治疗

1．寒湿腰痛

主症：腰部冷痛重着，腰部僵硬，活动转侧不利，得热痛缓，遇阴雨天疼痛加重。舌苔白腻，脉迟缓。

治法：散寒祛湿，温经通络。

处方：肾俞、关元俞、阿是穴、阳陵泉、委中。

操作方法：肾俞穴平补平泻法，术后加用灸法；关元俞穴平补平泻法；阿是穴处有结节或条索时，用齐刺法，针刺泻法，术后加用灸法；委中、阳陵泉穴针刺泻法。

方义：《诸病源候论·腰背痛诸候》认为腰痛多是在肾虚的基础上，复感外邪所得，故云："劳损于肾，动伤经络，又为风冷所侵，血气搏击，故腰痛也。"故取肾俞穴针刺并灸，扶正祛邪，温经散寒；阿是穴是寒湿邪气凝聚之处，针刺泻法可祛邪通经，艾灸可散寒化湿；本病位于足太阳经、足少阳经，故取足太阳经的关元俞、委中穴以及足少阳经的阳陵泉穴，属于循经取穴的方法，正如《灵枢·始终》说"病在腰者取之腘"，此局部与远端相配合，祛邪通经，且阳陵泉穴为筋之会穴，腰部筋肉拘禁者用之尤为合适。

2．瘀血腰痛

主症：腰痛如刺，痛有定处，昼轻夜重，轻则俯仰不便，重则剧痛不能转侧，痛处拒按。舌质紫黯或有瘀斑，脉涩。

治法：活血化瘀，通经和络。

处方：膈俞、大肠俞、阿是、委中、阳陵泉穴。

操作方法：膈俞、阿是穴用刺络拔火罐法，委中穴是在腘窝部位寻找暴怒的静脉或显露明显的瘀点用三棱针点刺出血，出血量掌握在血的颜色由黯红变鲜红而止。大肠俞、阳陵泉穴捻转泻法。

方义：本证是由于瘀血痹阻经脉，以致气血运行不畅发生的腰痛。膈俞穴是血之会穴，委中穴是血之郄穴，二穴又同属于足太阳经，阿是穴是瘀血凝聚的部位，宗《素问·针解》"菀陈则除之者，出恶血也"，用放血的方法，以祛除恶血；《素问·刺腰痛论》"解脉会令人腰痛如引带，常如折腰状，善恐。刺解脉在郄中结络如黍米，刺之血射，以黑见赤血而已"，解脉即委中穴处的络脉，可见在委中穴处络脉放血是治疗瘀血性腰痛重要的有效的方法，同时也指出放血量应掌握在血色由黑变赤为止。大肠俞穴属于局部取穴，可疏通腰部经络气血。阳陵泉穴疏解少阳经气，并对腰部转侧不利有良好效果。

3. 肾虚腰痛

主症：腰痛酸软，隐隐作痛，膝软无力，反复发作，遇劳则甚，卧息则减。阳虚者伴有腰部发冷，手足不温，少腹拘紧，舌质淡，脉沉迟；阴虚者伴有五心烦热，咽干口燥，舌质红，脉细数。

治法：补肾益精，濡养筋骨。

处方：肾俞、关元俞、阿是、关元、飞扬、太溪穴。

操作方法：阿是穴用齐刺法和灸法，其余诸穴用捻转补法，阳虚者在肾俞、关元俞、关元穴加用灸法。

四、第三腰椎横突综合征

第三腰椎横突综合征是指因附着于第 3 腰椎横突的软组织损伤并发生一系列病理变化而导致的腰痛或腰臀痛，是腰腿痛常见的病证之一。

腰椎横突位于腰椎两侧，是腰背筋膜附着部，是腰大肌、腰方肌的起点，并附有腹内斜肌筋膜，横突间有横突间肌及横突韧带相连。第 3 腰椎位于腰部中心，是腰生理前凸的顶点，是躯干活动的枢纽，是腰椎侧屈、旋转的核心（第 3、第 4 椎间盘髓核）。第 3 腰椎横突在各腰椎横突中最长、最宽、末端最厚、附着软组织的范围最广，在维持腰部各种姿势及脊柱平衡时，当腰腹部肌肉强力收缩时，所承受的拉应力最大，因此，第 3 腰椎横突上附着的软组织容易发生牵拉损伤。

（一）病因病机

当腰部肌肉强力收缩或长期不良姿势工作时，骶腰椎附着部的软组织易发生过度紧张、牵拉、撕裂等急、慢性损伤，引起肌肉、筋膜、肌腱等组织渗出、出血等病理变化，继而在横突周围形成水肿、瘢痕粘连、筋膜增厚、肌腱挛缩等改变，使其周围神经、血管受到刺激，从而引起腰痛、臀部痛。

根据本病的疼痛部位应属于足太阳经、经筋病证。

1. 瘀血阻滞

闪挫扭伤，损伤腰部经脉，血溢脉外，阻滞经络，气血不通，发为疼痛。

2. 外邪侵袭

风寒湿邪侵袭腰部经络，气血痹阻，导致腰背部肌紧张或痉挛，引起两侧腰背肌肌力不平衡，久之必造成肌肉、筋膜损伤，引起疼痛的发作。

3. 肝肾亏损

肾精匮乏，腰府失养；肝血亏损，则筋肉失养，《素问·举痛论》"脉涩则血虚，血虚则痛"，《临证指南医案》"脉络空乏而痛"等，都指出了"不荣则痛"的理论，肝肾精血不足，筋脉失于温煦、濡养，而引起疼痛。

（二）辨证与治疗

1. 瘀血阻滞

主症：腰痛如刺，痛处固定，疼痛拒按，腰肌僵硬，活动受限，动则痛甚。舌质黯红，脉弦。

治法：活血化瘀，通经止痛。

处方：气海俞、阿是、关元俞、秩边、委中穴。

操作方法：气海俞、关元俞、秩边穴直刺捻转泻法；阿是穴先用齐刺法，留针15分钟，起针后刺络拔火罐法，留罐8～10分钟。委中穴用三棱针点刺出血，出血量如前面所述。

方义：本证属于足太阳经及其经筋病变，根据"经脉所过，主治所及"的原则，故取气海俞、关元俞、秩边、委中等足太阳经穴，局部、邻近和远端循经配穴，通经止痛，且气海俞、关元俞都位于骶棘肌，对缓解本肌的痉挛有良好作用。本病的病因病机是瘀血阻滞，经络不通，宗"菀陈则除之者，出恶血也"的治疗原则，故在阿是穴刺络拔罐，在委中穴点刺出血，《素问·刺腰痛论》曰："解脉会令人腰痛如引带，常如腰折状，善恐。刺解脉在郄中结络如黍米，刺之血射，以黑见赤血而已。"

2. 风寒湿邪阻滞

主症：腰部冷痛，转侧俯仰不利，遇寒冷痛增，遇热痛缓，腰肌板硬。舌质淡，太白滑。

治法：祛风散寒，除湿止痛。

处方：天柱、肾俞、阿是、次髎、委中、阴陵泉穴。

操作方法：诸穴均用捻转泻法，肾俞穴加用灸法，阿是穴采用齐刺法并艾条灸5～8分钟。

方义：本证的病变部位在足太阳经及其经筋，遵照循经取穴的治疗原则，故治疗取穴以足太阳经穴为主，穴如天柱、肾俞、次髎、委中等，通经止痛。天柱穴祛风散寒；肾俞穴益肾助阳，扶正祛邪；《灵枢·终始》"病在腰者取之腘"，所以委中穴是治疗腰痛的主穴；次髎穴通经利湿，主治"腰痛怏怏不可俯仰……腰背寒"。（《针灸甲乙经》），再配合阿是穴，疏通局部病邪的痹阻，可加强疏通经络的作用。阴陵泉穴除湿利小便，通经止痛，《针灸甲乙经》曰："肾腰痛不可俯仰，阴陵泉主之。"

3. 肝肾亏损

主症：腰痛日久，酸软无力，遇劳则甚，卧则痛减，腰肌痿软，喜按喜揉。偏阳虚者，腰痛喜热喜暖，手足不温，舌质淡，脉沉迟；偏阴虚者，手足心热，面色潮红，舌质红，脉弦细。

治法：补益肝肾，濡养筋骨。

处方：肾俞、关元俞、阿是、飞扬、太溪穴。

操作方法：阿是穴用齐刺法，针刺后加用灸法；肾俞、关元俞穴直刺捻转补法，并用灸法；飞扬、太溪穴直刺捻转补法。

五、腰椎骨质增生症

腰椎骨质增生症又称腰椎退行性脊椎炎、腰椎老年性脊椎炎和腰椎骨关节病等。其特征是关节软骨的退行性变、并在椎体边缘有骨赘形成、退行性变多发生在椎体、椎间盘和椎间关节。本病多见于中年以上的腰痛患者。本病属于中医腰痛范畴。

（一）病因病机

本病多见于中老人，腰骨质增生是一种生理性保护性改变，可以增加脊椎的稳定性，代替软组织限制椎间盘的突出，一般情况下无临床症状。但当脊椎的退行性改变使各椎骨之间的稳定性平衡受到破坏、韧带、关节囊和神经纤维组织受到过度牵拉或挤压时，就会引起腰部疼痛。导致椎骨稳定性失衡的原因如下。

1. 肝肾亏损

人体随着年龄的增长，尤其是40岁以后，机体各组织细胞的含水分和胶体物质逐渐减少，而含钙的物质逐渐增多，组织细胞的生理功能而随之衰退、老化，其中以软骨的退行性变最显著，使脊椎失去稳定性。随着年龄的增长，人体五八肾气衰、七八肝气衰，或由于禀赋虚弱、或由于房劳过度、精血亏虚、筋骨失养而作痛。腰为肾之府，所以肝肾亏损多见于腰痛。

2. 寒湿痹阻

在肾虚的基础上，复感寒湿邪气、经脉痹阻，发为腰痛，《诸病源候论·腰背痛诸侯》云"劳损于肾、动伤经络、又为风冷所侵、血气搏击、故腰痛也"，或在劳力汗出之后，衣着冷湿，寒湿邪气常趁虚入侵，或久居寒湿之地，或冒雨涉水，寒湿邪气内侵，气血运行不畅，发为腰痛。

3. 瘀血阻滞

随着年龄的增长，肾气逐渐虚弱，腰椎的稳定性减低，在腰部受到牵拉、摩擦、挤压的情况下，极易受到损伤，导致瘀血阻滞，经气不通，发为腰痛。

（二）辨证与治疗

1. 肝肾亏损

主症：腰痛绵绵，反复发作，喜按喜揉，遇劳则痛甚，卧床休息则痛减，有时伴有耳鸣、阳痿、小便频数等症。舌质淡，脉沉弱。

治法：补益肝肾，濡养筋骨。

处方：肾俞、关元俞、腰阳关、阳陵泉、飞扬、太溪穴。

操作方法：诸穴均采用捻转补法，肾俞、关元俞、腰阳关穴加用灸法。

方义：腰为肾之府，肾精亏损、腰府失养而作痛；肝藏血而主筋，肾虚则精血不足，筋失精血濡养而作痛。治取肾的背俞穴肾俞补肾气益精血、濡养筋骨而止痛；关元俞内应关元，是人体元气输注之处，补之可补元气、益精血濡筋骨，善于治疗肾虚腰痛，如《针灸大成》曰关元俞"主风劳腰痛"。太溪穴配飞扬穴属于原络配穴，旨在培补肾精调理太阳、少阳经脉以止痛。用飞扬穴治疗肾虚性腰痛由来已久，在飞扬穴处又有小络脉分出，名曰飞扬脉，主治腰痛，《素问·刺腰痛论》曰："飞扬之脉、令人腰痛、痛上怫怫然、甚则悲以恐、刺飞阳之脉……少阴之前与阴维之会。"用飞扬穴配太溪穴治疗肝肾亏损性腰痛确有良好效果。阳陵泉穴乃筋之会穴，可缓筋急以止痛。诸穴协同相助，补益精血、濡养筋骨以止痛。

2. 寒湿腰痛

主症：腰部冷痛，遇寒湿则疼痛加重，得温则痛减，可伴有下肢麻木，沉重感。舌质淡，苔白腻，脉迟缓。

治法：散寒利湿，兼补肾气。

处方：肾俞、大肠俞、腰阳关、委中、阴陵泉穴。

操作方法：肾俞穴用龙虎交战手法，腰阳关穴平补平泻法，并用灸法，委中、阴陵泉穴针刺泻法。

方义：本证的病变部位在督脉、足太阳经及其经筋，遵照循经取穴的治疗原则，故治疗取穴以足太阳经穴肾俞、大肠俞、委中穴为主，通经止痛。肾俞穴益肾助阳、扶正祛邪；《灵枢·终始》"病在腰者取之腘"，所以委中穴是治疗腰痛的主穴；大肠俞穴位于腰部，善于治疗腰痛，正如《针灸大成》所说大肠俞"主脊强不得俯仰、腰痛"。腰阳关穴属于督脉，通阳祛寒，利湿止痛。阴陵泉穴除湿利小便、通经止痛，《针灸甲乙经》"肾腰痛不可俯仰、阴陵泉主之"。诸穴相配，可达扶正祛邪、通经止痛的功效。

3. 瘀血阻滞

主症：腰部疼痛，痛有定处，转侧不利，行动不便。舌质黯，或有瘀斑。

治法：活血化瘀，通经止痛。

处方：肾俞、阿是、膈俞、委中、阳陵泉穴。

操作方法：肾俞穴用龙虎交战手法，阿是、膈俞穴用刺络拔火罐法，委中穴用三棱针点刺放血，阳陵泉穴针刺平补平泻法。

方义：肾俞穴用龙虎交战手法，补泻兼施，扶正祛瘀。阿是、膈俞、委中穴点刺出血，祛瘀生新，通络止痛。阳陵泉穴是筋之会穴，舒筋止痛，又患者转侧困难，病在少阳转输不利，故阳陵泉穴可解转输之筋结，腰痛可除。

六、腰椎管狭窄症

任何原因引起的椎管、神经根管、椎间孔的变形或狭窄，使神经根或马尾神经受压迫，引起的一系列临床表现者，统称为腰椎管狭窄症。本病是一个综合征，所以又称腰椎管综合征。神经受压迫可能是局限性的，也可能是节段性的或广泛性的；压迫物可能是骨性的，也可能是软组织。腰椎间盘突出引起的椎管狭窄，因有其独特性，不列入腰椎管狭窄症内，但腰椎管狭窄症可合并有椎间盘突出。

腰椎管狭窄症的主要症状是腰腿痛，所以属于中医腰腿痛的范畴。

（一）病因病机

腰椎管狭窄症可分为先天性狭窄和继发性狭窄，导致椎管前后、左右内径缩小或断面形态异常。先天性椎管狭窄多由于椎管发育狭窄、软骨发育不良或骶椎裂等所致；后天性椎管狭窄主要是腰椎骨质增生、黄韧带及椎板肥厚、小关节肥大、陈旧性腰椎间盘突出、脊柱滑脱、腰椎骨折恢复不良和脊椎手术后等。先天性椎管狭窄症多见于青年患者，后天性椎管狭窄症多见于中年以上的患者。

中医认为本病发生的主要原因包括：先天肾气不足；肾气衰退，以及劳伤肾气，耗伤气血为其发病的内在因素；反复遭受外伤、慢性劳损以及风寒湿邪的侵袭为其外因。其主要病机是肾气不足，气血虚弱，以及风寒湿邪痹阻，瘀血阻滞，经络气血不通，筋骨失养，发为腰腿疼痛。

（二）辨证与治疗

1. 肾气虚弱

主症：腰部酸痛，腿细无力，遇劳加重，卧床休息后减轻，形羸气短，面色无华。舌质淡，苔薄白，脉沉细。

治法：调补肾气，壮骨益筋。

处方：肾俞、腰阳关、L_4 和 L_5 夹脊穴、关元俞、阳陵泉、飞扬、太溪、三阴交穴。

操作方法：L_4 和 L_5 夹脊穴用龙虎交战手法，其余诸穴均采用捻转补法，并于肾俞、关元俞、腰阳关穴加用灸法。

方义：本证是由于肾气虚弱而引起，主症是腰腿痛，病位于督脉、足太阳、足少阴经。腰为肾之府，肾虚则腰府失养，故治取肾的背俞穴补益肾气，濡养腰府及经脉而止痛；关元俞内应关元，是人体元气输注之处，补之可益元气，益精血濡筋骨，善于治疗肾虚腰痛，如《针灸大成》曰关元俞"主风劳腰痛"。太溪穴配飞扬穴属于原络配穴，旨在补益肾气调理太阳、少阴经脉以止痛。在飞扬穴处又有小络脉分出，名曰飞扬脉，主治腰痛，《素问·刺腰痛论》曰："飞扬之脉，令人腰痛，痛上怫怫然，甚则悲以恐，刺飞阳之脉，……少阴之前与阴维之会。"故飞扬穴是治疗肾虚以及肝虚引起的腰痛。三阴交穴补益气血，濡养筋骨。阳陵泉穴乃筋之会穴，可缓筋急以止痛。诸穴协同相助，补益肾气、养筋壮骨以止痛。

2. 寒湿痹阻

主症：腰腿疼痛重着，自觉拘紧，时轻时重，遇冷加重，得热症减。舌质淡，太白滑，脉沉紧。

治法：祛寒利湿，温通经络。

处方：肾俞、关元俞、L_4 和 L_5 夹脊穴、腰阳关、委中、阴陵泉、三阴交穴。

操作方法：肾俞、关元俞、腰阳关均采用龙虎交战手法，并加用灸法。腰部夹脊穴、委中、阴陵泉穴针刺泻法。三阴交穴平补平泻法。

方义：本证属于寒湿痹阻，但病之本是肾虚，治疗当用补泻兼施的方法。肾俞、关元俞穴，补肾气助元气；腰阳关穴温督脉，通脊骨；采用龙虎交战手法，补泻兼施，扶正祛邪，加用灸法可加强其温补肾气、散寒化湿的作用。腰夹脊穴是病变的症结处，针刺泻法祛除邪气之痹阻，可达痛经止痛的作用。委中穴通经祛邪，是治疗腰腿痛重要的有效的穴位。阴陵泉穴除湿利小便、通经止痛，是治疗湿邪痹阻性腰痛的有效穴位，正如《针灸甲乙经》所说"肾腰痛不可俯仰，阴陵泉主之"。三阴交穴是足三阴经的交会穴，可健脾利湿，可补肝肾壮筋骨，与肾俞、关元俞穴配合，既可加强补肝肾的作用，又可利肾腰部的湿邪，加快腰腿痛的缓解。

3. 气虚血瘀

主症：腰痛绵绵，部位固定，不耐久坐、久立、久行，下肢麻木，面色少华，神疲乏力。舌质黯，或有瘀斑，脉细涩。

治法：益气养血，活血化瘀。

处方：膈俞、肝俞、脾俞、肾俞、关元俞、腰阳关、腰夹脊穴、足三里、三阴交穴。

操作方法：膈俞、腰夹脊穴针刺泻法，并刺络拔火罐法。其余诸穴用捻转补法，病在肾俞、关元俞、腰阳关穴加用灸法。

方义：本证是在肾虚的基础上，复加劳损经脉，瘀血阻滞以及劳作日久耗伤气血，筋脉失养所致。选取血之会穴膈俞及病变之症结夹脊穴，刺络拔火罐，消除瘀血之阻滞，以利气血的通行及筋脉濡养。取肾俞、关元俞、肝俞穴补肝肾益筋骨。腰阳关穴温通督脉，通畅脊骨。脾俞、足三里、三阴交穴温补脾胃，益气血生化之源。诸穴相配，补后天益先天，除瘀血阻滞，可达益气养血、活血化瘀的功效。

七、腰椎椎弓峡部裂并腰椎滑脱

腰椎椎弓上下关节突之间称为峡部。椎弓峡部裂是指椎弓峡部骨质连续性中断，第5腰椎受累最多。腰椎滑脱是指腰椎逐渐向前或后方滑动移位，椎弓峡部裂的存在，可在一定的条件下是导致腰椎滑脱。本病多见于40岁以上的男性，年龄越大发病率越高，发病部位以第5腰椎最多，第4腰椎次之，是引起腰腿痛的常见疾病。

（一）病因病机

腰椎的骨质结构由两部分组成，即前面的椎体和后面的椎弓。椎弓包括椎弓根、椎板、上下关节突、棘突和横突。腰椎峡部位于上下关节突之间，有一条狭窄的皮质骨桥构成将椎板和下关节突与椎弓根和上关节突连接在一起。因此，腰椎峡部是椎弓最薄弱的部分，腰部外伤后容易造成损伤；或由于积累性劳损，导致腰椎峡部静力性骨折。一旦双侧腰椎峡部发生骨折，由于剪切力的作用腰椎就可能产生移位。

1. 瘀血阻滞

中医认为，本病由于跌仆闪挫，损伤腰部筋骨，瘀血阻滞，筋骨失养，长久不能愈合，酿成本病。

2. 寒湿阻滞

由于劳伤气血，卫外不固，风寒湿邪趁虚而入，痹阻腰部经脉，气血不通，筋骨长久失养，酿成本病。

3. 肾精亏损

由于先天不足，或由于房劳过度，肾气虚弱，精血亏损，筋骨失养，是引起本病的内在因素。

（二）辨证与治疗

1. 瘀血阻滞

主症：有明显的外伤史，腰骶痛骤作，疼痛剧烈，呈刺痛性，痛有定处，日轻夜重，俯仰受限，步履艰难。舌质紫黯，脉弦。

治法：活血化瘀，通经止痛。

处方：腰阳关、阿是、肾俞、后溪、委中穴。

操作方法：先针刺后溪穴，直刺捻转泻法，在行针的同时，令患者轻轻活动腰部，疼痛好转后再针刺其他穴位。阿是穴用刺络拔火罐法，委中穴用三棱针点刺出血，出血量由黯红变鲜红为止。腰阳关穴针刺捻转泻法，肾俞穴用龙虎交战手法。

方义：本证是由于瘀血阻滞所致，病变位于督脉，连及足太阳经，故治疗以督脉和足太阳经为主。腰阳关穴属于督脉，针刺泻法，疏通阳气，行气活血。后溪穴是手太阳经的"腧穴"，功于通经止痛，本穴又交会于督脉，是治疗急性督脉性腰痛的重要穴位。阿是穴位于病变部位，属于局部取穴，刺络拔罐出血，清除恶血，通经止痛。委中穴又称"穴郄"，对于瘀血阻滞者有活血祛瘀、通络止痛的作用，正如《素问·刺腰痛论》"解脉会令人腰痛如引带，常如折腰状，善恐。刺解脉在郄中结络如黍米，刺之血射，以黑见赤血而已"。解脉即是指位于腘窝委中部位的血脉，点刺放血对瘀血性腰痛有良好效果，出血由黑红变赤红为止。

2. 风寒湿邪阻滞

主症：腰骶部重着疼痛，时重时轻，喜温喜暖，得温痛减，肢体麻木。舌苔白腻，脉沉紧。

治法：祛风散寒，除湿通络。

处方：肾俞、十七椎、次髎、后溪、阴陵泉、委中、承山穴。

操作方法：肾俞、次髎、十七椎针穴刺龙虎交战手法，先泻后补，即先拇指向后捻转6次，再拇指向前捻转9次，如此反复进行，针刺后并用灸法。后溪、阴陵泉穴也用龙虎交战法。委中、承山穴针刺捻转泻法。

方义：本证是风寒湿邪阻滞督脉及足太阳经所致，故治疗以督脉及太阳经穴为主；本病的内在原因是肾气虚弱，外邪趁之，所以扶正祛邪是治疗本病的大法。肾俞穴是肾的背俞穴，十七椎穴隶属督脉，针刺补泻兼施，扶正祛邪；针刺后加用灸法，既可温经助阳，又可祛寒除湿。次髎穴属于足太阳经，有利湿止痛的功效，是治疗寒湿性腰骶痛的主要穴位，正如《针灸甲乙经》"腰痛怏怏不可以俛仰，腰以下至足不仁，入脊腰背寒，次髎主之"。如针刺后再加用灸法可助其温阳利湿的作用。阴陵泉穴属于足太阴脾经，补之可健脾益肾，泻之可渗湿利尿，善于治疗湿浊性腰痛，如《针灸甲乙经》"肾腰痛不可俯仰，阴陵泉主之"。后溪穴属于手太阳经的"腧穴"，又交会于督脉，"俞主体重节痛"，可用于湿浊性腰痛的治疗；后溪穴配五行属于木，"木主风"，风可胜湿，所以后溪穴又有祛风止痛、祛湿止痛的功效。委中穴配承山穴疏通足太阳经脉，是治疗腰痛的重要组合。以上诸穴配合，可达祛除邪气、通经止痛的作用。

3. 肾精亏损

主症：腰骶部酸痛，喜按喜揉，下肢乏力，遇劳则甚，卧床休息后减轻。舌质淡，脉沉细。

治法：补肾益精，濡养筋骨。

处方：肾俞、命门、关元俞、关元、飞扬、太溪穴。

操作方法：飞扬穴针刺龙虎交战手法，其余诸穴均直刺捻转补法，并在肾俞、命门、关元俞、关元加用灸法。

方义：本证是由于肾气虚弱精血亏损而引起，主症是腰腿痛，病位于督脉、足太阳、足少阴经。腰为肾之府，肾虚则腰府失养，故治取肾的背俞穴肾俞及命门补益肾气，濡养腰府及经脉而止痛；关元穴是人体元阴元阳关藏之处，关元俞内应关元，是人体元气输注之处，补之可益元气，益精血濡筋骨，善于治疗肾虚腰痛，如《针灸大成》曰关元俞"主风劳腰痛"。太溪穴配飞扬穴属于原络配穴，旨在补益肾气调理太阳、少阴经脉以止痛。在飞扬穴处又有小络脉分出，名曰飞扬脉，主治腰痛，《素问·刺腰痛论》曰："飞扬之脉，令人腰痛，痛上怫怫然，甚则悲以恐，刺飞阳之脉，……少阴之前与阴维之会。"故飞扬功有利于治疗肾虚以及肝虚引起的腰痛。诸穴协同相助，补益肾气，养筋壮骨以止痛。

（刘芳芳）

第三篇

临床实例精讲

第九章 24 个典型临床病例

‖ 病例 1 脑出血 1 ‖

一、病历摘要

姓名：×××   性别：男   年龄：50 岁

主诉：四肢活动不利伴言语、吞咽障碍半年余。

现病史：患者 2022 年 11 月 28 日晚在家中突发头痛，随即出现语言丧失，呼之不应，无抽搐，无发热、寒战等，症状持续无缓解，家人立即联系 120 送至省内某医院，检查期间出现呕吐，呕吐出胃内容物。急诊人员给予心电监护，鼻导管吸氧，完善血常规、凝血功能、电解质等检查。进行头颅 CT 检查提示脑干出血，给予血管内保守治疗，后转入郑州某医院进行康复治疗；出院遗留反应迟钝，认知障碍，言语不清，四肢活动不利，为求进一步康复治疗，特来我院，门诊以四肢瘫痪收入我院。现症见：患者意识清，精神差，轻度嗜睡，反应迟钝，认知障碍，言语不清，饮水偶有呛咳，四肢肢体活动不利，双侧上肢僵硬、屈伸不利伴双手抓握不能，左下肢肌力弱伴抬举无力，阵发性心前区闷痛，纳欠佳，鼻饲管及间断半流质经口进食，腹胀腹满，眠欠佳，导尿管排尿。开塞露辅助排便。

既往史：高血压 9 年，平时服用硝苯地平缓释片，未规律监测血压。胃炎病史 3 年，未规律治疗。否认糖尿病、冠心病病史，否认肝炎、伤寒、结核等传染病病史及其密切接触史，无外伤史及输血史，预防接种史随社会进行。

二、查体

（一）体格检查

体温 36.9℃，脉搏 79 次 / 分，呼吸 19 次 / 分，血压 140/99 mmHg，身高 172 cm，卧床，嗜睡，精神欠振，形体适中，发育良好，营养良好，语音气息低微，面色萎黄，步态异常，被动体位，痛苦面容，检查欠合作。

（二）神经系统检查

腹壁反射存在，肌力异常，肱二头肌反射存在，膝腱反射亢进，跟腱反射增强。

霍夫曼（Hoffmann）征：左（－），右（－）。巴宾斯基（Babinski）征：左（＋），右（＋）。查多克（Chaddock）征：左（－），右（－）。戈登（Gordon）征：左（－），右（－）。奥本海姆（Oppenheim）征：左（－），右（－）。克尼格（Kernig）征：左（－），右（－）。肌张力增强。生理反射存在，病理反射引出。

（三）专科检查

无坐立位平衡。Brunnstrom 阶段分期：左上肢－手、下肢分别为 2 期、1 期、2 期。肌张力（Ashworth 分级）：左伸肘 1+ 级，屈肘 1 级，左踝背伸 1+ 级。关节活动度（PROM）：左上肢肩前屈 0° ～ 80°，外展 0° ～ 80°，外旋 30°，左伸腕 0° ～ 15°，左踝背伸 –8° ～ 10°，左踝跖屈 –8° ～ 5°。肌力无法察。双侧肢体浅感觉、深感觉、运动觉、位置觉减退，左侧膝腱反射亢进，跟腱反射亢进，双侧踝阵挛（－），膝阵挛（－）。ADL（Barthel 指数）0 分。

（四）辅助检查

2023 年 6 月 16 日进行常规心电图检查（18 导联）：窦性心律；左前分支阻塞。

三、诊断

四肢瘫痪，吞咽困难，言语障碍；脑干出血；高血压 2 级；肺炎；基底节脑梗死。

四、诊疗经过

（一）康复问题

四肢运动障碍伴认知、吞咽障碍，语言不清。

（二）康复目标

近期目标：做好一级预防，积极改善认知，提高患侧肢体肌力，改善上肢抓握能力，提高平卧位翻身训练，改善吞咽。

远期目标：独立室内站立、日常生活基本自理。

（三）康复计划

（1）关节被动活动训练。进行肩关节屈曲—伸展、内收—外展、内旋—外旋；肘关节屈曲—伸展；腕关节掌曲—背伸，髋关节屈曲—伸展、内收—外展、内旋—外旋；膝关节屈曲—伸展，踝关节跖屈—背伸的关节运动，每日2次，改善肢体运动功能，维持正常关节活动度。

（2）主动—辅助关节运动训练。诱发肩关节、肘关节的主动运动，髋关节膝关节的屈曲伸展运动。

（3）核心训练。双桥运动。仰卧位，屈髋屈膝，双足底平踏在床上，用力使臀部抬离床面。锻炼腰腹部核心功能，为站立打下基础。

（4）电动起立床。每日1次，以恢复下肢肢体功能，促进血液循环，防止下肢深静脉血栓的形成，为后续的康复治疗打下基础。

（5）经颅磁刺激。通过改善细胞膜电位对神经元进行调整的效果，改善认知功能，提高认知能力及吞咽能力。

（6）吞咽训练。让患者做以臼齿咬紧压舌板的练习，促进咀嚼功能，强化咬肌肌力。用压舌板抵抗舌根部，练习舌根抬高，练习舌的灵活性，促进对食丸的控制及向咽部输送的能力。冰棉棒刺激两颊、舌根及软腭，有效强化吞咽反射，并配合电刺激提高吞咽协调性。

（7）对患者家属进行康复教育，嘱患者家属2小时进行1次体位转换，防止压疮的发生。

五、讨论

该患者目前处于脑梗死后遗症期，治疗脑梗死后遗症，目前多以康复治疗为主，加强患侧肢体肌力，降低肌张力，维持正常关节活动度，也可配合多种物理疗法如生物反馈、神经肌肉促通仪等促进神经肌肉功能的恢复。同时注意预防并发症。对于长期卧床的患者，需注意对其家属进行康复教育，科普正确的体位摆放方式，嘱2小时进行1次翻身，预防压疮。对有认知障碍的患者，可配合经颅磁提升其认知能力。同时该患者留置鼻饲管，吞咽困难，半流质经口进食。为提高吞咽能力，行冰棉棒刺激两颊、舌根及软腭，有效强化吞咽反射，同时配合电刺激，并结合舌肌、咬肌的主动训练。该患者出院时上、下肢肌力均有所提高，精神状况、认知能力、吞咽能力均有所提升，大多数食物可经口进食，小口饮水基本无呛咳。

（李嘉琪）

病例 2　脑出血 2

一、病历摘要

姓名：×××　　　性别：女　　年龄：58 岁

主诉：脑出血后意识丧失，四肢瘫痪 3 年余。

现病史：患者于 2020 年 6 月 20 日在家被发现意识不清，摔倒在地，呼之不应，当时无四肢抽搐，无大小便失禁。120 急诊至 ×× 医院，急查 CT 示：脑出血（具体部位不详，家属自述出血量 40 mL），急诊行气管插管，留置胃管、尿管，在全身麻醉下行去骨瓣减压术，术后转入 ICU，呼吸机辅助呼吸，给予改善脑循环、止血、脱水降颅压、抗感染等药物治疗，患者一直处于昏迷状态，期间出现发热、肺部感染、泌尿道感染，体温多在 38 ～ 39℃，给予气管切开，继续相关对症治疗 1 月余，患者病情相对稳定，转入康复科行康复训练治疗。期间多次出现肺部感染、泌尿道感染等，予以相关康复治疗后拔除尿管、胃管、气管插管，经口—食管置管注食水、流质饮食，其后间断在 ×× 人民医院、×× 中医院等医院行康复治疗后效果不佳，为寻求中西医系统康复治疗遂来我院，经门诊以"中风"为诊断收住入院。现症见：患者意识模糊，四肢瘫痪，肢体僵硬，喉间可闻及痰鸣音，经口—食管置管注食水、流质饮食，大小便失禁、排尿困难，排便无力，需肛内注入开塞露辅助排便。

既往史：本次卒中后发现肌张力高，口服降张力药物治疗。2021 年 11 月 4 日发现"腔隙性脑梗死"未行特殊治疗，否认高血压、冠心病、糖尿病病史。2021 年 11 月 6 日发现"乙肝小三阳"，未行特殊治疗，否认结核等传染病史，否认其他手术史，否认外伤史，预防接种随社会进行。

二、查体

（一）体格检查

体温 36.6℃，脉搏 68 次 / 分，呼吸 18 次 / 分，血压 101/65 mmHg，卧床，意识模糊，精神状态欠振，形体偏瘦，发育中等好，营养不良，语音气息无法查，面色萎黄，步态异常，体位被动，面容表情痛苦，检查欠合作。

（二）神经系统检查

腹壁反射存在，肌力异常，肱二头肌反射存在，膝腱反射正常，跟腱反射正常。霍夫曼征：左（－），右（－）。巴宾斯基征：左（＋），右（＋）。查多克征：左（－），右（－）。戈登征：左（－），右（－）。奥本海姆征：左（－），右（－）。克尼格征：左（-），右（-）。肌张力增强。生理反射存在，病理反射未引出。

（三）专科检查

意识模糊，精神差，高级智能欠合作，语言完全性失语，右利手。粗测嗅觉、视力、味觉，双瞳孔等大、等圆，直径约 2.5 mm，对光反射灵敏，眼睑闭合有力，眼球各方向运动灵活，眼球震颤（左震颤、右震颤），双侧面部感觉正常。双侧嚼肌无力，双侧额纹变浅，双侧鼻唇沟对称，示齿欠合作，双软腭上抬对称有力，吞咽功能 0 级完全丧失，无呛咳，伸舌欠合作，双侧肢体肌张力增强达 4 级，左侧上肢肌力 1 级，左侧下肢肌力 1 级，右侧上肢肌力 1 级，右侧下肢肌力 1 级，左侧腱反射亢进，右侧腱反射亢进，ADL（Barthel 指数）0 分。

（四）辅助检查

2023 年 2 月 20 日进行心电图检查：窦性心律，完全性右束支传导阻滞。

2023 年 2 月 21 日 CT 检查结果：颅脑术后改变，左侧枕顶叶、双侧丘脑及左侧肌底节区脑软化灶，考虑脑干腔隙性脑梗死，脑白质脱髓鞘（轻度），脑萎缩，支气管炎，考虑两肺坠积效应，两肺散在陈旧性病变，心影增大、主动脉硬化，双侧胸膜局限性增厚。

三、诊断

脑出血后遗症，言语障碍，运动障碍；浅昏迷；肺部感染。

四、诊疗经过

（一）康复问题
四肢肌张力高，肢体僵硬活动困难，昏迷 3 年。

（二）康复目标
促醒。

（三）康复计划

（1）关节被动活动训练。进行肩关节屈曲—伸展、内收—外展、内旋—外旋；肘关节屈曲—伸展；腕关节掌曲—背伸，髋关节屈曲—伸展、内收—外展、内旋—外旋；膝关节屈曲—伸展，踝关节跖屈—背伸的关节运动，每日 1 次，改善肢体运动功能，维持正常关节活动度。

（2）对患者上肢及下肢分别进行牵伸，降低肌张力。

（3）电动起立床。每日 1 次，以恢复本体功能。

（4）经颅磁刺激。通过改善细胞膜电位对神经元进行调整的效果，达到促醒的效果。

（5）对患者家属进行康复教育，嘱患者家属两小时进行 1 次体位转换，防止压疮的产生。

五、讨论

该患者昏迷已3年，目前最重要的康复目标为促醒，故每日行经颅磁刺激，并配合针灸治疗。同时进行被动的关节活动，以维持正常的关节活动度，降低肌张力。患者入院时四肢肌张力达4级（改良Ashworth），关节僵直、被动活动困难，踝关节变形严重，经康复治疗后右侧肢体肌张力2级，左侧肢体3级，踝关节变形稍有好转。患者的肌张力高虽有不利的影响，但也起到了"肌肉泵"的作用，有效预防了肌肉的萎缩，防止下肢深静脉血栓的形成，体现了肌张力的两面性，既有不利影响，也有有利的方面。

（李嘉琪）

‖ 病例3 脑梗死 ‖

一、病历摘要

姓名：×××　　性别：男　　年龄：84岁

主诉：右侧肢体活动不利伴力弱、吞咽困难2个月，加重1个月。

现病史：患者2022年12月出现咳嗽、气喘，至省内某医院住院治疗，诊断为冠状病毒性肺炎，经治疗后咳嗽气喘较前好转，患者家属自述感染较前吸收，2023年1月，患者逐渐出现反应迟钝、语音低微、无法起身、四肢无力、间断肌张力高，饮水吃饭呛咳、间歇性震颤，2023年1月10日在该院做核磁共振排除脑部病变，并留置胃管，予活血改善循环后未见明显好转，今为求中西医结合治疗，遂来我院，门诊以"偏瘫"为诊断收治入院。现症见：意识欠佳，精神差，反应迟钝，舌体后坠，言语謇涩，语音低微，饮水呛咳，右侧肢体屈伸活动不力伴力弱，时有胸闷、气短，阵发性咳嗽、咳痰，头晕昏沉，食欲减退、睡眠差，口干渴，小便无力，大便干。

既往史：脑梗死病史3年，高血压病史，现予厄贝沙坦降压治疗，心悸，予琥珀酸美托洛尔降压改善心率，阿托伐他汀降脂稳定斑块，否认冠心病史，否认手术外伤史、输血史，否认结核病史，预防接种随社会进行。

二、查体

（一）体格检查

体温36.5℃，脉搏68次/分，血压138/86 mmHg，身高165 cm，体重65 kg，意识

淡漠，精神欠振，形体偏瘦，发育中等，营养中等，语音气息低微，面色萎黄，步态异常，体位被动，面容表情痛苦，检查合作。

（二）神经系统检查

腹壁反射减弱，肌力异常，肱二头肌反射存在，膝腱反射减弱，跟腱反射减弱。霍夫曼征：左（–），右（–）。巴宾斯基征：左（–），右（+）。查多克征：左（–），右（–）。戈登征：左（–），右（–）。奥本海姆征：左（–），右（–）。克尼格征：左（–），右（–）。肌张力增强。生理反射存在，病理反射引出。

（三）专科检查

无坐立位平衡。Brunnstrom 阶段分期：右上肢、手、下肢分别为 4 期、4 期、3 期。肌张力（Ashworth 分级）：双侧屈肘肌张力呈齿轮样增高，右屈肘 1+ 级，伸肘 1+ 级，伸髋 1 级，伸膝 1 级，踝背伸 1 级。关节活动度（PROM）：右上肢肩前屈 0°～90°，外展 0°～80°，外旋 30°，右伸腕 0°～15°，右踝背伸 0°～10°，右踝跖屈 0°～15°。双侧上下肢肌力 3 级。双侧指鼻试验、快速轮替试验不稳，双侧跟膝胫试验无法查，双侧肢体浅感觉、深感觉、运动觉、位置觉无法查，左侧膝腱反射减弱，跟腱反射减弱，右侧膝腱反射减弱，跟腱反射减弱，双侧踝阵挛（–），膝阵挛（–）。ADL（Barthel 指数）10 分（大小便控制各 5 分）。

三、诊断

偏瘫，言语不清，吞咽困难；2 型糖尿病；高血压 2 级。

四、诊疗经过

（一）康复问题

右侧肢体活动不利，双上肢肌力低下，肌张力偏高，饮水呛咳，吞咽困难。

（二）康复目标

近期目标：做好一级预防，稳定血糖、心率，提高坐位平衡，提高患侧肢体肌力，降低肌张力，改善吞咽困难，拔除留置胃管。远期目标：独立室内站立、迈步，提高站立位平衡能力。

（三）康复计划

（1）上肢训练。肩前屈抗阻训练：10 次／组，3 组／日。肩外展抗阻训练：10 次／组，3 组／日。肘屈伸抗阻训练：10 次／组，3 组／日，提高双上肢肌力。给予右上肢适度牵伸，降低肌张力，缓解手部痉挛。

（2）下肢训练。卧位屈髋屈膝：10 次／组，3 组／日。仰卧位床边抬腿：10 次／组，3 组／日。提高双下肢肌力，为后续站位平衡训练打下基础。

（3）核心训练。双桥运动：仰卧位，屈髋屈膝，双足底平踏在床上，用力使臀部抬离床面，维持30秒，5次/组，提高腰腹部核心功能，有助于稳定核心，提高平衡能力。

（4）平衡功能训练。训练初期进行坐位平衡训练，并由静态平衡逐渐过渡至自动态平衡，嘱患者Bobath握手，并分别进行向前、向左、向右3个方向进行重心转移。患者坐位平衡训练完成后，在治疗师辅助下进行由坐位到立位的训练，最后进行立位下的静态平衡训练，以加强平衡功能。

（5）吞咽训练。让患者做以白齿咬紧压舌板的练习，促进咀嚼功能，强化咬肌肌力。用压舌板抵抗舌根部，练习舌根抬高，提高舌的灵活性，促进对食丸的控制及向咽部输送的能力，并配合对舌骨下肌群进行电刺激提高吞咽协调性。

五、讨论

该患者年龄较大，主要为感染肺炎后出现后遗症，该病目前以康复治疗为主。以加强患侧手功能、肢体肌力、降低肌张力，提高平衡能力等综合康复训练，并配合生物反馈、神经肌肉促通仪等物理疗法以促进神经肌肉功能恢复。同时该患者留置胃管，吞咽困难，无法经口进食。为提高吞咽能力，行冰棉棒刺激两颊、舌根及软腭，有效强化吞咽反射，同时配合电刺激，并结合舌肌、咬肌的主动训练。在设计训练时要结合患者评定情况进行针对性的运动，训练由简单到复杂，同时因患者年龄较大，在治疗过程中密切关注患者身体状况，及时调整治疗强度。该患者出院时上、下肢肌力均有所提高，可独立站立1分钟，精神状况有所提升，同时吞咽能力有所提升，大多数食物可经口进食，小口饮水基本无呛咳，但保留了胃管用以饮用中药。

（李嘉琪）

病例4 脑梗死恢复合并骨折

一、病历摘要

姓名：×××　　性别：女　　年龄：65岁

主诉：因"左侧肢体活动不灵2月余伴左肩、左踝部疼痛"，2021年2月17日收入康复科。

现病史：患者于2个月前无明显诱因出现左侧肢体无力致跌倒，家属发现后立即送往外院急诊进行头部CT检查示右脑梗死、左外踝骨折。急诊经脱水降颅压、脑保护及左外踝骨折石膏托外固定等相关对症治疗患者病情平稳，病情稳定后好转后出院。患者现ADL大部分依赖，石膏托已拆除，偶有饮水呛咳，不能步行，左侧肢体活动无力。现留有左肩部及左踝疼痛，今为求进一步康复治疗，门诊以"脑梗死恢复期、左外踝骨折、冠心病、高脂血症"入住我科，患者起病以来，精神一般，诉头晕，无恶心呕吐，无腹痛及腹胀，无胸痛，无发热、咳嗽，偶有饮水呛咳，胃纳一般，大小便正常。

既往史：否认糖尿病及高血压病史，有高脂血症及冠心病病史多年，否认结核、肝炎等传染病病史；否认手术外伤输血及食物、药物过敏史，无酗酒及吸烟史。

二、查体

（一）体格检查

体温36.5℃，脉搏62次/分，呼吸20次/分，血压113/75 mmHg。发育正常，营养一般，意识清楚，精神一般，轮椅入病房，查体合作。全身皮肤黏膜无黄染，浅表淋巴结无肿大。眼结膜无充血，双侧瞳孔等大等圆，直径约2.5 mm，对光反射灵敏。气管居中，胸廓对称无畸形。双肺呼吸音清，未闻及明显干、湿啰音。腹平软，无明显压痛、反跳痛，肝、脾肋下未触及肿大。双下肢无水肿。

（二）专科检查

左侧肢体偏瘫。左上肢近端肌力1级，左上肢Brunnstrom 2期，左手Brunnstrom 2期，Ashworth 1级，左下肢近端肌力2级，左下肢Brunnstrom 3期，Ashworth 1级，左侧腱反射亢进，左侧病理征（+），左侧肢体感觉减退，脑膜刺激征（－）；右侧肢体活动感觉正常。功能状态：ADL评定MBI 35分，重度功能缺陷。不能独立步行，动静态平衡功能差。

（三）辅助检查

外院头颅CT示右侧脑梗死。

三、诊断

初步诊断：脑梗死恢复期，左外踝骨折，冠心病，高脂血症。

康复诊断：左侧肢体偏瘫，ADL 35分、重度功能缺陷，左踝活动受限。

鉴别诊断：外院出院后再次入院，诊断明确，无须鉴别。

最终诊断：脑梗死恢复期，左外踝骨折，冠心病，高脂血症，左肩手综合征，左膝骨关节炎。

四、诊疗经过

入院后完善血常规、尿常规、大便常规、生化检查、凝血四项、水电解质等检查及康复评定。监测血压，营养脑细胞，抗凝，降脂，对症支持治疗。进行偏瘫肢体综合训练、作业治疗、针灸及理疗包括电脑中频等治疗促进肢体功能恢复。经康复治疗 1 个月，现患者仍诉左侧肢体无力伴左肩疼痛明显，左踝部疼痛减轻，睡眠差，食欲减退。

2021 年 2 月 18 日复查左踝关节正、侧位片示左外踝骨折，无明显愈合，可见骨折透亮线，左跟骨骨质增生。

2021 年 3 月 7 日双肩关节正位检查所见：双侧肱骨大结节处见少许不均匀高密度影，余诸骨骨质未见明显异常，双侧肩关节未见明显脱位。检查提示：考虑双侧肩关节骨质增生，请结合临床。

2021 年 3 月 7 日肌骨关节检查所见：左肩关节肱二头肌长头肌腱腱鞘内液性暗区声像（腱鞘积液），左侧肩关节冈上肌肱骨大结节止点增厚并回声不均声像（损伤并部分撕裂不除外），左侧肩关节肩胛下肌回声不均并其内散在强回声斑声像（损伤），左侧肩关节冈下肌、小圆肌回声不均并其内散在强回声斑声像（损伤），左侧肩关节胸小肌回声不均并其内散在强回声斑声像（损伤），左侧肩关节肩峰下—三角肌下滑囊液性暗区声像（滑囊炎并积液）。

现左肩疼痛考虑为左肩手综合征及左肩关节半脱位，予肩带及三角巾悬吊左上肢，并予肩周肌肉冲击波治疗肩痛症状有减轻。现予综合康复治疗，继续观察。

2021 年 4 月 2 日复查心电图示窦性心动过缓伴不齐，ST-T 改变，一度房室传导阻滞等。颅脑 CT 平扫提示：右侧大脑半球多发脑梗死，部分软化；脑白质变性，老年性脑改变；建议 MRI 进一步检查。

五、出院情况

患者诉无胸闷及胸痛，意识清，左侧肢体肌力有好转，左肩痛稍改善，左踝部无疼痛，腰背部疼痛缓解，精神一般，诉头晕，无恶心呕吐，无饮水呛咳，胃纳一般，大小便正常。

专科情况：左侧肢体偏瘫。左上肢近端肌力 2 级，左手肌力 1 级，左下肢近端肌力 3 级，Brunnstrom 运动功能评定左上肢、左手、左下肢分别为 3 期、2 期、4 期，改良 Ashworth 肌张力评定左侧肢体为 1 级，左侧腱反射亢进，左侧病理征（+）。ADL 较前改善，能辅助下扶拐步行。

出院医嘱：继续进行社区康复治疗，继续进行脑血管病二级预防，如有不适及时就诊。

出院带药 1 周：阿托伐他汀钙片 20 mg 口服，每晚睡前；长春胺缓释胶囊 30 mg 口服，每日 1 次；阿司匹林肠溶片 100 mg 口服，每日 2 次；盐酸替扎尼定片 2 mg 口服，每日 3 次；叶酸片 5 mg 口服，每日 3 次；复方伤痛胶囊 0.9 g 口服，每日 3 次。

六、讨论

患者在 2021 年 4 月 2 日出现胸闷、呼吸困难、烦躁不安、心悸、表情淡漠、嗜睡，心率较慢，为 50 次 / 分，予吸氧处理，改变体位为半坐卧位，监测血氧饱和度，并请心内科急会诊，建议予异丙肾上腺素加入 5% 葡萄糖注射液 500 mL 中静脉滴注，提高控制心率在 60 次 / 分以上。考虑为心动过缓、房室传导阻滞、冠脉综合征所致阿—斯综合征，严重时可致患者猝死。经处理患者呼吸困难症状缓解。并告病重。因患者有冠心病病史，应高度关注心脏方面问题，警惕心肌梗死的发生，做到早发现、早处理是关键。2021 年 4 月 3 日继续用异丙肾上腺素加入 5% 葡萄糖注射液 500 mL 中静脉滴注，以提高心率，改善房室传导阻滞症状。

患者在 2021 年 3 月 12 日出现左肩痛加重，较剧烈，并左上肢肿胀加重，左手肿胀活动受限明显，查体肩峰下可及一横指凹陷，肩周肌肉萎缩，无主动收缩，肩周及前臂压痛。予肩带保护左肩及三角巾抬高左上肢，缓解重力牵位致左肩关节半脱位加重，并予体外冲击波治疗以缓解左肩痛。

结合 2021 年 3 月 6 日左肩肌骨彩超结果考虑左肩痛原因：左肩关节半脱位及肩手综合征，并左肩袖损伤，予左肩及左膝关节腔内注射玻璃酸钠，左肩部理疗及体外冲击波等综合康复治疗，患者左肩膝部疼痛明显缓解。

此患者合并左外踝骨折，因骨折处无明显移位予石膏托外固定。入康复科后予左踝间断踝足矫形器保护，并指导患者行踝泵运动训练及左股四头肌等长收缩训练，并行左下肢各关节活动度训练，以预防下肢深静脉血栓形成，患者为 VTE 高危，并抬高左下肢，因为患者左侧肢体瘫痪较重，卧床时间较多，但患者住院期间并未发生静脉血栓形成。

患者左侧偏瘫合并左外踝骨折，导致患者下床步行训练时间延长；患者未合并言语认知障碍，偶有饮水呛咳，轻度吞咽障碍，患者营养状态一般，轻中度贫血，康复住院期处于偏瘫肢体恢复的最佳时机（脑梗死后 1 ~ 6 个月），但经我科综合考虑偏瘫与骨折。患者出院时 ADL 中度功能缺陷，能扶拐辅助下步行，患者取得了较满意的康复疗效。

救治体会是患者在康复期间出现阿—斯综合征，出现嗜睡及血氧饱和度下降，心率在 45 ~ 50 次 / 分，未常规剂量予阿托品口服，提高心率至 60 次 / 分左右的安全范围，因患者病情危重，示适宜行心脏起搏器安装。心肺康复是易忽视及未得到高度重视的方面，目前骨科及神经康复开展较好，应加强心肺康复及康复相关临床知识的学习。肩痛的处理应重视。因合并左外踝骨折，VTE高危，未出现DVT。这些都是康复重要性的体现。

（吴 洪）

病例5 视神经脊髓炎合并脑干梗死

一、病历摘要

姓名：×××　　　性别：女　　　年龄：39岁

过敏史：有"左氧氟沙星"药物过敏史。

主诉：左侧肢体无力、言语欠清、头晕、视力下降等1月余。

现病史：患者于2023年1月25日左右感染冠状病毒后开始出现头晕、心悸，无口眼喎斜、偏身肢体无力、麻木等，遂于××医院住院，完善头颅磁共振检查提示"脑干急性脑梗死"，予抗血小板聚集、营养神经、改善循环、控制血压、改善心功能等积极治疗，头晕、心悸症状较前改善后出院。2023年2月19日再次因"头晕、视物模糊3日"于××中医院住院（2月19日至3月4日），住院期间出现左侧眼球活动受限，视物重影明显，伴左侧中枢性面舌瘫，左侧面部麻木伴疼痛，双耳听力下降，左侧耳聋，后逐渐出现视力下降，左侧肢体无力，遂办理出院后转至××人民医院就诊，查头部+颈部血管CT增强提示延髓梗死，头颈部CTA未见明显异常，建议住院系统治疗，因预约住院候床时间较久，遂返回深圳。现患者仍头晕明显，视物重影，视力下降，听力下降，左侧肢体无力，伴言语欠清，吞咽障碍，左侧中枢性面舌瘫，日常生活与工作功能严重障碍，遂于我科门诊就诊，为求进一步系统诊治及康复治疗，门诊拟诊断为"脑梗死亚急性期"收入院。

既往史：患者自2022年11月至12月底反复呕吐、出虚汗、呃逆，曾于我院消化内科就诊，考虑"心因性呕吐"，治疗效果欠佳，后于老家口服中药后呕吐好转；2022年12月中下旬感染冠状病毒后出现反复头晕，症状时好时坏，间断发作3月余；于××中医院住院诊断有"高血压、糖尿病、高脂血症、脂肪肝、慢性浅表性胃炎"等病史；既往子宫附件彩超检查提示有"子宫多发肌瘤"；否认肝炎、结核等传染性疾病。

二、查体

（一）体格检查

体温 36.7℃，脉搏 78 次 / 分，呼吸 20 次 / 分，血压 132/99 mmHg，发育正常，营养中等，急性面容，表情自如，意识清楚，自主体位，查体合作。

（二）望闻切诊

意识清楚，精神一般，表情自然，面色荣润，形体适中。语声清晰，气顺，未闻及太息、咳嗽之声。未闻及异常气味。皮肤润泽，无斑疹，无水疱，无疮疡。头颅大小形体正常。发色黑；双目有神，白睛不黄。唇色红润。耳轮红润不枯。咽部色泽红润，未见乳蛾。牙齿润泽。项部无青筋暴露，无瘿瘤瘰疬。虚里搏动应手。腹部平坦，无癥瘕痞块，无青筋暴露。脊柱居中。小便调，大便 6 ～ 7 日 1 次。舌淡暗，苔薄白，脉细涩。

（三）专科检查

体型适中，意识清，查体合作。言语欠清，认知力、计算力、定向力、记忆力正常，双侧瞳孔等大正圆，直径约 2.5 mm，对光反射灵敏，左侧眼球外展活动受限，上视时有眼震，双侧额纹对称存在，左侧鼻唇沟变浅，伸舌稍右偏，口角右歪。双耳听力下降，左耳耳聋，左侧乳突下及面部压痛明显。左侧肢体肌力 4 级，肌张力正常。双侧肢体痛触觉正常。双侧肱二头肌和肱三头肌反射、膝腱反射、跟腱反射（++），闭目难立征（－），宽基步态。左侧指鼻试验、跟膝胫试验可完成，欠稳准（因肌力影响），右侧指鼻试验、跟膝胫试验稳准，双侧霍夫曼征（－）。颈软、无抵抗，双侧巴宾斯基征（－）。四肢无肿大、压痛。

（四）康复评定

Brunnstrom 评定（左侧）：上肢 6 期，手 6 期，下肢 6 期。FIM 指数评分：77 分（运动功能 55 分，认知功能 22 分，轻度依赖）。Hoffer 步行能力分级：Ⅱ级（非功能性步行）。Holden 步行功能分类级：Ⅱ级（需少量帮助）。Berg 平衡评定：32 分（低于 40 分有跌倒风险）。Fugl-Meyer 运动功能评分：96 分（共 100 分）。偏瘫上肢功能测试：D 等级 2-A。MMSE 简易智能精神状态检查表：29 分。蒙特利尔认知评估（MOCA）：27 分。简易汉语失语症筛查法（MCAF）：51 分。吞咽障碍程度分级：6 级（吞咽障碍）。洼田饮水试验 2 级。构音障碍评定表：17a（中等障碍）。匹兹堡睡眠指数：睡眠质量一般。Zung 焦虑自我评价量表：43.75 分，正常。Zung 抑郁自我评价量表：52.5 分，正常。

（五）辅助检查

2022 年 11 月 24 日在 ×× 医院进行胸部 CT：右肺下叶少许纤维灶、钙化灶。

2023 年 1 月 25 日在 ×× 医院进行颅脑 MRI+MRA+DWI：DWI 提示脑干急性脑梗死，双侧额叶少许微缺血灶。颅脑 MRA 检查未见异常。心脏彩超 + 颈部血管彩超：心内结构及血流未见明显异常；左室舒张功能减低，左室整体收缩功能正常；右侧颈动脉内中膜增厚；双侧椎动脉未见明显异常。

2023 年 2 月 20 日在 ×× 医院进行颅脑 DWI：脑干左份亚急性—慢性脑梗死；四肢动静脉彩超：双上肢动静脉未见明显异常声像，双下肢动脉未见明显斑块形成，双下肢深静脉、大隐静脉、小隐静脉未见明显异常。

2023 年 2 月 22 日进行颅脑 MRI 平扫 + 增强扫描：①脑干左份亚急性—慢性脑梗死；②双侧额叶少许缺血灶。

2023 年 2 月 27 日进行 MR 脑功能成像（DWI）检查：未见急性期脑梗死征象。

2023 年 3 月 9 日在 ×× 人民医院进行头部血管 + 颈部血管 CT 增强扫描：符合延髓梗死改变；头颅 + 颈部 CTA 未见异常。

三、诊断

（一）初步诊断

中医诊断：中风—中经络。证型：气虚血瘀。

中医诊断依据：患者以"左侧肢体无力伴言语欠清、头晕 1 月余"入院，四诊合参，属中医学"中风"范畴。目前患者无意识改变，故属"中经络"，而非"中脏腑"。证属气虚血瘀，患者素体元气不足，平素反复头晕、呕吐，又感染新冠病毒，暴病之后气虚不能推动血液运行，血行乏力，脉络不畅而成气虚血瘀之证，瘀阻脑脉，故见肢体乏力。舌黯淡，苔薄白，脉细涩均为气虚血瘀之征。

西医诊断：脑梗死亚急性期，左侧偏瘫，构音障碍，吞咽障碍；视神经脊髓炎？高血压病 3 级（极高危）；2 型糖尿病；左侧眼球运动障碍；高脂血症；视力下降；听力减退。

（二）鉴别诊断

中医鉴别诊断：中风之中经络宜与中脏腑相鉴别，中经络无意识变化，中脏腑则有意识变化，二者可资鉴别。

西医鉴别诊断：①与脑出血鉴别，两者经颅脑 CT 检查，脑出血表现为高密度灶，而脑梗死于 24 小时后表现为低密度灶；②视神经脊髓炎也可出现肢体无力，但同时可伴有视力下降、眼痛、肢体无力、大小便障碍、头晕、头痛、恶心呕吐等，该病以女性患者居多。本患者脑干、延髓梗死不能完全解释视力下降、听力下降、眼球活动受限等临床表现，需完善脑干薄层 + 颈胸髓段平扫 + 增强检查以鉴别诊断。

（三）最终诊断

中医诊断：痿证。证型：气虚血瘀。

西医诊断：视神经脊髓炎，左侧偏瘫，构音障碍，吞咽障碍；高血压 3 级（极高危）；2 型糖尿病；左侧眼球运动障碍；高脂血症；视力下降；听力减退；肝功能异常。

四、诊疗经过

入院完善相关检查。

血常规检查：血红蛋白浓度 154 g/L（↑），血小板计数 380×10^9/L（↑），血小板压积 32.0%（↑），红细胞比容 46.5%（↑）。尿液分析：白细胞脂酶 3+，蛋白质（+/−）；潜血 1+，沉渣红细胞 54.30/μL（↑），沉渣白细胞 389.00/μL（↑）；动态红细胞沉降率 23 mm/h（↑）。肝肾功能 + 血脂、血糖、离子组合、心肌酶：葡萄糖 6.47 mmol/L（↑），肌酸激酶 30 U/L（↓），氯 98.9 mmol/L（↓），胱抑素 C 0.58 mg/L（↓），视黄醇结合蛋白 61 mg/L（↑），脂蛋白（a）246.95 nmol/L（↑），前白蛋白 0.379 g/L（↑）。超敏 C− 反应蛋白、凝血功能五项、肿瘤标志物四项 + 肺癌二项、糖化血红蛋白、甲状腺功能五项均未见明显异常。甲状腺七项：血清三碘甲状腺原氨酸（T_3）1.24 nmol/L。脑脊液生化：氯 117.6 mmol/L。脑脊液常规：有核细胞总数 9×10^6/L，红细胞总数 $2\,000 \times 10^6$/L。风湿类组合：正常。风湿九项：抗核抗体 1 ∶ 320，中等阳性，提示存在相关疾病。血清免疫固定电泳阴性。粪便常规 + 潜血阴性。脑脊液寡克隆区带分析：抗胶质纤维酸性蛋白（GFAP）抗体阳性，1 ∶ 32，血清抗水通道蛋白 4 抗体（AQP4）阳性，1 ∶ 32。

2023 年 3 月 21 日查脑干薄层 + 眼眶（视神经）MRI 平扫 + 增强：①脑桥及双侧桥臂异常信号灶，考虑视神经脊髓炎，建议脊髓增强扫描；②双侧眼眶及视神经平扫 + 增强扫描未见异常。

2023 年 3 月 22 日完善腰椎穿刺检查，入院后按康复科常规护理，予激素冲击治疗、免疫抑制、补充免疫球蛋白、抗血小板聚集、降脂稳斑、营养神经、补钙、预防骨质疏松、护胃等药物口服；定期完善康复评定，予针刺、PT、神经肌肉电刺激、rTMS、吞咽机训练、人工吞咽训练、超激光等中西医结合康复治疗，配合高压氧及中药内服。

2023 年 3 月 26 日进行颈段 + 胸段脊髓 MRI+ 增强扫描：颈、胸段脊髓 MRI 平扫 + 增强扫未见明确异常征象。

2023 年 3 月 30 日进行视觉诱发电位：双侧（眼）视觉通路传导均未见异常改变。

2023 年 3 月 31 日进行脑电图检查：①中度异常背景脑电图，基本生理节律正常，睁闭眼、过度换气及闪光刺激未见异常；②右侧半球可见大量 1 ~ 7 Hz 不规则慢波活动，以右侧前额、额区、前颞区，额中线区著，间断呈节律性发放，提示右侧半球器质性损伤改变；③清醒期及浅睡期，右侧额区、颞区，额中线区可见少量中至高波幅不同步尖波、尖—慢波，以右侧额区著；④15 小时监测，未见临床发作。同步监测心电图、肌电图未见明显异常，建议 2 ~ 3 月后复查。

2023年4月12日复查肝肾功能、电解质：钠134 mmol/L（↓），天门冬氨酸转移酶37 U/L（↑），总蛋白93.9 g/L（↑），尿酸402 μmol/L（↑），γ-谷氨酰转移酶47 U/L（↑），丙氨酸氨基转移酶61 U/L（↑），球蛋白52.5 g/L（↑）。血常规检查：中性粒细胞百分比89.1%（↑），淋巴细胞百分比10.0%（↓），单核细胞百分比0.6%（↓）。

2023年4月19日复查血常规：白细胞计数13.09×10^9/L（↑），红细胞计数3.74×10^{12}/L（↓），血小板压积12.3%（↓）。肝肾功能、电解质：钠136 mmol/L（↓），丙氨酸氨基转移酶58 U/L（↑），白蛋白33.2 g/L（↓），球蛋白37.1 g/L（↑）。凝血功能五项：活化部分凝血活酶时间25.7秒（↓）。

心电图：窦性心律（75次/分），T波改变。术前八项：乙肝表面抗体（+）。

2023年4月19日进行腹部+泌尿系统+妇科及附件彩超检查：脂肪肝。右肾强回声斑，考虑钙化灶。宫壁异常回声，考虑子宫多发肌瘤。双附件区未见明显异常。胆、脾、胰、左肾、膀胱未见明显异常。双侧输尿管未见明显扩张。

五、出院情况

患者意识清，精神状态良好，左侧肢体较前有力，行走平稳，左侧耳后及面部麻痛明显改善，双面部麻木较前明显减轻，视物较前清晰，左耳听力大致同前，双耳堵塞感减轻，头晕明显减轻，无腹痛，大小便正常。查体：意识清，言语清晰，双侧瞳孔对光反射灵敏，双眼上视时眼震改善，左侧眼球外展活动稍好转，左侧肢体肌力5^-级，肌张力正常，余同前。

六、讨论

单纯的视神经脊髓炎和合并脑干梗死的症状、康复难度、预后的不同。

（秦艳霞）

病例6 丘脑梗死

一、病历摘要

姓名：×××　　性别：女　　年龄：64岁

主诉：左侧肢体麻木无力2周。

现病史：患者于 2023 年 4 月 19 日无明显诱因出现左侧肢体颜面部麻木，随后出现左侧肢体无力、言语欠清，无肢体抽搐、恶心呕吐、发热恶寒等，至 ×× 医院就诊，予抗血小板聚集、稳斑降脂、保护脑细胞等治疗，患者病情稳定出院。目前仍遗留左侧肢体麻木无力，伴左侧颜面部麻木，左手腕背伸无力，左手指屈伸乏力，左足背伸乏力，言语欠清，影响日常生活能力及社会参与能力。为进一步康复治疗来我科就诊，门诊拟诊断为"脑梗死急性期"收入院。入院症见：患者意识清，精神状态一般，左侧肢体麻木无力，食欲良好，睡眠良好，大便正常，小便正常，体重无明显变化。

既往史：否认高血压、冠心病、糖尿病等慢性病病史，否认肝炎、结核等传染病病史，自诉有脑外伤史、肋骨骨折史。否认手术史、输血史，预防接种史不详，否认过敏史。

二、查体

（一）体格检查

体温 36.5℃，脉搏 63 次 / 分，呼吸 20 次 / 分，血压 152/85 mmHg。发育正常，营养中等，面容无异常，表情自如，意识清楚，自主体位，查体合作。

（二）专科检查

体型适中，意识清，查体合作。言语欠清，认知力、计算力、定向力、记忆力正常，双侧瞳孔等大正圆，直径约 2.5 mm，对光反射灵敏，双侧鼻唇沟对称，伸舌居中，口角不歪。双肺呼吸音粗，未闻及明显干湿啰音。左上肢近端肌力 5⁻ 级，远端肌力 3 级；左下肢近端肌力 5⁻ 级，远端肌力 3 级；右侧肢体肌力 5 级，双侧肢体肌张力正常。左侧肢体痛触觉较右侧减退。左侧肱二头肌、肱三头肌反射（++），右侧肱二头肌、肱三头肌反射（++）；左侧膝腱反射、跟腱反射（++）；右侧膝腱反射、跟腱反射（++）。Romberg 试验、直线行走试验欠稳。左侧指鼻试验、跟膝胫试验欠稳准。颈软、无抵抗，双侧巴宾斯基征（－）。四肢无肿胀、疼痛。

（三）辅助检查

2023 年 4 月 19 日在外院进行颅脑 MRI：右侧丘脑急性脑梗死；双侧额叶缺血灶；脑动脉硬化，右侧大脑后动脉 P_2 段局部管腔轻度狭窄。

2023 年 4 月 20 日在外院进行颈部血管彩超检查：双侧颈内动脉、左侧椎动脉走行迂曲，双侧颈总动脉分叉处粥样斑块形成。

2023 年 4 月 20 日在外院进行心脏彩超检查：主动脉瓣、三尖瓣轻度反流，左室舒张功能降低。

（四）康复评定

简易汉语失语症筛查法（MCAF）：39.00，患者文盲，无法评估阅读和书写功能，听理解和口语表达正常。Zung焦虑自我评价量表：46.00，轻度焦虑。简明精神状态检查量表（MMSE）：10.00，考虑认知功能障碍。蒙特利尔认知评估量表（MOCA）：7.00，异常。偏瘫上肢功能测试（香港版）（FTHUE-HK）：等级6-J。匹兹堡睡眠指数（PSQI）：12分，睡眠质量一般。洼田饮水试验：10级，进食、吞咽能力正常。Zung抑郁自我评价量表：63.00，严重抑郁。构音评定表：24.00，24个a，等级：轻度障碍。简式Fugl-Meyer运动功能评分法：61.00。功能独立性评定（FIM）量表：95.00，有条件的独立或极轻度依赖。Hoffer步行能力分级：Ⅲ级，家庭性步行（household ambulator），借助于踝—足矫形器（AFO）、手杖等能在室内行走自如，但在室外不能长时间行走。Holden步行功能分类：Ⅲ级，需监护或语言指导—能行走，但不正常或不够安全，需1人监护或用语言指导，但不接触身体。运动功能恢复模式分级（Brunnstrom）：左侧上肢5期，左侧手5期，左侧下肢5期。Berg平衡量表：40.00，有一定平衡能力，可在辅助下步行。

三、诊断

初步诊断：脑梗死急性期（右侧丘脑），左侧偏瘫，左侧偏身感觉障碍，构音障碍；颈动脉粥样硬化；高血压1级（高危）。

鉴别诊断：瘤卒中多在卒中前已有进行性加重的头痛、呕吐、视神经盘水肿等慢性颅内压增高征，以及肢体无力麻木、局限型癫痫等局部脑症状或病史。头颅CT或MRI可明确存在占位病灶，该患者无头痛等相关体征，目前暂不考虑。

最终诊断：脑梗死急性期（右侧丘脑），左侧偏瘫，左侧偏身感觉障碍，构音障碍，认知障碍；颈动脉粥样硬化；高血压1级（高危）；焦虑抑郁障碍；脑白质病；脂肪肝；肺结节。

四、诊疗经过

入院完善相关检验检查。

2023年5月5日血常规（五分类+CRP）检查：红细胞计数3.69×10^{12}/L（↓），血红蛋白浓度113 g/L（↓），红细胞比容34.3%（↓）。

2023年5月5日血生化检查：白蛋白38.7 g/L（↓），载脂蛋白B 0.55 g/L（↓），脂蛋白（a）92.03 nmol/L（↑）；肾功能、凝血功能、电解质、尿常规、粪便常规、心肌酶、血脂等均未见明显异常。

2023年5月6日颅脑磁共振平扫（3.0T）：①右侧丘脑脑梗死，请结合临床；②右侧额叶脑白质病变，Fazekas 1级；③颅脑MRA示右侧大脑后动脉P_2段轻度狭窄，脑动脉硬化。

2023 年 5 月 31 日肝胆胰脾彩超：脂肪肝声像，胆、脾、胰未见明显异常声像，肾、输尿管、膀胱未见明显异常声像。

2023 年 5 月 31 日双侧下肢动、静脉彩超：双侧下肢动脉未见明显异常，双侧下肢静脉未见明显异常。

2023 年 5 月 31 日颈动脉、椎动脉彩超：左侧颈外动脉斑块形成，椎动脉未见异常声像。

2023 年 6 月 1 日胸部（CT）平扫：①双肺多发小结节，建议年度复查；左肺上叶舌段少许慢性炎症；②主动脉硬化。

2023 年 6 月 2 日颅脑磁共振平扫 +DWI（3.0T）：①右侧丘脑脑梗死（慢性期），请结合临床；②右侧额叶脑白质病变，Fazekas 1 级。

予监测血压，予抗血小板聚集、调脂稳斑、控制血压、改善肢体麻木、护胃等口服药物，结合针灸、PT、OT、肌电反馈、电刺激、rTMS、脑机接口手部机器人、下肢平衡训练、中药热奄包、等康复治疗；向患者及其家属宣教康复治疗目标、流程及注意安全事项等。经治疗，患者病情稳定，症状好转。

五、出院情况

（一）出院查体

患者意识清，精神状态一般，偶有头晕、咳嗽，无咳痰，左侧肢体无力较前好转，肢体麻木仍明显，自觉偏瘫侧半身冰冷感。食欲良好，睡眠欠佳，大、小便正常，专科查体同前。双肺呼吸音清，未闻及干、湿啰音。双侧指鼻试验稳准，闭目难立征（+），直线行走试验欠稳。

（二）出院评定

运动功能恢复模式分级（Brunnstrom）：左侧上肢 5 期，左侧手 5 期，左侧下肢 5 期。Berg 平衡量表：44.00，平衡功能较好，可独立步行。简式 Fugl-Meyer 运动功能评分法：69.00。功能独立性评定（FIM）量表：108.00，基本独立。Hoffer 步行能力分级：Ⅲ家庭性步行，借助于踝—足矫形器（AFO）、手杖等能在室内行走自如，但在室外不能长时间行走。Holden 步行功能分类：Ⅳ级，平地上独立—在平地上能独立行走，但在上下斜坡、在不平的地面上行走或上下楼梯时仍有困难，需他人帮助或监护。Zung 焦虑自我评价量表：55.00，中度焦虑。Zung 抑郁自我评价量表：53.00，中度抑郁。洼田饮水试验：10 级，进食、吞咽能力正常。简易汉语失语症筛查法（MCAF）：39.00。简明精神状态检查量表（MMSE）：19.00，正常。匹兹堡睡眠指数（PSQI）：15 分，睡眠质量一般。

六、讨论

康复科病历特点，始于评定，终于评定。只有规律评定，具体发现患者的具体功能障碍，才能更好地制订康复方案和计划，更好地预期短期目标和远期目标，较准确地判断预后。

（秦艳霞）

‖ 病例 7　特殊的癫痫 ‖

一、病历摘要

姓名：×××　　　性别：男　　　年龄：29 岁

过敏史：无。

主诉：间断全身抽搐发作 29 年，加重 4 月余。

现病史：患者满月时发作抽搐，诊断癫痫、脑积水。2 岁多时开始抗癫痫药物治疗，6 岁时停抗癫痫药物治疗，持续 20 多年无抽搐等癫痫发作，可以正常工作和生活。因工作压力等原因，于 2022 年 3 月 7 日突发性全身抽搐发作，曾在 ×× 医院住院治疗，后出现幻听、幻视、胡言乱语等精神症状，曾在 ×× 医院住院治疗，诊断为癫痫发作、器质性精神障碍，给予丙戊酸镁、利培酮及地西泮口服。精神症状好转，但是遗留头晕、步态不稳，四肢无力，连自己吃饭都困难，生活不能完全自理，夜晚睡眠欠佳。

既往史：出生无明显产伤，出生后 1 个月曾有癫痫发作，0 ~ 3 岁间断癫痫发作，发现脑发育异常。余体健。

二、查体

（一）体格检查

意识清，心肺（−），生命体征平稳，反应稍迟钝，记忆力、计算力稍减退。四肢肌张力大致正常，面具脸，不自主运动和交流。

（二）专科检查

意识清，头颅无畸形，双眼瞳孔等大等圆约 2.5 mm，对光反射灵敏，思维连续，反应迟钝，近期记忆力、计算力稍差，定向力可，四肢肌力、肌张力大致正常，巴宾斯基征等病理征阴性。颈软、无抵抗。

（三）辅助检查

2023 年 4 月 27 日全脑高分辨薄层成像平扫（3.0T）所见：双侧顶叶后部脑实质明显变薄，脑沟加深，皮质见少许条片状 FLARI 高信号，双侧侧脑室三角区及枕角明显扩张，呈囊状改变。两侧侧脑室前角旁脑白质见对称性分布晕状异常信号影，两侧额叶白质见散在斑点状异常信号影，T_1WI 呈等低信号，T_2WI 及 FLAIR 呈中高信号，边缘稍模糊。余脑实质未见异常信号影，皮髓质分界清晰，DWI 未见明显异常高信号；中线结构居中。

影像诊断：①双侧顶叶后部脑萎缩伴侧脑室三角区、枕角明显扩张；②脑白质少许异常信号，Fazekas 1 级。

三、诊断

（一）初步诊断

西医诊断：交通性脑积水，抑郁状态，认知障碍，癫痫大发作（伴有或不伴有小发作）。

中医诊断：不寐病。

（二）鉴别诊断

与脑出血相鉴别。

1. 病因

脑出血的常见病因是高血压合并小动脉硬化，微动脉瘤或者微血管瘤，其他包括脑血管畸形、脑膜动静脉畸形、淀粉样脑血管病、囊性血管瘤、颅内静脉血栓形成、特异性动脉炎、真菌性动脉炎，以及烟雾病和动脉解剖变异、血管炎、瘤卒中等。此外，血液因素有抗凝、抗血小板或溶栓治疗，嗜血杆菌感染，白血病，血栓性血小板减少症以及颅内肿瘤、酒精中毒及交感神经兴奋药物等。用力过猛、气候变化、不良嗜好（吸烟、酗酒、食盐过多）、体重过重、血压波动、情绪激动、过度劳累等为诱发因素。

2. 脑出血临床表现

高血压脑出血常发生于 50 ～ 70 岁，男性略多，冬、春季易发，通常在活动和情绪激动时发病，出血前多无预兆，半数患者出现头痛并很剧烈，常见呕吐，出血后血压明显升高，临床症状常在数分钟至数小时达到高峰，临床症状、体征因出血部位及出血量不同而异，基底核、丘脑与内囊出血引起轻偏瘫是常见的早期症状；少数病例出现痫性发作，常为局灶性；重症者迅速转入意识模糊或昏迷。①运动和语言障碍：运动障碍以偏瘫为多见，言语障碍主要表现为失语和言语含糊不清。②呕吐：约一半的患者发生呕吐，可能与脑出血时颅内压增高、眩晕发作、脑膜受到血液刺激有关。③意识障碍：表现为嗜睡或昏迷，程度与脑出血的部位、出血量和速度有关。在脑较深部位的短时间内大量出血，大多会出现意识障碍。④眼部症状：瞳孔不等大常发生于颅内压增高出现脑疝的患者，还可以有偏盲和眼球活动障碍。脑出血患者在急性期常两眼凝视大脑的出血侧（凝视麻痹）。⑤头痛、头晕：头痛是脑出血的首发症状，常位于出血一侧的头部；有颅内压力增高时，疼痛可以发展到整个头部。头晕常与头痛伴发，特别是在小脑和脑干出血时。

3. 脑出血检查

（1）实验室检查。①脑脊液检查。诊断明确者，一般不做脑脊液检查，以防脑疝发生，但在无条件做脑CT扫描或脑MRI检查时，腰椎穿刺仍有一定诊断价值，脑出血后由于脑组织水肿，颅内压力一般较高，80%患者在发病6小时后，脑脊液呈血性或黄色，但腰椎穿刺脑脊液清亮时，不能完全排除脑出血的可能，术前应给脱水剂降低颅内压，有颅内压增高或有脑疝的可能时，应禁忌做腰椎穿刺。②血常规、尿常规和血糖。重症患者在急性期血常规检查可见白细胞增多，可有尿糖与蛋白尿阳性，脑出血急性期血糖增高由应激反应引起，血糖升高不仅直接反映机体代谢状态，而且反映病情的严重程度，血糖越高，应激性溃疡、脑疝、代谢性酸中毒、氮质血症等并发症发生率越高，预后越差。

（2）神经影像学检查。①CT检查。颅脑CT扫描可清楚地显示出血部位、出血量、血肿形态、是否破入脑室以及血肿周围有无低密度水肿带和占位效应等。病灶多呈圆形或卵圆形均匀高密度区，边界清楚，脑室大量积血时多呈高密度铸型，脑室扩大。1周后血肿周围有环形增强，血肿吸收后呈低密度或囊性变。动态CT检查还可评价出血的进展情况。②MRI和MRA检查对发现结构异常，对检出脑干和小脑的出血灶和监测脑出血的演进过程优于CT扫描，对急性脑出血诊断不及CT。③数字减影脑血管造影（DSA）可检出脑动脉瘤、脑动静脉畸形、烟雾病和血管炎等。

（三）最终诊断

西医诊断：交通性脑积水，抑郁状态，认知障碍，癫痫大发作（伴有或不伴有小发作）。

中医诊断：不寐病。

四、诊疗经过

复查脑电图及磁共振。脑电图提示左侧额、颞多灶性棘慢波，双侧侧脑室后角脑白质病，大小便有时控制欠佳，考虑与脑积水相关，添加乙酰唑胺0.25 g，每日3次；氯硝西泮0.25 mg，每晚1次，睡眠尚佳，患者一般情况好转，无幻觉及精神症状，大小便障碍、认知障碍改善，行走欠稳健，已停用丙戊酸钠、乙酰唑胺、利培酮，进行高压氧30次、经颅重复磁刺激30次后患者睡眠、认知、精神症状较前进一步明显好转，可以生活自理，后肌内注射鼠神经生长因子，每日1次，共2个月，认知、步态不稳、睡眠较前进一步好转，不但生活基本自理，还可以正常交流、做简单工作，但不爱主动说话交流，复查视频脑电图后，目前药物调整为：多奈哌齐10 mg，每日1次；盐酸舍曲林片50 mg，每日1次；氯硝西泮片 0.5 mg，每晚 1 次，拉考沙胺片 50 mg 早餐后口服 + 拉考沙胺片 100 mg 每晚口服。复诊继续开药。

五、讨论

本病例是一例病程时间长、治疗效果好的特殊病例，患者从刚满月开始第一次抽搐发病，当时诊断基本明确，抽搐发作不频繁，2 岁多时才开始抗癫痫药物治疗，药物控制可，6 岁时停抗癫痫药物治疗，持续 20 多年无抽搐等癫痫大、小发作，可以正常工作和生活。

2022 年 3 月 7 日患者因工作压力大等原因，突发性全身抽搐发作，至 × × 医院住院治疗，后出现幻听、幻视、胡言乱语等精神症状，考虑以上精神症状是药物不良反应所致，随后曾在 × × 医院住院治疗，诊断为癫痫发作、器质性精神障碍。给予丙戊酸镁、利培酮及地西泮口服，幻听、幻视、胡言乱语等精神症状好转，但是遗留头晕、步态不稳，四肢无力，连自己吃饭都困难，生活不能完全自理，夜晚睡眠欠佳。头晕、步态不稳，四肢无力考虑药物不良反应引起，失眠考虑生病及精神病医院环境等引起，复查脑电图及磁共振，脑电图提示：左侧额、颞多灶性棘慢波，双侧侧脑室后角脑白质病，脑积水；大、小便有时控制欠佳，考虑与脑积水相关，添加乙酰唑胺 0.25 g 口服，每日 3 次；氯硝西泮 0.25 mg，每晚 1 次。睡眠尚佳，患者一般情况好转，无幻觉等精神症状，大小便障碍、认知障碍改善，但行走仍欠稳健，已停用丙戊酸钠、乙酰唑胺、利培酮，进行高压氧 30 次、经颅重复磁刺激 30 次，患者睡眠、认知、精神症状较前进一步明显好转，可以生活自理，之后又肌内注射鼠神经生长因子，每日 1 次，每次 1 支，共 2 个月，认知、步态不稳、睡眠较前进一步好转，不但生活基本自理，还可以正常交流，做简单工作，但不爱主动说话交流，再次复查视频脑电图后，目前药物调整为：多奈哌齐 10 mg，每日 1 次；盐酸舍曲林片 50 mg，每日 1 次；氯硝西泮片 0.5 mg，每晚 1 次；拉考沙胺片 50 mg 早餐后口服 + 拉考沙胺片 100 mg 每晚口服，患者及其家属表示治疗效果满意。

分析以上诊疗过程，患者家属就医及时，发现患者异常，每次均及时就医，及时得到了专业的诊治。患者病程长，从小既有脑积水，抽搐病史，住院治疗精神症状改善后，及时去康复医学科癫痫专科就诊，增加经颅重复磁刺激、高压氧治疗，且调整了用药，使患者身心得到了进一步康复。患者未婚，其爸爸一直陪伴和支持，家人的这种爱和金钱、陪伴的支持，是最无形无价的康复。康复讲究身心合一，全面康复，其中强调心理的康复，心理的康复中最离不开家人的爱和支持，他家人做到了。

（秦艳霞）

病例 8 脊髓损伤

一、病历摘要

姓名：×××　　　性别：女　　　年龄：24 岁

过敏史：无。

主诉：双下肢麻木无力伴大小便功能障碍 1 年余，加重 3 日。

现病史：患者 2021 年 10 月 25 日因"双下肢麻木、无力，大小便不能"在我院神经外科住院治疗，诊断为脊髓动静脉畸形，住院期间进行脊髓血管畸形栓塞术 + 全脑血管造影术 + 脊髓血管造影术，术后经抗感染、营养神经、康复治疗等后出院。出院后曾在我院、×× 中心医院及 ×× 医院住院进行综合康复治疗。现患者仍遗留双下肢麻木无力、运动障碍、大小便功能障碍等，近 3 日小便障碍加重，严重影响日常生活能力，为进一步康复治疗，由门诊拟诊断为"脊髓损伤后遗症"收入院。自发病以来，患者精神状态一般，食欲良好，睡眠一般，便秘，排尿困难，留置导尿，体力情况差，体重无明显变化。

既往史：平素身体较差，既往有尿路感染病史，否认高血压、冠心病、糖尿病等慢性病病史，否认肝炎、结核等传染病病史，否认手术史、外伤史、输血史，预防接种史不详。

二、查体

（一）体格检查

体温 36.2℃，脉搏 89 次 / 分，呼吸 18 次 / 分，血压 114/74 mmHg，发育正常，营养良好，面容无异常，表情自如，意识清楚，被动体位，查体合作。

生理性反射存在，霍夫曼征阴性、巴宾斯基征阴性、奥本海姆征阴性、克尼格征阴性、布鲁津斯基征阴性。

（二）望闻切诊

意识清楚，精神一般，表情自然，面色荣润，形体适中。语声清晰，气顺，未闻及太息、咳嗽之声。未闻及异常气味。皮肤润泽，无斑疹，无水疱，无疮疡。头颅大小形体正常。发色黑；双目有神，白睛不黄。唇色红润。耳轮红润不枯。咽部色泽红润，未见乳蛾。牙齿润泽。项部无青筋暴露，无瘿瘤瘰疬。胸部扁平。虚里搏动应手。腹部平坦，无癥瘕痞块，无青筋暴露。脊柱居中。留置导尿，大便秘结。舌淡，苔薄白，脉细。

（三）专科检查

脊柱外观无畸形，颈椎各棘突无压痛，双上肢皮肤感觉、肌力、肌张力正常。双下肢肌力 0 级，双下肢肌张力增高，触碰刺激可见双下肢屈曲、内收，双下肢肌肉萎缩，左侧 $T_{7 \sim 10}$ 水平浅感觉减退，右侧 $T_{5 \sim 6}$ 水平浅感觉减退，左侧 T_{10} 水平以下及右侧 T_6 水平以下、肛周皮肤浅感觉均消失，左侧腹壁反射（+/-），右侧腹壁反射（-），左侧肛门反射（+），右侧肛门反射（-），球海绵体反射（+）。左侧膝腱反射减弱，右侧膝腱反射未引出。

（四）康复评定

Zung 焦虑自我评价量表：34.00，正常。Berg 平衡量表：平衡功能差，需要乘坐轮椅，提示患者有跌倒危险。运动功能恢复模式分级（Brunnstrom）：左侧上肢 6 期，左侧手 6 期，左侧下肢 1 期，右侧上肢 6 期，右侧手 6 期，右侧下肢 1 期。Holden 步行功能分类：0 级，无功能，患者不能走，需要轮椅或 2 人协助才能走。匹兹堡睡眠指数（PSQI）：5 分，睡眠质量很好。功能独立性评定（FIM）量表：52.00，重度依赖。简式 Fugl-Meyer 运动功能评分法：69.00。Zung 抑郁自我评价量表：39.00，正常。Hoffer 步行能力分级：Ⅰ级，不能步行—完全不能步行。

（五）辅助检查

2021 年 10 月 25 日我院胸椎（CT）平扫检查提示：$T_{8 \sim 9}$ 左侧椎管—椎间孔区软组织密度影，胸髓密度可疑欠均，建议 MRI 增强扫描。

2021 年 10 月 29 日胸椎 1.5 检查提示：$T_{6 \sim 10}$ 椎管内髓外较多迂曲扩张血管，现 $T_{6 \sim 10}$、$T_{11} \sim L_1$ 水平新见 T_1WI 高信号较前增多，考虑出血较前增多，血管畸形？硬脊膜动静脉瘘？建议增强扫描；邻近胸髓异常信号与前相仿，梗死？建议 3T DWI 复查。

2022 年 3 月 7 日我院胸椎 + 腰椎 MRI 示：①脊髓血管畸形伴脊髓损伤复查，与 2021 年 11 月 3 日片对比，畸形血管影较前减少，胸段脊髓较前萎缩，圆锥内异常信号较前吸收；②后腰部软组织炎性反应。

2022 年 4 月 7 日尿流动力学检查：①充盈期膀胱感觉异常；膀胱顺应性降低，膀胱容量正常，见逼尿肌无抑制收缩，逼尿肌过度活动，腹压增加无漏尿；②无法自主排尿，收缩力降低，膀胱出口无梗阻；③最大尿道闭合压降低，功能尿道长度正常，膀胱颈压正常，无尿道括约肌高压区；④肌电图异常（有干扰）。

临床诊断与治疗提示（仅供参考）：①患者充盈期膀胱感觉异常（缺失），表现为非特异性感觉（腹胀），见逼尿肌无抑制性收缩，膀胱充盈至 450 mL 以上持续存在逼尿肌无抑制性收缩，收缩力降低，患者可有轻微腹胀感；②患者膀胱容量 550 mL，膀胱为不安全膀胱，请注意监测肾功能；③患者尿道闭合压降低提示可能存在尿失禁风险；④患者无法自主排尿，膀胱存在收缩（无抑制）；⑤患者符合神经源性膀胱的表现。

三、诊断

（一）初步诊断

中医诊断：痿证，痰瘀阻络证。

西医诊断：脊髓损伤后遗症，截瘫，神经源性膀胱，神经源性直肠；脊髓血管畸形栓塞诉后；尿路感染。

（二）鉴别诊断

中医鉴别诊断：痿证应着重与痹证相鉴别。两者的症状主要都在肢体、关节。痹证以筋骨、关节、肌肉的疼痛、重着、麻木等为主要临床特点；而痿证则以肢体痿弱不用、肌肉瘦削为特点。痿证肢体一般不痛，痹证则有疼痛。

西医鉴别诊断：本病例诊断明确，无须鉴别诊断。

（三）最终诊断

中医诊断：痿证，痰瘀阻络证。

西医诊断：脊髓损伤后遗症，截瘫，神经源性膀胱，神经源性直肠；脊髓血管畸形栓塞诉后；尿路感染。

四、诊疗经过

患者入院后完善相关检查。2023年8月20日血生化：肌酐40μmol/L（↓），高密度脂蛋白胆固醇0.87 mmol/L（↓），载脂蛋白A_1 0.918 g/L（↓）。血常规：红细胞分布宽度38.4 fL（↓）。

2023年8月20日尿液分析（尿常规）：尿葡萄糖阴性（−），酸碱度7.00，白细胞脂酶3+，亚硝酸盐1+，蛋白质阴性（−），比重1.012，酮体阴性（−），尿胆原阴性（−），胆红素阴性（−），颜色稻黄色，潜血（+/−），浊度清亮，镜检白细胞2~7/HP，镜检红细胞0~1/HP，镜检上皮细胞1~3/HP；予以营养神经、降低肌张力、通利小便等口服药物治疗，结合针灸、截瘫肢体综合训练、关节被动活动训练、电刺激治疗、rTMS及电动起立床训练。

五、出院情况

患者双下肢麻木无力、运动障碍，T_6至腹部感觉减退，脐以下感觉消失，无发热不适，胃纳可，睡眠一般，大便秘结，小便失禁、日常尿不湿护理。专科查体如下。运动：双上肢肌力及肌张力正常，双下肢肌力0级，左下肢肌张力增高，疼痛刺激可见双下肢屈曲内收，双下肢肌肉萎缩。感觉：左侧$T_{7~10}$水平浅感觉减退，右侧$T_{5~6}$水平浅感觉减退，左侧T_{10}水平以下及右侧T_6水平以下、肛周皮肤浅感觉均消失，左侧腹壁反射（+/-），右侧腹壁反射（-），左侧肛门反射（+），右侧肛门反射（-），球海绵体反射（+）。左侧膝腱反射减弱，右侧膝腱反射未引出。

六、讨论

脊髓损伤的功能障碍和脑卒中功能障碍不同，以损伤后的截瘫、感觉障碍、神经源性膀胱、大便失禁等为主。

（秦艳霞）

病例 9 危重症周围神经病

一、病历摘要

姓名：×××　　　性别：女　　　年龄：52 岁

过敏史：无。

主诉：（代）四肢瘫痪、言语吞咽等功能障碍 1 月余。

现病史：患者于 2023 年 4 月 21 日无明显诱因出现头痛、发热，体温升高不详，伴轻微咳嗽及四肢乏力，无意识障碍、肢体抽搐等。至当地诊所输液治疗后，症状改善不明显。4 月 22 日至 ×× 门诊就诊，予抗病毒、抗感染（具体不详）后，症状未见明显好转。4 月 24 日患者出现胡言乱语，伴四肢乏力，家属送至 ×× 人民医院住院治疗，诊断为"脑炎"，经治疗后仍无明显好转。后于 4 月 26 日转至 ×× 医院住院，住院期间予抗感染、抗病毒、激素冲击、改善循环等治疗，住院期间因出现呼吸、心率增快，后转至重症医学科，行气管插管呼吸机辅助通气，经治疗，患者意识障碍仍无好转。于 5 月 1 日转至 ×× 医院住院治疗，考虑诊断为"脑炎（病毒性？）"，经丙种球蛋白联合甲泼尼龙冲击治疗、抗感染、抗病毒、控制血压、气管插管呼吸机辅助通气等治疗后，于 5 月 13 日患者意识转清，并于 5 月 23 日转至神经内科继续治疗。经激素治疗后，病情平稳出院。目前患者仍呈嗜睡状态，气管造口状态，遗留四肢运动功能障碍、吞咽障碍、认知障碍等，日常生活极重度依赖。为进一步康复治疗来我科就诊，门诊拟诊断为"脑炎"收入院。入院症见：患者鼻饲喂养，间断嗜睡，间中烦躁不安，清醒时精神疲倦，呼叫或疼痛刺激可睁眼，但无法言语，四肢主动活动差，疼痛刺激未见双下肢大小关节活动，双上肢可沿床面屈曲但抗重力活动差，少许咳嗽咳痰，无发热、寒战、恶心呕吐、肢体抽搐等，夜间睡眠差，大小便基本正常，体重较发病前下降。

既往史：平素身体一般，有高血压，不规律服药，否认冠心病、糖尿病等慢性病病史，有乙肝病史，否认肺结核等传染病病史。有手术史：曾于外院行射频消融术。否认外伤史、输血史，预防接种史不详。

二、查体

（一）体格检查

体温 36.5℃，脉搏 102 次/分，呼吸 23 次/分，血压 105/75 mmHg。发育正常，营养良好，面容无异常，表情自如，嗜睡，平卧位，查体部分合作。心包摩擦感查体不能配合。腹部柔软，压痛、反跳痛无法配合，无液波震颤，未触及腹部包块。

（二）专科检查

体型适中，嗜睡，查体部分合作。言语欠清，认知力、计算力、定向力、记忆力无法配合，双侧瞳孔等大正圆，直径约 3.0 mm，对光反射灵敏，双肺呼吸音粗，双下肺可闻及少量湿啰音。双侧肢体肌力无法配合，双侧肢体肌张力下降。双侧肢体痛触觉无法配合。四肢腱反射未引出。无颈强直，脑膜刺激征阴性，双侧巴宾斯基征阳性。

（三）康复评定

洼田饮水试验：1 级（吞咽困难或不能吞咽）。构音评定表：0 个 a，极重度障碍。蒙特利尔认知评估量表（MOCA）：0 分，异常。简明精神状态检查量表（MMSE）：考虑认知功能障碍。Zung 抑郁自我评价量表：无法配合。Zung 焦虑自我评价量表：无法配合。Berg 平衡量表：0 分（平衡功能差，需要乘坐轮椅，提示患者有跌倒危险）。运动功能恢复模式分级（Brunnstrom）：左上肢 1 期，左手 1 期，左下肢 1 期，右上肢 1 期，右手 1 期，右下肢 1 期。Holden 步行功能分类：0 级（无功能）。Hoffer 步行能力分级：1 级，不能步行。功能独立性评定（FIM）量表：19 分，极重度依赖。简式 Fugl-Meyer 运动功能评分法：4 分。匹兹堡睡眠指数（PSQI）：无法配合。简易汉语失语症筛查法（MCAF）：1 分。偏瘫上肢功能测试（香港版）：等级 1N。

（四）辅助检查

2023 年 4 月 27 日外院查颅脑 MRI 示：①双侧海马、额顶枕叶部分皮质及左侧丘脑、脑干异常信号灶，考虑炎症可能；②深部脑白质缺血。

2023 年 5 月 6 日外院查颅脑增强 MRI 示：①脑干及双侧海马见斑片状 DWI 稍高信号影，考虑脑炎改变；②右侧大脑中动脉 M_1 段管腔变细；③全组鼻窦炎；④双侧慢性中耳乳突炎。

2023 年 5 月 12 日肌电图示：周围神经损害，运动纤维受累为主。

2023 年 5 月 12 日脑电图示：中度异常脑电图，闪光刺激诱发试验阴性。

三、诊断

初步诊断：最小意识状态，急性播散性脑脊髓炎，肺部感染，气管造口状态，危重症型多发性周围神经病，高血压3级（高危），子宫平滑肌瘤，室上性心动过速（射频消融术后），认知障碍，四肢运动障碍，吞咽障碍，言语障碍。

鉴别诊断：本病例诊断明确，无须鉴别诊断。

最终诊断：最小意识状态；急性播散性脑脊髓炎；肺部感染；气管造口状态；危重症型多发性周围神经病；高血压3级（高危）；子宫平滑肌瘤；室上性心动过速（射频消融术后）；肝功能不全；慢性HBV携带；低蛋白血症；贫血；电解质紊乱，包括低钾血症、低钠血症、低氯血症、低钙血症；继发性血糖升高；脑白质病；颈椎间盘突出；颈椎退行性变；胸椎退行性变；认知障碍；四肢运动障碍；吞咽障碍；言语障碍；神经源性膀胱；神经源性直肠。

四、诊疗经过

入院后完善心电图：窦性心动过速，T波改变。

2023年5月29日血气分析（急诊）：总血红蛋白93 g/L（↓），葡萄糖10.60 mmol/L（↑），钾2.70 mmol/L（↓），钠134 mmol/L（↓），氯95.0 mmol/L（↓），离子钙0.90 mmol/L（↓），酸碱度7.538（↑），二氧化碳分压28.6 mmHg（↓），氧分压125.0 mmHg（↑），修正酸碱度7.540↑，修正二氧化碳分压28.5 mmHg（↓），修正氧分压124.0 mmHg（↑），标准碳酸氢根26.3 mmol/L（↑），血氧饱和度98.8%（↑），乳酸4.0 mmol/L（↑）。血常规（急诊）：中性粒细胞百分比91.3%（↑），血红蛋白浓度87 g/L（↓），超敏C-反应蛋白12.22 mg/L（↑）。

肝肾功能、电解质、凝血功能、心肌酶、心功能、感染两项：钾2.79 mmol/L（↓），钠128 mmol/L（↓），氯95.7 mmol/L（↓），总钙1.60 mmol/L（↓），肌酐27 μmol/L（↓），天门冬氨酸转移酶51 U/L（↑），肌酸激酶611 U/L（↑），总蛋白57.5 g/L（↓），γ-谷氨酰转移酶54 U/L（↑），乳酸脱氢酶920 U/L（↑），丙氨酸氨基转移酶108 U/L（↑），白蛋白33.2 g/L（↓），住院期间动态复查肝肾功能、电解质、血气分析。

2023年6月3日颅脑磁共振平扫（3.0T）：①脑干、颈髓及胸髓异常信号，可符合急性播散性脑脊髓炎，建议增强扫描，请与前片对比。②脑白质病变，Fazekas 1级。③颈椎退行性变：$C_{4/5}$～$C_{6/7}$椎间盘轻度向后突出；多发神经根袖小囊肿。④胸椎退行性变；⑤附见：双侧筛窦少许炎症。

2023年6月17日胸部（CT）平扫：①考虑双肺炎症、膨胀不全；②气管切开术后，气管导管管尖位于隆突上30 mm，中心静脉置管，管尖位于上腔静脉下部。

2023年6月21日胸椎磁共振平扫（3.0T）：急性播散性脑脊髓炎复查，较前有好转。

2023年6月21日磁共振平扫后增强扫描加收15%（3.0T）：急性播散性脑脊髓炎复查，较前有好转。

2023年6月23日上消化道造影：①口腔期，吞咽功能轻度障碍；咽期，吞咽功能中度障碍；②隐性误吸；③环咽肌开放正常；④食管运送功能正常。

2023年7月15日复查血常规：白细胞计数 $12.10 \times 10^9/L$（↑），中性粒细胞绝对值 $8.68 \times 10^9/L$（↑），血红蛋白浓度108 g/L（↓）。凝血功能五项、肝代谢检测、肝酶学、离子组合、肾功能组合：总蛋白55.4 g/L（↓），白蛋白38.1 g/L（↓），球蛋白17.3 g/L（↓），肌酐32 μmol/L（↓），尿酸360 μmol/L（↑）。

五、出院情况

患者病情较入院时明显好转，现已拔出胃管、尿管、气切套管等，认知、言语、吞咽、运动等功能较前明显好转，现双上肢握力较好，双下肢可抗重力抬起，可在床上自主抬臀，核心肌力好转，大小便控制力差，饮食睡眠等一般情况好。查体：意识清楚，经口进食，右上肢近端肌力5⁻级、远端肌力4⁺级，右下肢肌力3⁻级；左上肢肌力4⁺级，左下肢肌力3级。双上肢肌张力正常，双下肢肌张力基本正常。双侧肢体痛触觉对称存在。四肢腱反射未引出。肛门反射减弱，肛周有疼痛感，较正常减弱，无颈强直，脑膜刺激征阴性，双侧巴宾斯基征（+/-）。

六、讨论

患者多系统严重功能障碍，综合康复疗效保证，全面思维，全科康复，是重症康复和技术水平的体现。

（秦艳霞）

病例10　多系统萎缩

一、病历摘要

姓名：×××　　　性别：女　　　年龄：61岁
过敏史：头孢类。

主诉：步态不稳7年余，加重3月。

现病史：患者家属诉约7年前，发现患者无明显诱因下出现骑单车时无法掌握平衡，容易跌倒，当时未在意，后上述症状逐渐加重，并出现双手抖动、持物不稳，曾至××医院就诊，家属诉当时完善头颅核磁后提示小脑萎缩，具体影像未保留，我科不详，后至该院神经科就诊，专科医师诊断"小脑萎缩"，具体原因不详，予营养神经等治疗，近年来上述病情未见明显缓解，期间出现双下肢肌力减退、四肢震颤加重、吞咽困难，并大便干结，易梦魇等。至2022年12月患者病情发展至依靠步行器辅助行走，吐字不清，双下肢肌肉出现萎缩，手和脚震颤，进食受影响。约3月前（2022年12月20日）患者因出现肺部感染，完善新型冠状病毒抗体检查提示阳性，当时至我院就诊，在神经内科住院治疗期间，完善相关检验检查，颅脑磁共振平扫（3.0T）：①脑桥及小脑表现，符合橄榄脑桥小脑萎缩（OPCA）；脑白质高信号，Fazekas 1级；脑萎缩；②部分性空泡蝶鞍，双侧筛窦及蝶窦炎症；③MRA示脑动脉硬化，基底动脉延长扩张症。HbA1c 9.6 %（↑）。甲状腺功能抗体七项：血清三碘甲状腺原氨酸0.65 nmol/L（↓），游离三碘甲状腺原氨酸2.68 pmol/L（↓），抗甲状腺过氧化酶抗体47.10 U/mL（↑）。肿瘤标志物四项、肺癌二项阴性。肝功能、血脂：总蛋白64.5 g/L（↓），白蛋白36.4 g/L（↓），丙氨酸氨基转移酶97.1 U/L（↑），天门冬氨酸氨基转移酶62.1 U/L（↑），γ-谷氨酰转肽酶103 U/L（↑），总胆固醇5.69 mmol/L（↑），低密度脂蛋白胆固醇4.14 mmol/L（↑），载脂蛋白B 1.29 g/L（↑），总胆汁酸10.8 μmol/L（↑），前白蛋白0.144 g/L（↓）。空腹血糖8.47 mmol/L（↑）。请呼吸内科会诊后予心电监护、吸氧、抗感染（头孢曲松、12月26日改为莫西沙星）、雾化、化痰等处理，患者仍有反复发热、气促、咳嗽等（午后至夜间症状明显），12月27日复查胸部CT提示双肺渗出较前明显增多，予抗病毒（阿兹夫定）等治疗，12月28日仍出现血氧饱和度下降，呼吸急促，后转至我院ICU行抢救治疗，予气管插管，机械通气，抗感染、激素抗炎、增强免疫，俯卧位通气，营养支持，防治并发症等抢救治疗。患者1月15日行气管切开，后病情逐步改善，顺利脱机，征得患者家属及专科医师同意，转入呼吸内科病房继续治疗。现患者气管切开状态，鼻饲喂养，留置尿管，四肢肌肉震颤，左侧偏身感觉障碍，大小便感觉及排便控制力差，问答时可动作性示意，能完成基本交流，痰液较多，稀薄白痰。严重影响日常生活能力，家属为行康复治疗至我科就诊，我科以"危重症性周围神经病，橄榄脑桥小脑萎缩"收入院，近期，患者精神一般，睡眠尚可，体重未见明显减轻。

既往史：5年前甲状腺癌切除，现服用优甲乐，7年前诊断小脑萎缩，未规律治疗，效果不佳。3月前（2022年12月）因肺部感染在我院住院期间诊断"重症肺炎，Ⅰ型呼吸衰竭，冠状病毒感染，橄榄脑桥小脑萎缩，2型糖尿病，高胆固醇血症，原发性甲状腺功能减退症，低钾血症，低蛋白血症，肝功能异常"。否认高血压、冠心病等慢性病病史，否认肝炎、结核等传染病病史，否认外伤史，2023年1月因冠状病毒感染，予输注"冠状病毒康复者血浆"，预防接种史不详。

二、查体

（一）体格检查

体温37.1℃，脉搏84次/分，呼吸20次/分，血压111/74 mmHg。发育正常，营养良好，面容无异常，表情自如，意识清楚，查体部分合作。甲状腺查体不能配合。双足下垂畸形，关节无红肿、强直，四肢肌肉失用性肌肉萎缩，下肢静脉无曲张。现患者气管切开状态，鼻饲喂养，留置尿管，四肢肌肉震颤，左侧偏身感觉障碍，大小便感觉及排便控制力差，问答时可动作性示意，能完成基本交流，痰液较多，稀薄白痰。

（二）专科检查

体型适中，意识清楚，查体部分合作。留置胃管、尿管，认知力欠佳，计算力、定向力、记忆力查体不能配合完成，双侧瞳孔等大等圆，直径约2.5 mm，对光反射灵敏，伸舌居中，口角无歪斜。左上肢近端肌力3⁻级、远端肌力2级，左下肢近端肌力3⁻级、远端肌力1级，右上肢肌力4⁻级，右下肢近端肌力3⁻级、远端肌力2级，四肢肌张力基本正常。右侧肢体痛触觉较左侧减退。双侧指鼻试验、跟膝胫试验查体不能配合完成。左侧肱二头肌、肱三头肌、膝腱反射、跟腱反射较正常减弱。颈软、无抵抗，双侧巴宾斯基征（－）。双下肢足背动脉搏动可，四肢无凹陷性水肿。

（三）康复评定

Berg平衡评定：0分（低于40分有跌倒风险）。功能独立性评定（FIM）量表：22分（极重度依赖）。Fugl-Meyer运动功能评分：上肢21分，下肢13分。Brunnstrom评定（左/右侧）：上肢3/3期，手5/5期，下肢3/3期。Hoffer步行能力分级：Ⅰ级，不能步行。Holden步行功能分类级：0级（无功能）。Frenchay构音障碍：极重度障碍。洼田饮水试验：5级（常呛咳，难以全部喝完）。吞咽障碍程度分级：2级（吞咽困难）。MMSE简易智能精神状态检查表：11分。蒙特利尔认知评估（MOCA）：10分。偏瘫上肢功能测试：4 F级别。Zung焦虑自我评价量表正常，Zung抑郁自我评价量表正常，匹兹堡睡眠指数正常。

三、诊断

初步诊断：多系统萎缩，运动功能障碍，右侧偏身感觉障碍，震颤，构音障碍，吞咽障碍，大小便功能障碍；气管造口状态；周围神经病；2型糖尿病；高胆固醇血症；原发性甲状腺功能减退症；胆汁淤积；肝功能异常。

鉴别诊断：瘤卒中多在卒中前已有进行性加重的头痛、呕吐、视神经盘水肿等慢性颅内压增高征，以及肢体无力麻木、局限型癫痫等局部脑症状或病史。头颅 CT 或 MRI 可明确存在占位病灶，该患者无头痛等相关体征，目前暂不考虑。

最终诊断：多系统萎缩，运动功能障碍，右侧偏身感觉障碍，震颤，构音障碍，吞咽障碍，大小便功能障碍；气管造口状态；周围神经病；2 型糖尿病；高胆固醇血症；原发性甲状腺功能减退症；胆汁淤积；肝功能异常；右下肢肌间静脉血栓形成；高甘油三酯血症；慢性膀胱炎；尿路感染；咽炎；肺部感染。

四、诊疗经过

（一）诊疗计划

（1）康复科常规护理，患者在入院前痰液培养提示金黄色葡萄球菌 + 肺炎克雷伯菌多重耐药，做好接触隔离，Ⅰ级护理，低盐低脂饮食，监测血压、血糖，留陪 1 人，防坠床，防压疮。

（2）完善相关检查（血常规、尿常规、大便常规、电解质、肝肾功能、凝血功能等），定期康复评估。

（3）内科治疗，包括监测血压，予营养神经、利尿、护胃、改善肠道菌群等药物。

（4）运动功能障碍，予针灸、偏瘫肢体综合训练、吞咽功能训练、关节被动活动训练、电刺激、rTMS、手部机器人、下肢机器人等康复治疗。

（5）偏身感觉障碍，予针灸结合等电刺激治疗等。

（6）吞咽功能障碍，予针灸、吞咽肌电刺激治疗，吞咽功能障碍训练等。

（7）辅助器具治疗，如高背轮椅、拐杖等。

（8）向患者及其家属宣教康复治疗目标、流程及注意安全事项等。

（二）康复目标

（1）近期目标。本次康复 1 ～ 2 周，积极防治肌肉萎缩、异常肌张力增加等并发症。

（2）远期目标。提高患者 ADL 能力，回归社区及家庭，提高生活质量。

（三）康复注意事项

（1）防止坠床或骨折发生。

（2）预防下肢静脉血栓、肺部感染、泌尿系统感染、压疮等并发症的发生。

（四）治疗经过

入院后完善心电图提示窦性心律，大致正常心电图。

2023 年 3 月 13 日血常规检查：白细胞计数 9.48×10^9/L，中性粒细胞百分比 64.3%，血红蛋白浓度 108 g/L（↓），平均血红蛋白浓度 315 g/L（↓），血小板计数 353×10^9/L（↑）。

凝血功能七项：凝血酶原时间 12.5 秒，活化部分凝血活酶时间 33.1 秒，凝血酶时间 18.2 秒，纤维蛋白（原）降解产物 4.00 μg/mL，国际标准化比率（INR）0.92，纤维蛋白原 5.92 g/L（↑），凝血酶原活动度 117.0%，D- 二聚体 0.79 μg/mL（↑），抗凝血酶Ⅲ 120.00%。

叶酸测定：叶酸 > 24.20 ng/mL。

肝代谢检测（10项）：总蛋白 71.4 g/L，白蛋白 42.3 g/L，丙氨酸氨基转移酶 63.9 U/L（↑），天门冬氨酸氨基转移酶 26.5 U/L，葡萄糖 9.63 mmol/L（↑），尿素 4.74 mmol/L，肌酐 38 μmol/L（↓），尿酸 391 μmol/L（↑），甘油三酯 4.12 mmol/L（↑），总胆固醇 7.88 mmol/L（↑），钾 4.40 mmol/L，钠 140 mmol/L，氯 97.4 mmol/L（↓）。

尿常规：尿葡萄糖阴性，酸碱度 8.5，白细胞脂酶 3+，亚硝酸盐 1+，潜血 2+。HbA1c 6.9%（↑）。

甲状腺功能七项：血清三碘甲状腺原氨酸 1.16 nmol/L（↓），抗甲状腺球蛋白抗体 19.20 U/mL，抗甲状腺过氧化酶抗体 57.40 U/mL（↑）。

术前八项（乙肝、丙肝、梅毒、艾滋病）：乙肝表面抗原阴性（−），乙肝表面抗体阳性（+），乙肝 e 抗原阴性（−），乙肝 e 抗体阴性（−），乙肝核心抗体阴性（−），丙肝抗体阴性（−），HIV 抗体初筛（ELISA）阴性（−），梅毒螺旋体特异性抗体阴性（−）。

2023 年 3 月 13 日双侧下肢静脉彩超：右侧小腿肌肉静脉血栓形成（部分型）。余下肢静脉未见明显异常。肝胆胰脾彩超：脂肪肝。胆囊增大、壁厚毛糙，考虑炎性声像改变可能。胆囊内异常回声，考虑沉积物可能胰、肾、输尿管、膀胱未见明显异常。

2023 年 3 月 14 日一般细菌培养鉴定及药敏：金黄色葡萄球菌多重耐药。

2023 年 3 月 18 日粪便分析 + 潜血试验：潜血阴性。

2023 年 3 月 30 日血常规检查：白细胞计数 8.26×10⁹/L，中性粒细胞百分比 60.9%，血红蛋白浓度 109 g/L（↓），平均血红蛋白浓度 318 g/L，血小板计数 319×10⁹/L。肝代谢检测：总蛋白 67.2 g/L，白蛋白 39.8 g/L（↓），丙氨酸氨基转移酶 35.3 U/L，天门冬氨酸氨基转移酶 21.4 U/L，尿酸 341 μmol/L（↑），甘油三酯 2.51 mmol/L（↑），总胆固醇 6.20 mmol/L（↑）。

2023 年 3 月 30 日胸部（CT）平扫：双肺炎症复查，双肺病灶较前稍多。

2023 年 3 月 31 日复查一般细菌培养鉴定及药敏：金黄色葡萄球菌多重耐药。

2023 年 4 月 3 日双侧下肢静脉彩超：右侧小腿肌肉静脉血栓形成。

2023 年 4 月 19 日胸部（CT）平扫：①双肺炎症复查，双肺病灶较前稍减少；②食管扩张，食管及胃内高密度影；气管插管术后改变；③附见胆囊壁厚及较致密。

2023 年 4 月 22 日痰液一般细菌培养鉴定及药敏：肺炎克雷伯菌。真菌培养：未发现致病菌。

2023 年 4 月 26 日上消化道造影：①吞咽功能障碍（口腔期、咽期、食管期）；②隐性误吸；③环咽肌开放正常；④食管运送功能障碍。

2023 年 5 月 1 日耳鼻喉科内镜检查：①双耳未见明显异常；②咽炎。

2023 年 5 月 3 日胸部（CT）平扫：①双肺炎症复查，炎症较前吸收减少，考虑双肺轻度间质性改变；②气管插管术后改变；③胆囊壁厚及环状高密度影，较前相仿。

2023 年 5 月 4 日复查感染两项、血常规、超敏 C- 反应蛋白、肝代谢检测、肝酶学、离子组合均未见明显异常。肾功能、血脂组合：尿酸 342 μmol/L（↑），甘油三酯 2.05 mmol/L（↑），总胆固醇 6.11 mmol/L（↑），高密度脂蛋白胆固醇 1.02 mmol/L（↓），低密度脂蛋白胆固醇 4.32 mmol/L（↑），载脂蛋白 B 1.42 g/L（↑）。

2023 年 5 月 5 日尝试拔除气管套管，拔除后患者血氧偏低、呼吸促，予更换套管处理，更换后至今，患者自主呼吸下指脉氧可维持在 97% 以上，现患者生命体征平稳，血氧饱和度正常。

2023 年 5 月 6 日双侧下肢静脉彩超：右侧小腿肌肉静脉血栓形成（部分型），较 2023 年 3 月 13 日检查相仿。余下肢静脉未见明显异常。

2023 年 5 月 7 日 CT 平扫：①气管插管术后状态，鼻—胃管留置；②右侧扁桃体钙化。入院后我科予监测血压，予营养神经、利尿、护胃、改善肠道菌群、控制震颤等药物，结合针灸、主被动肌力训练、吞咽功能训练、肺功能训练、电刺激、rTMS、手部机器人、下肢机器人等综合康复治疗。

五、出院情况

（一）出院查体

患者精神状态好，气管造口状态，自主呼吸时，指脉氧监测提示：血氧饱和度 98% 以上，痰液少，白黏痰，无发热、咳嗽等不适。患者可独立坐立，四肢较有力，佩戴语音阀可完成基本交流。大便需辅助通便，小便自行排出。查体：双肺呼吸音粗，双肺未闻及明显湿啰音及痰鸣音。左上肢肌力 4⁻ 级，左下肢肌力 4⁻ 级；右上肢肌力 4 级，右下肢肌力 4 级，四肢肌张力基本正常。右侧肢体痛触觉较左侧减退。双侧指鼻试验、跟膝胫试验查体不能配合完成。左侧肱二头肌、肱三头肌、膝腱反射、跟腱反射较正常减弱。颈软、无抵抗，双侧巴宾斯基征（－）。双下肢足背动脉搏动可，四肢无凹陷性水肿。

（二）出院医嘱

（1）出院带药：莫沙必利片（每次 1 片，每日 3 次），左甲状腺素钠片（每次 2 片，每日 1 次），盐酸二甲双胍片（每次 1 片，每日 3 次），双歧杆菌三联活菌肠溶胶囊（每次 1 片，每日 2 次），多巴丝肼胶囊（每次 1 片，每日 3 次），利伐沙班片（每次 1 片半，每日1次），盐酸普拉克索片（每次2片，每日3次），开塞露（每次1片，每日1次），阿托伐他汀钙片（每次1片，每晚1次）。

（2）患者多系统萎缩，伴有运动神经及自主神经症状明显，注意原发病的防治，保持大便通畅，及时调整用药。

（3）患者甲状腺减退，定期复查甲状腺功能，调整左甲状腺素钠片剂量。

（4）患者吞咽无力，且存在隐性误吸风险，间质性肺病当前控制明显好转，注意防误吸，加强吞咽功能训练，适时拔除胃管。

（5）患者下肢静脉血栓已稳定，注意机械防治血栓形成，评估后可停用预防剂量抗栓药物治疗，定期评估静脉血栓形成。

（6）现为气管造口状态，稀薄痰液，注意间断吸痰护理，注意呼吸道管理，避免肺部感染。

（7）建议出院后继续行心肺功能训练、吞咽功能训练、肌力训练等常规康复治疗。

六、讨论

患者相对年轻，家属期望值高；患者功能障碍多，需要全科意识理念同时，对专科用药要求较高，需要多学科渗透，不断提高其他专科的诊疗技术水平。

（秦艳霞）

病例11 病毒性脑膜炎

一、病历摘要

姓名：×××　　性别：男　　年龄：68岁

过敏史：无。

主诉：患者四肢无力10月余，四肢痉挛加重1周。

现病史：患者于2022年11月8日出现头晕、胸闷，伴恶心、呕吐、腹泻，当地医院复查血常规、肝功能正常，肾功能正常，间断出现尿失禁，尿频及异味，当地医院查尿常规提示感染，建议口服左氧氟沙星1片，每日1次，14日，患者尿频症状较前稍缓解，暂停抗感染治疗，建议复查尿液分析后复诊；小便白天控制可，夜间戴一次性尿袋，仍有尿失禁、间断尿频，住院检查GABA及GFAP阳性等。诊断为：免疫性脑膜炎，抗心磷脂抗体综合征；高血压2级（高危）；神经源性膀胱等。2022年11月11日出现发热、不能言语、四肢乏力、震颤、吞咽障碍，予××医院就诊完善相关检查，考虑急性病毒性脑膜炎及自身免疫性脑炎，予抗感染、护胃、营养支持、脱水、镇痛镇静等治疗，未予冰种球蛋白、甲泼尼龙冲击治疗。2022年12月6日至2023年2月8日于××医院就诊，住院期间拔除气切套管、胃管及尿管，四肢肌力较前增强。2023年2月8日至我科住院康复治疗，经综合康复后病情好转出院。认知较前进一步改善，家属陪同下，可以爬山，认知较前进一步改善。但1周前四肢间断抽搐痉挛加重，尿不尽、尿失禁等功能障碍，饮食睡眠可，要求住院进一步系统诊治康复。

既往史：既往患抗磷脂综合征、结缔组织病相关肺间质性损害、高血压、心律失常、房性期前收缩、甲状腺功能减退、维生素D缺乏、贫血、双小腿肌间静脉血栓形成、低蛋白血症、低钠血症。目前服用：左甲状腺素钠片50μg，每日1次；雷贝拉唑肠溶片10 mg，每日1次；琥珀酸索利那新片5 mg，每日1次；硫酸氢氯吡格雷片75 mg，每日1次；缬沙坦氨氯地平片85 mg，每日1次；甲泼尼龙片16 mg，每日1次；碳酸钙D_3片600 mg，每日1次；盐酸多奈哌齐10 mg，每日1次。否认冠心病、糖尿病等慢性病病史，否认肝炎、结核等传染病病史，否认手术史、外伤史、输血史，预防接种史不详。

二、查体

（一）体格检查

体温36.6℃，脉搏57次/分，呼吸20次/分，血压122/82 mmHg。发育正常，营养中等，面容无异常，表情自如，意识清楚，自主体位，查体合作。

（二）望闻切诊

意识清楚，精神一般，表情自然，面色红润，形体消瘦，语声清晰，气顺。未闻及太息、咳嗽之声。未闻及异常气味。皮肤润泽，无斑疹，无水疱，无疮疡。头颅大小形体正常。发色黑；双目有神，白睛不黄。唇色红润。耳轮红润不枯。咽部色泽红润，未见乳蛾。牙齿润泽。项部无青筋暴露、瘿瘤瘰疬。胸部扁平。虚里搏动应手。腹部平坦，无癥痕痞块，无青筋暴露。脊柱居中。小便调，大便调。舌淡，苔薄黄，脉细。

（三）专科检查

体型消瘦，意识清楚，查体合作。言语欠清，认知力、计算力、定向力、记忆力正常，双侧瞳孔等大正圆，直径约2.5 mm，对光反射灵敏，双侧鼻唇沟对称，伸舌居中，口角不歪。双肺呼吸音粗，未闻及明显干湿啰音。双上肢肌力5级，双下肢肌力5⁻级，双侧肢体肌张力正常。双侧肢体痛触觉正常。左侧肱二头肌、肱三头肌反射、膝腱反射、跟腱反射（+），右侧肱二头肌、肱三头肌反射、膝腱反射、跟腱反射（++）；Romberg试验正常。双侧指鼻试验、跟膝胫试验欠稳准。颈软、无抵抗，双侧巴宾斯基征（+）。四肢无肿胀、疼痛。

（四）辅助检查

2023 年 2 月 9 日甲状腺功能检查：血清促甲状腺激素 0.26 mU/L（↓），血清三碘甲状腺原氨酸 0.84 nmol/L（↓），游离三碘甲状腺原氨酸 2.67 pmol/L（↓）。

2023 年 2 月 9 日肾功能组合、心肌酶类、离子组合、血脂组合、血糖、肝酶学检测、肝代谢检测：胆碱酯酶 5078 U/L（↓），白蛋白 39.8 g/L（↓），葡萄糖 3.64 mmol/L（↓），肌酐 49 μmol/L（↓），肌酸激酶 32 U/L（↓），总胆固醇 5.22 mmol/L（↑），镁 0.73 mmol/L（↓），总胆汁酸 13.4 μmol/L（↑），胱抑素 C 1.06 mg/L（↑）。

2023 年 2 月 9 日血常规检查：白细胞计数 10.93×10^9/L（↑），淋巴细胞百分比 16.1%（↓），中性粒细胞绝对值 8.16×10^9/L（↑），单核细胞绝对值 0.92×10^9/L（↑）。

2023 年 2 月 9 日双侧下肢动、静脉彩超检查：双侧下肢股总动脉、股深动脉、股浅动脉、腘动脉、胫前动脉、胫后动脉、足背动脉管径正常，内膜和中膜增厚，右侧股总动脉内膜和中膜厚约 1.1 mm，左侧股总动脉远段探及 8.0 mm×1.5 mm 均质等回声扁平斑块，双侧各段流速及频谱形态正常。右侧胫前动脉管腔可见轻至中度狭窄。双侧下肢股总静脉、股深静脉、股静脉、腘静脉、胫前静脉、胫后静脉、腓静脉及大隐静脉管径正常，管腔内透声佳，血流信号充盈，加压探头管腔可压瘪。左侧小腿肌间静脉扩张，较宽处内径约 9 mm，内可见云雾状血液飘动。增加腹压，左侧股总静脉瓣反流时间约 1.1 秒。双侧下肢动脉内—中膜增厚伴斑块（多发），右侧胫前动脉管腔可见轻至中度狭窄。左侧股总静脉瓣轻度功能不全。左侧小腿肌间静脉扩张并血流缓慢。

2023 年 2 月 10 日磁共振脑血管成像（平扫）（MRA）（3.0T）：两侧基底节区及右侧背侧丘脑见多发斑点、小片状及条状异常信号影，呈长 T_1、长 T_2 信号影，FLAIR 呈低信号，部分病灶周围环以带状高信号。两侧侧脑室旁脑白质见对称性分布晕片状异常信号影，向两侧放射冠、额顶叶白质延伸，部分病灶融合，T_1WI 呈等低信号，T_2WI 及 FLAIR 呈中、高信号，边缘稍模糊。余脑实质未见异常信号影，皮髓质分界清晰，DWI 未见明显异常高信号；脑室系统对称性扩张，脑沟裂池增宽、加深，中线结构居中。

颅脑 3D TOF MRA 示：椎—基底动脉、双侧颈内动脉颅内段及双侧大脑前、中、后动脉走行僵直，管壁毛糙、欠光滑，血管粗细欠均匀，见多处轻至中度血管狭窄段；双侧大脑后动脉起源于同侧颈内动脉，双侧大脑前动脉共干于左侧颈内动脉。①两侧基底节区、右侧背侧丘脑多发陈旧性腔梗灶伴多发稍扩大 V-R 间隙；脑白质高信号，Fazekas 3 级；脑萎缩。②MRA 示脑动脉硬化，双侧胚胎型大脑后动脉，双侧大脑前动脉共干左侧颈内动脉。

视频脑电图提示：①轻度异常脑电图，背景脑电图活动较慢，睁闭眼、过度换气机闪光刺激未见异常；②5 小时监测，未见临床发作性抽搐时间；③浅睡状态下，双侧半球较多散发慢波活动，额中央、中央区明显，未见明显棘慢波、尖慢波综合发放；④同步监测心电图、肌电图未见异常，建议 6 个月后复查。

三、诊断

初步诊断：病毒性脑膜炎恢复期，四肢运动障碍，认知障碍，共济失调，构音障碍；自体免疫性脑炎；抗磷脂综合征；高血压 3 级（极高危）；甲状腺功能减退症；维生素 D 缺乏。

鉴别诊断：①流行性腮腺炎病毒脑炎，病毒直接侵犯脑部，大多数表现为脑膜炎症状，也可出现偏瘫、四瘫，视力丧失，耳聋，失语等。腮腺炎多与脑炎同时或先后发生。一般诊断不难，无腮腺炎者可血清免疫学检查确定诊断。经对症治疗预后良好。②带状疱疹脑炎，很少见，个别病例在出现躯干或头面部疱疹后发生脑膜炎和脑炎。治疗同单纯性疱疹性脑炎。③巨细胞病毒脑炎，多为胎儿及新生儿感染，偶见于儿童和成人。本病大多表现为脑发育不良，小头畸形，脑室周围及脑内钙化，脑积水。成人则可表现急性多发性神经炎。任何小头畸形婴幼儿，特别是伴有眼脉络膜炎、网膜钙化、白内障、视神经萎缩时均应疑及本病。④进行性风疹脑炎，是指母亲在妊娠期患风疹，小孩出生后 14 岁以内发生的脑炎，属于慢病毒感染。症状为进行性，可有癫痫、耳聋和痴呆等。或表现各种脑发育畸形。后天性风疹脑炎多症状轻微，无须特殊治疗预后良好。感染期间的病毒分离和血清免疫试验可确定诊断。⑤传染性单核细胞增多症（EB 病毒）脑炎，多在全身疾病的情况下发生，偶有先于血液及内脏症状而发生者。可有瘫痪、失语、多动、脑神经损害、小脑共济失调和截瘫等。典型血常规和嗜异性抗体（Heterophil）可确定诊断。预后良好，多完全恢复。

最终诊断：病毒性脑膜炎恢复期，四肢运动障碍，认知障碍，共济失调，构音障碍；自体免疫性脑炎；抗磷脂综合征；高血压 3 级（极高危）；甲状腺功能减退症；维生素 D 缺乏。

四、诊疗经过

（一）诊疗计划

（1）中西医结合康复科常规护理，Ⅰ级护理，低盐低脂饮食，监测血压，留陪 1 人，防跌倒，防压疮。

（2）完善相关检查（血常规、尿常规、大便常规、电解质、肝肾功能、凝血功能、颅脑 MRI 等），定期康复评估。

（3）中医治疗。以"虚则补之，实则泻之"为治法，以"补中益气，健脾升清"为治法，针灸结合中药治之。

1）中药方予加减。参苓白术散 + 补中益气汤加减（暂不予）。

用药要点分析：参苓白术散健脾益气利湿，补中益气汤健脾益气补血。

2）针刺治疗。采用醒脑开窍针刺法。

主穴：内关、水沟、三阴交穴。

辅穴：极泉、尺泽、委中穴。

辨证加减：脾胃虚弱证，加关元、气海、足三里穴，补法。

3）推拿治疗。

治疗原则：疏通经络，调气和血，促进功能恢复。

主要手法：一指禅、点、按、拿、揉、擦等手法。

主要穴位：手、足阳明经、膀胱经穴位为主。

根据肢体功能缺损程度和状态进行中医按摩循经治疗，可使用不同手法以增进关节活动度、缓解疼痛，抑制痉挛和被动运动等。

以上方法根据患者的耐受程度，灵活使用，以患者能忍受、感觉舒适为宜。

（4）西医治疗。监测血压，予降压、护胃、补充甲状腺素、激素、改善情绪、补钙、抗血小板聚集等口服药物。

（5）予PT、干扰电、艾灸、超激光等物理治疗。

（6）与患者沟通病情，鼓励、关怀患者，注重心理健康。

（7）向患者及其家属宣教康复治疗目标、流程及注意安全事项等。

（二）康复目标

（1）近期目标。本次康复1～2周；积极改善步态不稳、小便不利等症状。

（2）远期目标。提高患者ADL能力，回归社区及家庭，提高生活质量。

（三）康复注意事项

（1）防止跌倒或骨折发生。

（2）预防下肢静脉血栓、肺部感染、泌尿系统感染、压疮等并发症的发生。

五、出院情况

体型消瘦，意识清楚，查体合作。言语欠清，认知力、计算力、定向力、记忆力正常，双侧瞳孔等大正圆，直径约2.5 mm，对光反射灵敏，双侧鼻唇沟对称，伸舌居中，口角不歪。双肺呼吸音粗，未闻及明显干湿啰音。双上肢肌力5级，双下肢肌力5⁻级，双侧肢体肌张力正常。双侧肢体痛触觉正常。左侧肱二头肌、肱三头肌反射、膝腱反射、跟腱反射（＋），右侧肱二头肌、肱三头肌反射、膝腱反射、跟腱反射（＋＋）；Romberg试验正常。双侧指鼻试验、跟膝胫试验欠稳准。颈软、无抵抗，双侧巴宾斯基征（＋）。四肢无肿胀、疼痛。

（秦艳霞）

病例 12 颅咽管瘤术后

一、病历摘要

姓名：×××　　　性别：女　　　年龄：30 岁

过敏史：头孢类药物过敏史。

主诉：颅咽管瘤术后功能障碍 4 个月。

现病史：患者 1 年前出现月经不调，半年前无明显诱因出现体温升高，最高 38℃，予物理降温可好转，之后出现记忆力下降，伴有精神萎靡，食欲减退，间断头痛，伴视物模糊，无头晕、视野障碍，无恶心、呕吐、抽搐、四肢无力等症状；2022 年 10 月记忆力下降加重，伴有剧烈头痛，呕吐，进食即吐，无四肢麻木无力、抽搐等，遂于 × × 中心医院，查头颅 MRI 提示颅咽管瘤？遂于 2022 年 11 月 12 日至 × × 医院住院（2022 年 11 月 12 日至 2022 年 12 月 22 日），完善相关检查后于 11 月 15 日行导航引导下右额开颅肿瘤切除术，术后病理提示（鞍上）乳头型颅咽管瘤，手术过程顺利，可正常进食及下地活动，无脑脊液漏，术后仍有记忆力减退、认知欠佳等，病情好转后出院。2023 年 2 月 17 ~ 27 日于我院内分泌科住院系统治疗高钠血症、全垂体功能减退症等，经积极治疗后病情好转出院。现患者遗留认知功能障碍、记忆力减退、精神状态差，偶有尿崩，左侧肢体功能障碍，严重影响日常生活能力。为进一步康复治疗来我科就诊，门诊拟诊断为"颅咽管瘤术后功能障碍"收入院。自发病以来，患者意识清，精神状态疲倦，纳可，眠一般，大便正常，偶有尿崩。近期体重增加约 5 kg。

既往史：本次发病后于 × × 医院及我院内分泌科诊断有"高钠血症、高氯血症、高胆红素血症、肺部感染、肝功能异常、低蛋白血症、甲状腺功能减退、全垂体功能低下症、闭经"等疾病；2023 年 2 月 6 日进行高压氧治疗时突发意识不清、肢体抽搐，口吐白沫，牙关紧闭，持续数分钟后缓解，目前乙拉西坦片 500 mg，每日 2 次，预防癫痫治疗；否认高血压、糖尿病、冠心病等慢性病病史；否认肝炎、结核等传染病病史；预防接种史不详。

二、查体

（一）体格检查

体温 38.0℃，脉搏 111 次 / 分，呼吸 23 次 / 分，血压 102/78 mmHg。发育正常，营养良好，面容无异常，表情自如，意识清楚，自主体位，查体合作。

（二）专科检查

体型肥胖，意识清，查体合作。言语清晰，认知力、记忆力下降，计算力、定向力正常，双侧瞳孔等大正圆，直径约 2.5 mm，对光反射灵敏，双侧鼻唇沟对称，伸舌居中，口角不歪。左侧肢体肌力 4 级，肌张力及感觉正常；右侧肢体肌力、肌张力及感觉正常；双侧肱二头肌、肱三头肌、骨膜反射（++）；左侧膝腱反射、跟腱反射（++）；右侧膝腱反射（+）、右侧跟腱反射（++）。闭目难立征（-）。双侧轮替试验、指鼻试验、跟膝胫试验正常。颈软、无抵抗，双侧巴宾斯基征（+）。四肢无水肿、压痛。

（三）辅助检查

2022 年 10 月在 ×× 中心医院进行头颅 MRI 检查：鞍上占位，颅咽管瘤？毛细胞星形细胞瘤？

2022 年 11 月在 ×× 医院进行头颅 CT 检查：鞍上占位，颅咽管瘤？星形细胞瘤？透明隔间腔及穹隆间腔显示。头颅 MRI：鞍上占位，颅咽管瘤？毛细胞星形细胞瘤？透明隔间腔及穹隆间腔显示；脑内散在点状缺血性白质病变。

2023 年 2 月 21 日在我院进行乳腺彩超检查：双侧乳腺未见明显占位病变，BI-RAD S 1 类。双侧腋下未见肿大淋巴结。

2023 年 2 月 17 日在我院进行上腹部 CT（肝胆脾）检查：右肾下盏小结石；右肺下叶体积缩小并见条索影，请结合临床。

2023 年 3 月 16 日在 ×× 医院进行头颅 MRI+DWI+SWI+ 增强扫描：右额开颅鞍上占位术后状态，与前片（2022 年 11 月 23 日）MRI 比较：术腔缩小，双侧侧脑室内积血吸收、硬膜下积液消失。

三、诊断

初步诊断：颅咽管瘤术后功能障碍，轻度认知障碍，高钠血症，全垂体功能减退症，肝功能异常，中枢性甲状腺功能减退症，中枢性尿崩症，症状性癫痫（继发性癫痫）。

鉴别诊断：诊断已经明确，无须鉴别诊断。

最终诊断：颅咽管瘤术后功能障碍，轻度认知障碍，高钠血症，全垂体功能减退症，中枢性甲状腺功能减退症，中枢性尿崩症，症状性癫痫（继发性癫痫），低钾血症。

四、诊疗经过

（一）诊疗计划

（1）康复科常规 Ⅱ 级护理，普通饮食，监测血压，留陪 1 人，防跌倒；请内分泌科会诊。

（2）完善相关检查（血常规、尿常规、大便常规、电解质、肝肾功能、凝血功能、心电图、脑电图等），定期康复评估。

（3）药物治疗。予补充激素、预防癫痫、护肝、补充维生素 D、改善脑代谢、改善认知记忆、改善甲状腺功能等药物口服。

（4）机体功能障碍（认知功能、记忆力下降、左侧偏瘫），予针刺（头皮针、普通针刺、电针、红外线治疗）、PT（偏瘫肢体综合训练、关节松动训练）、神经肌肉电刺激、rTMS、手部机器人、认知功能训练、耳穴压豆等康复治疗。

（5）辅助器具治疗，如高背轮椅、拐杖等。

（6）向患者及其家属宣教康复治疗目标、流程及注意安全事项等。

（二）康复目标

（1）近期目标。本次康复 1 ~ 2 周；改善认知、记忆，提高肌力，防治肌肉萎缩、异常肌张力增加等并发症。

（2）远期目标。提高患者 ADL 能力，回归社区及家庭，提高生活质量。

（三）康复注意事项

（1）防止跌倒或骨折发生。

（2）预防下肢静脉血栓、肺部感染、泌尿系统感染、压疮等并发症的发生。

（四）治疗经过

入院完善相关检查。血常规、超敏 C- 反应蛋白、凝血功能五项、肿瘤标志物四项 + 肺癌二项未见明显异常。尿液分析：酸碱度 5.0（↓），白细胞酯酶 2+，沉渣白细胞 47.90/ μL（↑）。肝肾功能、血脂、血糖、离子组合、心肌酶：总蛋白 63.0 g/L（↓），白蛋白 39.0 g/L（↓），α– 羟丁酸脱氢酶 192 U/L（↑），高密度脂蛋白胆固醇 1.03 mmol/L（↓），钾 3.48 mmol/L（↓），磷 1.55 mmol/L（↑）。甲状腺功能五项：血清促甲状腺激素 0.04 mU/L（↓）。术前八项阴性。粪便常规 + 潜血：正常。

3 月 27 日血清皮质醇、促肾上腺皮质激素监测：正常。

3 月 31 日脑电图检查：①中度异常背景脑电图，基本生理节律正常，睁闭眼、过度换气及闪光刺激未见异常；②右侧半球可见大量 1 ~ 7 Hz 不规则慢波活动，以右侧前额、额区、前颞区、额中线区著，间断呈节律性发放，提示右侧半球器质性损伤改变；③清醒期及浅睡期，右侧额区、颞区，额中线区可见少量中至高波幅不同步尖波、尖—慢波，以右侧额区著；④15 小时监测，未见临床发作。同步监测心电图、肌电图未见明显异常，建议 2 ~ 3 月后复查。

4 月 3 日复查血常规未见明显异常；电解质 2 组七项 + 肝肾功能：钠 150 mmol/L（↑），氯 113.7 mmol/L（↑），磷 1.71 mmol/L（↑）。甲状腺功能五项：血清促甲状腺激素 0.03 mU/L（↓）。电解质：氯 108.0 mmol/L（↑），钠 145 mmol/L。尿常规：酸碱度 5.0（↓），尿比重 1.018，白细胞酯酶 1+。

4 月 11 日生殖分泌功能六项：血清泌乳素 90.70 ng/mL，血清促黄体生成素＜0.30 mU/mL，血清促卵泡刺激素 1.72 mU/mL，孕酮＜0.05 ng/mL，睾酮＜0.03 ng/mL，雌二醇＜4.99 pg/mL。

4 月 14 日复查甲状腺功能五项：血清促甲状腺激素 0.04 mU/L（↓），血清三碘甲状腺原氨酸 1.20 nmol/L（↓）。电解质五项：钾 3.43 mmol/L（↓），钠 147 mmol/L（↑），氯 111.9 mmol/L（↑）。心电图：窦性心律，短 PR 间期，逆钟向转位。

入院后完善评定，请内分泌科会诊，予补充激素、预防癫痫、护肝、补充维生素 D、改善脑代谢、改善认知记忆、改善甲状腺功能等药物口服；予针刺、PT、神经肌肉电刺激、rTMS、手部机器人、认知功能训练、耳穴压豆等康复治疗，配合高压氧治疗。

五、出院情况

患者意识清，精神状态良好，认知、记忆力较前改善，左侧肢体较前有力，纳可，眠可，大小便正常。查体：意识清，言语清晰，认知力、记忆力较前改善；左侧肢体肌力 5⁻级，肌张力及感觉正常，余同前。

六、讨论

颅咽管肿瘤切除后合并脑垂体功能障碍的康复，难点为脑垂体功能的康复，需要很厚的内科功底，所以想做一名优秀的康复医师，必须是全科医师，且要求成为全科医师中的战斗机。

（秦艳霞）

病例 13　缺血缺氧性脑病

一、病历摘要

姓名：×××　　　性别：女　　　年龄：22 岁

过敏史：无。

主诉：（代）药物中毒后意识不清、肢体僵硬 1 月余。

现病史：家属代述患者 2022 年 8 月 31 日凌晨发生四肢抽搐、口吐白沫，家中有地芬尼多、劳拉西泮空盒子，考虑药物中毒可能，遂呼 120 送至 × × 医疗中心治疗，急诊转运过程中出现心搏骤停 2 次，至急诊予持续胸外按压、电复律等，1.5 小时后恢复自主心率。心肺复苏稳定后予血液灌流＋血液滤过等清除毒物，并予降颅压、冰帽等脑复苏治疗及清除自由基、纠正水电解质紊乱、控制癫痫、抗感染等处理，9月8日予气管切开，脱机且病情趋于平稳后转至××医院进一步系统治疗。经抗感染、促醒、控制去皮质强直状态及康复治疗等，患者病情较前有好转出院。目前仍遗留意识不清、气管切开状态，双上肢屈曲、双下肢关节僵硬、足下垂等，间断有低热，咳嗽痰多，为进一步治疗至急诊就诊，由急诊拟诊断为"药物中毒性意识障碍"收入我科。入院症见：最小意识状态，气管切开状态，有自发睁眼，双上肢屈曲、握拳，双下肢僵硬，足下垂，无肢体抽搐，鼻饲流质饮食，留置尿管通畅。留置气切套管固定在位、通畅。

既往史：家属代诉患有抑郁症，否认高血压、冠心病、糖尿病等慢性病病史，否认肝炎、结核等传染病病史，否认手术史、外伤史、输血史，预防接种史不详。

二、查体

（一）体格检查

体温36.6℃，脉搏103次／分，呼吸20次／分，血压129/98 mmHg，SpO_2 100%。发育正常，营养良好，贫血面容，最小意识状态，被动体位，查体不合作。右侧大腿中央可见烧伤瘢痕，余全身皮肤黏膜色泽正常；左侧对光反射正常，右侧瞳孔对光反射迟钝。扁桃体、咽查体不配合。

（二）专科检查

意识不清，查体不能配合，CRS-R评分3分。偶有自主睁眼，去皮质强直状态。左瞳孔2.5 mm，右瞳孔2.5 mm，左侧对光反射正常，右侧瞳孔对光反射迟钝。四肢肌力不能配合检查，共济运动不能配合检查。双上肢屈曲状，握拳；双下肢伸直，关节僵硬，足下垂。双上肢肌张力折刀样增高，双下肢肌张力不能检查。腹壁反射消失；左侧肱二头肌反射（++），肱三头肌反射（+++）；右侧肱二头肌反射（-），肱三头肌反射（-）；左侧膝腱反射、跟腱反射（++）；右侧膝腱反射、跟腱反射（-）。双侧巴宾斯基征（+），脑膜刺激征（-）。四肢无水肿。

（三）辅助检查

2022年9月19日××医疗中心进行颅脑MRI检查：双侧小脑半球、双侧侧额颞顶枕叶皮质和皮质下区、双侧脑室周围白质、双侧基底节区、双侧海马区见弥漫性、对称性条片状异常信号影，符合成人弥漫性缺氧缺血性脑损伤MRI改变。

三、诊断

初步诊断：累及认知功能和意识的其他和未特指的症状和体征，药物中毒性意识障碍（包括谵妄状态）；缺氧缺血性脑病；去皮质状态；气管造口状态；心脏停搏复苏成功；肺部感染；症状性癫痫（继发性癫痫）。

鉴别诊断：诊断明确，无须鉴别诊断。

最终诊断：累及认知功能和意识的其他和未特指的症状和体征，药物中毒性意识障碍（包括谵妄状态）；缺氧缺血性脑病；阵发性交感神经过度兴奋综合征；去皮质状态；气管造口状态；心脏停搏复苏成功；肺部感染。

四、诊疗经过

（一）诊疗计划

（1）康复科常规护理，Ⅰ级护理，鼻饲喂养，监测血压，留陪1人，防坠床防误吸。

（2）完善血常规、尿常规、大便常规、电解质、肝肾功能等，定期复查。

（3）内科治疗，包括监测血压，予防治癫痫、改善去皮质强直药物。

（4）意识不清，予醒脑开窍针法、正中神经电刺激、rTMS结合手法治疗。

（5）四肢运动不能，予针灸、关节松动训练、气压治疗、抗痉挛治疗、站立床训练等。

（6）吞咽障碍，予吞咽肌电刺激改善肌肉萎缩等。

（7）辅助器具治疗，如高背轮椅、矫形足具等。

（8）向家属宣教康复治疗目标、流程及注意安全事项等。

（二）康复目标

（1）近期目标。本次治疗疗程预计4周，改善患者心肺功能，预防内科相关疾病。

（2）远期目标。促苏醒，恢复意识，提高患者ADL能力，回归社区及家庭，提高生活质量。

（三）康复注意事项

（1）防止跌倒或骨折、误吸及呛咳等发生。

（2）预防泌尿系统感染、深静脉血栓形成、压疮等并发症的发生。

（四）治疗经过

入院后完善相关检验检查。入院心电图提示：窦性心律，T波改变。

2022年10月13日进行胸部（CT）平扫、CT螺旋扫描：两肺散在炎症，以下叶为著。

2022年10月13日进行双侧下肢静脉彩超检查：双侧下肢静脉未见明显异常。

2022年10月13日进行双侧下肢静脉彩超检查：双侧下肢静脉未见明显异常。脑电图：①重度异常脑电图，背景脑电图活动呈广泛性低电压β节律背景，睁闭眼、过度换气不能完成，疼痛刺激无明显反应性，闪光刺激未见异常；②5小时监测，双上肢间断阵挛，较多肌电发放，同步脑电图持续性低电压及散在性慢波，未见明显节律性变化；③安静状态，双侧半球广泛性持续性10～20μV低电压，散在性2～5 Hz慢波，右侧半球稍多；④同步监测心电图心电过速，肌电图提示持续性肌电爆发，建议治疗后短期内复查。

2022年10月13日超敏C-反应蛋白<0.50 mg/L。感染两项：白介素25.10 pg/mL，降钙素原0.055 ng/mL（↑）。血常规：白细胞计数9.24×10^9/L，中性粒细胞百分比67.7%，淋巴细胞百分比19.7%（↓），红细胞计数4.32×10^{12}/L，血红蛋白浓度98 g/L（↓），血小板计数388×10^9/L（↑），红细胞比容31.4%（↓）。凝血功能五项：D-二聚体2.09 μg/mL（↑）。生化：门冬氨酸氨基转移酶47.4 U/L（↑），尿素2.13 mmol/L（↓），肌酐30 μmol/L（↓）。

2022年10月14日粪便分析未见明显异常。

2022年10月19日尿液培养提示肺炎克雷伯菌多重耐药。

2022年10月23日痰培养：金黄色葡萄球菌多重耐药。入院后予监测生命体征，予促醒、抑制交感神经过度兴奋、护胃、改善胃肠功能、改善肌强直药物；予醒脑开窍针法、正中神经电刺激、rTMS结合手法治疗、关节松动训练、抗痉挛治疗、膈肌起搏、机械辅助排痰、吞咽肌电刺激等综合康复治疗；改善患者心肺功能，预防内科相关疾病。期间患者出现腹胀。

2022年11月11日进行胸部（CT）平扫、CT螺旋扫描：右肺上叶后段及双肺下叶坠积性炎症，伴部分实变，较前进展，建议治疗后复查。

2022年11月17日全腹CT平扫：①盆腔少量积液；余全腹CT平扫未见明确异常征象；②附见，双肺下叶少许炎症，双肺下叶膨胀不全。予促排气、调节胃肠功能、调节肠道菌群药物治疗，患者腹胀缓解。

2022年11月27日痰培养：鲍曼不动杆菌（敏感）。

2022年12月3日血常规：单核细胞绝对值0.77×10^9/L（↑），红细胞计数5.41×10^{12}/L（↑），血红蛋白浓度113 g/L（↓），红细胞平均体积67.1 fL（↓），平均血红蛋白量20.9 pg（↓），平均血红蛋白浓度311 g/L（↓），红细胞分布宽度16.5%（↑）。

2022年12月3日肝功能：肌酐31 μmol/L（↓）。

2022年12月7日胸部CT平扫：①双侧基底节区多发软化灶；脑白质变性、脑萎缩改变，必要时MRI检查；②双肺炎症，请治疗后复查；气管切开术后。

2022年12月7日颅脑CT：①双侧基底节区多发软化灶；脑白质变性、脑萎缩改变，必要时MRI检查；②双肺炎症，请治疗后复查；气管切开术后。

2022年12月9日大便培养阴性。霍乱弧菌、志贺菌、沙门氏菌培养：阴性。入院后体温波动在37.5～38.7℃，经治疗后体温波动在36.8～37.5℃，患者意识、交感神经兴奋、肌强直、肺部炎症等均较前有好转，但肌阵挛仍明显，予安坦片治疗效果欠佳，出现尿潴留等不良反应，目前予托吡酯片治疗有效。

2022 年 12 月 12 日患者受凉后出现发热，予对症处理。

2022 年 12 月 12 日复查 5 小时脑电图：①重度异常脑电图，背景脑电图活动广泛性低电压 5 ～ 10 μV 快节律，无反应性，考虑双侧半球广泛性器质性损伤，睁闭眼，过度换气不能配合完成，闪光刺激未见抽搐及异常节律性放电；②5 小时监测，患者不自主睁眼，双手不自主震颤及头部转动，同步广泛性肌电干扰，30 Hz 高频滤波后，仍见广泛低电压，未见明显棘慢波，尖慢波发放；③睡眠分期不明显，未见明显睡眠纺锤及高波幅慢波；④同步监测心电图、肌电图未见异常，建议 2 个月后复查。

五、出院情况

患者发热，体温最高 38.5℃，痰液较多。双上肢肌张力障碍、肌痉挛同前，头颈部持续不自主运动。去皮质强直状态，查体不能配合，有自主睁眼，无视物追踪，无听觉定位，疼痛刺激可见痛苦表情。大、小便正常，腹胀较前稍改善。查体：左瞳孔 2.5 mm，右瞳孔 2.5 mm，左侧对光反射正常，右侧瞳孔对光反射正常。四肢肌力不能配合检查，共济运动不能配合检查。双上肢屈曲状，握拳，持续不自主震颤；双下肢伸直，关节僵硬，足下垂。双上肢肌张力折刀样增高，双下肢肌张力不能检查。腹壁反射消失；左侧肱二头肌反射（++），肱三头肌反射（+++）；右侧肱二头肌反射（-），肱三头肌反射（-）；左侧膝腱反射、跟腱反射（++）；右侧膝腱反射、跟腱反射（-）。双侧巴宾斯基征（+），脑膜刺激征（-）。四肢无水肿。腹部平坦，叩诊呈鼓音，肠鸣音正常。双肺呼吸音粗，双侧肺底可闻及湿啰音。

六、讨论

患者病情重，多个诊断，多系统障碍，综合康复、全科理念，尽可能多科室协作。

（秦艳霞）

病例 14　进行性多灶性白质脑病

一、病历摘要

姓名：×××　　　性别：男　　　年龄：41 岁

过敏史：无。

主诉：（代）四肢乏力 2 月余，意识不清 1 月余。

现病史：患者于 2023 年 4 月 3 日，劳累后感四肢乏力，尚可正常行走，思睡，无发热，无头晕、头痛、四肢麻木等，症状持续不缓解，至 4 月 30 日患者无明显诱因下出现发热，最高 37.7℃，5 月 1 日晨感觉四肢及嘴唇发麻，伴言语不清，理解力正常，1 ~ 2 分钟后上述症状可自行缓解，遂就诊于 ×× 医院，完善血常规、生化检查未发现明显异常，未特殊治疗，就诊于中医科门诊，服用中药 3 日后无缓解。5 月 4 日晚，患者诉双眼看不清，有揉眼动作，持续几十秒后缓解，休息后再诉四肢及嘴唇发麻，伴言语模糊，休息 1 ~ 2 分钟自行好转，可正常对答，至次日患者就诊于 ×× 医院神经内科住院治疗，完善颅脑 MRI 后考虑脑梗死，予阿司匹林等药物治疗，住院后至 5 月 12 日，患者发作两次上述症状，每次发作均自行好转，5 月 12 日完善腰椎穿刺术提示脑脊液及血清 OB（＋），考虑"颅内感染？"予阿昔洛韦、糖皮质激素 1 000 mg（4 月 15 ~ 18 日，共 4 日）冲击治疗，丙种球蛋白 27.5 g 冲击治疗（4 月 17 日）。5 月 16 日晚患者出现烦躁，多次胡言乱语，间中可正常对答，5 月 17 日出现尿床，5 月 18 日晨出现发热，体温波动在 37 ~ 40℃，并意识不清，呼之不睁眼，为进一步治疗就诊于 ×× 医院，考虑"颅内感染？"，期间患者出现双上肢突然抬高，呈摸索样，几秒后缓解，曾予甘露醇降压、美罗培南抗感染、阿昔洛韦抗病毒、丙戊酸钠及左乙拉西坦抗癫痫、退热、镇静、升压、留置尿管、胃管等治疗，经治疗后患者症状不见缓解，转入神经科 ICU 进一步治疗。予完善脑脊液常规检查：Pandy 反应阳性。白细胞计数 20×10^9/L。脑脊液生化检查：氯 130 mmol/L、葡萄糖 4.6 mmol/L、脑脊液蛋白 891 mg/L。颅脑 MRI 平扫＋增强＋MRV+MRS+DKI+SWI+DWI 提示：双侧大脑半球及小脑半球脑白质、脑桥及胼胝体弥漫性非肿瘤样病变，双侧内囊、放射冠、胼胝体压步 NAA 峰明显减低，Cho 峰轻度增高，注意炎性病变可能。入院后结合影像科、血液科、皮肤科、心内科等意见，考虑药物毒性导致脑白质病变进行性多灶性脑白质病变相鉴别，予告病重，气管插管呼吸机辅助通气，予降颅压，予环孢素、甲泼尼龙、芦可替尼片抑制免疫反应，免疫球蛋白冲击治疗，头孢哌酮钠舒巴坦钠抗感染、化痰、促进胃肠动力、维持水电平衡等治疗。后与家属商议后在 ×× 医院于 6 月 5 日全身麻醉下行"立体定向右额叶深部病变部分切除活检术"，术后转回 ×× 医院神经内科继续治疗，病理结果主要考虑炎性病变。现患者仍意识不清，主要呈昏迷状，为进行康复治疗转至我科，在门诊拟诊断为"脑白质病"收入院。

既往史：2022 年 7 月 11 日因牙龈出血不止在我院血液科就诊，诊断为"再生障碍性贫血"，7 月 18 日至 ×× 医院血液科进一步治疗，于 2022 年 8 月 19 日因"再生障碍性贫血"行骨髓移植术，2023 年 6 月 2 日在 ×× 医院急诊行气管切开术，6 月 5 日在 ×× 医院于全身麻醉下行"立体定向右额叶深部病变部分切除活检术"，此次发病在 ×× 医院诊断为"脑白质病，肺部感染，再生障碍性贫血，骨髓移植术后，肝功能异常，气管切开术后"，余否认高血压、冠心病、糖尿病等慢性病病史，否认肝炎、结核等传染病病史，否认其他手术史、外伤史、输血史，预防接种史不详。

二、查体

（一）体格检查

体温 36.9℃，脉搏 77 次 / 分，呼吸 22 次 / 分，血压 112/79 mmHg，SpO_2 100%。发育正常，营养良好，面容无异常，昏迷，平卧位，查体不能合作。

对光反射迟钝，乳突压痛查体不能配合，腹部压痛、反跳痛查体不能配合。肝脏肋下未触及，胆囊压痛查体不能配合。腹部叩诊呈鼓音，肝浊音界，肝上界位于右锁骨中线第 5 肋间，移动性浊音阴性，肾区叩痛查体不能配合。

（二）专科检查

意识不清，查体不能配合，有自主睁眼，疼痛刺激可见皱眉。双侧瞳孔等大等圆，直径约 2.5 mm，对光反射迟钝，四肢肌力及深浅感觉查体不能配合，共济运动不能配合，双上肢肌张力增高，双下肢肌张力降低。腹壁反射消失，四肢腱反射（+），双侧巴宾斯基征（-），脑膜刺激征（-）。四肢无水肿，双侧足背动脉搏动良好，肤温正常。

（三）康复评定

蒙特利尔认知评估量表（MOCA）：异常。构音评定表：0 个 a，极重度障碍。洼田饮水试验：1- 级，吞咽困难或不能吞咽，不适合做吞咽训练。Berg 平衡量表：平衡功能差，需要乘坐轮椅，提示患者有跌倒危险。简式 Fugl-Meyer 运动功能评分法：4.00。Holden 步行功能分类：0 级，无功能—患者不能走，需要轮椅或 2 人协助才能走。Hoffer 步行能力分级：Ⅰ级，不能步行—完全不能步行。功能独立性评定（FIM）量表：18.00，完全依赖。运动功能恢复模式分级（Brunnstrom）：左侧上肢 1 期，左侧手 1 期，左侧下肢 1 期，右侧上肢 1 期，右侧手 1 期，右侧下肢 1 期。

（四）辅助检查

×× 医院神经 ICU 脑脊液常规检查：Pandy 反应阳性。白细胞计数 20×10^9/L。脑脊液生化检查：氯 130 mmol/L、葡萄糖 4.6 mmol/L、脑脊液蛋白 891 mg/L。

颅脑 MRI 平扫 + 增强 +MRV+MRS+DKI+SWI+DWI 提示：双侧大脑半球及小脑半球脑白质、脑桥及胼胝体弥漫性非肿瘤样病变，双侧内囊、放射冠、胼胝体压步 NAA 峰明显减低，Cho 峰轻度增高，注意炎性病变可能。

三、诊断

初步诊断：植物人状态，进行性多灶性白质脑病，肺部感染，阵发性交感神经过度兴奋综合征，气管造口状态，再生障碍性贫血，骨髓移植术后，肝功能不全。

鉴别诊断：瘤卒中多在卒中前已有进行性加重的头痛、呕吐、视神经盘水肿等慢性颅内压增高征，以及肢体无力麻木、局限型癫痫等局部脑症状或病史。头颅 CT 或 MRI 可明确存在占位病灶，该患者无头痛等相关体征，目前暂不考虑。

最终诊断：最小意识状态，进行性多灶性白质脑病，肺部感染，阵发性交感神经过度兴奋综合征，气管造口状态，再生障碍性贫血，骨髓移植术后，肝功能不全。

四、诊疗经过

入院后完善心电图提示干扰大，无法分析。

2023 年 6 月 29 日血常规 + 超敏 C- 反应蛋白：白细胞计数 $10.44 \times 10^9/L$（↑），中性粒细胞百分比 85.2%（↑），淋巴细胞百分比 10.2%（↓），中性粒细胞绝对值 $8.89 \times 10^9/L$（↑），淋巴细胞绝对值 $1.07 \times 10^9/L$（↓），红细胞计数 $3.13 \times 10^{12}/L$（↓），血红蛋白浓度 102 g/L（↓）。电解质：氯 107.5 mmol/L（↑），尿素 2.21 mmol/L（↓），肌酐 50 μmol/L（↓），γ- 谷氨酰转移酶 138 U/L（↑）。心功能：白介素 251.00 pg/mL，高敏肌钙蛋白 T 0.1370 ng/L（↑），N 末端原脑利钠肽 296.00 pg/mL，降钙素原 0.088 ng/mL。凝血功能五项（急诊）：纤维蛋白原 5.49 g/L（↑），D- 二聚体 1.85 μg/mL（↑）。

2023 年 7 月 1 日颅脑磁共振平扫（3.0T）：①双侧大脑半球弥漫脑白质病变，伴皮质下及深部白质、胼胝体、内囊多发 DWI 高信号，考虑药物毒性导致脑白质病变进行性多灶性脑白质病变相鉴别，请结合临床相关检查；②右侧额叶少许 T_1WI 高信号，少许出血可能；右侧顶骨见少许骨质缺损改变，术后改变？请结合临床史；③蝶窦炎症。

2023 年 7 月 14 日双侧下肢静脉彩超：双侧下肢静脉未见明显异常。

2023 年 7 月 14 日复查血常规：白细胞计数 $9.01 \times 10^9/L$，中性粒细胞百分比 69.2%；红细胞计数 $3.02 \times 10^{12}/L$（↓），血红蛋白浓度 96 g/L（↓）。肝酶学检测：丙氨酸氨基转移酶 92.8 U/L（↑），天门冬氨酸氨基转移酶 47.8 U/L（↑），碱性磷酸酶 178 U/L（↑），γ- 谷氨酰转肽酶 283 U/L（↑）。肝代谢检测：总蛋白 58.7 g/L（↓），白蛋白 37.2 g/L（↓）。凝血功能：凝血酶时间 22.0 秒（↑），纤维蛋白原 4.90 g/L（↑），D- 二聚体 1.52 μg/mL（↑）。心功能：高敏肌钙蛋白 T 0.091 4 ng/L（↑）。感染两项：白介素 12.90 pg/mL，降钙素原 0.119 ng/mL；超敏 C- 反应蛋白 9.26 mg/L。

2023 年 7 月 15 日胸部（CT）平扫：双肺散在炎症。

2023 年 8 月 4 日胸部（CT）平扫：双肺散在炎症，病灶较前片吸收、减少；左肺下叶后基底段部分膨胀不全。予防治血栓、化痰、控制 PSH 发作、改善肠道功能、营养神经等口服药物结合针灸、被动肌力训练、关节活动度训练、电刺激、气压等综合康复治疗。

2023年8月9日大便潜血试验弱阳性，不考虑消化道出血。

2023年8月14日痰培养提示卡他莫拉菌、黏质沙雷菌，未见真菌感染，患者痰液不多，无发热等不适，暂未抗感染治疗。

五、出院情况

患者可坐轮椅，可指令性抓握手，左下肢见自主活动，右侧肢体活动较左侧差，睡眠周期较入院时改善，气管切开状态，痰不多，间断吸痰护理，近期可基本完成封堵气管套管，过程顺利，大小便自主。查体：意识清，查体大部分不能配合，指令性睁眼，完成左手抓握，左下肢可活动。双侧瞳孔等大等圆，直径约2.5 mm，对光反射稍迟钝，双肺呼吸音粗，未闻及明显痰鸣音及湿啰音。四肢肌力及深浅感觉查体不能配合，共济运动不能配合，双上肢肌张力稍高，双下肢肌张力降低。腹壁反射消失，四肢腱反射（+），双侧巴宾斯基征（−），脑膜刺激征（−）。四肢无水肿，双侧足背动脉搏动良好，肤温正常。

六、讨论

本患者发病历程复杂、变化多样，既要有发散又要全面综合考虑诊治。多学科会诊，综合诊治，之后及时康复，尽可能恢复部分功能，提高生活质量。

（秦艳霞）

病例15 恶性肿瘤骨转移

一、病历摘要

姓名：×××　　性别：男　　年龄：74岁

过敏史：无。

主诉：双下肢运动感觉障碍3周。

现病史：患者2022年12月反复出现双侧腰痛，伴排尿困难，无双下肢麻木、乏力等，未予重视，自行至药店购买药物治疗，具体不详。2023年7月5日患者出现腰痛加重，尚能行走，就诊于我院脊柱外科，2023年7月7日查腰椎CT见诸腰椎椎体及部分附件、S_1、左侧髂骨溶骨性骨质破坏，腹膜后及双侧髂血管旁、盆腔多发肿大淋巴结，考虑恶性肿瘤。建议完善胸腹CT检查，患者未行CT检查，自行中药治疗，症状无明显好转，2023年7月11日约3∶00无明显诱因出现双下肢麻木、无力，不能行走，逐渐加重，伴两侧腰痛，咳嗽、咳痰，轻微胸闷，无头晕、头痛，无腹痛、腹泻，家属呼叫 120 送至我院就诊，完善脊柱 MRI 平扫 + 增强后考虑脊柱多发转移瘤，于 2023 年 7 月 12 日脊柱外科行"后路 T_{11} 椎体水平椎管内肿瘤切除 + 椎管减压 + T_9 椎体骨水泥强化后凸成形（网袋）+ 椎弓根钉棒内固定术 + 植骨术"，术程顺利，术后予止痛、护胃、抗感染、抗凝等治疗，患者生命体征稳定后出院。现患者双下肢截瘫，行走不能，双下肢感觉丧失，留置尿管，大小便失禁，生活基本不能自理。为进一步康复治疗来我院就医，在门诊拟诊断为"脊髓损伤术后"收入院。入院症见：患者意识清，精神一般，腰痛，双下肢运动、感觉障碍，食欲一般，睡眠较差，大小便失禁，体重无明显变化。

既往史：平素身体良好，否认高血压、冠心病、糖尿病等慢性病病史，否认肝炎、结核等传染病病史，有手术史，2023 年 7 月 12 日我院脊柱外科行"后路 T_{11} 椎体水平椎管内肿瘤切除 + 椎管减压 + T_9 椎体骨水泥强化后凸成形（网袋）+ 椎弓根钉棒内固定术 + 植骨术"，术程顺利。否认外伤史、输血史，预防接种史不详。

二、查体

（一）体格检查

体温 36.3℃，脉搏 83 次 / 分，呼吸 18 次 / 分，血压 108/61 mmHg。发育正常，营养良好，急性面容，表情忧虑，意识清楚，被动体位，查体合作。背部可见一纵行手术瘢痕约 12.5 cm×0.5 cm，术口已结痂，未见异常分泌物，敷料干洁；肛周皮肤潮红。

神经生理性反射：生理性反射存在，霍夫曼征阴性、巴宾斯基征阴性、奥本海姆征阴性、克尼格征阴性、布鲁津斯基征阴性。

（二）专科检查

脊柱外观无畸形，颈椎各棘突无压痛，双上肢皮肤感觉、肌力、肌张力正常。双下肢肌力 0 级，双下肢肌张力下降。双下肢深、浅感觉减退，感觉平面位于耻骨联合。双侧肱二头肌、肱三头肌反射（+），双侧膝反射、跟腱反射（-）。双侧腹壁反射未引出，双侧提睾反射未引出，肛门反射未引出。双侧巴宾斯基征、奥本海姆征、戈登征（-）。右小腿肤温偏高，右踝关节红肿。

（三）康复评定

ASIA 评定量表：203.00 A，完全性损伤—骶段（$S_{4\sim5}$）无任何感觉或运动功能保留。功能独立性评定（FIM）量表：65.00，中度依赖。匹兹堡睡眠指数（PSQI）：11 分，睡眠质量一般。功能独立性评定（FIM）量表：63.00，中度依赖。Zung 焦虑自我评价量表：32.00，正常。Zung 抑郁自我评价量表：28.00，正常。

（四）辅助检查

2023 年 7 月 26 日在 ×× 人民医院进行双侧下肢静脉彩超检查：左侧小腿肌肉静脉

血栓形成（范围较之前缩小）。

2023年7月20日在××人民医院进行磁共振平扫后增强扫描加收15%（3.0T）：前列腺PI-RADS 5分，伴盆壁多发淋巴结、骨盆多骨转移，直肠旁及双侧腹股沟区小淋巴结。

2023年7月11日在××人民医院进行全脊柱MRI扫描（3.0T）：骨多发恶性肿瘤全脊柱MRI扫描，与前CT及DR片对比，现片所示如下。①C_2、C_3、C_4、C_5、C_6、C_7椎体及C_7椎板可见多个大小不等T_2压脂高信号结节，较大者位于C_3、C_4椎体，大小约11 mm×10 mm，符合骨恶性肿瘤表现，颈椎各椎体后缘形态尚完整，椎管内无明显占位；左颈部、锁骨上可见多枚淋巴结肿大。②颈椎退行性变，$C_{3\sim7}$椎间盘突出伴椎管狭窄，脊髓内可见小斑片T_2压脂高信号，考虑脊髓变性灶。③胸椎各椎体边及部分椎附件可见多发大小不等T_2压脂结节状、团状高信号，以T_5、T_7、T_8、T_9、T_{11}椎体内病灶较大，部分椎骨周围可见多个软组织肿块、淋巴结肿大，符合骨恶性肿瘤表现。④T_5、T_9、T_{11}椎体病灶累及椎体大部分，T_9椎体内可见T_2压脂明显高信号区，考虑合并病理骨折；T_{11}椎体旁软组织肿块累及椎管内，椎管狭窄，相应脊髓受压、变性。⑤腰椎各椎体及部分椎板、$S_{1\sim2}$椎骨、髂骨可见多发大小不等T_2压脂结节状、团状高信号，符合骨恶性肿瘤表现，腰椎旁及骶骨前方多发淋巴结肿大，腰椎管及骶管内未见明显异常。⑥腰椎退行性变，L_5/S_1椎间盘膨出、突出伴椎管狭窄。

三、诊断

初步诊断：康复医疗，脊柱多发转移瘤术后，前列腺恶性肿瘤伴骨转移，左侧小腿肌间血栓形成，脊柱病理性骨折（T_9），截瘫（双下肢瘫痪），双下肢感觉障碍，神经源性膀胱，神经源性直肠。

鉴别诊断具体如下。①急性腰扭伤。腰痛伴腰椎活动受限。排除依据：患者疼痛向下肢放射，直腿抬高试验阳性。结论：完善腰椎MRI检查，进一步排除。②腰椎滑脱与椎弓根峡部不连。下腰痛，有下肢放射痛。排除依据：无间歇性跛行等表现。结论：进一步完善腰椎CT后明确诊断。

最终诊断：康复医疗，脊柱多发转移瘤术后，前列腺恶性肿瘤伴骨转移，左侧小腿肌间血栓形成，脊柱病理性骨折（T_9），截瘫（双下肢瘫痪），双下肢感觉障碍，神经源性膀胱，神经源性直肠，痛风性关节炎，睡眠障碍，肺结节，慢性支气管炎伴肺气肿，胆结石，双下肢动脉粥样硬化，电解质紊乱，泌尿道感染，外耳道炎，耵聍栓塞。

四、诊疗经过

（一）诊疗计划

（1）康复科护理常规，Ⅰ级护理，普通饮食。

（2）完善各项相关检查，包括血常规、尿常规、大便常规、肝肾功能、凝血功能、肿瘤指标，完善康复评定等。

（3）内科治疗。营养神经、止痛、前列腺内分泌治疗、激素、补钾、护胃、补钙等口服药物。

（4）运动感觉障碍，予针灸、PT、膀胱电刺激、直肠电子生物反馈、电动起立床训练、肌电生物反馈等。

（5）排尿障碍，予经颅磁治疗、间歇性导尿、饮水计划等。

（6）心理治疗，包括充分沟通，心理疏导，促进积极主动康复信心。

（7）向患者及其家属宣教康复治疗目标、流程及注意安全事项等。

（二）康复计划

（1）近期目标。改善排尿困难、大便失禁为主，预防下肢肌张力异常增高、压疮、泌尿系统感染等。

（2）远期目标。提高 ADL 能力，促进下肢肌力恢复，提高生活质量。

（三）康复注意事项

（1）注意患部保暖，避免受凉，适当局部热敷。

（2）注意防跌倒、防坠床、防压疮，预防下肢深静脉血栓、肺部感染、泌尿系统感染等并发症。

（四）治疗经过

入院完善相关检查。心电图：窦性心律，一度房室传导阻滞。

2023 年 8 月 1 日双侧下肢动脉彩超：双侧下肢动脉内—中膜增厚伴斑块（多发）。

2023 年 8 月 1 日肌骨彩超（踝关节超声检查）：右踝关节痛风关节炎，关节腔积液，滑膜增生，滑膜血流 2 级。右侧胫腓前韧带增厚，回声减低，血流信号丰富，痛风炎性改变右踝周皮下软组织炎性改变。

2023 年 8 月 1 日胸部 CT 平扫：结果如下。①T_{10}、T_{12} 及 L_1 椎体内固定术后改变；T_9 椎体骨髓泥填充术后改变，T_{8-9} 椎管右侧结节状致密影，请结合临床。②胸腰椎椎体及部分附件、骶骨及双侧髂骨多发溶骨性骨质破坏，较前变化不大；腹膜后及双侧髂血管旁、盆腔多发肿大淋巴结，较前缩小；上述考虑恶性肿瘤伴转移，较前改善，原发灶待定，建议进一步检查。③前列腺体积增大，必要时进一步检查；左侧股骨颈斑片状致密影，骨岛？其他？较前相仿。④双肺多发小实性结节，较前缩小，建议进一步治疗后复查。⑤慢性支气管炎肺气肿，双肺散在少许慢性炎症；胆囊结石；冠脉硬化；较前相仿。

2023 年 8 月 1 日肿瘤标志物四项（AFP、CEA、CA125、CA19-9）：糖类抗原 125 80.5 U/mL（↑）。

2023 年 8 月 1 日血常规：单核细胞百分比 11.1%（↑），嗜碱性粒细胞百分比

1.4%（↑），嗜碱性粒细胞绝对值 0.07×10^9/L（↑），红细胞计数 3.85×10^{12}/L（↓），血红蛋白浓度 115 g/L（↓），红细胞分布宽度 68.1 fL（↑），红细胞分布宽度 19.4%（↑），血小板分布宽度 8.6 fL（↓），血小板压积 33.0%（↑），红细胞比容 35.0%（↓），超敏 C- 反应蛋白 53.99 mg/L（↑）。

2023 年 8 月 1 日凝血功能：纤维蛋白原 7.10 g/L（↑），D- 二聚体 3.57 μg/mL（↑）。

2023 年 8 月 1 日粪便分析：潜血，弱阳性。

2023 年 8 月 7 日活体组织病理检查：（T_{11} 椎体水平椎管内占位组织）转移性腺癌，免疫表型提示前列腺来源可能，请结合临床综合判断。免疫组化：肿瘤细胞 CK（+）、CK7 部分（+）、CK20（-）、NKX3.1 部分（+）、P504 s（+）、P63（-）。

2023 年 8 月 7 日总前列腺特异性抗原测定：总前列腺特异性抗原 463.25 ng/mL（↑），游离 PSA 与总 PSA 比值 2%（↓）；肝肾功能、离子、感染均未见明显异常。

2023 年 8 月 15 日双侧下肢静脉彩超：双侧下肢静脉未见明显异常。

2023 年 8 月 17 日尿培养提示肺炎克雷伯菌（敏感）。入院后予营养神经、止痛、前列腺内分泌治疗、激素、补钾、护胃、补钙、改善睡眠、低分子量肝素抗凝等药物结合针灸、PT、膀胱电刺激、直肠电子生物反馈、电动起立床训练、肌电生物反馈、rTMS、下肢 MOTOmed、超激光治疗等综合康复治疗。经治疗，患者下肢运动功能障碍较前稍改善。

2023 年 8 月 29 日心脏彩超：心内结构及功能未见异常，三尖瓣少量反流。

2023 年 9 月 1 日泌尿及前列腺彩超：膀胱壁局限性增厚并前壁钙化灶，建议结合临床；前列腺体积增大并实质回声不均匀，建议结合临床；双肾、双侧输尿管未见明显异常。

2023 年 9 月 1 日复查总前列腺特异性抗原 13.43 ng/mL（↑），游离 PSA 与总 PSA 比值 14%（↓）。

五、出院情况

出院查体：患者一般情况稳定，双下肢运动障碍较前有改善，感觉障碍同前，疼痛刺激下可见显著屈髋屈膝运动。睡眠一般，大便正常。留置尿管通畅，尿液清。查体：背部术口已拆线，愈合良好，无渗血渗液。左下肢近端肌力 3⁻ 级，远端肌力 2 级；右下肢近端肌力 2 级，远端肌力 2⁻ 级，双下肢肌张力增高。双下肢深、浅感觉减退，感觉平面位于耻骨联合。双侧肱二头肌、肱三头肌反射（+），双侧膝反射、跟腱反射（-）。双侧腹壁反射未引出，双侧提睾反射未引出，肛门反射未引出。双侧巴宾斯基征、奥本海姆征、戈登征（-）。右侧内踝关节红肿较前减轻。

出院医嘱如下。

（1）按时服药。甲钴胺片口服，每日 3 次；枯草杆菌二联活菌肠溶胶囊口服，每日 3 次；奥美拉唑肠溶胶囊口服，每日 1 次；氯化钾缓释片口服，每日 3 次；氟哌噻吨美利曲辛片口服，每日 1 次；盐酸度洛西汀肠溶胶囊口服，每日 2 次；辅酶 Q_{10} 胶囊口服，每日 3 次；醋酸泼尼松片（强的松）口服，每日 1 次；醋酸阿比特龙片 1 000 mg 口服，每日 1 次；泼尼松片 5 mg 口服，每日 1 次。

患者全身抗肿瘤治疗方案为戈舍瑞林 3.6 mg 皮下注射（每 28 日 1 次）+ 阿比特龙 1 000 mg（每日 1 次）+ 泼尼松 5 mg（每日 1 次），联合唑来膦酸 4 mg（每 28 日 1 次）护骨治疗，最近使用时间为：戈舍瑞林（2023 年 9 月 1 日），唑来膦酸（2023 年 8 月 26 日）。

（2）注意防跌倒，防坠床；监测血压，规律监测患者血常规、肝肾功能、电解质、血脂、血糖等；每月复测 1 次前列腺抗原监测疗效，每 2 ~ 3 个月复查前列腺 MRI、脊柱 MRI 及 CT 评估治疗效果。

（3）定期膀胱冲洗，预防泌尿系统感染，必要时完善尿流动力学检查，评估拔尿管指征。

（4）泌尿外科、肿瘤科随诊。

（5）康复科门诊随诊。

六、讨论

老年患者，因前列腺恶性肿瘤脊椎转移，脊柱多发转移瘤术后，长时间卧床，左侧小腿肌间血栓形成，脊柱病理性骨折（T_9），进而出现截瘫（双下肢瘫痪）、双下肢感觉障碍、神经源性膀胱、神经源性直肠、痛风性关节炎、睡眠障碍等多种功能障碍，长时间手术、肿瘤药物、各种治疗的不良反应等致患者身心疲惫和痛苦，除了专业全面康复的同时，更要多关注患者的心理，人文关怀，以及肿瘤方面的药物应用等。

（秦艳霞）

病例 16 腰椎融合术后

一、病历摘要

姓名：×××　　性别：男　　年龄：40 岁

过敏史：无。

主诉：腰痛伴双下肢麻木 6 年，大小便障碍 18 日，L_5/S_1 融合术后 15 日。

现病史：患者 6 年前无明显诱因开始出现腰背部疼痛不适，伴双下肢交替麻木，沿双侧臀部、大腿后外侧至小腿、双大腿及小腿前外侧及后侧、足背及足底麻木、疼痛，行走时加重，平卧休息后稍好转，保守治疗后症状好转，但反复出现，3 日前拿衣服时突发肛周及会阴部麻木，小便自行流出，大便难以自解，来我院就诊，诊断为马尾综合征等，为进一步治疗，急诊于 2022 年 12 月 6 日以"腰椎间盘突出症"收入院。入院后完善相关检查，腰椎 CT 及 MRI：①L_4/L_5 椎间盘膨出并中央后型突出，L_5/S_1 椎间盘中央后型突出，继发椎管狭窄；②L_1/L_2、L_2/L_3、L_3/L_4 椎间盘膨出；③腰椎曲度变直，椎体骨质增生，各椎间盘轻度变性；④L_2、L_4、L_5 椎体施莫尔结节。于 2022 年 12 月 7 日行后路 L_4/L_5、L_5/S_1 椎间融合器植入椎间植骨融合内固定术，L_4/L_5、L_5/S_1 椎间盘髓核摘除术、椎管扩大减压（包括神经根管）术、硬膜外黄韧带增厚切除、神经根粘连松解术。术后转 ICU 治疗，病情稳定后转回脊柱外科，给予抗感染、止痛、伤口换药、脱水消肿、营养神经等对症支持治疗。患者现病情恢复可，无明显不适，复查结果可。于 2022 年 12 月 21 日办理出院后转康复治疗。

既往史：既往体健，无高血压、心脏疾病病史，无糖尿病、脑血管疾病病史，无肝炎、结核、疟疾病史，无手术、外伤史，无输血史，预防接种史随社会计划免疫接种。

二、查体

（一）体格检查

体温 36.5℃，脉搏 94 次 / 分，呼吸 20 次 / 分，血压 107/82 mmHg，意识清楚，问答尚可，轮椅入院。全身皮肤黏膜无苍白，头颅五官无明显畸形，双侧瞳孔等圆等大，对光反射尚灵敏，胸廓未见畸形，双肺呼吸音粗，未闻及干、湿啰音。腹部无膨隆，腹肌平软，无压痛，无明显反跳痛。肝、脾肋下未触及，肝区叩痛（-），双肾区无叩击疼痛，未见移动性浊音，肠鸣音 4 次 / 分。

（二）专科检查

脊柱胸腰生理弯曲存在，见一纵行已愈合手术切口，腰椎活动受限，L_4/L_5、L_5/S_1 椎体棘突间及椎旁有压痛，并双下肢放射，双侧梨状肌坐骨神经出口处无压痛，双大腿后侧、小腿前外侧及后侧、足背足底感觉麻木，双踝及踇趾背伸肌力 4 级，双足跖屈肌力 4 级，双下肢直腿抬高试验及加强试验阴性，双侧膝腱反射正常，双跟腱反射未引出，肛周及会阴部感觉麻木，肛周及提睾反射减弱，肛门收缩力减弱，病理征阴性。

（三）辅助检查

2022 年 12 月 6 日腰椎 CT 及 MRI：①L_4/L_5 椎间盘膨出并中央后型突出，L_5/S_1 椎间盘中央后型突出，继发椎管狭窄；②L_1/L_2、L_2/L_3、L_3/L_4 椎间盘膨出；③腰椎曲度变直，椎体骨质增生，各椎间盘轻度变性；④L_2、L_4、L_5 椎体施莫尔结节。

三、诊断

初步诊断：L_4/L_5、L_5/S_1 椎间盘突出症术后，腰椎管狭窄症术后，马尾综合征。

康复诊断：大小便障碍，ADL 轻度缺陷。

鉴别诊断：腰椎部肿瘤。

支持点：有腰骶部疼痛。

不支持点：无体重下降，MRI 未提示占位。

结论：不支持。

最终诊断：L_4/L_5、L_5/S_1 椎间盘突出症术后，腰椎管椎狭窄症术后，马尾综合征，痛风性滑囊炎，右输尿管结石，肥胖症，尿失禁，大便失禁。

四、诊疗经过

（一）术前讨论（2022 年 12 月 7 日）

1. 讨论目的

根据患者病史及辅助检查，进一步明确诊断，确定诊疗方式。讨论手术方案可行性、评估手术风险及防范措施。

2. 讨论结论

（1）手术指征：①保守治疗超过 3 个月，并且效果不佳；②部分肌肉肌力减退；③影像学显示椎间盘脱出于椎管内，占位明显，压迫神经管及硬膜囊；④马尾神经损伤，有急诊手术指征。

（2）拟行式式：L_4/L_5、L_5/S_1 PLIF。

（3）麻醉方式：全身麻醉。

（4）术中、术后应当充分注意的事项：①熟悉解剖，仔细操作，避免术区及周围组织重要结构损伤；②严格无菌操作，降低术后切口感染率，术中加强监护，密切观察患者生命征变化；③术后加强护理及观察。

（5）替代治疗方案：腰椎间盘髓核摘除、椎管减压术等。

（二）手术记录

1. 手术日期

2022 年 12 月 7 日 16：43 至 2022 年 12 月 7 日 21：25。

2. 手术名称

后路 L_4/L_5、L_5/S_1 椎间融合器植入椎间植骨融合内固定术，L_4/L_5、L_5/S_1 椎间盘髓核摘除术、椎管扩大减压（包括神经根管）术、硬膜外黄韧带增厚切除、神经根粘连松解术。

失血量 1 600 mL，自体血回输 750 mL，输液量 5 050 mL。

3．手术经过

（1）全身麻醉完成后，取俯卧位卧于腰桥体位架上，常规消毒，铺无菌巾。

（2）于背部正中定位点处（$L_3 \sim S_1$）做纵切口，长约 16 cm，逐层切开皮肤、皮下组织，沿棘上韧带两侧，剥离双侧肌群，暴露 $L_3 \sim S_1$ 棘突及双侧椎板和关节突关节，分别在 L_4 双侧椎弓根打入 6.5 mm×50 mm 椎弓根螺钉、L_5 双侧椎弓根打入 6.5 mm×45 mm 椎弓根螺钉、S_1 双侧椎弓根打入 6.5 mm×40 mm 椎弓根螺钉。

（3）用骨刀和咬骨钳、超声骨刀等切除 L_4、L_5 棘突及双侧椎板和增生内聚的关节突，切除右侧 L_4 下关节突及 L_5 部分上关节突，切除右侧 L_5 下关节突及 S_1 部分上关节突，切除部分 S_1 椎板上部，暴露椎管及双侧 L_5、S_1 神经根，可见黄韧带肥厚并与硬膜及神经根粘连严重，给予充分减压松解，椎管骨性狭窄，给予扩大减压，L_4/L_5、L_5/S_1 椎间盘向后方突出，部分脱出及钙化，压迫神经管及硬膜囊，拉开神经根，在 L_4/L_5、L_5/S_1 椎间隙，再用尖刀、骨刀、刮匙及髓核钳，因椎管内出血较多，用止血纱给予止血，切除椎间盘及上、下软骨板，显露出上、下终板，在椎间前方放入松质骨及 BMP，然后放入放满松质骨及 BMP 的椎间融合器，然后两侧固定棒加压固定。

（4）充分止血，冲洗术野，逐层关闭伤口，过程顺利，置引流管一根。患者平稳，术中出血 1 600 mL，自体血回输 750 mL，因手术时间长，出血多，术毕 ICU 继续治疗。

引流：有 1 根。无病理标本。

植入物或特殊物品：融合内固定材料。

手术结束时患者情况良好；输血反应无。

手术切口分级 I 类切口，手术分级 4 级。

（三）康复计划（2022 年 12 月 21 日）

1．近期目标

缓解腰部疼痛，大小便功能改善，ADL 较前改善。

2．远期目标

腰部活动基本正常，增强脊旁肌肌力，大小便功能好转。

3．康复方案

（1）普通针刺＋普通电针＋灸法：颈肩腰骶部，每日 1 次。

（2）激光：腰骶部，每日 2 次。

（3）超激光：腰骶部，每日 2 次。

（4）红外线：腰骶部术口，每日 2 次。

（5）干扰电：腰骶部，每日 2 次。

（6）脑反射：每日 2 次。

（7）腰椎间盘突出推拿 + 脊柱小关节紊乱推拿，每日 2 次。

4．注意事项

注意运动强度。腰椎融合术后，腰部禁用高频电疗。

（四）治疗经过

入院后完善相关检查。

2022 年 12 月 22 日血常规：红细胞计数 4.29×10^{12}/L（↓），血红蛋白浓度 127 g/L（↓），红细胞比容 38.4%（↓）。

2022 年 12 月 22 日凝血四项（PT+APTT+Fbg+TT）：纤维蛋白原定量 4.86 g/L（↑），D– 二聚体 4.69 μg/mL（FEU）（↑）。

2022 年 12 月 22 日肝黄疸：间接胆红素 3.6 μmol/L（↓），总胆汁酸 71.9 μmol/L（↑），甘胆酸 30.1 mg/L（↑），总蛋白 59.4 g/L（↓），白蛋白 34.5 g/L（↓），前白蛋白 199.8 mg/L（↓），尿酸 517 μmol/L（↑），甘油三酯 2.03 mmol/L（↑），高密度脂蛋白胆固醇 1.07 mmol/L（↓），低密度脂蛋白胆固醇 3.44 mmol/L（↑）。

2022 年 12 月 23 日下肢动静脉（双侧）彩超 32 根：股总动脉、股深动脉、股浅动脉、腘动脉、足背动脉、胫前动脉、胫后动脉，双侧股总动脉、股深动脉、股浅动脉、腘动脉、足背动脉、胫前动脉、胫后动脉未见明显异常声像。双侧股总静脉、股深静脉、股浅静脉、腘静脉、足背静脉、胫前静脉、胫后静脉、大隐静脉、小隐静脉未见明显异常声像。

2023 年 1 月 5 日腰椎磁共振（MRI）平扫（3.0T）：①L_4/L_5、L_5/S_1 椎间盘术后改变，术区周围软组织渗出，现对应椎间隙较前增宽，椎间盘变性、膨出并突出，椎管继发性狭窄；②腰椎退行性变，L_4/L_5 椎体相对缘终板软骨炎，L_1/L_2、L_2/L_3、L_3/L_4 椎间盘变性并膨出；③原马尾神经所见改变，现片观察欠清。

2023 年 1 月 10 日血常规：单核细胞百分比 11.6%（↑），单核细胞绝对值 0.63×10^9/L（↑）。

2023 年 1 月 10 日凝血五项（PT+APTT+Fbg+TT+DD）：纤维蛋白原定量 5.67 g/L（↑），D– 二聚体 1.30 μg/mL（FEU）（↑）。

2023 年 1 月 10 日风湿三项（CRP，RF，ASL）：C– 反应蛋白 37.30 mg/L（↑）。

2023 年 1 月 10 日 DR 足部双正位：①骨盆退行性变；②腰椎间盘术后改变；③L_3 椎体旁高密度影，考虑输尿管结石可能；④双足骨质稍疏松，双足周围软组织稍肿胀，请结合临床。

2023 年 1 月 10 日 DR 骨盆正位：①骨盆退行性变；②腰椎间盘术后改变；③L_3 椎体旁高密度影，考虑输尿管结石可能；④双足骨质稍疏松，双足周围软组织稍肿胀，请结合临床。

2023年1月11日双肾、输尿管、膀胱、前列腺彩超常规检查（胀尿）：双肾、输尿管、膀胱、前列腺未见明显异常声像。

2023年1月12日体表包块彩超，右腰背部肌骨超声扫查未见明显异常声像。右肾积水。右侧输尿管上段扩张，输尿管上段结石。

结合既往病史及检查结果，护理上予以加强相关康复宣教，予以良肢位摆放、防跌倒、防误吸等处理，药物治疗上予以营养神经、改善微循环、消肿止痛、抗血小板聚集及护胃等对症支持治疗，康复治疗上予以理疗消肿止痛、肢体功能训练等综合康复治疗。现患者生命征平稳，肢体功能较前改善，病情稳定，请示上级同意后予以出院处理，已告知出院相关事宜，患者及其家属表示理解。

五、出院情况

（一）出院查体

患者精神可，诉疼痛较前缓解，肢体功能较前改善，步行转移能力提高，无胸闷胸痛，无头晕头痛等不适。诉偶有腰痛及下肢放射痛，大小便障碍，大小便失禁较前改善，便秘缓解，偶有大便失禁，盆底有坠胀感，双下肢有麻木无力，以小腿及双足跟部有胀痛。查体：生命体征平稳，心肺腹查体同前。

（二）出院医嘱（2023年1月16日）

（1）注意休息，规律作息，御寒保暖，避免感染；低盐低脂、低嘌呤、均衡饮食，避免暴饮暴食，戒烟酒。

（2）建议休息10周，避免剧烈运动，避免长时间工作。患者肢体活动能力较差，务必留陪人加强看护，避免跌倒，加强大小便管理。

（3）继续药物治疗，住院期间主要药物治疗方案：腰痹通胶囊口服1.26 g，每日3次；甲钴胺片0.50 mg口服，每日3次；利伐沙班片10 mg口服，每日1次；多库酯钠片0.30 g口服，每日1次；维生素D_2软胶囊5 000 U口服，每日1次；苯溴马隆片50 mg口服，每日1次。

（4）建议继续康复治疗，注意循序渐进，避免患肢提拉重物，避免长时间患肢下垂。

（5）定期康复科复诊，如有不适，请立即就诊。

（三）出院后居家康复建议（术后7～10周）

目标：开始居家或社区治疗，进行全面评估（避免腰椎活动度和髋关节屈曲抗阻），患者宣教，神经松动术，腹部稳定性练习，调理活动和家庭护理原则。

（1）步行逐渐从20分钟增加到30分钟。

（2）等长稳定性练习：①腹横肌、盆底肌、多裂肌；②腹式呼吸、维持训练；③低强度功能运动支撑训练。

（3）开始低强度力量练习：①后背靠墙下蹲（膝关节屈曲60°）；②卧位髋旋转。

（4）强化身体生物力学。

（5）持续神经松动术。

（6）脊柱稳定情况下开始牵伸髋关节、下肢、肩关节：①腘绳肌；②股四头肌；③臀肌；④小腿三头肌；⑤内收肌；⑥梨状肌；⑦屈髋肌（在医生建议下手法轻柔）；⑧背阔肌。

（7）平衡功能训练。

六、讨论

应用腰痛简要国际功能、残疾与健康分类ICF（LBP-ICF）核心组合对慢性腰痛患者进行康复评定，LBP-ICF核心组合与ICF-RS（中文版）有身体功能7项和活动参与9项类目相同，相同的功能类目分别是B130、B134、B152、B280、B455、B710、B730；相同的活动参与类目分别是D230、D240、D410、D415、D450、D455、D530、D540、D640、D850。因"ICF-RS（中文版）评定量化标准"，解决了ICF-RS类目量化评定操作差的问题，研究表明ICF-RS评定量化标准具有较好的信度和效度，故与ICF-RS相同的身体功能和活动参与类目共16项应用ICF-RS（中文版）量化标准进行评定；因ICF-RS（中文版）无身体结构和环类2级类目，并参照ICF-RS（中文版）量化标准制定LBP-ICF核心组合身体结构2级类目3项和环境类2级类目10项的量化评定标准，并制订康复方案，观察治疗前后患者功能水平变化情况（表9-1）。

表9-1　ICF腰痛简要核心组合入院时及出院时评估对比

身体功能	问题描述参照ICF-NS量化标定标准	损伤				
		0	1	2	3	4
B130 能量和驱动	①符合ICF-NS量化标准4级"所有时间精力都不充沛"					4
	②符合ICF-NS量化标准3级"一半以下时间精力充沛"				3	
B134 睡眠	①因背痛，骶尾部、小腿及双足跟胀痛麻木睡不好，ICF-NS量化标准2级（NRS评分为3～5分）			2		
	②因背痛，骶尾部、小腿及双足跟胀痛麻木减轻，睡眠稍有好转，ICF-NS量化标准1级（NRS评分为1～2分）		1			

续表

身体功能	问题描述参照 ICF-NS 量化标定标准	损伤				
		0	1	2	3	4
B152 情绪	①患者对手术后腰腿痛及大小便障碍恢复有恐惧回避心理，NRS 评分为 2 级（NRS 评分为 3 ~ 5 分）		1			
	②参照心理科会诊评估，Zung 抑郁自评量表（SDS）和恐惧回避心理问卷（FABQ）无抑郁焦虑，NRS 评分为 1 级（NRS 评分为 1 ~ 2 分）	0				
B280 痛觉	①VAS 评分为 7/10，可导致其他的类目损伤。NRS 3 级（VAS 6 ~ 9 分）				3	
	②VAS 评分为 4/10，NRS 2 级（VAS 3 ~ 5 分）			2		
B455 运动耐受功能	①只能完成室内慢走，符合极轻度体力活动标准。NRS 评级为 3 级				3	
	②可室内外慢走，无法完成快走、跑步、扛重物等。NRS 评级为 2 级			2		
B710 关节活动功能	①腰椎屈曲、伸展、侧屈及旋转受限。NRS 评级为 1 级			2		
	②腰椎屈曲伸展、侧屈及旋转受限，屈髋及上下肢 ROM 稍改善。NRS 评级为 1 级		1			
B715 关节稳定性	①动态平衡功能差，有跌倒风险，腰椎融合术后腰椎不稳			2		
	②脊柱稳定性稍改善		1			
B730 肌肉力量功能	①臀部和腰部肌肉无力。NRS 评级为 2 级，5 ≤受限关节数量≤ 8			2		
	②双大腿后侧、小腿前外侧及后侧、双踝及姆趾背伸肌力、双足跖屈肌力 4 级，肛周及提睾反射减弱，肛门收缩力减弱。NRS 评级为 1 级，受限关节数量≤ 4		1			
B735 肌张力功能	①双上肢肌张力无异常，双下肢肌张力轻度下降		1			
	②双上肢肌张力无异常，双下肢肌张力较前好转，但轻度下降		1			
B740 肌肉耐力功能	①腰背及双下肢肌肉耐力明显下降				3	
	②腰背及双下肢肌肉耐力明显下降，但较前改善			2		
S120 脊髓和相关结构	①马尾综合征，大小便失禁。CT 及 MRI 示 L_4/L_5、L_5/S_1 融合术后					4
	②马尾综合征，大小便失禁，大便失禁改善，小便失禁减轻				3	
S760 躯干结构	①姿势观察提示腰椎生理弯曲变直，胸椎后凸减小，腰椎前凸减小			2		
	②姿势观察提示腰椎生理弯曲变直有改善，胸椎后凸变直有改善		1			
S770 同运动相关的其他骨骼肌	①直腿抬高试验及加强试验阴性，交叉直腿抬高试验 +/-。双跟腱反射未引出，双足痛风性拇囊炎。超声示右输尿管上段结石。X 线检查示：腰椎间盘术后改变，L_3 椎体旁输尿管结石，双足骨质稍疏松，双足周围软组织稍肿胀。双下肢足踝部肿胀			2		
	②直腿抬高试验及加强试验弱阳性，交叉直腿抬高试验 +/-；双侧膝腱反射正常，双跟腱反射未引出		1			

续表

活动与参与	P= 活动表现 C= 活动能力		P– 困难 –C				
			0	1	2	3	4
D230 执行日常活动	①NRS 评级为 2 级：可计划安排，并独立完成，但需要他人监督或一定程度的辅助（一半以下的帮助）	P	0				
		C	0				
	②较入院时提高 15 分，大便障碍好转 5 分，能上下楼梯 10 分。NRS 评级为 1 级：可计划安排，并独立完成，但动作、反应迟缓	P		1			
		C	8				
D240 处理压力等心理需求★	①应激完全问题。NRS 评级为 4 级：肢体协调能力极差或无法执行	P					4
		C	8				
	②应激重度问题。NRS 级评级为 3 级：肢体协调能力差	P				3	
		C	8				
D410 改变身体的基本姿势★	①改变体位有问题，严禁腰部所有活动，包括腰部屈伸、侧屈及旋转。NRS 评级为 3 级	P				3	
		C				3	
	②NRS 评级为 2 级：能独立完成 4 ～ 5 种	P			2		
		C			2		
D415 保持一种身体姿势	①坐位能坚持 10 分钟左右，坐位不得超过 20 分钟。NRS 评级为 2 级	P				3	
		C			2		
	②坐位能坚持 30 分钟左右。NRS 评级为 2 级	P				3	
		C				3	
D430 举起和搬运物体	①术后 3 ～ 6 周避免驾驶、久坐、举物、腰椎屈曲及旋转	P				3	
		C	8				
	②术后 3 ～ 10 周禁止抬起 2.3 kg 以上的物体，以及高举过头的动作	P				3	
		C	8				
D450 步行	①可扶步行架或轮椅及双拐步行。NRS 评级为 2 级	P				3	
		C	8				
	②不用辅助装置步行可独立行。NRS 评级为 0 级	P			2		
		C					
D455 到处移动	①不能四处移动。NRS 评级为 4 级：不能完成任何一种移动方式	P					4
		C					4
	②不能四处移动。NRS 评级为 4 级：不能完成任何一种移动方式	P				3	
		C				3	

续表

活动与参与	P= 活动表现 C= 活动能力		P- 困难 -C				
			0	1	2	3	4
D530 如厕	①无限制，需少量帮助。NRS 评级为 1 级：除了在准备和收拾时需要协助，可以自行如厕；或过程中需有人监督或提示以保证安全	P				3	
		C		8			
	②无限制，无须帮助。NRS 评级为 0 级：可用任何适当的方法自行如厕，而无须别人在场监督、提示或协助	P			2		
		C		8			
D540 穿着	①无受限，需少许帮助。NRS 评级为 1 级：除了在准备和收拾时需要协助，可以自行穿衣；或过程中需有人监督或提示以保证安全	P	0				
		C		8			
	②NRS 评级为 0 级：自行穿衣，不需要别人在场监督、提示或协助	P		1			
		C		8			
D640 做家务	①因腰腿疼痛不能持续坐站，做家务活动完全受限。NRS 评级为 4 级：无法完成 1 项。术后 6 周内禁止做家务	P					4
		C		8			
	②疼痛得到有效控制，可独立步行，自理能力提高，做家务活动重度受限。NRS 评级为 3 级：完成 1～3 项。术后 6 周内禁止做家务	P				3	
		C		8			
D760 家庭人际关系	①家庭关系上没有限制	P	0				
		C		8			
	②家庭关系上没有限制	P	0				
		C		8			
D845 得到保持或终止一份工作	①患者现从事久坐的工作，工作时长每日超过 10 小时，每周休息小于 4 日。长时间的工作严重损害患者的健康，建议患者减少工作时间	P				3	
		C				3	
	②患者在休病假，暂未终止工作，现保持住院前的工作	P				3	
		C				3	
D850 有报酬的就业	①腰椎融合术（2 个节段）并马尾综合征，大小便失禁，4～6 个月内不能重返工作。不能长时间坐位工作。NRS 评级为 4 级：就业极重度影响	P					4
		C					4
	②腰椎融合术（2 个节段）并马尾综合征大小便失禁 4～6 个月不能重返工作。NRS 评级为 4 级：就业极重度影响	P				3	
		C				3	
D859 其他特指或未特指的工作和就业	①术后 15 日患者因疼痛、ADL 受限、不能持续坐站和步行耐力下降，任何形式的游玩、娱乐和休闲活动完全受限	P					4
		C					4
	②术后 41 日患者疼痛明显减轻、自理能力提高轻度受限、坐位能坚持 45 分钟，站和步行耐力好转，娱乐和休闲重度受限	P				3	
		C				3	

环境因素	有利因素/障碍因素描述	促进+					障碍			
		4	3	2	1	0	1	2	3	4
E110 个人消费用的用品或物质	①甲钴胺片、腰痹通胶囊、维生素 D_2 胶丸、利伐沙班片。根据疾病情况接受合适的药物治疗	4								
	②口服苯溴马隆片、塞来昔布胶囊及洛芬待因缓释片。根据疾病情况接受合适的药物治疗	4								
E135 就业用的用品和技术	①工作生活场所的人体工程学不完美，导致坐位工作时出现疼痛							2		
	②通过指导患者选用合适的枕头及床垫、家具包括沙发椅子餐床，使患者避免腰痛复发				1					
E155 因私人用途设计和建造建筑物	①患者室内外活动环境无有利因素，未发现障碍因素					8				
	②建议患者增加有利因素，如家里购买健身器材（跑步机、功率自行车等），在家里获得便利健身环境	4								
E310 直系亲属家庭	①患者肥胖及痛风 10 余年未规范治疗，亲属未督促患者专科抗痛风降尿酸及减重治疗，对患者产生了不利影响							2		
	②经过向患者家属宣教，至出院时患者体重下降至 90 kg 左右。复查尿酸在正常范围内。对患者产生了有利影响				1					
E355 卫生专业人士	①规范积极康复促进患者功能恢复	4								
	②根据患者肢体功能状态及疼痛强度，及时再评估与调整康复治疗方案，使患者病情向良性循环方向发展	4								
E410 直系家庭成员的个人态度	①患者配偶参与了患者脊柱外科住院全程陪护，直系家庭成员的个人态度是积极的		3							
	②出院时对家属了进行宣教家庭护理需持续至患者开始门诊训练前。患者得到家属的支持，直系亲属的态度是积极的		3							
E450 专业人士的个人态度	①康复团队应用腰痛 ICF 组合行康复评估，并制订整体康复方案，达到了术后第 3～6 周康复目标。康复团队治疗态度是积极的	4								
	②出院时对患者进行宣教家庭护理需持续至开始门诊康复前，康复建议以书面形式提供给患者。康复团队治疗态度是积极的	4								

续表

环境因素	有利因素/障碍因素描述	促进+					障碍			
		4	3	2	1	0	1	2	3	4
E550 法律服务体系和政策	①没有障碍和便利					0				
	②没有障碍和便利					0				
E570 社保服务体系和政策	①没有障碍和便利					0				
	②没有障碍和便利					0				
E580 卫生服务体系和政策	①医保及保险支付		3							
	②医保二档，对患者门诊治疗有负性影响		3							

注　①为2022年12月21日入住康复科评估结果；②为2023年1月16日评估结果。

2014年WHO研发的ICF-RS是在临床和康复实践中全面实施ICF的重要工具，可用于不同医疗机构、不同疾病患者、不同时间功能水平的评估和监测。此病例基于LBP-ICF核心组合参照ICF-RS量化标准评定腰椎间盘突出症、椎管狭窄、马尾综合征、大小便障碍、腰椎融合术后患者治疗前后功能变化，并根据评定结果制订相应的康复治疗方案。经4周康复治疗后，患者身体功能、身体结构、活动与参与、环境有利与障碍因素均较治疗前有明显改善。

综上所述，LBP-ICF作为国际康复领域腰痛患者评估工具，可为腰痛患者功能康复提供具体的思路和目标；基于LBP-ICF评价腰痛患者功能状态、结构损伤情况、活动参与困难程度及环境有利与障碍因素，是将ICF有效运用到临床实践的积极尝试，反应度较好，可作为腰痛评估工具予以推广使用。

（吴　洪）

病例 17　巨大肩袖损伤术后

一、病历摘要

姓名：×××　　　性别：女　　　年龄：45岁

过敏史：无。

主诉：摔伤致右肩疼痛、活动受限1个月。

现病史：患者于1个月前上班时不慎摔伤致右肩疼痛、活动受限，右上肢无力，不能上举，无颈项疼痛、头晕、肢体麻木等不适。在当地医院就诊，X 线检查示右肩关节未见明显骨折，予服药及针灸治疗，无明显好转。MRI 检查示右侧肩冈上肌腱损伤，肱二头肌长头腱损伤，肩胛下肌腱损伤可能。为求进一步治疗来我院就诊，收入我科。起病以来，患者无发热、咳嗽，精神、饮食、睡眠可，大小便正常。

既往史：既往体检发现高血压，未做治疗，无心脏疾病病史，无糖尿病、脑血管疾病病史，无肝炎、结核、疟疾病史，无外伤史，曾行右膝关节镜手术（具体不详），无输血史，预防接种史随社会计划免疫接种。

二、查体

（一）体格检查

发育正常，营养中等，意识清楚，步入病房，对答切题，查体合作。头、胸、腹未见异常。脊柱无畸形，棘突无压痛，脊柱活动正常，压颈试验（−），上臂牵拉试验（−），霍夫曼征（−）。

（二）专科检查

右肩关节无肿胀，三角肌轻度萎缩，肩外侧压痛，主动前屈上举约 0°，外展 30°，体侧外旋 15°，内旋至臀部，被动前屈上举约 160°，外展 100°，体侧外旋 30°，内旋至臀部，O'Brient 试验（−），Neer 征（+）、Hawkins 征（−）、Jobes 试验（+）、Bear Hug（+）、落臂征（+）、体侧外旋抗阻试验（+），体侧内旋抗阻试验（−），拿破仑征（−），Speed 征（−），Yergason 征（−），肌力 5 级，肘、腕关节活动可，末梢血运、感觉正常。余肢体未见明显异常。

（三）辅助检查

2023 年 7 月 24 日本院 MRI 检查示右肩冈上肌腱损伤，肱二头肌长头腱损伤，肩胛下肌腱损伤可能。

三、诊断

初步诊断：①右侧巨大肩袖撕裂；②右侧粘连性肩关节囊炎；③右肩峰下滑囊炎。

鉴别诊断：①肩关节骨关节炎，好发于中老年人，肩关节渐进性疼痛，部分活动受限，影像资料可见肩关节骨质增生，软骨损伤，肩关节间隙狭窄；②粘连性肩关节囊炎，好发于 40 岁以上人群，肩关节疼痛明显，主动、被动活动受限，MRI 可见肩关节腔狭窄，腋囊增厚。

最终诊断：①右侧巨大肩袖撕裂；②右侧粘连性肩关节囊炎；③右肩峰下滑囊炎。

康复诊断：①右肩关节活动受限；②ADL 中度依赖。

四、诊疗经过

（一）相关检查

2023 年 8 月 2 日 ABO+Rh 血型鉴定（微柱凝集法）：Rh（D）血型阳性。

2023 年 8 月 2 日血常规：淋巴细胞百分比 19.7%（↓），红细胞计数 5.22×10^{12}/L（↑）。

2023 年 8 月 2 日凝血四项（PT+APTT+Fbg+TT）：纤维蛋白原定量 4.11 g/L（↑）。

2023 年 8 月 2 日 ABO+Rh 血型鉴定（微柱凝集法）：ABO 血型 B 型。

2023 年 8 月 2 日血常规：自动审核 ACCEPT，白细胞计数 7.80×10^9/L，中性粒细胞百分比 70.2%，单核细胞百分比 7.3%，嗜酸性粒细胞百分比 2.2%，嗜碱性粒细胞百分比 0.6%，中性粒细胞绝对值 5.47×10^9/L，淋巴细胞绝对值 1.54×10^9/L，单核细胞绝对值 0.57×10^9/L，嗜酸性粒细胞绝对值 0.17×10^9/L，嗜碱性粒细胞绝对值 0.05×10^9/L，血红蛋白浓度 143 g/L，红细胞比容 43.6%，红细胞平均体积 83.5 fL，红细胞平均血红蛋白量 27.4 pg，红细胞平均血红蛋白浓度 328 g/L，红细胞分布宽度 43.3 fL，血小板计数 301×10^9/L，血小板分布宽度 12.0%，血小板平均体积 10.4 fL，大血小板百分比 28.3%，血小板压积 0.31%。

2023 年 8 月 2 日血清肌钙蛋白 T 测定 cTnT：高敏肌钙蛋白 T 0.004 ng/mL。

2023 年 8 月 2 日凝血四项（PT+APTT+Fbg+TT）：凝血酶原时间 10.2 秒，国际标准化比值（INR）0.87，凝血酶时间 17.1 秒，活化部分凝血活酶时间 25.3 秒。

2023 年 8 月 2 日肾功能：总蛋白 74.6 g/L，白蛋白 45.6 g/L，球蛋白 29.0 g/L，前白蛋白 256.9 mg/L，丙氨酸氨基转移酶 37 U/L，门冬氨酸氨基转移酶 20 U/L，碱性磷酸酶 94 U/L，γ-谷氨酰转移酶 26 U/L，α-L-岩藻糖苷酶 25 U/L，腺苷脱氨酶 11 U/L，α_1 抗胰蛋白酶 1.65 g/L，视黄醇结合蛋白 43.7 mg/L，尿素 6.13 mmol/L，葡萄糖 5.72 mmol/L，肌酐 57.8 μmol/L，尿酸 246 μmol/L，二氧化碳结合力 22.4 mmol/L，血清胱抑素 C 0.99 mg/L，钾 3.88 mmol/L，钠 140.4 mmol/L，氯 101.7 mmol/L，总钙 2.38 mmol/L，估算肾小球滤过率 107.4 mL/min。

2023 年 8 月 2 日梅毒血清学试验定性 TRUST：人类免疫缺陷病毒抗体阴性，梅毒血清学试验阴性。

2023 年 8 月 2 日 DR 肩关节正位 + 出口位，心、肺、膈未见明显异常。考虑右侧肩周炎；右肩关节出口位距离约为 7 mm，请结合临床。

2023 年 8 月 3 日乙肝两对半：乙肝表面抗体弱阳性，乙肝表面抗原阴性，乙肝 e 抗原阴性，乙肝 e 抗体阴性，乙肝核心抗体阴性。

2023 年 8 月 3 日丙型肝炎抗体测定（Anti-HCV 定性）：丙肝抗体 IgG 阴性。

2023 年 8 月 4 日行关节镜下右侧巨大肩袖撕裂修补术，肩关节粘连松解术，肩峰下滑囊清理术，术程顺利，术后予消肿、止痛、伤口换药等治疗，并指导患肢功能锻炼。

患者右肩疼痛，活动受限，经请康复科会诊，2023 年 8 月 28 日予转科康复治疗。

2023 年 8 月 6 日 DR 肩关节正位 + 出口位：①右肱骨大结节呈内固定术后改变；②考虑右侧肩周炎；右肩关节出口位距离约为 6 mm，请结合临床；③右侧肩胛骨肩峰端向下小突起，发育 / 体位所致？

2023 年 8 月 18 日粪便常规（指手工操作；含外观、镜检）：颜色黄色，性状软便，红细胞阴性，脂肪球（1 ~ 2）/HP，脓球阴性，真菌阴性，白细胞阴性。

2023 年 8 月 18 日尿液分析：透明度透明，颜色淡黄，尿葡萄糖阴性，比重 1.011，酸碱度 6.50，白细胞（+++），亚硝酸盐（+），蛋白质阴性，酮体阴性，尿胆原阴性，胆红素阴性，潜血阴性，维生素 C 阴性。

（二）术前讨论（2023 年 8 月 3 日）

主治医师：根据病史及查体、辅助检查，本例目前诊断明确，患者右肩袖撕裂，肩关节粘连，肩峰下滑囊炎，患肩疼痛，功能障碍，保守治疗效果不佳，手术指征明确，可以手术。

副主任医师：术中根据具体情况决定手术方式，术中探查肩关节损伤情况，可能行镜下肩关节粘连松解，肩袖修补，肩峰成形，盂唇修补等手术，根据肩袖撕裂形状选择合适的修复及固定方式，必要时肱二头肌长头腱转位或补片修补术，若镜下操作困难，可能需行切开修补术，术前需做好准备，并向患者及其家属交代清楚。

副主任医师：同意目前诊断及其治疗方案，术中摆放体位时注意在受压部位垫上软垫，防止压疮发生。术中警惕脂肪栓塞综合征等并发症，术中如发生患者意识障碍、进行性血氧分压下降、皮肤出血点等症状，应立即处理。术中严格无菌操作，预防感染的发生。术后指导患者功能锻炼。

护士长：术前及术后会积极配合执行医嘱，加强护理、肢体末端血运观察等。

主任医师（科主任）总结：根据病史特点，目前明确诊断。有关节镜手术适应证，加强病情告知及沟通，将有关手术并发症及风险需向患者及其家属说明。现无明显手术禁忌证，手术指征明确，同意行关节镜下右侧巨大肩袖撕裂修补，肩峰下滑囊清理术的手术方案。

讨论结论如下。

（1）手术指征：本例目前诊断明确，患者右肩袖撕裂，肩关节粘连，肩峰下滑囊炎，患肩疼痛，功能障碍，保守治疗效果不佳，手术指征明确。

（2）拟行术式：关节镜下右侧巨大肩袖撕裂修补术，肩关节粘连松解术，肩峰下滑囊清理术。

（3）麻醉方式：全身麻醉＋臂丛麻醉。

（4）术中、术后可能出现的风险及应对措施：详见手术同意书。

（5）特殊的术前准备内容：术前完善相关检查。

（6）术中、术后应当充分注意的事项：①术前要熟悉局部解剖结构，细心操作避免术中损伤周围神经、动脉；②术中加强监护，防止麻醉意外、脂肪栓塞综合征等的发生；③术中严格无菌操作，预防感染的发生；④术中根据具体情况决定手术方式；⑤术后加强护理，观察生命体征，指导患肩功能锻炼。

（7）替代治疗方案：肩袖切开修补术，肩袖补片修补术。

（三）手术记录（2023 年 8 月 4 日）

患者麻醉满意后，取左侧卧位，右上肢外展、前屈牵引，消毒，铺巾。建立右肩后方软点入路，进入肩关节腔。见肩关节腔内滑膜充血、增生，肩关节囊部分粘连，肱二头肌长头腱、肩胛下肌腱、盂唇及关节软骨完整。清理增生滑膜，松解肩袖间隙。转入肩峰下间隙，见肩峰—三角肌下滑囊明显充血、增生，肩峰呈 I 型肩峰，肩袖呈 "U 形" 巨大撕裂，累及冈上、冈下肌腱，肱骨头及肱二头肌长头腱外露。清理肩峰下滑囊组织及肩袖破口，将骨面新鲜化，置入 1 枚 5.0 mm 钛合金带线锚钉，锚钉线尾穿过肩袖破口，于肱骨大结节处置入 1 枚 4.5 mm 肌腱韧带固定锚钉固定。检查肩峰无撞击。仔细冲洗，关节腔内注入玻璃酸钠 3 支、倍他米松 2 支、利多卡因 1 支，关闭切口，无菌敷料包扎。患肢前臂吊带悬吊。手术顺利，麻醉满意，术毕安返病房。

（四）术后康复

2023 年 8 月 21 日康复科会诊意见：患者右侧巨大肩袖撕裂修补术后半月余，患者现右肩关节活动受限，已拆线，可转康复科治疗。

2023 年 8 月 28 日转入康复科时康复计划如下。

近期目标：消肿止痛，促进伤口愈合，改善关节活动度。

远期目标：伤口疼痛缓解组织修复，改善肩关节活动度，ADL 基本自理。

康复方案：①普通针刺＋普通电针，每日 1 次；②干扰电（中频 2 组）右肩，每日 2 次；③超声波 15 分钟，右肩部，每日 2 次；④红外线，右肩伤口，每日 2 次；⑤肩周疾病推拿＋大关节松动＋关节被动运动训练，右肩，每日 2 次；⑥激光，右肩，每日 2 次。

注意事项：外伤 2 月余术后 24 日，注意肩袖保护及卧床休息。

（五）2023 年 9 月 27 日阶段小结

2023 年 8 月 28 日转康复科后诊疗计划：肩关节松动训练以改善关节活动度，局部理疗以消肿止痛，包括红外线、超声波及干扰电等，针灸及口服活血止痛药物等。指导患者进行肩关节活动度训练，避免加重损伤保护术口周围组织。对症支持治疗。

患者现为术后 9 周余，此阶段目标：持续增加关节活动度，减轻疼痛与炎症，增加肌肉活动。康复建议为：①依据所需使用冰敷；②持续先前的运动；③在术后 6 周开始主动助动的长棍运动，每次做 4 组，每组 10 下，每日做 3 次；④可加入仰卧位做肩屈曲运动，运动初期为手肘弯曲 90° 下进行；⑤当手术伤口已愈合，可以开始按摩瘢痕组织。

目前情况：现右肩痛明显减轻，睡眠改善，右肩活动度改善，右上肢无力改善。

目前诊断：右侧巨大肩袖撕裂，右侧粘连性肩关节囊炎，右肩峰下滑囊炎。

诊疗计划：继行右肩红外线等理疗，右肩运动治疗，促进右肩组织愈合，康复治疗循序渐进。

2023 年 10 月 13 日 DR 肩关节正位 + 出口位：①右肱骨大结节呈内固定术后改变；②考虑右侧肩周炎；现右肩关节出口位距离约为 7.5 mm，请结合临床；③右侧肩胛骨肩峰端向下小突起，现片未见显示，考虑体位所致，请结合临床。

2023 年 10 月 13 日上肢软组织彩超，右肩关节肱骨大结节、小结节骨皮质欠规整声像（术后改变）。右肩关节肱骨大结节至肱骨外科颈水平肱骨表面低回声区声像（炎症）。右肩关节喙肱韧带喙突附着处回声不均并散在强回声光点声像（损伤）。右肩关节肱二头肌长头肌腱腱鞘内液性暗区声像（腱鞘积液）。右肩关节冈上肌腱回声减低不均并多发强回声光带声像（损伤）。右肩关节冈下肌腱、小圆肌腱回声减低不均声像（损伤）。右肩关节肩胛下肌腱肱骨止点处回声不均并散在强回声光点声像（损伤）。右肩部肩锁关节软骨回声不均并少许强回声光点声像（损伤）。右肩关节肩峰下—三角肌下滑囊内液性暗区声像（积液）。综上考虑术后修复性改变，建议随诊检查。

（六）2023 年 10 月 27 日阶段小结

目前情况：患者诉右肩关节疼痛，活动受限，无肢体麻木等不适。查体：右上肢轻度肿胀，右肩关节稍肿胀，术口 I / 甲愈合。肩关节活动部分受限，末梢感觉、血运、活动正常。

康复评定：右肩关节 ROM 受限，VAS 为 4/10，ADL 评分（改良 Barthel 指数，MBI）90 分。

患者现为术后 12 周，此阶段目标：增加至最大关节活动度并持续增加肌力，用上肢进行较轻的日常生活活动 ADL。

康复建议具体如下。①持续长棍运动来无增加关节活动度。②依患者所需持续主动颈椎关节活动不愉快上斜方肌的牵伸。③教导患者使用滚轮或网球进行胸椎的自我松动（不适合年长或脊柱后突的患者）。④面对镜子在功能性平面上做肩屈曲与外展并主动维持肱骨头下压（避免耸肩）；运动初期在手肘弯曲 90° 下进行，做 3 组，每组 10 次，每日进行 3 次。⑤手臂贴于身旁做对抗阻力的手肘屈曲。⑥术后 11 周在可控制的关节活动度内用轻的重量可以开始等张运动（不能有代偿动作）；以下所列运动，做3组，每组10次，每日进行3次，三角肌、冈上肌及肩胛面运动。⑦运用弹力带或弹力条在术后8周开始阻力内旋运动，术后11～12周加上阻力外旋（需用腋下卷）与外展运动。⑧运用弹力带或弹力条站姿下做仰卧悬垂屈伸。⑨站姿下于墙上做前锯肌伏地挺身。⑩若有需要，加上运用瑞士球给阻力做肩下沉的运动；术后10～11周如果可行的话，运动员可开始在正中姿势下，无重量，做俯卧水平外展；可以在外展135°同样的运动。注意：若患者地特定范围抱怨有刺痛感，则治疗需改变运动，以避免疼痛弧的产生。

目前情况：现右肩痛缓解，偶有反复，睡眠可，右肩活动度改善，右上肢无力改善。

2023年10月30日DR右肩关节正侧位：①右肱骨大结节呈内固定术后复查；②考虑右侧肩周炎，请结合临床；③右侧肩胛骨肩峰端向下小突起，现片未见显示，考虑体位所致，请结合临床。

目前诊断：右侧巨大肩袖撕裂，右侧粘连性肩关节囊炎，右肩峰下滑囊炎。

诊疗计划：继行右肩红外线理疗，右肩主被动运动治疗，促进右肩组织愈合。

五、出院情况

患者于2023年10月30日出院，为术后第89日，为肩袖巨大损伤关节镜修复术后早期功能和肌力增强阶段，目前患者诉轻度右肩痛，VAS为1/10，右肩关节PROM接近达到全部ROM，肩袖及肩胛带肌力有所提高，右肩关节在抬高90°范围内肩肱节律正常，能独立进行目前的居家康复计划，ADL小部分依赖。

出院康复建议如下。①持续长棍运动来无增加关节活动度。②依患者所需持续主动颈椎关节活动不愉快上斜方肌的牵伸。③教导患者使用滚轮或网球进行胸椎的自我松动（不适合年长或脊柱后突的患者）。④面对镜子在功能性平面上做肩屈曲与外展并主动维持肱骨头下压（避免耸肩）；运动初期在手肘弯曲90°下进行，做3组，每组10次，每日进行3次。⑤手臂贴于身旁做对抗阻力的手肘屈曲。⑥术后11周在可控制的关节活动度内用轻的重量可以开始等张运动（不能有代偿动作）；以下所列运动，做3组，每组10次，每日进行3次，三角肌、冈上肌及肩胛面运动。⑦运用弹力带或弹力条在术后8周开始阻力内旋运动，术后11～12周加上阻力外旋（需用腋下卷）与外展运动。⑧运用弹力带或弹力条站姿下做仰卧悬垂屈伸。⑨站姿下于墙上做前锯肌伏地挺身。⑩若有需要，加上运用瑞士球给阻力做肩下沉的运动；术后10～11周如果可行的话，运动员可开始在正中姿势下，无重量，做俯卧水平外展；可以在外展135°同样的运动。注意：若患者在特定范围抱怨有刺痛感，则治疗需改变运动，以避免疼痛弧的产生。

患者诉右肩因冲击波治疗后出现右肩痛加重，予停冲击波治疗，右肩ROM改善，右肩前屈及外展活动度可及80°，与康复阶段3第8～12周目标达到肩关节全范围活动度有差距，因患者为巨大肩袖损伤，目标值可推迟 2 周达标，目前应加强运动治疗，继续改善右肩关节 ROM 及肌力，继按上述康复建议自主训练，右肩爬墙训练及钟摆运动训练，右肩远端关节主动关节活动，颈椎主动活动，继行综合康复治疗，逐渐增加肩关节活动度外旋达到 45°，内旋达到 45°，前屈达到 120°，现为术后 12 周处于早期功能与肌力增强阶段，要避免水平内收、伸直与内旋的动作。

六、讨论

对肩袖损伤关节镜修复术后患者的康复计划取决于保护修复后的肌腱以促进肌腱—骨愈合。

对于巨大肩袖损伤关节镜修复术后患者康复计划应主要集中于恢复关节运动、抑制疼痛、恢复肩带力量和强化三角肌上。因此，患者为巨大肩袖损伤术后，康复进展应适度推后 2 周左右时间，以利于术后组织修复，避免二次损伤。

总之，肩袖损伤修复术后患者的预防良好。但快速康复比传统缓慢渐进康复有更好的经济与社会效应。精准的快速康复值得推广。

患者为术后第 24 日由骨关节科转入康复科，为由最大限度保护期向中度保护期过渡，根据患者的具体情况，经评估后制订个体化的康复计划。

转入时康复计划：吊带制动，患者教育：睡姿、动作矫正，冷疗，钟摆运动训练，主动辅助 / 被动 ROM 训练，主动 ROM 训练。

中期康复计划：在可耐受的情况下增大活动范围，继续间断肩吊带制动；主动辅助 ROM 训练；使用治疗球的肩胛稳定性训练（肩水平面以下）；功能练习；等张收缩训练。

目前阶段康复计划：动作矫正，必要进继续进行冷疗；继续体操棒训练：内外旋、屈曲；继续进行关节松动术，进展为 III 和 IV 级；柔韧性训练，水平内收（后侧关节囊牵伸）；进行到功能性活动度训练（背后内旋，递毛巾）；肩胛带等张肌力训练；肩袖等张力量训练；功能性力量训练。

在康复科治疗期间患者因运动出现过右肩痛反复加重的情况，经休息、肩带外固定、冷疗及口服消炎镇痛药塞来昔布胶囊后肩痛明显缓解，早期因肩痛明显联合使用 2 种止痛药及促睡眠药。

康复期间应避免肩袖手术后并发症的预防，包括：①肩关节慢性疼痛；②肩袖病变进展、再撕裂；③关节囊粘连；④关节退变；⑤建立工作通道或修补肩袖时损伤血管、神经；⑥肩峰切除不完全或切除过多；⑦肩峰骨折；⑧肩袖修补失败；⑨固定物松动、脱落。

肩袖损伤术后康复锻炼的基础是重建正常的肌肉平衡和肩关节肩胛骨周围的力量，保证整个运动链的增强。既要遵循基本的原则，又要因人而异，可以实行早期锻炼或延迟锻炼两种方案。早期锻炼的目的是避免术后肩关节僵硬。延迟锻炼的目的是避免修补失败。

具体康复措施：①手术后保护肩袖 4 ~ 6 周，允许腕关节和肘关节的被动活动；②练习前做热敷练习后冷敷可以提高患者的舒适度；③分阶段锻炼，即第 1 阶段控制疼痛，被动伸展练习以恢复或保持关节的活动范围，需要时间 4 ~ 6 周；第 2 阶段恢复无痛的活动范围后，开始增强肌肉力量的练习，包括肩胛骨稳定肌群和三角肌等；这个时期至少持续 3 个月，直至完全康复；第 3 阶段使患者恢复到损伤前的力量和功能状态。

肩袖在肩关节的正常生理活动中对肩关节起重要的稳定和动力作用。当外伤所致肩袖损伤或发生退行性变时，肌腱会发生水肿和炎性改变，甚至产生断裂，从而导致肩关节的疼痛、力量减弱以及活动受限。若治疗不及时，病变还会进一步恶化，严重妨碍肩关节的功能。对于肩袖的诊断尤为重要，容易与冻结肩混淆，尤其是肩袖损伤后继发肩关节粘连的患者，容易出现漏诊、误诊。

肩袖损伤的发病率在不同年龄组有显著差异，随着年龄的增大，有上升趋势，其中冈上肌腱损伤在肩袖损伤中最为常见。部分患者是因为关节退变，肩峰骨赘形成，反复肩关节不恰当运动或治疗，造成肩袖磨损、撕裂。年轻患者多见于过顶位运动后肩峰撞击撕裂。主要临床表现为肩关节疼痛、乏力、活动受限，特征表现为夜间疼痛，甚至因疼痛无法入睡。

对于此例老年及活动强度小的患者，短期非手术治疗 1 个月仍肩痛无力及活动受限，行手术治疗。对于巨大肩袖撕裂的治疗目前还存在争议，处理方法包括非手术治疗、关节镜下清创或肱二头肌肌腱切除术、部分修复和肌腱移位等，具体采用什么方法，应结合损伤分级、患者要求等情况确定。

本例患者出现肩关节上举无力、夜间痛等典型症状，根据体检及 MRI 检查结果，诊断明确，术中通过关节镜探查见冈上肌腱撕裂，组织弹力良好，我们利用双排锚钉缝合技术，修复损伤的肩袖，可达到牢靠固定。

治疗的首要目标是缓解疼痛，手术疗效明显并且确定。改善关节的活动功能是手术的次要目标，但意义重大。手术对肩关节功能的恢复，疗效不像对缓解疼痛那样确定，功能恢复的程度取决于患者年龄、撕裂的大小和时间长短（组织质量及肌肉情况），以及术后康复训练。分阶段的康复锻炼是肩袖修复的重要操作方法，应在康复师的指导下进行适当、渐进式的锻炼，才能有效缓解病痛，恢复患肢功能。

总之，根据循证医学证据，肩袖损伤术后患者术后 6 个月内关节功能大致正常，但直至术后 1 年才可恢复正常运动功能，肩袖损伤康复是缓慢渐进的过程。

（吴　洪）

病例 18 肩袖损伤

一、病历摘要

姓名：×××　　　性别：男　　　年龄：47 岁

主诉：右肩关节疼痛伴活动受限 2 月余。

现病史：2 个月前骑摩托车与轿车相撞，致使头部、右侧肩部及右侧大腿疼痛，伴额部皮肤破损、少量出血及右上肢活动受限，不伴头晕、心悸、胸闷、恶心、呕吐、意识障碍及逆行性遗忘，急查头部及颈椎 CT 未见异常，右侧股骨及肩关节 DR 未见骨质异常。右肩关节磁共振示：冈上肌肌腱部分撕裂；冈上肌及三角肌肌肉及周围肌间隙多发异常信号，考虑损伤伴渗出；肱骨头及肩锁关节面下骨质多发异常信号，考虑退变，肱二头肌长头腱周围腱鞘积液。行右肩关节镜下肩峰成形、肩袖修补术，术后予肩关节支具固定，肩关节休息位指导，右手握力训练、右肘、腕、各指关节主动训练，被动肩关节活动训练，术后 5 日出院，家中自行锻炼，现因右肩关节疼痛伴活动受限，为求进一步康复住院，发病以来精神、饮食可，睡眠一般，体重未见明显下降。

既往史：既往体健，否认高血压、糖尿病、心脏病等病史，否认肝炎、结核病等传染病病史。无输血史，无食物、药物过敏史。

二、查体

（一）体格检查

体温 36.7℃，脉搏 78 次 / 分，呼吸 16 次 / 分，血压 136/74 mmHg。右肩关节支具悬吊中，伤口已拆线，愈合良好。肩关节局部无明显肿胀压痛，右三角肌轻度萎缩。右肩关节主动关节活动度（AROM）：前屈 70°，外展 30°，后伸 15°，内旋 20°，外旋 20°；被动关节活动度（PROM）：前屈 90°，外展 40°，后伸 25°，内旋 30°，外旋 30°。右肘、腕、各手指活动无受限，上肢皮肤感觉正常，双桡动脉搏动正常。

（二）康复评定

视觉模拟评分法（VAS）：评分 4 分。

美国加州大学肩评分表（UCLA）：18 分。

（三）辅助检查

右肩关节磁共振检查（平扫）：冈上肌肌腱部分撕裂；冈上肌及三角肌肌肉及周围肌间隙多发异常信号，考虑损伤伴渗出；肱骨头及肩锁关节面下骨质多发异常信号，考虑退变，肱二头肌长头腱周围腱鞘积液。

三、诊断

初步诊断：右肩袖修补术后，右肩关节功能障碍。

鉴别诊断：需与以下疾病进行鉴别。

（1）肱骨大结节撕脱骨折。一般有肩关节外伤史，局部有压痛点，X线检查可见大结节移位，与本病例不符。

（2）肱二头肌长头肌肌腱炎。起病缓慢，逐渐加重，疼痛、压痛以肱骨结节间沟为主，肱二头肌抗阻力屈肘部局部疼痛加重。MRI提示肱二头肌长头肌腱腱鞘积液，本病例与此不符。

（3）冻结肩。又称肩周炎、粘连性肩关节炎、五十肩等，是由于肩关节周围软组织病变而引起肩关节疼痛和活动功能障碍。好发于40岁以上患者。其特征是肩部疼痛和肩关节活动障碍逐渐加剧，主动和被动活动均受限。无明确外伤史，MRI无肩袖损伤，体格检查疼痛弧试验阴性，与本病例不符。

（4）神经根型颈椎病。表现为颈肩部疼痛，但同时伴有手指麻木、肢冷等异常感觉。患者会出现颈部僵硬不适，但肩关节活动，尤其肩外展活动正常，与本病例不符。

四、诊疗经过

（一）康复目标和计划

（1）减轻术后炎症反应，控制肿胀，减轻疼痛，促进肩袖组织修复。口服非甾体抗炎药美洛昔康7.5 mg，每日1~2次；给予无热量超短波、半导体激光和冷疗等物理因子治疗。

（2）预防肩关节及周围组织粘连，加强肩袖肌群肌肉力量。关节活动度训练和肌力训练，针对患者关节活动受限、肌力下降、结合肩袖愈合过程的组织学和生物力学变化，进行循序渐进的康复治疗。被动关节活动、主动助力关节训练逐渐恢复左肩关节正常活动范围。进行肩周肌闭链练习，逐渐开始肩袖肌群、三角肌和肱二头肌等肩周动力肌群的渐进性抗阻训练。

（3）肩关节日常生活活动能力训练，不能进行过肩运动及肩外展负荷练习，不能提重物。指导患者在无痛范围内进行肩关节的日常活动。

（二）处理方案与依据

肩关节镜下肩袖损伤后康复治疗分4个阶段康复。

（1）0~2周，制动阶段。该阶段以减轻肩袖修补部位组织水肿和炎症、减小肩袖修复处组织张力、缓解疼痛为主要康复目标。患者坐位、站立、步行时均需佩戴肩关节支具固定。患肩关节活动度训练以被动活动为主（无痛范围内），肌力训练以肩周肌肉等长收缩为主。

（2）2~6周，保护阶段。该阶段以促进肩袖组织愈合，预防肩关节及周围组织粘连，防止肩周肌萎缩为目标。逐步增大肩关节被动关节活动度训练，开始肩周肌肉闭链训练。逐渐过渡到肩周肌力主动训练。加强肩关节日常生活能力的训练。

（3）6~12周，功能恢复阶段。该阶段以加强肩袖肌主动活动和肌肉力量，促进肩关节稳定，恢复肩关节正常活动为康复目标。开始进行肩关节主动关节活动范围训练，加强盂肱关节、肩胛骨运动及肩袖稳定性训练，加强冈上肌肌力训练，逐渐开始进行抗阻训练，由闭链活动进展到开链活动。

（4）12~16周，运动功能恢复阶段。此阶段以增加肩关节周围肌肉的力量和耐力，促进神经肌肉控制能力和肩关节的本体感觉恢复，逐渐恢复肩关节的正常运动功能为目标。加强肩关节各个方向主动关节活动范围，达到正常范围，逐步恢复肩周肌肌力，进行肩关节灵活性和协调性训练。

（三）治疗经过

患者肩袖损伤术后 8 周，入院后给予无热量超短波、半导体激光、磁疗和冷疗以缓解左肩关节疼痛及肿胀。音频电疗法和超声波疗法预防及治疗肩关节周围软组织粘连。在无痛范围内进行钟摆练习、肩关节被动牵伸关节训练，增加肩关节活动范围。在无痛范围内逐渐增加左肩关节被动活动度（前屈 120°，外展 60°，外旋 45°）。利用弹力带开始进行肩周肌群闭链训练。入院后 3 周使用体操棒、肩梯等辅助器械进行肩关节主动助力训练，逐渐进行肩袖肌、三角肌、肱二头肌肌抗阻训练。入院后进行了 4 周的康复治疗后，患者左肩关节疼痛较前明显改善，关节活动度 AROM 前屈 110°，外展 80°，内旋 40°，外旋 45°，PROM 前屈 150°，外展 90°，内旋 50°，外旋 60°。左侧肱二头肌、肱三头肌和三角肌无明显萎缩，安排患者出院，给予患者家庭康复训练计划，指导患者在日常生活中正确使用左肩关节，暂时不做过肩运动，不要提重物。定期门诊复查。在家按康复训练计划继续进行康复治疗。

五、讨论

肩袖是由冈上肌、冈下肌、小圆肌、肩胛下肌的肌腱组成，成袖套样附着于肱骨上端的大小结节，其腱性部分在止点处相互交织，形成腱帽样结构。其在肩关节运动中对盂肱关节起着支持稳定作用。目前认为主要是退变外伤性机制和撞击机制两种联合对肩袖损伤起着主要作用。也可发生于上肢运动和冲撞为主的体育运动。对于 60 岁以上的老年人，提拉重物、摔跤是常见诱因。肩袖损伤后最主要的临床表现是肩部疼痛、肩关节活动受限，尤其不能进行肩外展运动。肩关节疼痛弧试验阳性。严重时常出现夜间痛，影响睡眠。肩关节 MRI 检查可明确肩袖损伤的诊断。肩袖损伤修复术后的早期康复治疗有助于防止肩关节及周围组织粘连、肌肉萎缩，提高手术治疗效果，促进肩关节功能恢复。术后肩关节康复计划是根据肩袖撕裂的程度、手术方式、修补质量及患者的个体情况制订的，贯穿整个康复过程。其目的在于消除疼痛、促进肩袖损伤修补局部组织愈合，增强肩袖肌肌力，稳定肩关节，恢复肩关节正常活动范围，恢复患者的日常生活活动能力和运动能力。术后早期康复应注意在不损伤修补肩袖基础上进行关节活动度和肌力训练，由于肩袖愈合需要 6 ~ 8 周，因此，根据肩袖愈合过程的组织学和生物力学变化，进行不同恢复阶段的康复治疗。

该患者入院时为肩袖修补术后 8 周，康复着重于强肩袖肌主动活动和肌肉力量，促进肩关节稳定，恢复肩关节正常活动。在这一阶段中，疼痛症状逐渐减轻，患者可以进行一些主动活动（提拿东西）。但必须对患者进行正确的健康宣教，使其了解组织愈合过程，对其动作进行矫正，告知患者避免在日常生活中引起疼痛，如避免主动抬高手臂，以防再次损伤。康复治疗过程中，注意避免引起患者的疼痛不适感，伴有疼痛的活动范围将导致更严重的炎症反应和疼痛，从而进一步引起关节活动范围的障碍，减慢康复进展。

（郭兴富）

病例 19　股骨、胫骨平台、踝关节骨折

一、病历摘要

姓名：×××　　　性别：男　　　年龄：43 岁

主诉：左膝及左踝关节活动受限 10 月余。

现病史：10 个月前被矿车撞伤致左下肢多处疼痛肿胀、出血、畸形、功能障碍且不能活动。就诊医院骨科诊断：左股骨下段骨折，左胫骨平台粉碎性骨折，左踝关节开放性脱位伴神经损伤，左距骨开放粉碎性骨折，左外踝开放性骨折。予急诊行清创、左踝关节、距骨复位内固定术；半月后行腰硬联合麻醉下行切开复位、股骨髓内钉固定、胫骨平台钛板固定，后行跟部皮肤坏死局部皮瓣转移修复术。后患者因左下肢功能障碍行康复训练、理疗对症治疗，目前患者左下肢略有肿胀不适，左膝关节、踝关节活动仍受限，左下肢肌力略差。患者自发病以来一般情况可，食欲正常，大小便正常，夜间睡眠好，体重无明显变化。

既往史：有垂体瘤切除、左眼晶状体置换术；有高脂血症病史；否认高血压、糖尿病、心脏病病史；否认肝炎、结核等传染病病史；有外伤、手术及输血史；否认食物、药

物过敏史。

二、查体

（一）体格检查

体温 36.8℃，脉搏 73 次 / 分，呼吸 18 次 / 分，血压 126/80 mmHg。左膝及左踝关节轻度肿胀，无明显红肿渗出，左膝局部压痛（+），数字评分法（NRS）评分 4 分。左足背动脉搏动正常，左小腿及左足外侧轻触觉及针刺觉减退。徒手肌力测试：左侧屈髋肌力 5 级，伸膝肌力 5 级，左踝关节跖屈肌力 5 级、背屈肌力 4 级。左髋关节活动度正常。左膝关节：屈 60°，伸 –5°。左踝关节：背屈 5°，跖屈 40°，内翻 0°，外翻 0°。日常生活活动能力（ADL）评定：改良 Barthel 指数 65 分。

（二）辅助检查

DR 片：左侧股骨下段骨折，内固定术后显示骨折断端对位对线良好，骨折线可见，周围可见大量骨痂形成，内固定物显示清晰；左侧胫腓骨上段骨折。

胫骨内固定术后显示骨折断端对位对线良好，骨折线可见，内固定物显示清晰；腓骨断端对位对线良好，骨折线模糊，周围可见骨痂形成。

左侧踝关节术后显示外踝骨折断端对位良好，骨折线模糊，内固定物显示清晰。

三、诊断

初步诊断：左下肢功能障碍，左股骨下段骨折术后，左胫骨平台粉碎性骨折术后，左踝关节开放性脱位伴神经损伤术后，左距骨开放粉碎性骨折术后，左外踝开放性骨折术后，左侧股骨骨化性肌炎，高脂血症。

鉴别诊断：与深静脉血栓相鉴别。患者左下肢骨折内固定术后制动，且伴有右足背凹陷性水肿，需要考虑该疾病。但是该病一般凹陷性水肿比较严重，且常有腓肠肌压痛，抬高患肢肿胀也不能消退。下肢静脉彩超可鉴别。

四、诊疗经过

（一）康复目标和计划

（1）康复目标。促进骨折修复，伤口愈合，改善关节活动度及步行能力，提高日常生活自理能力。

（2）康复计划。应用各种物理因子及药物促进骨折及伤口愈合；激光、经皮电刺激及药物等控制疼痛，低频电刺激、肌力训练等增强肌力；关节松动、持续性被动活动等改善膝关节活动度，双腋拐辅助步行训练、平衡及步态等训练促进步行能力恢复。

（二）处理方案与依据

（1）疼痛的控制。经皮神经电刺激缓解疼痛。

（2）促进骨折愈合的治疗。口服碳酸钙 D_3 片，每日 1 次，每次 1 片，促进骨折愈合。右股四头肌静力收缩、主动收缩训练，胫骨承受适当应力刺激以促进骨折愈合。

（3）综合康复治疗。激光等促进伤口愈合，关节松动、持续关节被动活动改善右膝关节活动度；膝关节等长收缩，邻近关节肌力训练预防肌萎缩；同时双腋拐支持下步行训练，空气压力波治疗改善肢体血液循环，预防水肿及静脉血栓形成。1 个月后复查 X 线片，根据骨折愈合情况逐渐增加患肢负重、平衡及步态等功能训练，促进步行能力恢复。

（三）治疗经过

完善检查，予活血化瘀、消炎止痛、预防并发症等对症治疗。康复治疗：针对关节活动受限及肌力差，予红外线、等速肌力训练、电子生物反馈、大关节松动训练、有氧训练、多头带包扎治疗。患者精神、食欲、睡眠可，左膝及左踝关节主动活动度明显改善，肿胀基本缓解，NRS 评分为 1 分。左膝关节：屈 66°，伸 –5°。左踝关节：背屈 5°，跖屈 50°，病情好转予以出院，院外逐渐增加患肢负重、平衡及步态等功能训练，促进步行能力恢复。

五、讨论

胫骨平台骨折属于胫骨近端的关节内骨折，可有不同程度的关节面压缩与移位，将影响膝关节的对合、稳定性与运动。胫骨平台骨折的分类多种多样，所有分类方法均是基于骨折的部位与移位的程度。1979 年 Schatzker 提出了胫骨平台骨折分级。Schatzker 分级在北美已被广泛应用、接受，在我国也被广泛应用。具体如下。

Ⅰ型：外侧平台单纯楔形劈裂骨折。常为弯曲和轴向暴力作用的结果。常发生于年轻人，不易合并关节压缩，有时合并半月板边缘的撕裂或者半月板陷入骨折间隙内。骨折块移位的方式有 3 种：骨块向外侧移位，导致关节面增宽，甚至半月板陷于其间；骨块向下移位，导致关节面不平整；骨块既有向下也有向外移位。由于此类型常发生于年轻人，一旦移位（增宽或移位大于 4 mm），均应积极手术干预。

Ⅱ型：外侧平台的劈裂和压缩性骨折。损伤机制通常同 Ⅰ型，只是患者年龄偏大，平均超过 50 岁。此年龄段软骨下骨较弱，受到关节冲击后除了造成劈裂或楔形骨块外还有外侧平台残留部分的关节面的压缩，可位于关节面的前侧、后侧和中央。关节内嵌压的骨块引起的关节面的压缩和缺损将作为永久性关节缺损保留下来，从不被纤维软骨所覆盖。通过测量内侧平台最低处和外侧平台最低处之间的垂直距离来估计平台压缩的程度。如果外侧平台压缩超过 4 mm 就会导致关节对合不良、膝外翻和不稳定。膝关节功能受影响的程度取决于外侧平台的增宽程度和外侧平台中央压缩的程度。

Ⅲ型：单纯外侧平台的压缩性骨折。与Ⅱ型相似，常发生于55～60岁的人群，骨质疏松更明显。这是最简单的一种骨折，关节的稳定性较好，预后较佳。关节面的塌陷部位可能波及关节面的任何一个部分，但通常是中央或外侧。稳定性可以在麻醉下检查，分别在伸直和不同的屈曲下进行，外翻≤8°可保守治疗。

Ⅳ型：内侧平台骨折。除了老年人外，常由强大暴力导致。可能是劈裂或者压缩性骨折，是平台骨折中预后最差的一种。内侧平台常合并髁间棘的撕脱骨折，提示一个或两个交叉韧带断裂。骨折线常存在于外侧髁间棘的外侧关节面，合并外侧平台的塌陷骨折。内翻应力还经常导致外侧副韧带复合体断裂，甚至导致腓总神经和腘窝血管的损伤。腘窝血管早期损伤可能是非阻塞的，所以应进行反复的神经、血管功能检查，以评价动脉的完整性。有后侧劈裂的内侧平台骨折，可引起股骨部的向后半脱位，更增加了关节的不稳定，此骨块是保持膝关节稳定的关键骨块，必须优先复位坚强固定。此型骨折实际上已经有膝关节的脱位存在，只是这种脱位已在摄片前复位。此型骨折的不良预后一部分是由骨折本身引起，更主要的是由并发的软组织损伤所致。

Ⅴ型：双髁骨折。双侧平台都承受轴向的冲击力，通常不发生关节面的压缩（但也不能完全排除）。预后取决于骨折是由关节面处劈开，还是从负重区以外的课间棘处劈开。双骨折常发生断端的短缩，导致双髁增宽，两侧的软组织铰链松弛，从而产生轻微的内翻或外翻。对于年轻人或重体力劳动者，这种不稳定会严重影响关节的功能。因此，如果年轻患者，骨折发生移位，应进行手术干预。

Ⅵ型：关节面骨折合并干骺端和骨干完全分离。此型是最复杂的骨折，常由高能量导致，骨折类型多样。这种骨折还经常合并膝关节周围的软组织损伤、骨筋膜室综合征，以及神经、血管的损伤。髁间棘撕脱骨折如果合并高能量的胫骨平台骨折，尤其是Ⅳ、Ⅴ、Ⅵ型骨折，一定要警惕。固定平台骨折的同时，髁间棘要一并固定。

一般来说，Ⅰ～Ⅵ型表示损伤程度的增加，不仅反映与损伤机制相关的能量作用的增大，而且反映其预后将越来越差。Schatzker分类的Ⅰ、Ⅱ、Ⅲ型骨折多是低能量损伤机制的结果，而高能量损伤机制导致的结果较复杂，多为Schatzker分级的Ⅳ、Ⅴ、Ⅵ型骨折。

本例患者胫骨平台骨折属于Ⅱ型，进行手术治疗，术后早期康复治疗，主要以消肿镇痛、被动关节活动度训练及预防肌萎缩、增加膝关节稳定性的训练为主，患肢负重一般要根据骨折情况在6周后。

对于胫骨平台骨折的治疗，维持力线较关节面解剖复位更重要，虽然闭合复位后可残存关节面不平整，但如果下肢整体力线能被维持，仍能获得较好疗效。非手术治疗主要适用于骨折无移位或移位不多，轻度移位的外侧平台骨折，老年骨质疏松患者的部分不稳定骨折，有明显手术禁忌证的患者。但本例患者胫骨平台塌陷，影响到膝关节的生物力线，现已行手术内固定，达到解剖复位，术后仍要关注膝关节生物力线的恢复。

（郭兴富）

病例 20　膝关节置换术后

一、病历摘要

姓名：×××　　　性别：女　　　年龄：52 岁

主诉：右膝单间室置换术后 1 个月。

现病史：患者 8 年前无明显诱因出现双膝疼痛，休息无缓解，不能上下楼梯，医院就诊 X 线提示：双膝骨性关节炎。后疼痛间断发作，逐渐出现双膝内翻畸形，右膝为重，无法长距离行走，予抗炎、止痛等治疗无明显缓解，1 个月前行右膝关节内侧单间室置换术。术后在家自行康复，仍有右膝关节僵硬，行走受限。为进一步康复入院。

既往史：既往体健。无特殊疾病，无食物、药物过敏史。

二、查体

（一）体格检查

体温 37.2℃，脉搏 85 次 / 分，呼吸 18 次 / 分，血压 130/80 mmHg。右膝关节正中可见一长约 10 cm 手术瘢痕，愈合良好，瘢痕移动度差，右膝关节轻度肿胀，关节周围皮温略高，右膝关节内侧压痛（+），左膝关节无肿胀，膝关节周围皮温正常，右侧髌骨活动度差，左侧髌骨活动度正常；右膝关节主动活动度（AROM）伸 –10°，屈 70°；左膝关节（AROM）伸 0°，屈 120°。右股四头肌肌力 3 级，腘绳肌肌力 4 级，胫前肌肌力 5 级；左股四头肌肌力 5 级，腘绳肌肌力 5 级，胫前肌肌力 5 级。肌围度（髌上 5 cm）：右侧 41 cm，左侧 37 cm。双髋、踝及各趾骨关节活动正常，余肢体各关节活动正常；双足背动脉、胸动脉搏动良好。

（二）康复评定

HSS 评分为 32 分，视觉模拟评分（VAS）为 7 分。

（三）辅助检查

右膝关节磁共振（平扫）：右膝关节退行性骨关节炎，并骨赘形成；内侧半月板体部外凸，前后角Ⅲ度退变；前交叉韧带黏液变性；髌上囊及关节腔积液；右膝滑膜骨软骨瘤病。

下肢全长 DR 数字化摄影（双正位）：右膝关节单髁置换术后复查，左膝关节骨性关节炎伴膝内翻畸形。

三、诊断

初步诊断：右膝关节僵硬，右膝关节内侧单间室置换术后，左膝关节骨性关节炎伴膝内翻畸形。

鉴别诊断需与以下疾病鉴别。

（1）膝关节结核性关节炎。患者常伴有其他部位的结核病变，如肺部结核、脊柱结核等，有长期低热、消瘦，X 线检查可见骨质局限性破坏，出现关节畸形，边缘可见唇样增生。患者无上述表现，X 线检查可鉴别。

（2）类风湿性关节炎。患者多有晨僵，累及小关节，局部疼痛、肿胀，病程渐进性发展，患者血中抗 O 和红细胞沉降率等指标偏高，该患者无此类症状，故排除类风湿性关节炎。

（3）膝关节半月板损伤。多数患者有外伤史，伤后关节疼痛、肿胀，有弹响和交锁现象，膝内外间隙压痛。慢性期股四头肌萎缩，以股四头肌内侧尤明显。麦氏征和研磨试验阳性。患者无此类症状，故排除膝关节半月板损伤。

四、诊疗经过

（一）康复目标和计划

1. 近期康复目标

减轻右膝关节肿胀、疼痛，增强右下肢肌力，改善右膝关节主动活动能力。

2. 远期康复目标

继续增加右下肢肌力，改善右膝关节 AROM，逐渐恢复正常步态。

3. 康复治疗计划

（1）淋巴引流手法、肌内效贴布以及激光疗法、训练后冰敷等减轻疼痛和肿胀，音频、超声波治疗、手法放松训练减轻手术瘢痕粘连。

（2）增加肌力训练、改善关节活动度训练。右下肢肌力训练、蜡疗、关节松动训练、主动以及被动关节活动度训练增加右膝关节屈伸活动度。

（3）增加本体感觉训练，平衡训练，恢复正常步态。

（二）处理方案及依据

1. 急性期治疗

抬高患肢、气压治疗、淋巴回流手法、爪型肌内效贴布减轻右膝关节周围肿胀；激光治疗等物理因子治疗，坐位屈膝、利用毛巾卷被动伸膝训练，助行器辅助下站立，步行训练。每日 1 ~ 2 次。

2. 恢复期治疗

蜡疗、超声波以及手法松解等治疗减轻术后瘢痕粘连，髌骨移动以及膝关节松动被动改善膝关节活动度，利用毛巾卷被动伸膝，靠墙滑板主动屈膝；股四头肌、腘绳肌、胫前肌、小腿三头肌渐进抗阻训练；上下台阶、静态平衡训练以及本体感觉训练；室内步行训练。每日 1 次。

3. 加强恢复期治疗

股四头肌、腘绳肌牵拉训练，最大限度地恢复膝关节的活动范围；继续加强双下肢肌肉耐力的训练，增加台阶训练的高度，功率自行车训练，促进双下肢协调训练，动态平衡训练，以及本体感觉训练；日常生活活动能力训练包括系鞋带、穿脱袜子等。每日 1 次。

（三）治疗经过

入院后予塞来昔布胶囊 0.2 g，每日 2 次，以控制炎症、减轻疼痛；淋巴引流手法、爪型肌内效贴布消除患肢肿胀；激光疗法直接照射、气压治疗减轻膝部肿胀、疼痛；超声波治疗、音频治疗、手法放松训练减轻手术瘢痕粘连；蜡疗、髌骨松动以及膝关节松动训练促进膝关节屈伸度的恢复；主动和被动关节活动度训练，增加右膝关节屈伸活动度；增加右股四头肌、腘绳肌、胫前肌以及小腿三头肌渐进抗阻训练等；步态平衡以及本体感觉训练改善患者术后右下肢本体感觉以及恢复正常步态。治疗 1 个月后右膝关节肿胀减轻，瘢痕移动度较前改善，右膝关节周围皮温正常，右膝关节内侧压痛（+/-）；右侧髌骨活动度较前改善；右膝关节 AROM 伸 0°，屈 100°；右股四头肌肌力 4 级，腘绳肌肌力 5 级，胫前肌肌力 5 级。肌围度（髌上 5 cm）：右侧 38 cm，左侧 37 cm。双髋、踝及各趾骨关节活动正常，余肢体各关节活动正常；双足背动脉、腘动脉搏动良好。

五、讨论

膝关节置换术后患者早期存在两大康复问题：疼痛和肿胀，两者互相作用，互相影响，处理好术后疼痛和肿胀是康复训练顺利进行的保障。

（一）疼痛

大多数患者在术后存在手术切口部位疼痛以及膝关节内、外侧疼痛。疼痛原因，除了手术损伤外，大部分是因为关节活动到受限较多引起的疼痛，必须通过关节活动范围的增大才能缓解疼痛。同时心理暗示作用也起一定作用，因此术前评估后告知患者术后的疼痛消除是需要一定时间训练的。术后通过不同种类的理疗方法控制疼痛。但切忌使用可以治疗疼痛的高频电疗对行置换手术后的膝关节进行直接照射。

（二）肿胀

膝关节置换术后患者由于手术创伤以及术后静脉回流差，膝关节及周围甚至整个患肢存在不同程度肿胀，在术后除了外科给予弹力绷带加压促进回流，最重要的是术后体位的摆放，患肢抬高，足高于膝，膝高于髋，患肢高于心脏水平，术后体位的摆放贯穿早期康复治疗全过程，同时给予淋巴回流手法、肌内效贴布、气压治疗以及踝泵运动等促进肿胀的消退，同时做好康复宣教，患肢抬高同时减少术后双下肢下垂坐位时间。

肿胀可以使患者膝关节疼痛加重，疼痛和肿胀是阻碍全膝关节置换术后患者早期康复最重要的因素，因此早期处理好疼痛和肿胀是膝关节置换术后患者早期康复能顺利进行的前提。

（郭兴富）

病例 21　左膝关节术后关节疼痛伴僵硬感

一、病历摘要

姓名：×××　　　性别：女　　　年龄：41 岁

过敏史：否认。

主诉：左膝关节损伤术后伴肿痛、活动受限 1 月余。

现病史：患者自诉 2023 年 5 月 7 日骑车被汽车撞伤摔倒，致伤左膝、左踝、左下肢及左斜肋部，伤后出现上述部位疼痛，左下肢皮肤擦裂伤，继而肿痛，呈持续性，活动受限，当时意识清楚，无头痛、头晕、呕吐，120 急救车送至 × × 医院，完善检查后提示左侧腓骨骨折，予左下肢支具外固定，保守治疗，具体用药不详，左膝及左下肢肿痛未明显缓解，不能正常行走，严重影响日常生活工作。患者为进一步治疗，就诊我院。左膝磁共振（我院 2023 年 5 月 25 日）提示左膝关节退行性变（髌骨软化症、胫骨近端骨髓水肿），建议 CT 检查。左膝关节髌骨内侧支持带、内外侧副韧带、髂胫束损伤。左膝关节积液。左膝关节周围肌肉软组织损伤、筋膜水肿积液。左胸部 CT（我院 2023 年 5 月 25 日）提示左侧第 4～6 肋骨骨折。左踝磁共振（我院 2023 年 5 月 25 日）提示左踝关节距腓前韧带上束、下胫腓前韧带、距腓后韧带及内侧三角韧带损伤。左踝关节少量积液。左下肢彩超提示下肢动静脉未见明显异常。门诊医生经检查及阅片后以"左膝内侧副韧带损伤（瘀血阻滞）"为诊断收入我院治疗。排除禁忌证后，于 2023 年 5 月 29 日在麻醉下行"左膝内侧副韧带损伤切开铆钉修补内固定术"，术后予支具外固定、活血、消肿、止痛等治疗，伤口清洁换药，患者病情稳定后出院。患者遗留左膝肿痛、活动受限，严重影响日常生活，为进一步系统康复治疗，于2023年5月31日至我科住院康复治疗。入院后予关节粘连传统松解术、物理治疗、中药三七散外敷。患者左膝活动明显改善，被动关节活动度较入院时明显改善，但仍觉左膝、左小腿疼痛，夜间明显，左膝僵硬感，纳可，眠一般，大小便正常。舌质黯淡，苔薄黄，脉弦细。现寻求岐黄针治疗。

既往史：发现血压升高2年余，最高血压达170/100 mmHg，现规律口服苯磺酸氨氯地平片5 mg，每日1次，自诉血压控制尚可；否认糖尿病，否认冠心病，否认肝炎、结核、细菌性痢疾、伤寒等传染病病史，否认外伤、手术史，否认输血史。

二、查体

左膝可见手术切口瘢痕，愈合良好，无渗出。左下肢软组织肿胀，肤温较对侧稍高，左膝周围压痛明显。左膝被动活动尚可，主动关节活动受限，主动活动度：屈伸0°～120°，左侧股四头肌萎缩，左下肢肌力4级，左下肢皮肤感觉及末梢血运未见明显异常。双下肢肌围度：髌上10 cm大腿周径，左39.5 cm，右39.9 cm；绕髌骨上缘大腿周径，左34.5 cm，右33.8 cm；髌下10 cm小腿周径，左33.7 cm，右33.0 cm。NRS评分3分。

三、诊断

中医诊断：伤筋（气滞血瘀证）。

西医诊断：左膝关节僵硬，左膝内侧副韧带断裂修复术后，高血压（2级，中危组），左侧第4～6肋骨骨折，左足骨挫伤，左侧腓骨骨折，左踝关节损伤。

四、诊疗经过

治法：舒筋通络，调和气血。

处方：诊一，膝阳关、阴陵泉、三阴交、足三里穴；诊二，外膝眼、地机、曲泉、飞扬穴；诊三，膝阳关、犊鼻、内膝眼、太冲穴。特色治疗：岐黄针进行合谷刺，隔日1次。其余为我科常规康复方案。

五、讨论

患者外伤导致气血失和，经络不通，淤血阻络，夜间痛甚。笔者采用广州中医药大学陈振虎教授发明的岐黄针疗法，按照"岐黄针疗法三部曲"进行，即辨经筋、选穴、论刺法，达到疏通经脉气血，以通为用，以通为补，通调结合，最终达到行气血、濡筋骨、利关节。

（刘芳芳）

病例22　浮针治疗腰方肌扭伤

一、病历摘要

姓名：×××　　　性别：女　　　年龄：33岁

过敏史：否认。

主诉：左侧腰痛5日。

现病史：患者诉5日前扭伤致左侧腰痛并逐渐加重，翻身、坐起时疼痛明显，无下肢放射痛，无下肢麻木。

既往史：无特殊。

二、查体

一般情况可，弯腰受限，腰椎无明显压痛，左侧腰部肌肉紧张，L_4/L_5椎旁压痛明显，无下肢放射痛，双侧直腿抬高试验（−），挺腹试验（＋），屈颈试验（−），舌质淡，苔薄白，脉弦。

三、诊断

中医诊断：伤筋（气滞血瘀证）。

西医诊断：腰部扭伤。

四、诊疗经过

治法：活血行气，通络止痛。

处方：本院院内制剂"归芍通络合剂"。

特色治疗：浮针治疗腰方肌及竖脊肌，一次治疗，症状完全缓解。

五、讨论

浮针疗法是由南京中医药大学符仲华教授发明，用一次性的浮针等针具在局限性病痛的周围皮下浅筋膜进行扫散等针刺活动的针刺疗法，是传统针灸学和现代医学相结合的产物，具有适应证广、疗效确切、操作方便、经济安全、无不良反应等优点，对临床各科，特别是疼痛的治疗有着较为广泛的作用。研究表明，传统针刺方面起作用的正是浅筋膜中的主要组织，皮下疏松结缔组织。浮针疗法不像传统针刺一样深入多层组织，仅仅作用在浅筋膜，力专效宏。浮针疗法仅仅刺激非病变部位的浅表皮下组织，所以安全性高。

浮针疗法治疗特点是根据病情诊断患肌，对准患肌进行皮下进针，在扫散过程中配合再灌注活动，治疗结束可留置针管 4～6 小时。本病例中患者因长期劳损致腰方肌及竖脊肌，进针部位选取腰方肌外侧（方向向脊柱），站立位侧屈抗阻，再灌注运动，一次治疗后症状完全缓解。

（刘芳芳）

病例 23 岐黄针治疗双膝置换术后腰腿活动障碍

一、病历摘要

姓名：×××　　性别：女　　年龄：65 岁

过敏史：否认。

主诉：反复腰部疼痛 2 个月，加重伴右下肢放射痛 1 周。

现病史：患者 2 个月前开始反复出现腰部疼痛，腰椎无明显活动受限，无双下肢放射痛，无双下肢麻木、乏力，劳累后加重，休息后可见缓解。经治疗后症状稍好转。1 周前出现腰部疼痛加重，伴右下肢疼痛，严重影响生活，遂再次至我院就诊，门诊医师经查体及阅片后拟"腰椎间盘突出症—腰痛病（肝肾不足，瘀血阻络证）"收入院。经推拿、理疗、中药内服外敷等，经治疗月余，患者腰痛较前减轻，双膝活动改善，仍诉双膝及双踝疼痛，不能独立行走，搀扶下行走迟缓，翻身转侧困难。

既往史：双膝关节置换术后 8 个月，现仍有双膝关节疼痛，活动受限；帕金森病病史年余，现规律口服多巴丝肼片、盐酸普拉克索片；甲状腺功能减退症病史年余，现规律口服左甲状腺素钠片。否认高血压、糖尿病、冠心病病史。否认其他手术史，否认输血史。

二、查体

腰椎生理曲度变直，腰椎 L_4～S_1 棘突压痛（+）；双侧腰背肌紧张，压痛（+）。右侧直腿抬高试验 30°（+），加强试验（+）；右侧股神经牵拉试验（-）；屈颈试验阴性；仰卧挺腹试验（+）；骨盆分离、挤压试验阴性；右侧"4"字试验（-）；腰椎活动受限。双膝可见多处手术瘢痕，双下肢无明显肿胀，肤温正常，双膝周围压痛明显。双膝关节活动受限，主动活动度：屈伸 0°～100°，双下肢肌力均为 4⁺ 级，右小腿后侧感觉减退，右下肢末梢血运未见明显异常。NRS 评分 5 分。

三、诊断

中医诊断：腰痛病（肝肾不足，瘀血阻络证）。

西医诊断：腰椎间盘突出症，双膝关节僵硬，双膝关节置换术后，帕金森病，甲状腺功能减退症。

四、诊疗经过

治法：舒筋通络，调和气血。

处方：推拿、物理治疗。

特色治疗：岐黄针疗法，隔日 1 次。①双侧气海俞、居髎、膝阳关、丘墟穴；②双侧次髎、委中、曲泉、飞扬穴；③双侧髀关、阳陵泉、解溪、昆仑穴。

第一次岐黄针后患者自觉疼痛大减，非常开心，本因惧怕针刺一直拒绝普通针刺，竟主动要求继续行岐黄针。3 次后患者症状明显好转办理出院。

五、讨论

患者腰部、双膝、双踝疼痛，涉及的经筋主要为足厥阴、足少阳和足太阳经筋，因此取穴主要为 3 条经络的筋结点。患者病程日久，加之双膝曾置换术，气血运行不畅，选用岐黄针疗法调畅血气，通调经脉。

（刘芳芳）

病例 24　岐黄针治疗哮喘病

一、病历摘要

姓名：×××　　　性别：男　　　年龄：56 岁

过敏史：动物毛皮屑。

主诉：反复咳嗽胸闷 5 年余。

现病史：患者诉近 5 年余冬天每因受凉后出现咳嗽、胸闷、自行口服感冒药后症状有所改善。曾至当地省人民医院就诊，确诊为过敏性哮喘。未规范治疗。现自觉胸背部憋闷感，时感有股气在背部游走，平素怕冷畏风。

既往史：无特殊。

二、查体

舌质黯淡，苔薄白，脉沉。

三、诊断

西医诊断：过敏性哮喘。

四、诊疗经过

治法：理气健脾，补益肺肾。

处方：①大椎、风门、肺俞、足三里穴；②厥阴俞、脾俞、肾俞、膻中穴。

特色治疗：岐黄针治疗，隔日1次。3次为1个疗程，共治疗3个疗程。

随诊3年，患者冬天哮喘未有发作。

五、讨论

针刺等中医疗法在哮喘的防治中发挥了重要的作用。世界卫生组织在1979年和2002年两次将哮喘列为针刺治疗适应证。美国国立卫生研究院、英国胸科协会也将针刺作为潜在有效哮喘治疗方案进行推荐。

岐黄针是集圆针、大针、毫针、圆利针等针具特点为一体的一次性无菌穴位针，岐黄针针尖圆弧，进针后疏利分肉且不易损伤组织；针体中空，增加针身硬度有助于手法操作，且容易得气，且经气容易传导。它是广州中医药大学陈振虎教授在临床中不断实践思考，在钻研《黄帝内经》的过程中逐渐创立的，岐黄针是对目前针具的创新。对于系统性、全身性病症，使用脏腑辨证。《灵枢》有云"夫十二经脉者，内属于脏腑，外络于肢节""动摇则应和，尽得其情"，通过患者外在的症状及体征，来判断疾病所属的脏腑。

本患者除采用传统针灸治疗哮喘"三穴五针"外，加厥阴俞、脾俞、肾俞穴调理三焦气机。

（刘芳芳）

第十章　临床病例研究

研究 1 早期系统化进阶式体位转移对机械通气患者 ICU 获得性肌无力预后影响的研究

一、研究背景和意义

病因尚未完全阐明的 ICU 获得性肌无力（ICU-AW）是 ICU 患者预后不佳的关键因素。25% 以上机械通气患者合并此症。ICU-AW 可导致机械通气和住院时间延长，死亡率增加，部分重度患者肌无力症状可持续多年，严重影响生活质量。尽管近年来机械通气的危重患者已有早期运动的先例，但依然有超过 65% 患者在 ICU 中完全卧床。且目前通行的早期运动及康复仅限于在卧床基础上的被动肢体运动，治疗目的局限于肢体肌力恢复而非患者整体功能恢复，难以达到理想康复效果。

既往研究多局限在具体康复项目的开展如神经肌肉电刺激、肢体关节及肌肉运动训练及功能改进，虽然常可部分获得阳性的良性结果，但难以达到临床全面指标改善及长期效果。有研究提出了多时期、多方式、多学科结合的"集束化"治疗模式，得到了比单一康复方法更好的临床结局。这提示探索更好的康复模式是重症康复的重要研究方向。机械通气患者体位摆放的重要性已被广泛认知及推广，但尚未见积极以体位转换及转移为目标的康复模式的探索。

本前瞻性队列研究拟采用尽早介入、以"系统化进阶式体位转移"为康复目标及训练核心的模式进行综合康复训练，在疾病早期积极推进体位转换及从平卧到半卧，从卧位到坐位，从坐位到站立，并适时开始步行训练的系统化进阶式体位转移，并与常规的床上主被动训练模式相对比，观察早期系统化进阶式体位转移对机械通气患者 ICU-AW 预后的影响，以期缩短机械通气时间、辅助站立时间及住院时间，降低医疗费，促进患者恢复功能独立性。

二、主要研究开发内容及拟解决的重大、关键、共性技术等

（一）主要研究开发内容

（1）确定早期康复目标和模式。本研究拟针对 ICU-AW 机械通气患者的病情特点，从患者早期康复的实际需求出发，首次将早期转移作为康复目标用于 ICU-AW 机械通气患者，并从循证医学角度出发，制订标准化的以"尽早推动系统化进阶式体位转移"为目标的早期康复模式。

（2）启动体位转移的评估方法。制订适合 ICU-AW 机械通气患者的方便易行的早期体位转移启动方案，同时满足安全、可靠、有效 3 个要求。

（3）标准化早期转移范式和路径的制订。制订适合 ICU-AW 机械通气患者的标准化早期体位转移干预方案，将机械通气患者病程按照镇静状态及配合程度分为 4 期，针对不同分期给予不同体位转移目标及方案。

（4）量化体位转移程度。将笼统的"体位转移"细分量化为 4 阶 15 段，使每一阶段的康复均有清晰的目标和评估方法，并使量化疗效成为可能。有望从循证医学角度给出方便推广的标准化康复方案。从以提高肢体肌力为目标的康复运动优化为促进患者快速体位转移和功能独立的康复运动。切实提高患者实际运动功能、缩短住院天数和减少后遗症。

（二）拟解决的重大、关键、共性技术

（1）如何制订适合 ICU-AW 机械通气患者的早期体位转移启动评估：需兼顾安全性、可操作性和有效性。

（2）早期体位转移是否能改善 ICU-AW 机械通气患者的预后。

三、实施的主要技术路线

按照纳入和排除标准遴选收入 ICU 的机械通气患者，选择确诊的 ICU-AW 患者，随机分为对照组和干涉组。根据 RASS 及 S5Q 评分标准将患者按病程分为 4 期，Ⅰ～Ⅳ期分别为完全不配合、稍配合、部分配合及完全配合。对照组按照常规康复给予床上主被动训练，每日 1～2 次，1 周 5 日直至出院，待肌力改进后顺其自然配合体位转移。干涉组每日给予 RASS、S5Q 评分及进阶评估，进行以体位转移为核心的康复训练并及早给予体位进阶训练，每次半分钟到 20 分钟，每日 1～2 次，1 周 5 日直至出院；同时配合常规肢体主被动训练。收集每例患者的年龄、性别、脓毒血症、持续性全身炎症、BNP、肝功能肾功能、心功能、多器官系统衰竭、BMI、血糖、血压、心率、呼吸、糖皮质激素、神经肌肉封闭剂、双下肢腓肠肌肌骨超声情况。记录治疗前后以下评价指标：持续镇静和身

体约束的使用天数、机械通气天数、ICU 住院天数、医疗费、进入每一阶体位的住院时间及持续时间、截止 3.3 阶自己扶站时的总治疗天数、30 日时死亡率、30 日 ADL/BL、90 日 ADL/BL。后期对两组患者进行统计分析比较（图 10-1）。

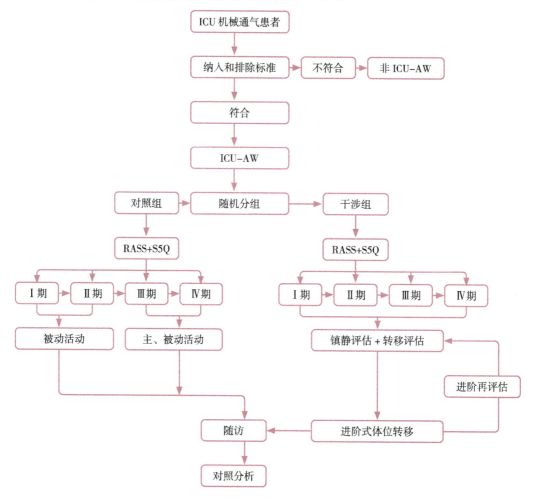

图 10-1　实施的主要技术路线

四、主要创新点

（1）新的早期康复模式。本研究拟针对 ICU-AW 机械通气患者的病情特点，从患者早期康复的实际需求出发，首次将早期转移作为康复目标用于 ICU-AW 机械通气患者，并从循证医学角度出发，制订标准化的以"尽早推动系统化进阶式体位转移"为目标的早期康复模式，为 ICU 患者的早期康复介入提供新思路，为早期转移的大规模应用提供循证医学证据。

（2）新的启动体位转移评估方法。制订适合 ICU-AW 机械通气患者的方便易行的早期体位转移启动方案，同时满足安全、可靠、有效 3 个要求。

（3）新的标准化临床干预方法和路径。首次将笼统的"体位转移"细分量化为 4 阶 15 段，使每一阶段的康复均有清晰的目标和评估方法，并使量化疗效成为可能。有望从循证医学角度给出方便推广的标准化康复方案。

（4）新的早期康复目标。将早期康复目标从"预防挛缩及提高肢体肌力"优化为"促进患者快速体位转移和功能独立"。切实提高患者实际运动功能、缩短住院天数和减少后遗症。

五、讨论

近十几年国际上关于机械通气患者 ICU-AW 的关注热点一直集中在具体康复措施上，包括如何进行呼吸机康复、如何开展阻抗运动、耐力训练等运动康复促进患者肢体各个肌群肌力的恢复、膈肌起搏、神经肌肉电刺激在此类患者早期康复中的作用，以及营养状态、合并症、出院后长期康复等方面。其中有代表性的临床研究有 14 个，RCT 研究有 7 个。国内则仅有少数几个基础研究关注此领域，临床上则鲜有较大规模的 RCT 研究。另外，肌小症也是近年来国内外关注的一个热点。总体而言，目前国内外关于机械通气患者 ICU-AW 的研究偏少且薄弱。虽然多数学者认为康复应早期介入，但介入的具体时机、患者条件要求、具体的康复措施尚未在某一领域达成共识，目前也尚未有证据级别较高研究指导临床。2014 年美国一项研究认为，采取觉醒、呼吸协调、谵妄管理和早期康复（ABCDE）组合的干涉可减少患者呼吸机辅助通气的天数，但对其中的"早期康复"的方法也未做过多定义和要求。这一现状说明新的康复模式和方法仍需进一步开发及尝试。本研究以"系统化进阶式体位转移"作为 ICU-AW 机械通气患者的早期康复目标和核心康复内容，明确不以单一肢体、关节及肌群的肌力提高为目的，而是着重于体位的转移和机体整体功能的改善，与国内外现有的研究侧重和方向相比有较大的模式创新和观念创新，将患者整体状态统一考虑，从重症治疗、康复训练、监护护理等多学科协作、注重患者实际整体功能的恢复和 ADL 的改善，达到缩短机械通气时间、降低医疗费、促进患者恢复功能独立的目的。

（王镜海）

研究 2　手部肌腱损伤修复术后患者病房早期康复训练延伸指导路径解决日常生活活动能力的研究

一、概述

（一）研究背景和意义

手部肌腱损伤是手外科常见损伤，随着加速康复外科理念和预康复理念的普及，手外伤患者的救治已从"治病救命"转为"预防疾病、功能康复、提高预后生活质量和回归家庭、回归社会"的治疗护理模式为主。以往手部损伤的治疗多以手术修复治疗为主，术后缺乏早期的功能锻炼，导致患手伤口愈合但无功能，存在功能失效状态。而如今随着患者对疾病康复要求不断提高，尤其是手部功能。因手部功能极力影响着患者的日常生活，因此术后功能恢复是重中之重。手术修复后早期对患手实施康复训练，建立明确康复训练指导路径，尽早干预患者日常生活活动行为，在住院期间通过建立早期康复训练延伸指导路径，联合康复师、康复护士、病房责任护士徒手和利用训练器具给患手进行手指抓握、捏、提、屈伸、对指、抗阻等一系列精细动作的训练指导，有效地提高了患手各种功能，真正解决患者的日常生活自理问题。由于患者传统观念依赖于康复师被动训练，缺乏积极主动训练，加之锻炼带来的疼痛，使患者进入惰性状态，从而使得手部功能未能达到预期目标，通过建立实施延伸康复训练指导路径，大大提高了患者及其家属积极主动配合，能有序、有计划地完成在院及出院后居家等一系列的康复训练，从而最大限度地恢复手部功能。目前，鉴于多数手部肌腱损伤术后患者对康复运动知识缺乏，加之康复训练多凭医护人员临床工作经验开展，且运动处方尚无统一标准。此外，康复技术人员紧缺等因素也导致当前手部肌腱损伤修复术后康复在临床开展情况不容乐观。基于此，本研究在检索证据的基础上，结合临床实践和手部肌腱损伤患者的康复特点，制订分阶段、精细化的康复训练指导路径，以促进患者功能康复，提升其远期生活质量。此研究具有一定的实用性、可行性和便捷性，对手部肌腱损伤修复术后功能恢复方面有积极成效，值得推广应用。

早期康复训练延伸指导路径有：①设立专门班种进行康复训练指导，由具有康复医院进修结业证书康复护士进行指导；②病房康复护士及责任护士遵循康复治疗师的训练计划，协助患者在非康复师指导下完成的康复训练，在病房内对其进行延伸功能训练强化和康复知识的宣教；③在病区设立专门功能康复室，并配备各种训练器具，集中患者进行训练；④拍摄录制指导康复训练动作视屏，要求训练者根据视屏完成手部训练动作；⑤由医生开立《手显微血管外科功能康复训练指导单》，尽早根据伤情、个性化给每例患者开立训练时间、训练项目、训练器具，以及评价效果、反馈；⑥完善各种止痛方法，如训练前口服止痛药物，训练后应用理疗袋冷疗可减轻肌肉组织充血肿胀疼痛。

（二）当前需要解决的主要问题

（1）手部肌腱损伤患者伤口愈合后、出现失能性"假手"，各项生活不能自理。

（2）患者及其家属轻视手功能的重要性，未重视早期干预康复训练。患者及其家属对功能康复知识缺乏，无锻炼意识。

（3）在病区无规范的功能训练指导。目前我院神经内科以开展治疗康复师进驻临床实施康复治疗，但在其他病区仍未实施系统功能康复机制，故现根据我科手外伤患者术后早期功能恢复迫切需求，特研究在病房早期康复训练延伸指导路径的建立与应用，指引医、护、患、家属积极正确进行功能锻炼，从而解决患者的日常生活活动问题。

（三）研究方向和目标

探究早期康复训练延伸指导路径在病房对手部肌腱损伤修复术后患者日常生活活动能力、肌力、手指抓握、持筷扶碗、捏、提、屈伸、对指、抗阻等一系列精细动作的训练的灵活应用。目标：通过早期干预手部功能训练，使患手最大限度地恢复功能，解决患者生活自理问题，使其早日回归家庭、回归社会。

二、项目简述

（一）研究内容

本研究拟探讨手部肌腱损伤修复术后患者病房早期康复训练延伸指导路径解决日常生活活动能力。研究内容如下。

（1）手部肌腱损伤患者临床病例收集，计划约 60 例。以我院手显微血管外科病区收治的手部肌腱损伤患者作为研究对象。

纳入标准：①年龄 18 ~ 60 岁；②经医生诊查确诊手部肌腱损伤患者；③意识清楚，具备基本的阅读、理解和沟通能力；④患者及其家属自愿加入本研究且签署知情同意书。

排除标准：①自身免疫系统疾病；②心、肝、肾功能异常；③伴有身体局部神经严重损害者；④既往有精神疾病史或存在智力障碍；⑤既往有药物滥用或药物成瘾史；⑥具有康复治疗禁忌证者；⑦合并其他部位严重并发症者。

以 2023 年 1 ~ 6 月收治的 30 例患者作为对照组；以 2023 年 1 ~ 6 月收治的 30 例患者作为观察组。两组患者年龄、性别及手部受伤情况比较，差异均无统计学意义（$P >$ 0.05）。

（2）研究早期康复训练在病房实施延伸指导路径对患者是否适时适宜。

（3）研究多学科团队合作，即医—技—护跨科协作为解决患者康复问题，让患者医有所靠，感受综合医院不仅仅是救病，同时注重病后康复功能恢复才是最终治疗目的。

（二）拟解决的关键问题

（1）对于在病房建立康复训练延伸指导，是否安全及可行存在疑问。

（2）康复人员分散，因由康复师、康复护士、责任护士、临床医生等组成，故康复团队相互合作问题待解决。

（三）预期成果及形式

（1）发表中文核心期刊论文 1 篇。

（2）培养科室康复护士 3 ~ 5 名。

（四）预期成果应用前景和社会效益

手外伤患者多以手部肌腱损伤为主，并且这部分患者大部分是家庭主力军，以往治疗只注重保肢而未从患者功能恢复着手进行有序康复，导致伤后功能失效。本研究为手部肌腱损伤修复术后患者早期康复训练延伸指导路径的实施及临床护理应用，从根本上可解决患者手功能康复问题，通过在病区建立有效的康复指导路径，减少患者周转病区麻烦，同时尽早干预手部功能恢复，能使患者功能恢复最大化，减少患者及工厂医疗费用支出。对于手部肌腱损伤修复术后患者术后建立早期康复训练延伸指导路径还可减少医院人力支出，能够最大化地使患者及医院"双收益"。本研究建立后通过学术交流、论文刊发、理论指导等，向省内、市内同行介绍和提出该研究的新方法、新理念、新成果，让更多的手外伤患者能尽早地进行手部功能训练，为手外科伤患康复提供更好的医疗护理平台。

（五）项目特色和创新点

（1）在病房建立早期康复训练延伸指导路径，能清晰地指引医、护、患、康复师等完成手部功能训练的各项计划。

（2）研究手部肌腱损伤修复术后患者在病房早期康复训练延伸指导路径，还能强化患者将日常生活活动与功能锻炼结合起来。这一方面可帮助护士及时了解患者需求和康复状况，另一方面也可向康复团队及时反馈患者的病情进展情况，并不断优化训练方案，以促进患者肢体功能有针对性的康复。

（3）本研究在病区设立独立功能康复室，并配备相关训练器具，应用联合学科治疗患者的这种方法解决患者根本性问题，在本科室开展后让患者及其家属高度满意，故值得在我院其他科室推广。

（4）由康复护士录制拍摄手部功能训练视屏重复于康复室放映，医生及康复师阶段性评估患者病情联合开立手部功能训练单由康复护士执行，康复护士将此单粘贴患者床头，让患者方便看到当天需要进行功能锻炼项目，此方法应用，既减少科室人力物力，又督促患者积极主动进行功能训练。

（5）应用理疗袋冷疗技术，缓解患者行手部功能训练后引起关节肿胀及疼痛问题。

（6）针对日常生活活动能力训练，于病房实施，因病房方便便捷，能全面实施穿衣、进食、洗漱、如厕等 ADL 的训练。

三、实施方案

（一）总体方案

总体方案见图 10-2。

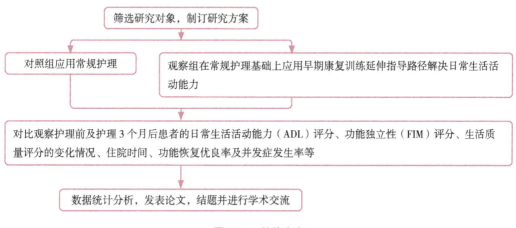

图 10-2 总体方案

（二）研究方法（技术路线）

1. 干预方法

对照组接受常规康复治疗和护理，包括体位摆放、功能训练和健康教育。每日由康复治疗师或技师在科室的康复治疗室指导患者训练，康复治疗时间为上午（9：00～11：00）或下午（15：00～17：00），每日 1 次，每次 30 分钟；其余时间训练无康复技师指导。

观察组在对照组基础上，科室康复小组达成协作共识，康复治疗师、康复技师、康复护士和责任护士共同参与，按照团队制订的训练路径，由责任护士或康复护士指导患者于病房进行强化训练。具体实施如下。

（1）组建康复团队。拟计划康复治疗师 2 名、康复护士 2 名、副主任医师 1 名、责任护士 1 名。

（2）制订康复训练延伸指导路径。团队成员在头脑风暴法和预调研的基础上，结合科室康复护理质量评价等进行讨论，以"手部肌腱损伤患者康复质量持续改进"为切入点，明确相关人员的具体工作范畴，依据手功能康复特点，本着分阶段、精细化训练的指导原则，将患者的康复训练指导分为卧床阶段、卧位—坐位—站位过渡阶段。每个阶段设置具体康复主题、训练内容和训练注意事项。以手功能训练单的制订要求为参考，明确各康复主题对应的训练时间、频率、强度和时间点等。

（3）规范康复训练延伸指导路径流程，每日训练前、中、后，康复护士或责任护士对患者进行综合评估。运动前评估内容包括以下 5 方面。①心血管评估：观察患者 24 小时内呼吸情况，评估有无发生胸闷或气短。②肌力评估：采用 0～5 级评分判断四肢肌力。③疼痛评估：采用数字、脸部表情评估量表进行评估。④康复训练意愿评估。⑤其他：了解患者 24 小时内接受治疗的情况。训练中和训练后需评估患者的血压、心率、血氧饱和度、疼痛程度、康复训练耐受性、主诉和不良事件等。护士根据评估结果，征求康复治疗师意见和患者的意愿，按照指导路径实施干预。若患者能完成相应阶段的训练内容，且符合进阶训练的标准，可考虑实施进阶训练；若无法完成或未达到进阶训练标准则维持原阶段训练，直至可耐受并稳定完成进阶训练。

（4）针对实施人员开展同质化培训，干预前，康复治疗师、康复护士、责任护士作为培训师资，对团队中的其余成员进行培训。培训采用线上、线下相结合的形式，每周1 次，共 10 次。培训内容均进行同步录制并共享，供团队成员随时自主学习。经考核反馈，于所有成员均掌握培训内容后实施干预。

（5）延伸指导训练方案的实施，康复治疗时，康复治疗师先教会患者相关训练方法。待患者掌握后，责任护士按路径计划，于患者回病房后落实训练的督促指导。

2. 研究结果统计分析

（1）干预前后两组患者日常生活活动能力评分比较，训练前，两组患者的日常生活活动能力评分差异无统计学意义（$P > 0.05$）。康复训练后，两组患者出院前的日常生活活动能力，肌力均较之前有所提升，且观察组效果优于对照组（$P < 0.001$）。

（2）两组患者训练后手功能得分比较训练前，两组患者的手功能得分差异均无统计学意义（$P > 0.05$）。训练后，观察组患者除"工作情况"及"疼痛"维度外，其余各项手功能评分均优于对照组（$P < 0.001$）。

四、讨论

手部肌腱损伤修复术后患者病房康复训练延伸指导的安全性和可行性。循序渐进是路径实施的原则，由于手功能康复的专业性和交融性较强，而进阶式康复训练指导路径能够满足患者不同康复治疗阶段的康复需求。本研究在参照手功能康复指南基础上制订的康复训练延伸指导路径，遵循循序渐进的原则，且适用于病房康复训练，可在不借助复杂康复器械的情况下开展。康复训练延伸指导路径根据患者的病情进展和功能恢复程度，采取分期康复训练策略。第 1 阶段为卧床期，主要实施保护性体位摆放、呼吸训练和四肢肌力训练，以预防肌肉挛缩，对抗关节失用，减少或避免肺部并发症。第 2 阶段为姿势转变期，在第 1 阶段训练的基础上指导患者逐渐增加肢体活动范围，促进卧姿—坐姿—站姿间的转换，将运动能力、行走能力和生活自理能力纳入训练计划。第 3 阶段为行走期，鼓励强化训练，为患者回归家庭和社会做充分准备。手功能康复相关指南指出，手部肌腱损伤患者的康复需从受伤后开始介入并贯穿整个治疗过程。在患者病情平稳的情况下实施早期康复已被证实是安全可行的。在康复训练过程中，系统评估是重要环节。本研究为保证以康复护士及责任护士为主导的康复训练延伸指导的安全性，在训练前、训练中和训练后，需认真评估患者的病情和功能状态，在达到不同阶段训练要求的同时，护士进阶式地有效落实各项康复训练策略，同时将安全护理贯彻在整个康复训练指导过程中。此外，明确各阶段康复训练延伸指导路径的训练标准和注意事项，使患者既可受益于在非康复治疗时间段的康复训练指导，又可最大程度保障康复安全。研究过程中，无患者要求退出，表明分阶段、精细化的延伸指导路径切实可行，患者具有较好的耐受性和依从性。

多学科团队合作是路径制订与实施的保障。有研究报道，约 80.1% 手部肌腱损伤患者的康复训练是在病房或康复单元完成，且多数均倡导对患者实施强化康复训练。本研究充分发挥多学科团队协作优势，整合医疗资源，将患者引向更好的康复结局。康复团队中的康复医师、治疗师、技师、康复护士和责任护士分工明确、密切配合，通过整合康复医疗资源，在病房形成链条式康复路径，并利用患者非康复治疗时间段在病房内对其进行强化功能训练和康复知识指导。根据患者对训练效果的反馈可见，多数患者及其照护者对康复训练延伸指导路径的实施持肯定态度，认为此种康复训练模式能够使其在有限的住院时间内接受全面、充分的康复训练和指导。护士在路径的实施过程中，通过将健康教育与康复训练指导有机融合，并在出院计划中突出康复训练指导内容，及时进行康复知识宣教，帮助患者及其家属了解救治的基本过程、预后及不同阶段需要进行的康复治疗措施；通过正确引导，改变其对康复治疗的片面认识，进而帮助患者尽快掌握多模态训练方法，为患者的康复、转归及回归社会奠定了良好基础。

（王镜海）

参考文献

［1］隋海涛．临床骨科疾病诊疗与康复［M］．武汉：湖北科学技术出版社，2021．

［2］张巧俊．脑卒中康复临床实践［M］．西安：陕西科学技术出版社，2021．

［3］康晓东．临床疾病康复精要［M］．北京：科学技术文献出版社，2020．

［4］李钢．临床神经康复［M］．武汉：湖北科学技术出版社，2020．

［5］范焕青．临床康复医学基础与实践［M］．沈阳：沈阳出版社，2020．

［6］杨骏，陈燕玲．骨科常见疾病康复指导［M］．上海：同济大学出版社，2020．

［7］岳建立．临床骨科诊疗与康复［M］．上海：上海交通大学出版社，2020．

［8］陈立典，陶静．中西医结合康复指南［M］．北京：人民卫生出版社，2021．

［9］李自华．实用内科疾病康复与治疗［M］．北京：科学技术文献出版社，2021．

［10］惠健．精编针灸推拿技术与康复［M］．武汉：湖北科学技术出版社，2021．

［11］王茂斌，刘德培．康复医学［M］．北京：中国协和医科大学出版社，2019．

［12］龚正寿．康复医学［M］．武汉：华中科技大学出版社，2019．

［13］方磊．中医康复治疗学［M］．北京：中国中医药出版社，2022．

［14］焦鹏．中西医结合疾病诊疗与康复［M］．北京：科学技术文献出版社，2019．

［15］赵春善．全科康复医学理论与临床实践探究［M］．北京：中国科学技术出版社，
     2020．

［16］马辉，叶斌，陈友燕，等．中西医结合临床康复分级诊疗［M］．上海：上海科学
     技术出版社，2020．

［17］丁宁，卢姗，顾兵．常见疾病的预防与康复［M］．南京：东南大学出版社，2020．

［18］王玉梅，刘建林，丁召磊，等．临床内科诊疗与康复［M］．汕头：汕头大学出版
     社，2022．

［19］张红玉．常见疾病诊治与康复［M］．西安：世界图书出版西安有限公司，2020．

［20］牟成林，沈向楠，朱学亮，等．实用骨病针灸推拿康复技术［M］．北京：科学技
     术文献出版社，2021．

［21］励建安．康复医学［M］．北京：人民卫生出版社，2014．

［22］中华医学会神经病学分会，中华医学会神经病学分会脑电图与癫痫学组．中国成人
     局灶性癫痫规范化诊治指南［J］．中华神经科杂志，2022，55（12）：1341-1352．

［23］朱翠．抗癫痫发作药物联合治疗成人难治性癫痫疗效及安全性的真实世界研

究［D］. 济南：山东大学，2022.

［24］马丽. 癫痫患者共病认知功能障碍的多因素分析［D］. 太原：山西医科大学，2022.

［25］王璐. 基于动态脑功能网络的癫痫分类研究［D］. 太原：太原理工大学，2022.

［26］郭笑. 局灶性癫痫睡眠质量及脑功能状态研究［D］. 吉林：吉林大学，2021.

［27］沈雨佳. 低频电刺激海马下托对颞叶癫痫灶点转移的作用研究［D］. 杭州：浙江大学，2022.

［28］樊京京，王群. 经颅磁刺激和经颅直流电刺激治疗癫痫研究进展［C］. //2015北京医学会神经病学学术年会论文集，2015：154-155.

［29］梁馨莹. 重复经颅磁刺激治疗惊厥性癫痫持续状态的临床研究［D］. 张家口：河北北方学院，2021.

［30］王兰. 应用经颅磁刺激技术对癫痫患者皮质兴奋性的研究［D］. 青岛：青岛大学，2020.

［31］刘武. 抗癫痫药物对癫痫患者皮质兴奋性影响［D］. 杭州：浙江大学，2014.

［32］王珊珊. 一例重复经颅磁刺激诱发青少年抑郁症患者癫痫发作的个案报道及相关文献综述［D］. 杭州：浙江大学，2011.

［33］付伟. 经颅磁刺激技术在难治性癫痫诊疗中的临床应用［D］. 北京：首都医科大学，2006.

［34］WAHL C J，WICKIEWICZ T L. Surgical treatment of rotator cuff tears［J］. Current Opinion in Orthopaedics，2002，13（4）：281-287.

［35］陆芸，周谋望，李世民. 骨科术后康复指南［M］. 天津：天津科技翻译出版公司，2009.

［36］王雪强，王于领. AAOS骨科术后康复［M］. 北京：科学技术出版社，2021.

［37］程慧竹，夏岩. 探究手部肌腱损伤术后的康复训练和并发症的护理［J］. 中国实用医药，2018，13（5）：172-173.

［38］聂钰璐，白玉萍，刘淑敏. 手部肌腱损伤术后并发症的预防及康复训练［J］. 护士进修杂志，2010，25（7）：613-614.

［39］邱锴，李佳. 康复训练对手部肌腱损伤患者运动功能的影响［J］. 双足与保健，2018，27（8）：150，152.

［40］张增高，张新琪，冷双芝，等. 康复训练对手部肌腱损伤患者运动功能的影响［J］. 中国医药导刊，2017，19（5）：478-479，481.

［41］毛美琴，朱佳青，王燕平. 康复延伸训练对脑卒中恢复期患者日常生活能力影响的研究［J］. 护理与康复，2020，19（1）：64-67.

［42］陈文媛. 病房康复延伸训练对提高稳定期脑卒中患者日常生活能力的效果研究［J］. 2018，29（12）：1997-1998.

［43］郑茶凤，路千里，邵秀芹. 康复延伸训练对提高稳定期脑卒中患者日常生活能力的效果［J］. 实用临床医学，2013，14（11）：107-108.

［44］马惠珍. 张娟，柴雪珺，等. 烧伤患者病房康复训练延伸指导路径的建立与应用研究［J］. 上海护理，2022，22（4）：44-48.

［45］LORIMER A V，HUME P A. Stiffness as a risk factor for achilles tendon injury in running athletes［J］. Sports Med，2016，46（12）：1921-1938.

［46］VARGA M，GÁTI N，KASSAI T，et al. Intraoperative sonography may reduce the risk of extensor pollicis longus tendon injury during dorsal entry elastic intramedullary nailing of the radius in children［J］. Medicine（Baltimore），2018，97（24）：111-167.